JN208699

エンドの基本

吉岡　隆知
編著

浦羽真太郎
坂上　　斉
鈴木　規元
須藤　　享
高林　正行
馬場　　聖
古畑　和人
辺見　浩一
八幡　祥生
山内　隆守
山本　　寛
山本弥生子
吉岡　俊彦
和達　礼子
著

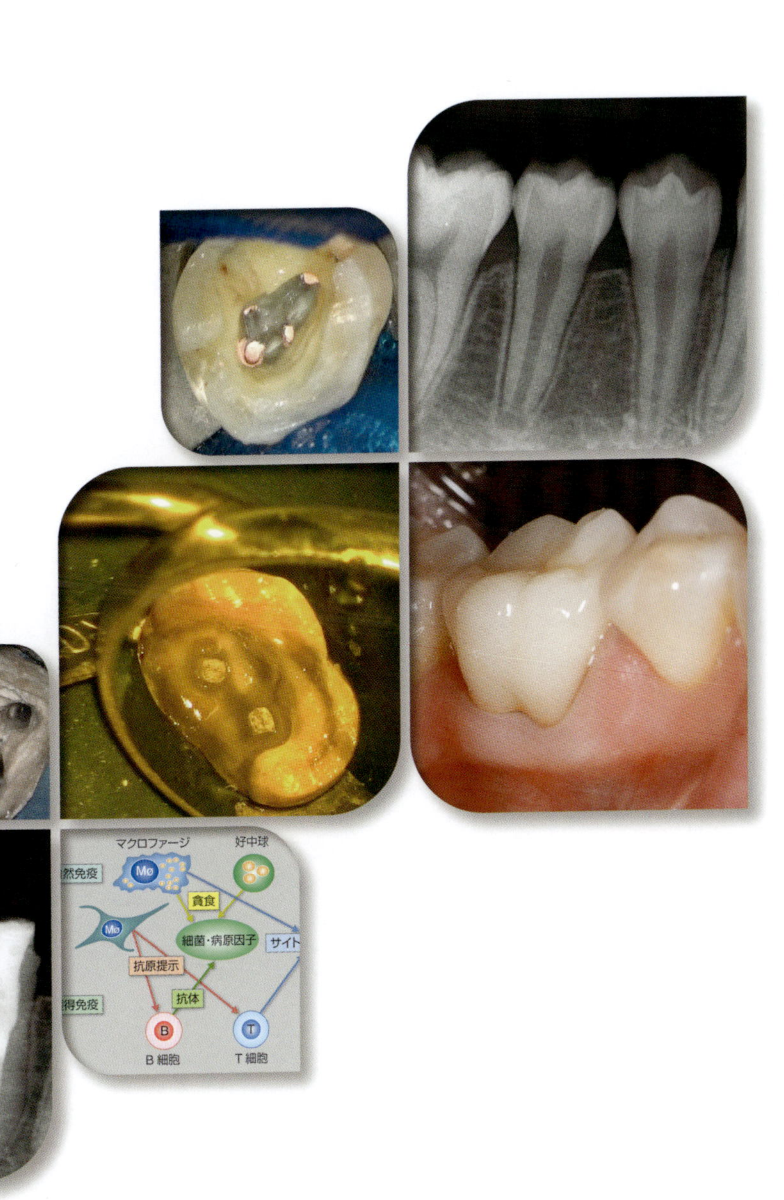

医歯薬出版株式会社

This book was originally published in Japanese
under the title of:

ENDO NO KIHON
Basic of Endodontics.

Editor:
YOSHIOKA, Takatomo
Yoshioka Dental Clinic

ISHIYAKU PUBLISHERS, INC.
7-10, Honkomagome 1 chome, Bunkyo-ku,
Tokyo 113-8612, Japan

はじめに

歯内療法は今，空前のブームになっている．歯科臨床で日常的に行われる治療がブームというのもおかしな話であるが，多くの講演会が開催され，毎月のように成書が出版されている．マイクロスコープ，NiTiファイル，MTAセメントに代表される最先端の器材が，ネット上でもホットな話題となっている．これらを取り入れない歯科医院は遅れているといわんばかりである．しかし，これらの話題の中心となる歯科医師はごく一部で，ほとんどの歯科医師にとってはよくわからないものである．このような最先端といわれる器材を利用しなければ，歯内療法は実現できないのだろうか．

実は治療成功率は，昔から変わらない．歯内療法のポイントを押さえておけば，多くの症例では問題なく治る．マイクロスコープを使わなければ根管は見つからないし，できない症例はたしかにあるが，そこまで一般の歯科医師が行うのか，若い歯科医師がそのような難症例に日常的に立ち向かわなければならないのか．それよりも知らなければならない基本があるだろう．

歯内療法の基本とは何だろう？　どこで勉強すればいいのだろう？

業者主催のセミナーは，たいてい自社製品を売るためのもので，講師の話にはバイアスがかかっている．学術的には真実を語っていない可能性がある．学会での講演は，最先端を追求したものだったりして，日常臨床にはすぐに役に立たなかったりする．大学同窓会主催の卒後研修なら，比較的基本的事項をよく教えてくれるかもしれない．スタディグループのコースだと，いくらエビデンスといっても主任講師のイデオロギーが入っていたりする．誰もが歯内療法の教室で勉強できるわけではない．このように考えると，フラットな本当に役立つ臨床を勉強できる場というのは，一般歯科医師には意外と少ないということに気付く．

歯内療法症例検討会でのセミナーは，そのような現状を何とかしたいと企画された会である．誰でも参加できるオープンな集まりである．最先端といわれる器材を使用する前に，知っておくべき歯内療法の基本的事項を学ぶ場である．決まった時間で一通りの内容を学ぶのではなく，何回かのテーマに分けて，一連の内容を学べるようにしてある．内容が一巡したら，また同じテーマを扱う予定である．その際には，基本とはいっても最新の知見や新しい症例を取り込んでいく．今回，セミナーでの内容が一巡したので，参加できなかった先生方のために，雑誌「歯界展望」に一部を連載し，その内容をもとにさらに項目を大幅に増やし，書籍という形でまとめることになった．歯内療法の基本について，日常臨床の一助になれば幸いである．

歯内療法を勉強した歯科医師がモチベーションを維持しつつ向上するには，たくさんのよい治療症例を見るのが役に立つ．歯内療法の症例検討会といえば，かつて保存学会にエンドの集いという会があった．たいそう盛り上がったのであるが，そのうち立ち消えてしまった．われわれが開催している症例検討会は，これをイメージしている．症例発表をすることにより，いくつか調べなければいけないことが出てきて，これが非常に勉強になるのである．人前に自分の症例を出すことを恥ずかしがる人が多いけれども，本当のところ，他人の症例は大体忘れ去られる．自分で勉強でき，他人に歯内療法のモチベーションを与え，発表したという事実は残り，恥ずかしいことは忘れられるという，よいことずくめの場が症例検討会での発表なのである．機会があれば歯内療法症例検討会およびセミナーに参加してみてほしい．

2019年1月

吉岡 隆知

CONTENTS

材料に関する注意

本書において，一部に日本で認可がない材料を使用している症例や，認可されている材料であってもその適応外の使用を行っている症例があるが，十分な患者説明と承諾を経て，術者の責任のもと使用している．

序論

須藤　享

はじめに

「根管治療」とひとくちにいっても，その中身は多種多様である．ドクターによって根管治療の中身は違う．その中身を一つひとつ分解して，その意味や目的，根管治療の流れにおける位置付けなどを考えてみてほしい．「勤務医時代に教わった」方法とか「有名な先生がセミナーで勧めていた」方法などを，あまり考えもせずに根管治療に組み込んではいないだろうか．

最新機材を使うだけでは，根管治療のレベルは上がらない．各処置を盲目的に行っているだけでは，次へのフィードバックもできず，進歩は望めない．ここでは，あらためて根管治療の流れや目的を考え，中身を見つめ直す準備をしてみたい．

根管治療の流れ

根管治療の一般的な流れを（**図 1**）に示す．「診査・診断」から「根管充填」までの各ステップが要求水準に達していることで，根管治療が成功に至る．しかし，どれか一つでも要求水準を満たさなければ，根管治療の失敗リスクが高まる．たとえば，NiTiファイルが担うのは「根管形成」のみであり，これだけで根管治療が成功するわけではない．根管治療を段階的・階層的に把握し，各ステップで自らの手技が要求水準に達しているのかを検証することが必要である．

根管治療が失敗したときも，どのステップに問題があったのかを検証することで，次の成功につながる．各ステップの位置付けが把握できていなければ，どこで失敗したのかがわからず，同じ失敗を繰り返す．

根管治療の目的

根管治療の目的は，根管内の感染源を可及的に除去することである．根尖病変を歯科医師が直接治すのではなく，自己治癒が可能な環境を作るために根管治療を行う．当たり前だと思われるかもしれないが，自分が行っている処置が，その目的達成のために必要十分なのかを，あらためて考えていただきたい．

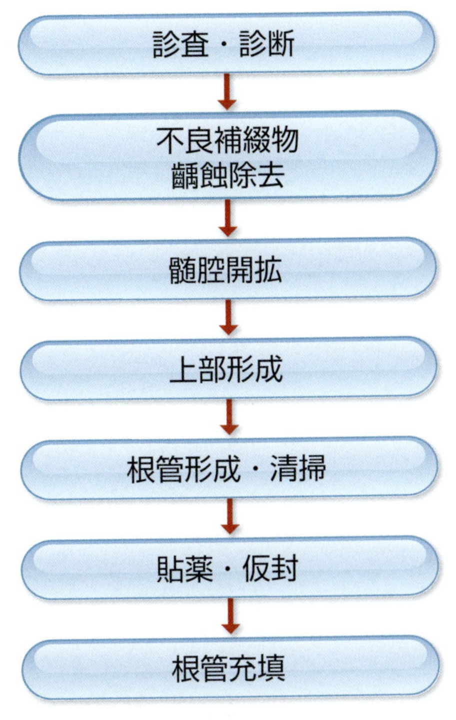

図 1　根管治療の一般的な流れ

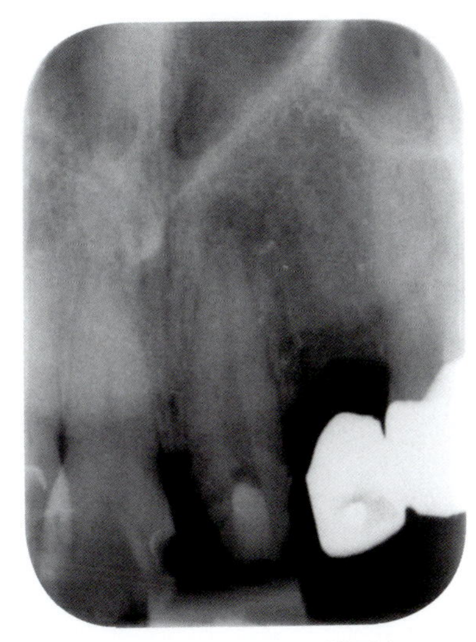

図 2　術前のデンタル X 線写真

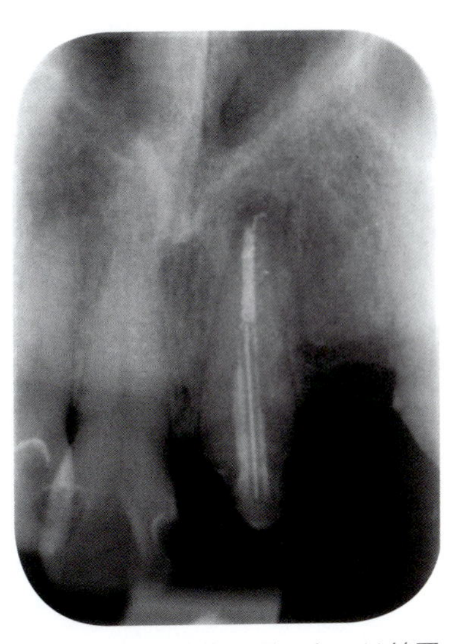

図 3　根管充填後のデンタル X 線写真

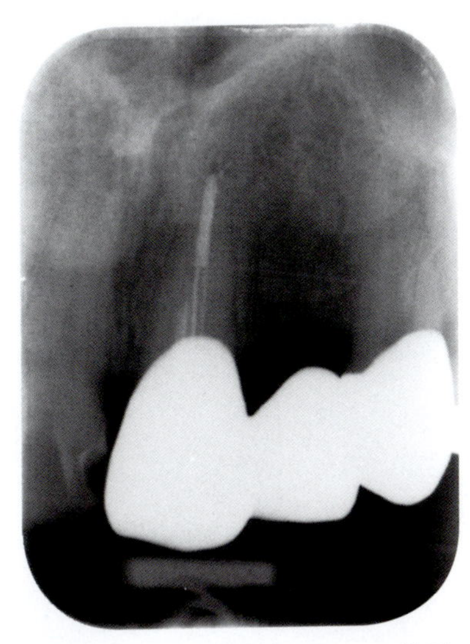

図 4　27 カ月後のデンタル X 線写真

図 2 は，他院にて 4 カ月以上にわたり根管拡大と貼薬が繰り返されていた⌊1 の術前デンタル X 線である．疼痛が続いているとのことで当院を受診した．すでに #80 相当まで根管拡大されおり，クロロホルム製剤と思われる貼薬がなされていた．初回の治療では，これ以上の根管拡大は行わず，NaOCl 水溶液による根管洗浄と，水酸化カルシウム製剤の貼薬を行った．2 回目の治療時に疼痛は消失し，根管充填とファイバーポスト築盛を行った（**図 3**）．その後の経過は良好で，27 カ月後のデンタル X 線写真では根尖病変の消失を確認した（**図 4**）．

適切な処置さえ行われれば，治療期間は短くて済む．前医は根管拡大と貼薬を繰り返していたが，それが適切な処置なのであれば，数カ月も繰り返す必要はない．同じ処置を繰り返しても改善がみられないのであれば，その処置が適切ではないと捉えるべきであり，それを繰り返すことに意味はない．ましてや根管拡大による歯根の脆弱化をきたすだけである．根管治療の目的は，根管拡大と貼薬ではない．

他院でレーザー照射をしてもらったがよくならない，といった症例も多く目にする．また，口腔外科で囊胞摘出や逆根管治療を受けたが治らないという症例にも，よく遭遇する．根尖病変は根管内に感染源があることで起こる「結果」であり,「結果」へのレーザー照射や除去を行ったところで,「原因」であるところの根管内の感染源が除去されなければ治癒するはずはない．

いま一度，自らの処置が，根管内の感染源を可及的に除去できるものであるのか再考していただきたい．手に負えないと思えば，専門医への紹介を検討してほしい．

■ 根管治療のための環境整備

処置を行うにあたり，根管治療の目的「根管内の感染源の可及的な除去」を果たせるような環境が整っているだろうか．

根管形成や根管洗浄を適切に行ったつもりでも，それを行っているときに唾液による汚染を防げていなければ，その処置は意味のないものになってしまう．NaOCl が口腔内に流れていくのが怖くて使えないと，根管洗浄が不十分になってしまう．頰や舌が邪魔になって，処置がままならない．このような環境では，根管治療の目的は果たせない．ラバーダムで適切な環境整備を行うことが，根管治療を成功に導く大前提である．この環境整備については，後の項で詳しく述べる．

歯内療法における診断名の付け方

山本弥生子, 吉岡隆知

はじめに

医療行為は, 診査・診断・治療計画立案・治療（**図 1**）の流れをもって行われる. 正しい診断および治療計画立案のために, 的確な診査を行うことの重要性は常に語られているが, 歯内療法における診断名の付け方については, 今まであまり言及されてこなかった.

現在, わが国の歯内療法において用いられる診断名の分類は, 文献や臨床医, 各大学の歯学部教育などによって異なり, 統一されていない. また, それら診断名は, 病態に応じたものや, 病理組織学的なものなど, 分類方法によっても異なる.

臨床の場で使用する診断名には, 種々の診査によって導き出された情報から, 患歯の状態を的確に表現できる臨床診断名が必要となる. ところで, "臨床診断名" と区別しておきたいものに "病理診断名" がある. たとえば, 根尖病変を有する患歯が, 最終的に "歯根肉芽腫" なのか "歯根囊胞" なのか, あるいはその他の疾患なのかは, 根尖部の組織を外科的に摘出して病理検査を行わないかぎりは確定することはできない. 病理検査によって確定された病名は, 病理診断名である.

一方, "慢性潰瘍性歯髄炎""急性化膿性歯髄炎" など歯髄の臨床症状を表しているような診断名は, 実は臨床症状とは関係ない病理所見に基づいた分類を, 臨床診断で利用したものである. 歯髄炎のこれらの診断名が臨床症状と一致していないのではないか, という疑問は, 従来から指摘されてきた.

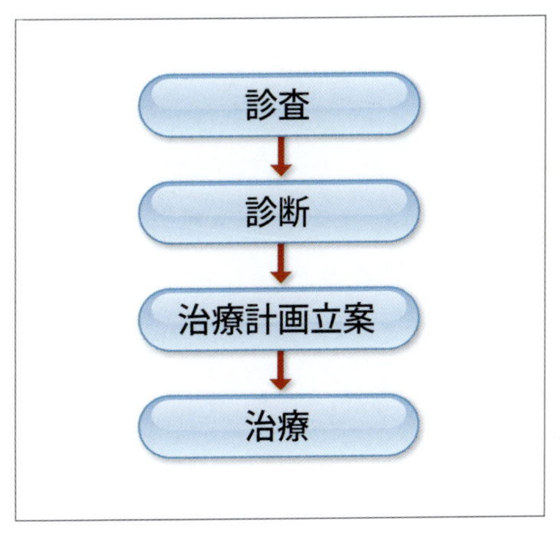

図 1　医療行為の流れ

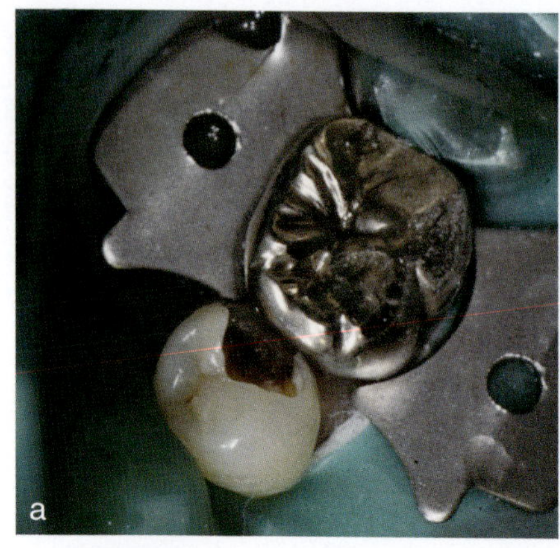

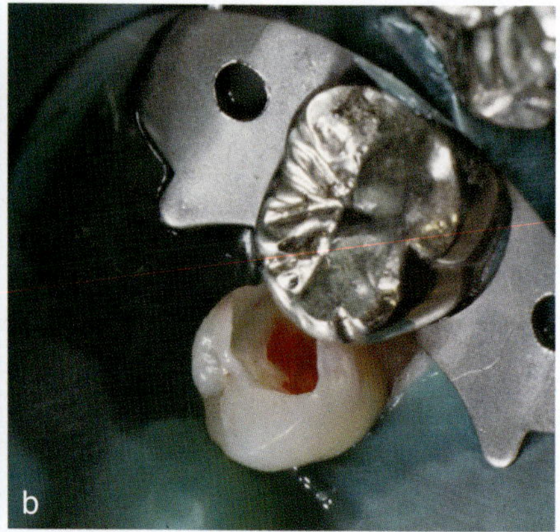

図 2　齲蝕症第Ⅲ度あるいは慢性潰瘍性歯髄炎
a：齲蝕除去前．b：齲蝕除去による露髄

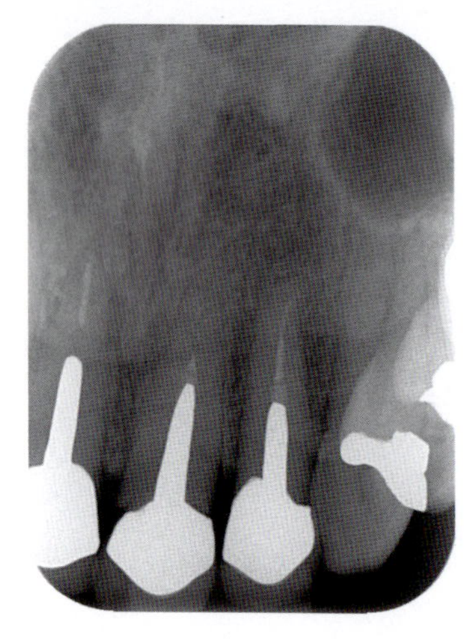

図 3　審美目的で上顎前歯部のメタルコアをファイバーコアに替える

臨床診断名と病理診断名を統合して，最終的に確定診断名が決定される．よって，治療の過程において，“臨床診断名”は診査の結果，治療方針を決定するために付けられる診断名であり，“病理診断名”あるいは“確定診断名”は，治療後の結果として付けられる．

これまでの診断名の問題点

齲蝕除去中に露髄した場合，ただちに抜髄に移行しないだろう．まず，歯髄を保存できないか検討し，可能であれば直接覆髄を行って経過をみる．**図 2a** は 49 歳女性の|5の齲蝕である．齲蝕を除去すると露髄した（**図 2b**）．この場合の診断名は，齲蝕症第Ⅲ度，あるいは慢性潰瘍性歯髄炎となる．慢性潰瘍性歯髄炎は不可逆性歯髄炎の病名であり，治療法は抜髄である．しかし，直接覆髄をしてもよいと記載する教科書もある[1]．診断名を付けても，治療法を歯髄保存から抜髄まで選べ，治療法が決定できないことになる．

図 3 は 52 歳女性の上顎前歯部のデンタル X 線写真である．審美目的でメタルコアをファイバーコアに替えなければならない．1|には歯根近心に側方病変，|1 は根管充填

不良だが根尖部は正常，⌊2 もほぼ正常である．いずれも根管治療をやり直してから補綴治療を行うべきである．このうち，⌊1 にはどのような診断名を付ければよいだろうか．根尖周囲組織は正常にもかかわらず，根管充填不良なので補綴のために再根管治療が必要な症例はよくある．従来の診断法だと「歯髄壊死」と付けるが，違和感がある．正常な根尖歯周組織という診断だけだと，再根管治療できない．

このように，従来の診断名では，臨床的に診断と治療法がつながらず，診断の臨床的な意味合いが薄れてしまっていた．

新しい診断名

今回，AAE（American Association of Endodontists，米国歯内療法専門医協会）が提唱している“臨床診断名”の分類について紹介したい．AAE においても，診断名が統一されていないということが議論となり，2008 年に診断名の統一を目的とした会議が行われた．詳細は AAE Consensus Conference on Diagnostic Terminology[2] に掲載されているので，興味のある方はこちらをご参照いただきたい．

この診断名の付け方の特徴は，歯髄・根管および根尖歯周組織の状態それぞれに診断名を付けることにある．よって，1 本の患歯に対して 2 つの診断名を付けることになる．さらに，必要に応じて歯の破折や歯根吸収，器具破折や穿孔，根管の狭窄，側枝，歯内歯周病変，陥入歯や癒合歯といった形態異常などの特殊な事項を併記する．**表 1** および**表 2** に診断名とその内容を示す．

表 1　歯髄・根管の状態を表す診断名

診断名	内容
Normal pulp 正常歯髄	自発痛や冷温痛などの症状がなく，正常な歯髄反応を示すもの．自発痛や冷温痛は，診査当日だけでなく，過去にも症状がなかったかを聴取しておく必要がある
Reversible pulpitis 可逆性歯髄炎	歯髄組織の炎症が齲蝕治療などにより除去可能であり，正常歯髄に戻すことのできる歯髄炎
Symptomatic irreversible pulpitis 症候性不可逆性歯髄炎	持続する温熱痛，自発痛，関連痛を有する歯髄炎であり，齲蝕治療などによっても正常歯髄に戻すことのできない歯髄炎
Asymptomatic irreversible pulpitis 無症候性不可逆性歯髄炎	歯髄に症状はないが，齲蝕，窩洞形成，外傷などにより不可逆性歯髄炎を生じている歯髄炎
Pulp necrosis 歯髄壊死	歯髄が壊死し，歯髄反応の消失した状態
Previously treated 既根管治療歯	根管治療が行われ，根管充填が確認できるもの．根管貼薬のみで終わっている症例は除く
Previously initiated therapy 既根管治療開始歯	根管治療が中断しているもの．抜髄や断髄まで行われているが，治療が終了していないものがこれに該当する

表 2　根尖歯周組織の状態を表す診断名

診断名	内容
Normal apical tissues 正常根尖歯周組織	打診痛・圧痛がなく，正常な根尖歯周組織を有し，歯槽硬線・歯根膜腔に異常のないもの
Symptomatic apical periodontitis 症候性根尖性歯周炎	根尖部に異常像があり，咬合痛や打診痛，圧痛などを伴うもの
Asymptomatic apical periodontitis 無症候性根尖性歯周炎	根尖部に異常像はあるが，咬合痛や打診痛，圧痛などを伴わないもの
Acute apical abscess 急性根尖膿瘍	歯髄の感染・壊死により，急性の自発痛・接触痛・膿瘍形成・腫脹を伴うもの
Chronic apical abscess 慢性根尖膿瘍	違和感程度の軽微な症状を伴い，瘻孔から間欠的に排膿を生じているもの
Condensing osteitis 硬化性骨炎	軽度な炎症刺激による拡散したX線不透過像を，主に根尖部に認めるもの

併記（必要に応じて）：歯の破折（垂直性歯根破折，水平性歯根破折，セメント質剥離など），歯根吸収（歯根内部吸収，歯根外部吸収），器具破折，穿孔，根管狭窄，側枝，歯内歯周病変，形態異常（陥入歯，癒合歯，中心結節など），その他

症例を用いた診断名解説

それぞれの診断名を有する症例を提示する．

1）歯髄・根管の状態を表す診断名

（1）正常歯髄

64歳女性．|4～7で，冷温痛や自発痛，打診痛，根尖部圧痛，深い歯周ポケット，瘻孔はなく，電気歯髄診や寒冷診に正常な歯髄反応を認めた．X線診査（**図4**）では，|67の根管の歯髄腔がやや狭窄しているが，根尖歯周組織には明らかな異常像を認めない．以上の診査結果より，|4～7の診断名は「正常歯髄・正常根尖歯周組織」となる．|67は「根管の狭窄」も付与する．

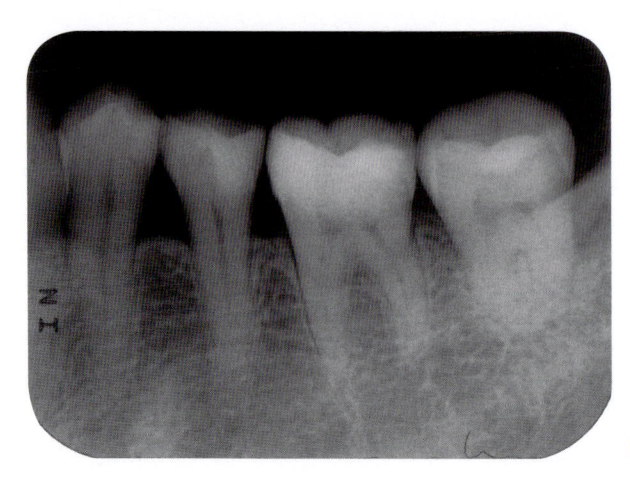

図4　正常歯髄

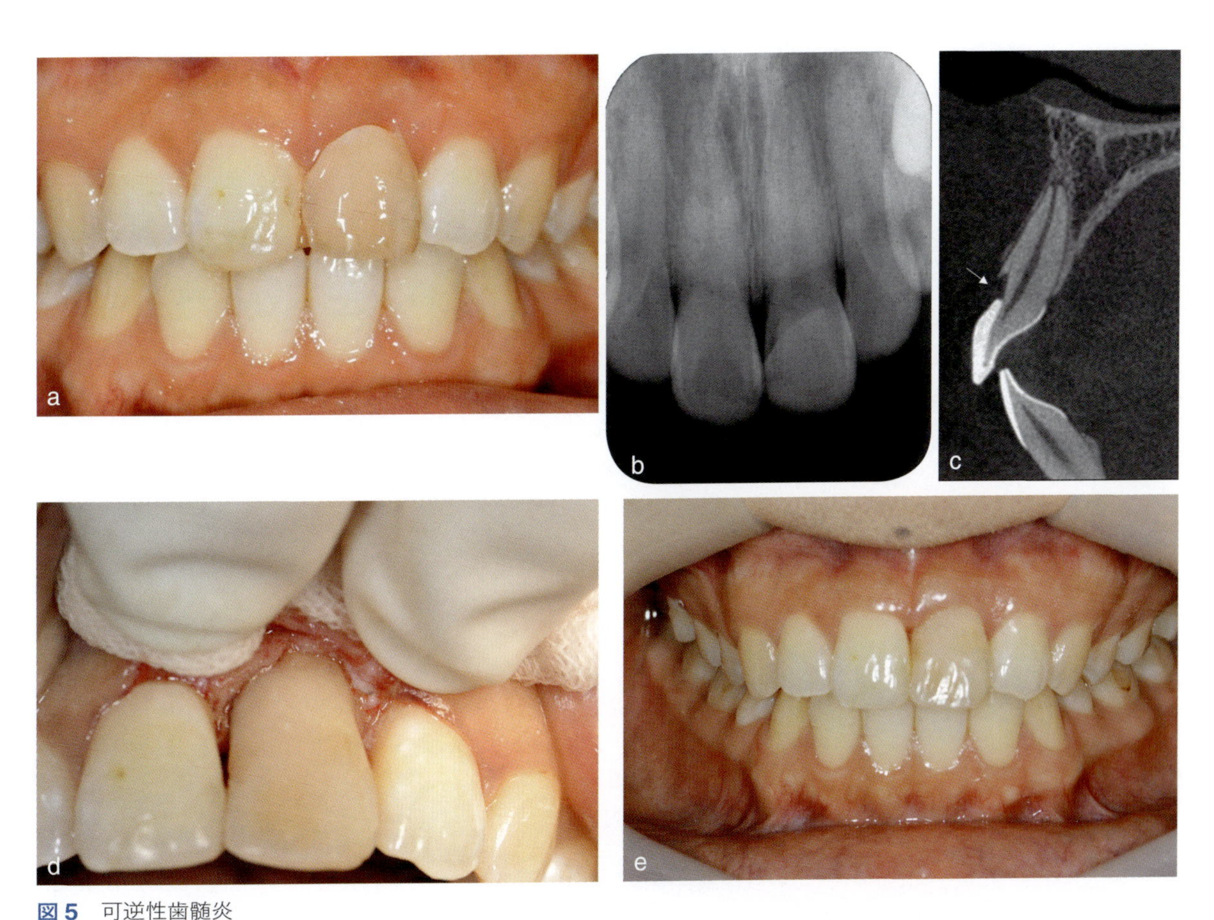

図 5 可逆性歯髄炎
a：初診時口腔内写真．b：初診時デンタルＸ線写真．c：CBCT 歯列直交断画像（矢印：破折部）．d：フラップ形成後，レジン充填した．e：１カ月後の口腔内写真

（2）可逆性歯髄炎

33 歳女性．患者は交通事故で上顎前歯部を打撲し来院した．|1 は唇側歯質が破折し，応急処置としてレジン充填がされていた（**図 5a**）．強い冷水痛の訴えがあったが，持続する温熱痛や自発痛はなかった．打診に軽度の違和感があったものの，根尖部圧痛，歯肉腫脹，深い歯周ポケット，瘻孔の形成を認めなかった．電気歯髄診には正常に反応した．寒冷診では，やや持続する反応を認めたが，歯髄は生活と判断した．X 線診査の結果，患歯は，唇側のレジン充填による不透過像以外の異常所見を認めなかった（**図 5b**）．歯科用小照射野 X 線 CT（CBCT，Finecube，ヨシダ）を撮像したところ，歯冠より唇側歯根象牙質に至る歯冠・歯根破折を生じていることが確認された（**図 5c**）．以上の診査結果より，患歯の診断名は“可逆性歯髄炎・正常根尖歯周組織・歯冠歯根破折”となる．患歯に対しては，フラップを開け，歯頚部の肉芽組織を除去した後，歯根の欠損部にレジン充填を行った（**図 5d**）．レジン充填後，冷水痛の症状は消退した（**図 5e**）．

（3）症候性不可逆性歯髄炎

患者は 69 歳女性．冷水痛と持続的な自発痛を訴えて来院した．寒冷診にて顕著な反応を示したことから，7| を患歯と特定した．この歯は数カ月前にインレーを除去し，

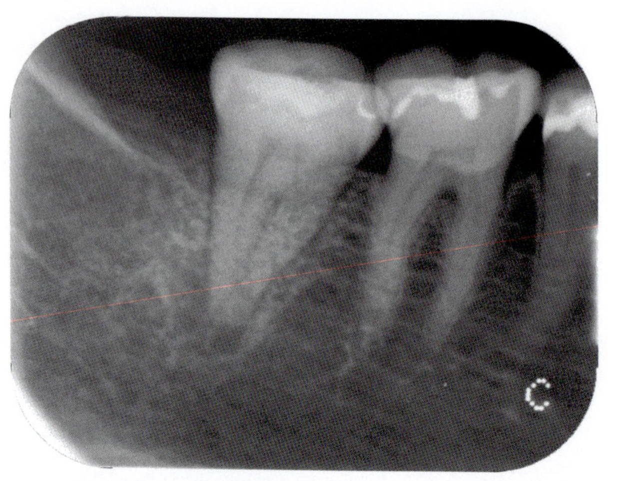

図 6　症候性不可逆性歯髄炎
　初診時デンタルＸ線写真．根管未処置であるが，根尖部透過像を認める

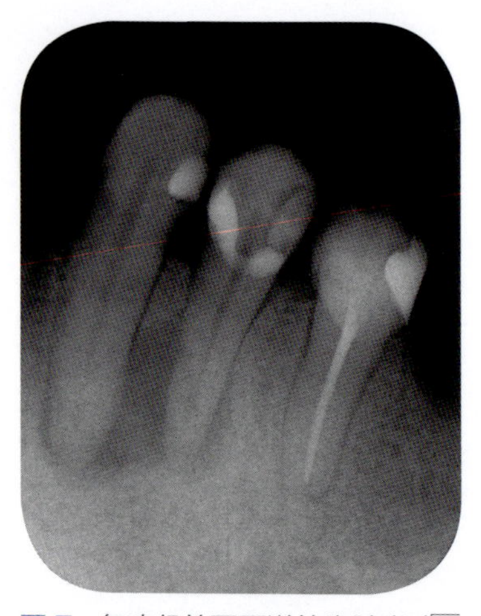

図 7　無症候性不可逆性歯髄炎（⌈4のみ）
　⌈34の２歯の根尖を含む透過像が見られる

レジン充填した既往がある．電気歯髄診にも反応した．打診痛，根尖部圧痛，歯肉腫脹，深い歯周ポケット，あるいは瘻孔はなかった．Ｘ線診査の結果，根尖部透過像を認めた（**図 6**）．以上の診査結果より，患歯の診断名は“症候性不可逆性歯髄炎・無症候性根尖性歯周炎”となる．このような症例では，保険病名で“急性歯髄炎”などとされることになるが，その場合，根尖歯周組織の状態を表現できないことになる．この症例は，歯髄・根管の状態と根尖歯周組織の状態を分けて２つの診断名を付けることの重要性がわかる症例である．歯髄炎であればまだ根尖部に炎症はなく健康である，ということはない．歯髄炎でも根尖部の炎症は始まっている[3]．

（4）無症候性不可逆性歯髄炎

患者は，62 歳男性．他院より⌈4に根尖部透過像を認めたことから，根管治療の依頼があり来院した．Ｘ線診査の結果，⌈4および⌈3を含む根尖部透過像が認められた（**図 7**）．⌈4遠心部のレジン充填は歯髄腔に近接している．口腔内診査では，両歯とも明らかな打診痛，根尖部圧痛，歯肉腫脹，深い歯周ポケット，および瘻孔はなかった．⌈3は寒冷診および電気歯髄診にともに反応した．⌈4は寒冷診で軽微な感覚があったが，他歯と比較すると感覚は鈍かった．また，電気歯髄診にも反応を認めたが，閾値の上昇を認めた．以上の診査結果より，⌈3の歯髄・根管の状態は“正常歯髄”，⌈4は“無症候性不可逆性歯髄炎”であり，両歯とも根尖歯周組織の状態は“無症候性根尖性歯周炎”と診断した．切削診のため⌈4に対しては，無麻酔下でレジン充填・軟化象牙質の除去および髄腔開拡を行ったが，疼痛は生じなかった．ラバーダム防湿後に根管内にファイルを挿入したところ，根管の途中で疼痛を生じた．このことより，⌈4の歯髄は歯冠側より壊死し始めていたが，根尖側には未だ歯髄が生存していたと考えられた．根尖病変が認められても歯髄は生活しているという症例である．本症例は⌈4の根管治療後に透過像が縮小したため，⌈3は治療せず経過観察とした．

（5）歯髄壊死

72 歳女性．患歯は6⌉で，瘻孔が出現したことより来院した（**図 8a**）．冷温痛あるい

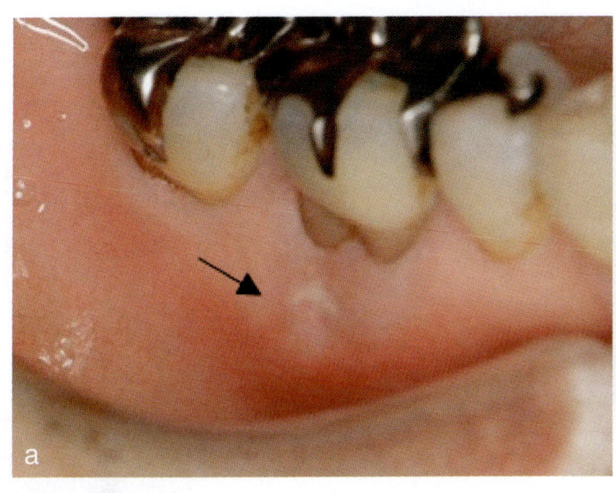

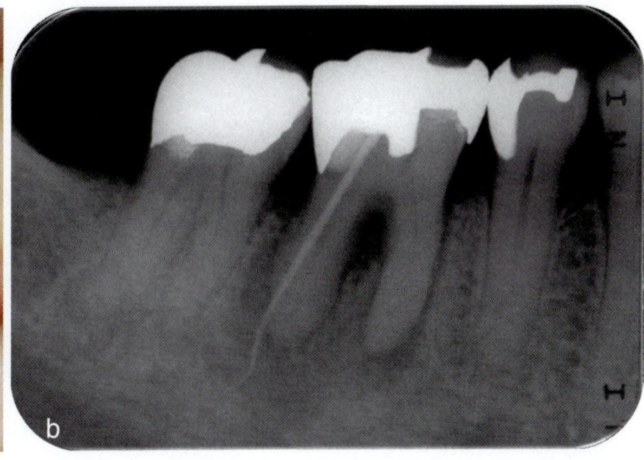

図 8　歯髄壊死
a：6|歯肉に瘻孔を認めた（矢印；瘻孔）．b：瘻孔から挿入したガッタパーチャポイントは，遠心根根尖付近に到達した

は自発痛が生じたことはなかった．金属修復物が入っているため，電気歯髄診は行わなかった．寒冷診には反応が見られなかった．瘻孔からガッタパーチャポイントを挿入してX線写真を撮影したところ，ガッタパーチャポイントは6|の遠心根根尖付近に到達した（**図 8b**）．患歯には根尖から歯頚部・分岐部に広がる大きな透過像を認めた．歯周ポケットは正常で，根尖病変との交通はなかった．患歯の診断名は“歯髄壊死・慢性根尖膿瘍”とした．無麻酔にてインレー除去から髄腔開拡，根管形成まで行うことができた．歯髄壊死を裏付ける所見であった．

（6）既根管治療歯

患者は70歳女性．1年ほど前より上顎前歯部で疲労時に鈍痛を自覚するとのことで来院した．口腔内診査の結果，1|に垂直性打診痛および根尖部圧痛を認めた．歯肉腫脹，深い歯周ポケット，あるいは瘻孔はなかった．X線診査では，根管充填が確認され，根尖部に透過像を認めた（**図 9**）．以上より，診断名は“既根管治療歯・症候性根尖性歯周炎”とした．

（7）既根管治療開始歯

38歳女性．患歯は|6である．他院での根管治療途中に転院して来院した．自覚症状はなく，打診痛，根尖部圧痛，歯肉腫脹，深い歯周ポケット，あるいは瘻孔を認めなかった．X線写真では近心根根尖付近の根管内に破折ファイル様の不透過物が見られ，根尖部に透過像があった（**図 10**）．以上より，診断名は“既根管治療開始歯・無症候性根尖性歯周炎・器具破折疑い”となる．

2）根尖歯周組織の状態を表す診断名

（1）正常根尖歯周組織

57歳女性．経過観察のために来院した．根管治療後3年経過した5〜3|のデンタルX線写真を**図 11**に示す．3歯とも打診痛･圧痛はなく，X線写真上でも正常な歯槽硬線･歯根膜腔を有することが確認できるもので，診断名はいずれも“既根管治療歯・正常根尖歯周組織”となる．

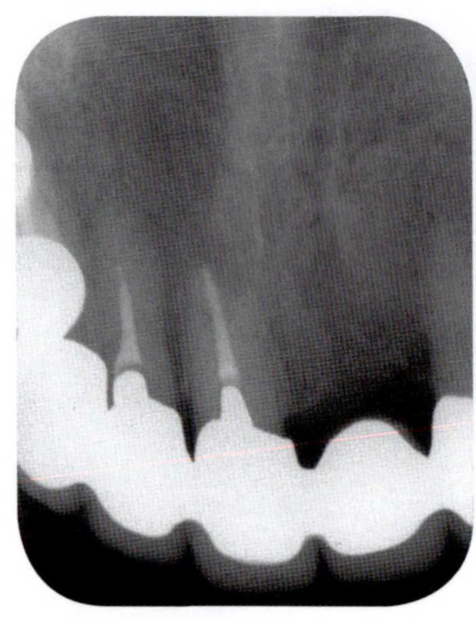

図 9 既根管治療歯
根尖部透過像の見られた 1|

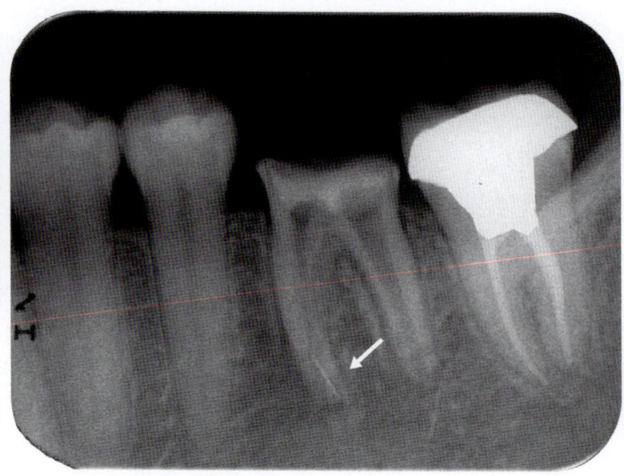

図 10 既根管治療開始歯
|6 近心根に破折器具（矢印）および根尖部透過像が見られる

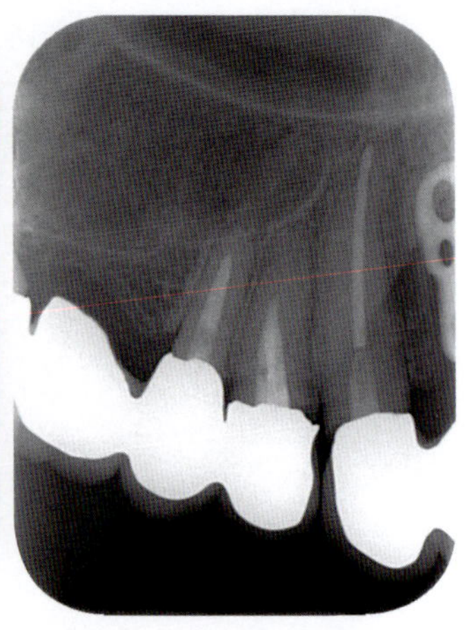

図 11 正常根尖歯周組織
543| 根管治療 3 年後のデンタル X 線写真

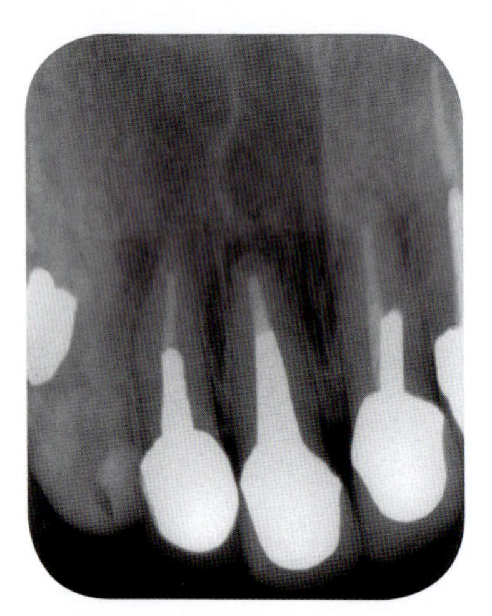

図 12 症候性根尖性歯周炎
1| の根尖病変

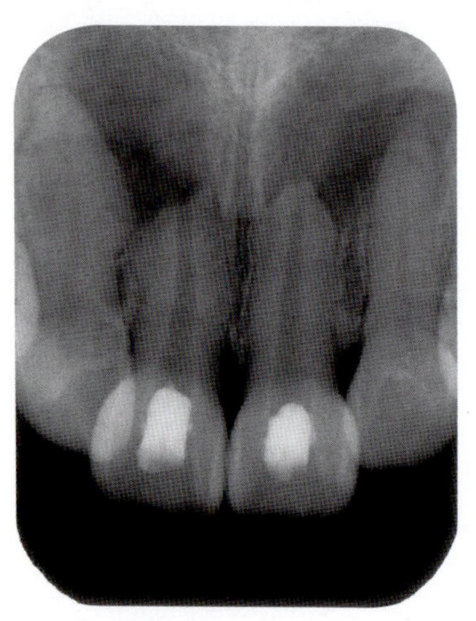

図 13 無症候性根尖性歯周炎
1|1 の根尖病変

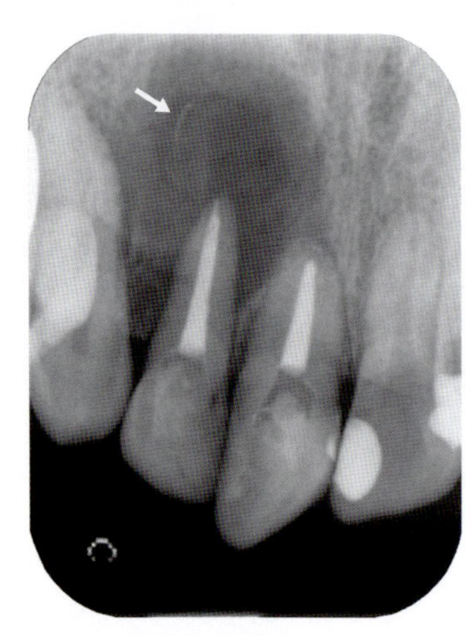

図 14 急性根尖膿瘍
2| の大きな根尖部透過像. 病変内に溢出したガッタパーチャと思われる不透過像が見られた（矢印）

（2）症候性根尖性歯周炎

患者は 45 歳女性. 数カ月前より体調により上顎前歯部に痛みがあるとのことで来院した. 口腔内診査の結果, 1| に垂直性打診痛および根尖部圧痛を認めた. 歯肉腫脹や深い歯周ポケット, あるいは瘻孔はなかった. 患歯は数年前に他院で根管治療後, 補綴処置を受けた既往がある. X 線診査の結果, 患歯の根尖部に透過像を認めた（**図 12**）. 以上より診断名は, 1| の “ 既根管治療歯・症候性根尖性歯周炎 ” となる.

（3）無症候性根尖性歯周炎

患者は 36 歳女性. 他院にて上顎前歯部に大きな透過像があることを指摘され, 根管治療が開始されていた. X 線診査の結果, 1|1 に大きな根尖部透過像および根尖部に外部吸収様の形態不整を認めた（**図 13**）. 2|2 は正常な歯髄反応を示した. 1|1 には, 打診痛, 根尖部圧痛, 歯肉腫脹, 深い歯周ポケット, あるいは瘻孔はなく, 臨床症状を認めなかった. 以上より, 診断名は 1|1 とも “ 既根管治療開始歯・無症候性根尖性歯周炎・根尖部外部吸収 ” である.

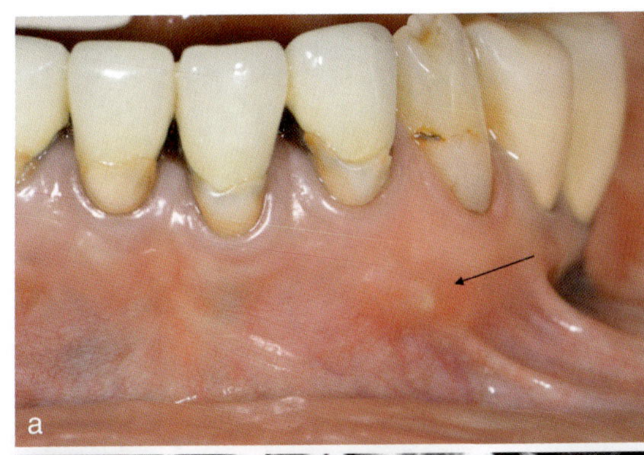

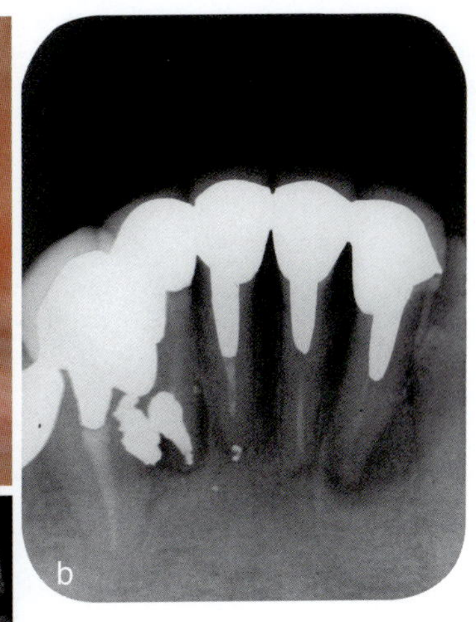

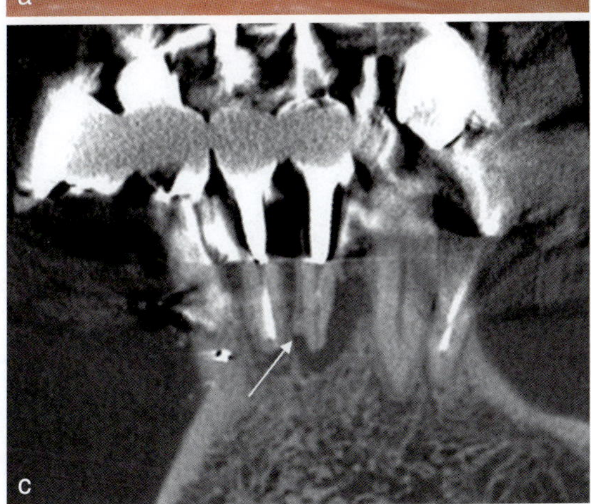

図 15　慢性根尖膿瘍
a：⌈2 と ⌈3 の間に見られた瘻孔（矢印）．b：⌈2 に見られた根尖部透過像．c：CBCT 歯列平行断像．⌈2 の根尖病変の範囲およびセメント質添加（矢印）と思われる像を確認できる

（4）急性根尖膿瘍

患者は 36 歳女性．上顎前歯部の腫脹および疼痛を主訴に来院した．患歯は 2⌋であり，X 線写真で大きな根尖部透過像が見られた（**図 14**）．病変内にはガッタパーチャと思われる不透過物が認められた．患歯には打診痛，根尖部圧痛，歯肉腫脹が見られたが，深い歯周ポケットあるいは瘻孔は認められなかった．以上の診査結果より，診断名は，2⌋の“既根管治療歯・急性根尖膿瘍”となる．本症例では逆根管治療を行った．摘出した病変組織の病理検査を行ったところ，病理診断名は「歯根嚢胞」であった．よって，本症例の根尖病変は歯根嚢胞と確定した．

（5）慢性根尖膿瘍

患者は 66 歳女性．下顎前歯部の腫れを主訴に来院した．⌈2 と ⌈3 の間に瘻孔を認めた（**図 15a**）．X 線診査の結果，⌈2 に根尖部透過像が見られた（**図 15b**）．⌈2 には打診時の違和感はあったが，根尖部圧痛あるいは深い歯周ポケットはなかった．逆根管治療の適応を診査するため CBCT（Finecube）を撮像した．**図 15c** に示す CBCT 像では，根尖からやや歯冠側方向に骨吸収があり，近心にセメント質添加と思われる硬組織像を認めた．以上より診断名は“既根管治療歯・慢性根尖膿瘍・セメント質添加疑い”となる．本症例や**図 8** のような瘻孔のある症例の診断名は，根尖性歯周炎ではなく，慢性根尖膿瘍である．

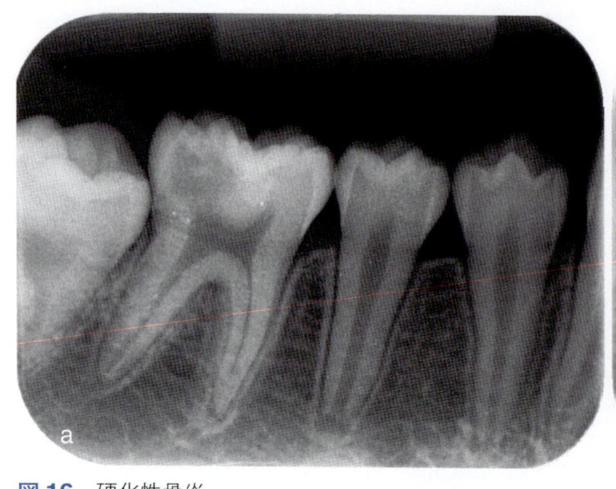
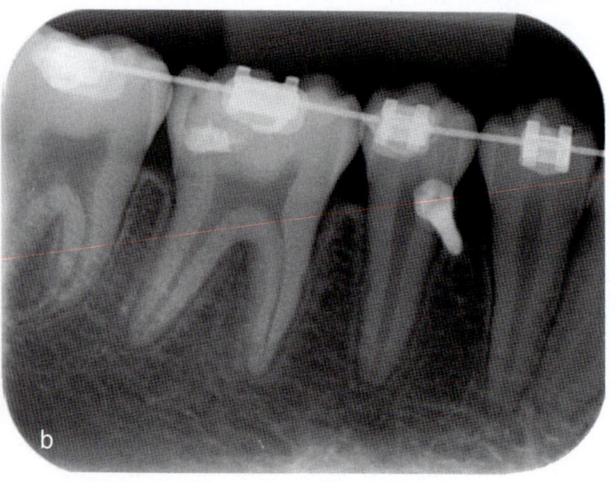

図 16 硬化性骨炎
a：12 歳男児の $\overline{6|}$．近心根根尖部に骨硬化像が見られる．b：暫間的間接覆髄 2 年後．骨硬化像は消失した

（6）硬化性骨炎

12 歳男児．術前の X 線写真で，$\overline{6|}$ の歯冠部に齲蝕様透過像，および近心根根尖部に不透過性が亢進した領域を認めた（**図 16a**）．持続する寒冷・温熱痛や自発痛はなく，歯髄診では正常な反応であった．しかし，歯髄は齲蝕に曝露しているため，全く正常とは考えられず，何らかの炎症があると思われた．そのため診断名は“可逆性歯髄炎・硬化性骨炎”とした．暫間的間接覆髄を行って 2 年後の X 線写真上では，近心根根尖部の骨硬化像は消失している（**図 16b**）．

最後に

AAE が提唱する歯内療法における診断名について解説した．この診断名の分類は，病態をもとに分類されているため，臨床医が導入しやすいものだと思われる．特に歯髄・根管の状態と根尖歯周組織の状態を分けていることにより，感染・炎症が根管内に限局しているのか，あるいは根尖歯周組織にまで波及しているかを示すことが可能となり，治療方針も明確にすることができる．

また，症例報告をする際には，報告者が症例の何に対してアプローチしたかが明らかとなることから，他の臨床医とディスカッションする際にも論点が明確になるという利点があると考えられる．ぜひ臨床の場や症例報告などの機会で，活用していただきたい．

文献

1） 須田英明，戸田忠夫．改訂版　エンドドンティクス 21．永末書店，2004；137．
2） Glickman GN. AAE consensus conference on diagnostic terminology：background and perspectives. J Endod. 2009；35(12)：1619-1620.
3） Ricucci D, et al. Epithelium and bacteria in periapical lesions. Oral Surg Oral Med Oral Pathol Oral Radiol Endod. 2006；101(2)：239-249.

歯内療法に CBCT を活用する

浦羽真太郎

はじめに

歯科用小照射野 X 線 CT（以下，CBCT）は，撮影対象の三次元的情報を得ることができる．反面，従来用いられてきた口内法に代表される二次元画像と比して，得られる情報量が飛躍的に増えることで，情報過多な状態に陥りやすい．

CBCT の有用性は多くの文献が示す通りであり，歯内領域に CBCT が広く用いられるようになった 2000 年代後半以降，CBCT をテーマにした論文の数は増加の一途をたどっている（**図 1**）．このことからも，近年の歯内療法の劇的な進歩は CBCT なくしては語れない．本稿では，歯内療法を行うにあたり CBCT を活用するうえで必要な基本事項について解説を行う．

なぜ CBCT が歯内療法に有用なのか

口内法撮影で得られる像はいわゆる「投影像」であり，三次元の構造物を二次元の画像に投影したものであるため，奥行き情報が失われる[1,2]．それに加え，複根歯の歯根や周辺部の解剖学的構造が重なって写り込むことで，これらが「解剖学的ノイズ」とな

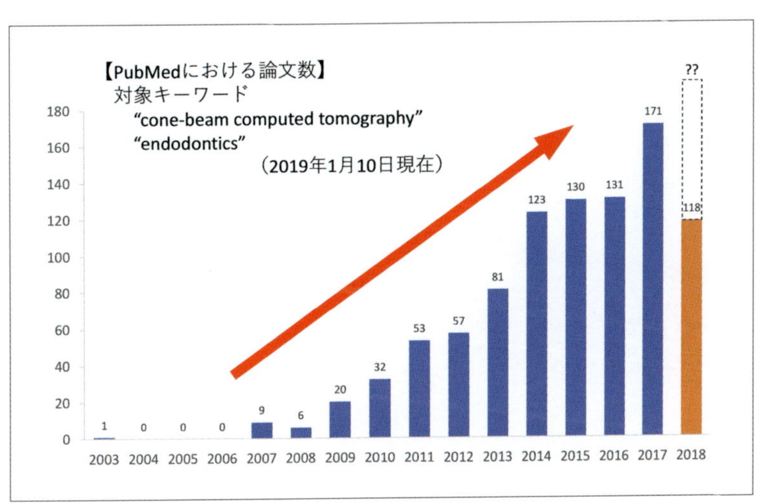

図 1 CBCT に関する論文数の推移
2000 年代後半から CBCT に関する論文の数は右肩上がりに増えている

り，画像の読影が困難となる[3]．一方，CBCTによる撮影では，周囲の構造との重なりの影響を受けない画像を得ることができるため，正しい診断を行ううえで有用である[4]．

1）歯内療法においてCBCTが有用なケース

歯内療法においてCBCTが有用である場合とは，具体的にどのようなものがあるだろうか．ここでは大きく分けて「歯」を観察する場合と，「骨」を観察する場合とで考える．

（1）「歯」すなわち「歯根・根管形態」

いうまでもなく，歯内療法の際にわれわれが対峙する歯・根管は複雑である．その複雑さゆえに，口内法画像には現れない構造が多く存在する．その最たる例が，上顎大臼歯近心頬側根舌側根管（MB2）や樋状根を呈する下顎第二大臼歯であろう[5]．

MB2については，その出現頻度は抜去歯を用いた研究では36～95%という報告がある[6,7]．また上顎第一大臼歯は上顎第二大臼歯よりも高い割合でMB2を有しているとされ，上顎第一大臼歯では70%以上という報告もある[8,9]．MB2の検出について，口内法では偏心投影を併用しても不十分であるとする報告もある[9]．一方でKimらは，CBCTを用いた場合MB2の検出率は90%に及ぶと述べている[10]．

樋状根を呈する下顎第二大臼歯について，その出現率は人種によって異なり，総じて中国人や日本人に代表される黄色人種に多く見られる[11]．von Zubenらは9カ国で下顎第二大臼歯における樋状根の出現率を調査した．調査対象全体の平均は13.9%であり，そのなかで中国人における樋状根の出現率は44.0%であった[12]．樋状根は歯根の癒合の程度によりセミコロン型や完全な馬蹄形，ときとして輪のような形態をとることもあり，形態のバリエーションが非常に多く存在する[13]．

このような複雑な形態を口内法撮影のみで正確に把握することは困難であるが，任意断面での観察が可能なCBCTは，形態を把握するための有効な手段であるといえる[14]．歯科の保険診療報酬の内容に，MB2を有する上顎大臼歯あるいは樋状根管を有する下顎第二大臼歯に対しCBCTと手術用顕微鏡を用いた際に，別途加算が設定されていることからも，CBCTを用いてこれらの解剖学的形態について診査を行うことの有用性が広く認知されていることがうかがえる．

また，陥入歯や癒合歯などの形態異常，および内部吸収や外部吸収などについても，CBCTを用いることで口内法と比較して有意に高い検出率を得たという報告が多数なされている[15～18]．具体的な疾患とCBCTの画像所見については，成書を参照していただきたい[19]．

一方で，われわれ臨床家をしばしば悩ませる歯根破折（特に垂直性歯根破折）の検出については，慎重な判断が必要である．*In vitro*で垂直性歯根破折の検出については，CBCTによる画像診査が有用であるとされている[20]．しかしながら，破折部の幅がボクセルサイズより小さい場合（**図2**）や，根管充填材やコア材によるアーチファクト（**図3**）の出現によって，破折線を直接検出することは困難であることが多い[21]．そのため，実際には骨欠損の形態によって間接的に歯根破折の評価が行われていることに留意する必要がある．

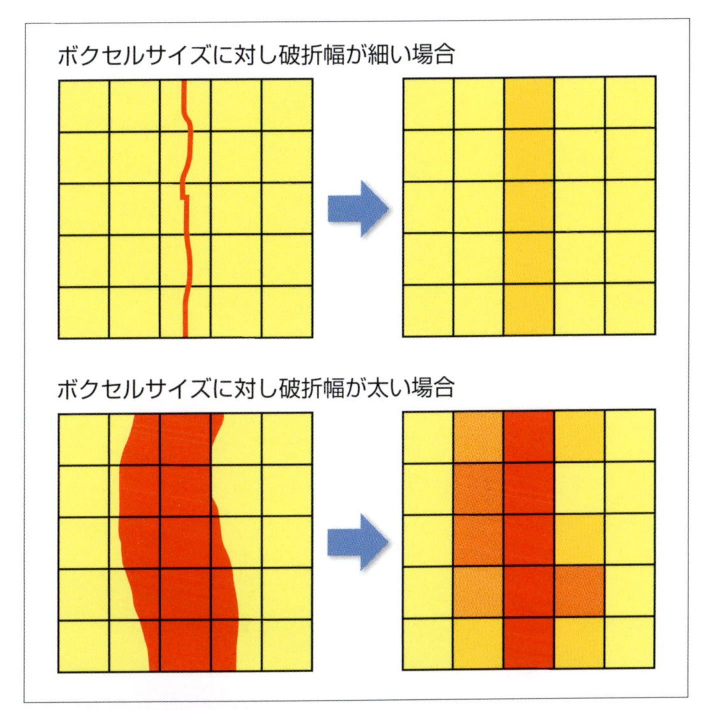

図 2 ボクセルサイズと破折幅についての模式図

破折幅がボクセルサイズよりも大きくないと，明確な構造として描出されないので注意が必要である

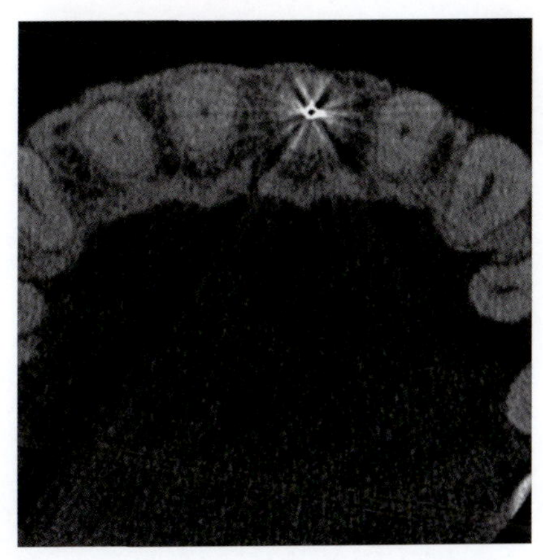

図 3 メタルアーチファクトの一例

金属やガッタパーチャ等に含まれる造影成分によって，放射状のノイズが発生する

(2)「骨」

根尖性歯周炎に代表される骨欠損病変について，CBCT は従来用いられている口内法やパノラマ断層撮影法（以下パノラマ）に比して有効であるという報告が多くなされている[22]．特に病変が小さく海綿骨内に限局している場合は，投影像である口内法やパノラマでは X 線透過像として現れにくいことが知られている．それに対し，CBCT は解剖学的ノイズの影響を受けずに，撮影対象の構造を正確に描出することが可能である．骨欠損の形態や大きさ，周囲構造との位置関係等の評価は，CBCT が最も得意とするところであり，複数歯にまたがるような大きな病変の場合は，具体的にどの歯が原因となっているのかを知るうえでも，CBCT は有用であるといえる．一方で，CBCT 撮影画像上では，口内法と比して健全歯の歯根膜腔が拡大されて写る傾向にあるという報告もある[23]．特に歯根膜腔の拡大像～初期の骨欠損像の解釈については，臨床症状を含め慎重に判断するべきである．

逆根管治療を行う場合，骨欠損の大きさや形態についてCBCTを用いて調べることで，病変部へのアプローチ法を術前に詳細に検討することができる点でも，CBCTによって得られる情報は欠かせない．吉岡らが行った逆根管治療の術前検査におけるCBCT使用の有無が予後に与える影響についての報告では，6カ月後での成功率はCBCT不使用群で79.2％，CBCT使用群で83.3％であり，CBCTによる術前検査が早期の良好な治癒獲得につながることが示されている[24]．

CBCTの撮影を行う，その前に

1）CBCTの撮影を行うまで

欧米では，早くよりCBCT使用に関するガイドラインが策定されており，一定の方向性が示されてきた[25,26]．日本においては長らく正式なガイドラインがない状態が続いたが，2018年に日本歯科放射線学会よりCBCT使用に関するガイドラインが発表された[27]．

CBCT撮影前には，十分に医療面接および必要な診査を行い，その後口内法等の画像診査を行う．必要に応じ，偏心投影を併用する．それにより得られた情報のみでは十分な診断ができない場合に，初めてCBCT撮影を検討するべきである．口内法画像の所見と実際の臨床所見が嚙み合わない場合や，歯や歯周組織についてより詳細な解剖学的な情報が必要と考えられた場合にかぎり，CBCTの撮影は正当化される．患者の被曝は可能なかぎり最小であるべきだが，一方でそのリスクを過大評価してしまうことで，必要なCBCT撮影が行われずに，結果として患者にとって不利益を生じることがないように留意する必要がある．

「具体的に何についての追加情報がほしいのか」また「なぜその情報がほしいのか」という撮影目的をはっきりさせることが大切である．

2）どこでCBCTを撮影するのか

CBCTの撮影を行うことが決まったら，実際に撮影を行う．自院にCBCT装置を設置している場合は，自院で撮影を行うことになるが，そうでない場合は他院にCBCT撮影を依頼することになる．大学病院等の場合は，基本的には放射線科への依頼を行う．その際，撮影の依頼状には撮影の目的を明記し，具体的にどの範囲で撮影を行ってほしいのかを伝えることが望ましい．事前に撮影した口内法画像やパノラマ画像のデータがあれば，それも添付することが大切である．

CBCT画像を読影するための基本

CBCTを撮影することで「立体画像が得られる」という認識がされがちであるが，厳密にいうと誤りである．FOV（Field of view）内の三次元的データは得られるが，実際に観察を行うのはFOV内での「任意の断面画像」である．CBCT撮影を行って得られた投影データを，コンピューター上でビュアー（専用のソフトウェア）を用いてディスプレイに表示させる．その際，直交する3つの断面を同時に観察することができ，これ

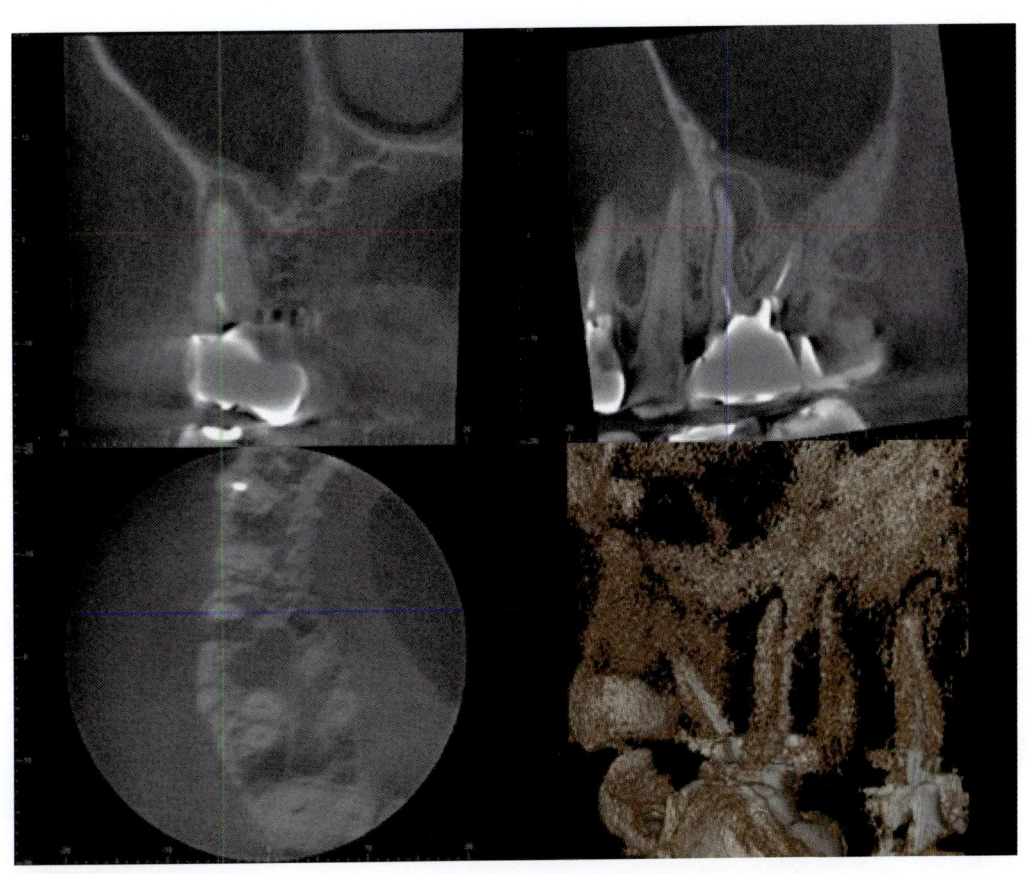

図 4　MPR 画像の一例
画像の配置や表示形式はビュアーにより異なる

を MPR（Multi Planner Reconstruction）画像と呼ぶ（図 4）．この 3 つの画像は相互にリンクしており，1 つの断面上で観察する場所を変えると，残りの 2 つもそれに伴って位置が変わる．この特性を利用し，読影者は観察したい部位を「選び」，観察する断面を随時「動かしながら」読影を行う．その情報をもとに「頭の中で三次元的なイメージを作り上げていく」ことが必要になる．

ディスプレイ上に表示されるのは直交する 3 つの断面画像であるため，パノラマ画像のように総覧的に画像を観察することはできない．読影者が手を動かしながら画像を見るということを念頭に置く必要がある．

任意の断面画像が得られるという自由度ゆえに，得られた画像のどこから観察を行うべきかわからなくなることも多い．大学での教育現場においても，CBCT 画像の読影を教育する機会は限られており，CBCT 読影は手探りの状態である．ここではあくまで「歯内療法を行ううえで」という前提の下で，CBCT 画像を読み込む手順について述べる．

1）どのような断面で画像を観察するか

医科用のマルチスライス CT や MRI では，基本的に軸位断・矢状断・前頭断という 3 つの断面を用いる．すなわち，体軸に対し垂直な断面である軸位断，身体の左右の断面である前頭断，身体の前後の断面である矢状断である（図 5）．これらは「身体（体軸）」

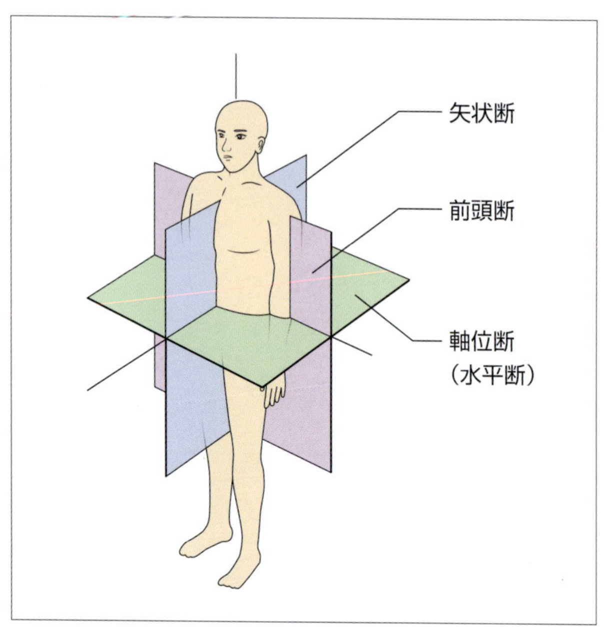

図 5　基本となる３つの断面

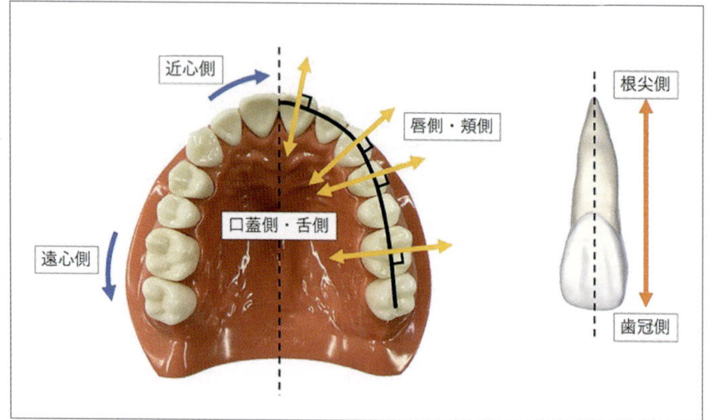

図 6　歯科における方向の概念

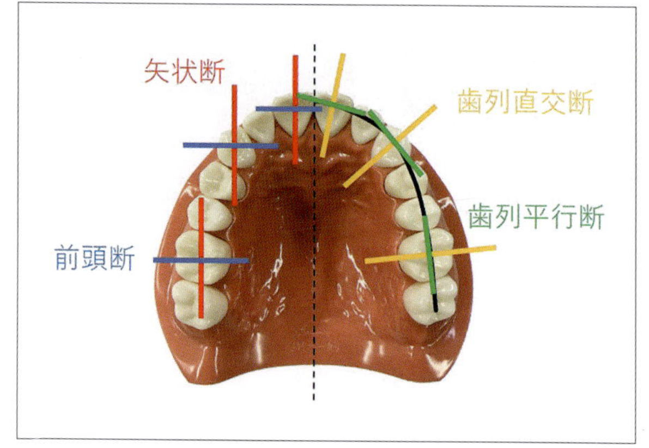

図 7　各歯での矢状断（赤），前頭断（青），歯列直交断（黄），歯列平行断（緑）の向き
特に歯列直交断・歯列平行断は歯列（黒実線）が基準になっているため，従来用いられてきた概念に適合しやすい

を基準としたものであるため，歯科において標準的に用いられている近心側 - 遠心側，唇側（頬側）- 舌側（口蓋側），歯冠側 - 根尖側という「歯」を基準とした方向基準にそのまま適応することは難しい（**図 6**）．たとえば，中切歯における矢状断面は，おおむね歯を唇側 - 舌側（口蓋側）方向に切った断面と一致するが，大臼歯部においては，近心側 - 遠心側での断面に近くなり，歯列の変曲点に位置する犬歯に至っては，矢状断は近心頬側 - 遠心舌側（口蓋側）での断面となる（**図 7**）．

歯列および個々の歯は多かれ少なかれ個人差があり異なるものであるということを踏まえると，まず歯列を基準にし，それに平行な断面と垂直な断面，すなわち「歯列平行断」「歯列直交断」という切り方をするのが望ましい．また歯軸は歯種ごとに傾きが異なるため，もう一つの断面は歯軸に垂直な断面に設定する．これが軸位断である（**図 8**）．ちなみに，軸位断とは字面からは，基準となる軸に対し垂直な断面と読み取れる．その

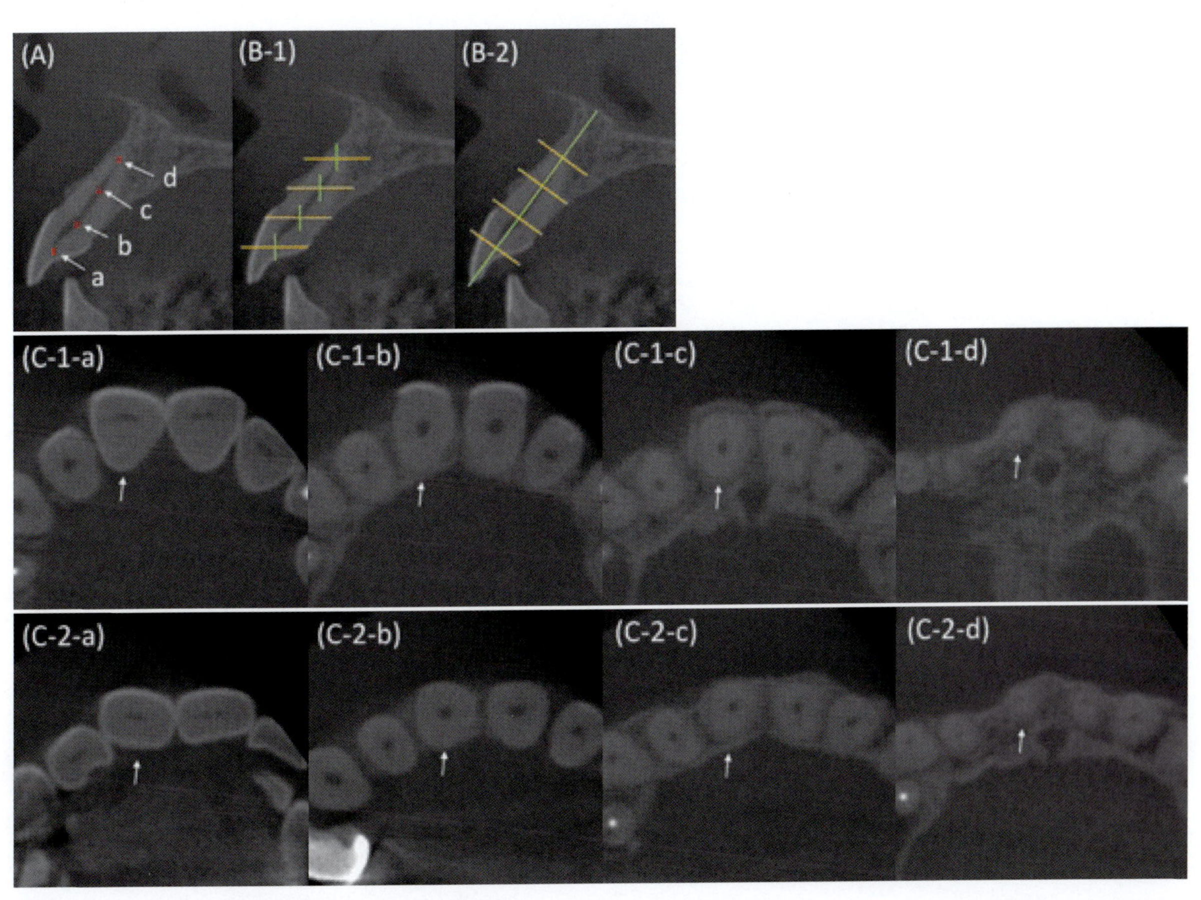

図 8 Aにおけるａ～ｄのそれぞれの点での軸位断
体軸基準（B-1）と歯軸基準（B-2）に黄で示した向きで切断した場合の断面図（C-1-a,b，C-2-a ～ c，白矢印）

ため，軸位断の方向は，体軸（身体全体）を基準とする場合と歯軸を基準とする場合で異なる．体軸を基準とする場合，軸位断は身体を「輪切り」にする断面のことであり，水平断という呼称が用いられることもある．歯科・口腔領域では，水平方向とはフランクフルト平面に対し平行とするのが一般的である．それに対し歯軸を基準とする場合，個々の歯の歯軸が歯ごとに異なるため，この場合の軸位断とは，歯軸直交断といい換えることができる．上顎大臼歯のように複根歯であり，それぞれの歯根の向きが異なる場合は，各歯根の向き（歯根軸）を基準にして合わせる．

各断面の位置が合ったら，この状態から，軸位断面の位置をスクロールさせながら，画像の観察を行っていく．基本的には軸位断画像を中心に観察を行い，適宜歯列直交断ならびに歯列平行断の観察を行う．1つの歯の観察が終わったら，次の歯に移り，再び上記手順で観察を行う．これを繰り返していく．病変が大きい場合は，この後に軸位断をフランクフルト平面と平行にし，顎骨を基準にした断面で病変の大きさや形状等について観察を行う．

2）逆根管治療を行う場合

逆根管治療（歯根端切除術，意図的再植など）では根尖の切除を行う．この場合，歯

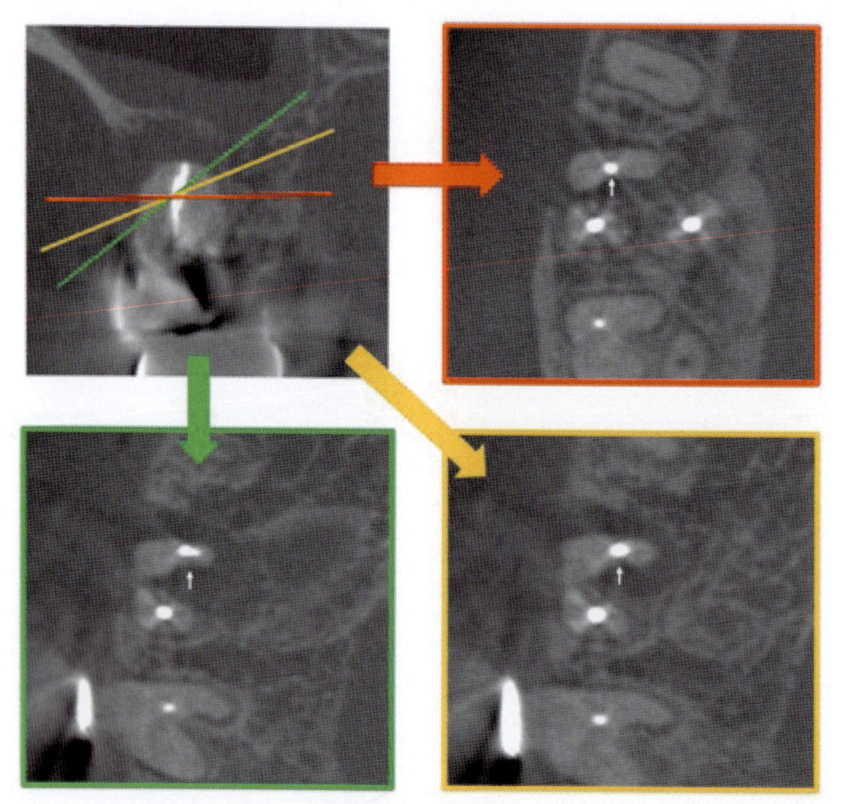

図9 逆根管治療における，根尖部切断の向きによる切断面の違い（赤，黄，青）
根管充填材の位置が切り方によって異なる（白矢印）

軸に垂直な平面で歯根を切除するのが望ましいとされるが，大臼歯部では，便宜的に角度を付けて切除することが多い．根尖切除は，切る位置・角度によって断面の様相は異なるため，術前に予定している切除方向に合わせて観察する断面を設定することにより，実際にどのような切断面が現れるかをある程度予測することが可能となる（**図9**）．また，術中に骨窩洞内で観察される根尖部切断面形態を，事前のCBCT画像と比較することによって，処置が予定通り行われているかどうかを確認する，といった応用も可能である．

まとめ

表示される複数の二次元画像を同時に観察し，断面の位置を動かしながら頭の中で三次元の構造としてイメージするためには，訓練が必要である．そのためには，まずは時間をかけてじっくりと画像と向き合うことが大切である．CBCT画像は基本的にはパノラマのような総覧像ではないため，自らの手を動かしながらさまざまな方向・角度から画像の評価を行わなくてはならない．実際に診療を行っている最中に片手間で読影を行うことは避けるべきである．また，診療予約の合間の短い時間で画像を流し見て読影を行うようなことがないよう，きちんと時間を確保していただきたい．本稿が，CBCTを歯内療法に活用する一助になれば幸いである．

文献

1) Nance R, et al. Identification of root canals in molars by tuned-aperture computed tomography. Int Endod J. 2000; 33(4): 392-396.
2) Cohenca N, et al. Clinical indications for digital imaging in dento-alveolar trauma. Part 1: traumatic injuries. Dent Traumatol. 2007; 23(2): 95-104.
3) Gröndahl HG, Huumonen S. Radiographic manifestations of periapical inflammatory lesions. Endod Topics. 2004; 8: 55-67.
4) Uraba S, et al. Ability of cone-beam computed tomography to detect periapical lesions that were not detected by periapical radiography: a retrospective assessment according to tooth group. J Endod. 2016; 42(8): 1186-1190.
5) Kulild JC, Peters DD. Incidence and configuration of canal systems in the mesiobuccal root of maxillary first and second molars. J Endod. 1990; 16(7): 311-317.
6) Pécora JD, et al. Morphologic study of the maxillary molars. Part II: Internal anatomy. Braz Dent J. 1992; 3(1): 53-57.
7) Reis AG, et al. Second canal in mesiobuccal root of maxillary molars is correlated with root third and patient age: a cone-beam computed tomographic study. J Endod. 2013; 39(5): 588-592.
8) Görduysus MO, et al. Operating microscope improves negotiation of second mesiobuccal canals in maxillary molars. J Endod. 2001; 27(11): 683-686.
9) Barton DJ, et al. Tuned-aperture computed tomography versus parallax analog and digital radiographic images in detecting second mesiobuccal canals in maxillary first molars. Oral Surg Oral Med Oral Pathol Oral Radiol Endod. 2003; 96(2): 223-228.
10) Kim Y, et al. Morphology of maxillary first and second molars analyzed by cone-beam computed tomography in a korean population: variations in the number of roots and canals and the incidence of fusion. J Endod. 2012; 38(8): 1063-1068.
11) Kato A, et al. Aetiology, incidence and morphology of the C-shaped root canal system and its impact on clinical endodontics. Int Endod J. 2014; 47(11): 1012-1033.
12) von Zuben M, et al. Worldwide prevalence of mandibular second molar C-shaped morphologies evaluated by cone-beam computed tomography. J Endod. 2017; 43(9): 1442-1447.
13) Fan B, et al. C-shaped canal system in mandibular second molars: Part II–Radiographic features. J Endod. 2004; 30(12): 904-908.
14) Sinanoglu A, Helvacioglu-Yigit D. Analysis of C-shaped canals by panoramic radiography and cone-beam computed tomography: root-type specificity by longitudinal distribution. J Endod. 2014; 40(7): 917-921.
15) Patel S, et al. External cervical resorption: a review. J Endod. 2009; 35(5): 616-625.
16) Song CK, et al. Endodontic management of supernumerary tooth fused with maxillary first molar by using cone-beam computed tomography. J Endod. 2010; 36(11): 1901-1904.
17) Ee J, et al. Comparison of endodontic diagnosis and treatment planning decisions using cone-beam volumetric tomography versus periapical radiography. J Endod. 2014; 40(7): 910-916.
18) Nosrat A, Schneider SC. Endodontic management of a maxillary lateral incisor with 4 root canals and a dens invaginatus tract. J Endod. 2015; 41(7): 1167-1171.
19) Patel S, et al. Cone Beam Computed Tomography in Endodontics. Quintessence Publishing, 2016.
20) Hassan B, et al. Detection of vertical root fractures in endodontically treated teeth by a cone beam computed tomography scan. J Endod. 2009; 35(5): 719-722.
21) Neves FS, et al. Evaluation of cone-beam computed tomography in the diagnosis of vertical root fractures: the influence of imaging modes and root canal materials. J Endod. 2014; 40（10）: 1530-1536.
22) Estrela C, et al. Accuracy of cone beam computed tomography and panoramic and periapical radiography for detection of apical periodontitis. J Endod. 2008; 34(3): 273-279.
23) Pope O, et al. A comparative investigation of cone-beam computed tomography and periapical radiography in the diagnosis of a healthy periapex. J Endod. 2014; 40(3): 360-365.
24) 吉岡隆知ほか．歯科用小照射野 X 線 CT および歯科用実体顕微鏡による検査を併用した逆根管充填法における根尖病変の治癒経過．日歯保存誌．2007；50(1)：17-22.
25) European Society of Endodontology, Patel S, et al. European Society of Endodontology position statement: the use of CBCT in endodontics. Int Endod J. 2014; 47(6): 502-504.
26) AAE and AAOMR Joint Position Statement: Use of Cone Beam Computed Tomography in Endodontics 2015 Update. J Endod. 2015; 41(9): 1393-1396.
27) Hayashi T, et al. Clinical guidelines for dental cone-beam computed tomography. Oral Radiol. 2018; 34(2): 89-104.

象牙質知覚過敏症を再考する

山本　寛

はじめに

歯科医療のめざましい進歩にもかかわらず，象牙質知覚過敏症は今なお多くの患者と歯科医師を悩ませている．

象牙質知覚過敏症の発症機序の解明はかなり進み，中枢神経系の役割の詳細も明らかになりつつある[1,2]．他方，象牙質知覚過敏症の発症にはいろいろな因子が関与していることが明らかになったため，歯科医師は膨大な量の因子を検討しなければならなくなった（図 1，2）．第三の歯科疾患として注目されている Tooth Wear は多くのケースで象牙質知覚過敏症状を生じ，ブラキシズムや歯列接触癖（TCH）も同様の症状を示すことが少なくない[4,5]．

近年の多くの研究結果から明らかになりつつある発症メカニズムを詳しく理解することは，多方面にわたる疾患のなかから正しい診断を行い，迅速で無駄のない確実な処置に直結し，患者に多くの恩恵をもたらすとともに，歯科医師の負担も減少させると考えられる．

象牙質知覚過敏症とは

象牙質知覚過敏症は「温度，乾燥，擦過，浸透圧，化学物質などの刺激によって生じる短く鋭い痛みを特徴とし，歯質の欠損など他の病変では説明できないもの」と定義さ

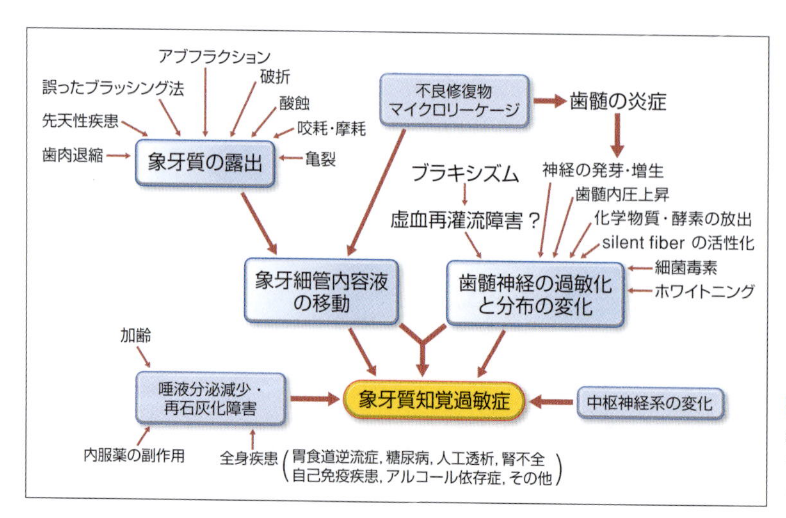

図 1　象牙質知覚過敏症の発症／増悪に関与する因子（山本ほか，1999[3] をもとに作成）

■ 痛みについて
誘発痛の種類，誘発刺激の種類，持続時間など

■ 口腔清掃について
清掃用具の種類，清掃法と清掃時期，歯磨剤や洗口剤の種類と使用法など

■ 最近の歯科治療について
歯周治療，齲蝕処置，ホワイトニングなど

■ 生活習慣について
飲食物の嗜好（清涼飲料，柑橘類，ワイン等），実行中の健康法（クエン酸，飲泉，さまざまなベジタリアン）など

■ ストレスについて
ブラキシズムや摂食障害（習慣性嘔吐）の有無など

■ 薬剤について
内服薬の種類，薬剤の剤型（口腔内崩壊錠やトローチ等），サプリメントなど

■ 職業について
職業性酸蝕症（事業所の規模も重要），職業的特定飲食物の摂取（ワインテイスター）など

■ 趣味について
スポーツドリンクの摂取，長時間の水泳など

■ 全身疾患について
糖尿病，人工透析，胃食道逆流症，自己免疫疾患，アルコール依存症，睡眠時無呼吸症候群，睡眠時ブラキシズム，歯列接触癖（TCH）など

図 2　象牙質知覚過敏症の主要診査項目と要点

れている．しかし，歯ブラシによる摩耗や Tooth Wear に伴う痛みは実質欠損を伴うことが多いので，この定義では分類が不明瞭になってしまう．そこで安田は「温度，乾燥，擦過，浸透圧，化学物質などの刺激によって生じる短く鋭い痛みを特徴とし，う蝕，歯髄炎など主に細菌が関与する疾患とは異なるもの」とし，酸産生菌が関与しない欠損としての解釈を提案している[6]．外傷による歯冠破折，エナメル質亀裂，あるいは窩洞形成面が十分に被覆されない不良修復物による痛みなども，発症の原理は同じである．その点からも，安田の定義はより象牙質知覚過敏症の病態と治療法との関係を理解しやすくしているといえよう．

象牙質知覚過敏症という病名は症状に依存する呼称なので，実際にはその病態は非常に曖昧である．象牙質知覚過敏症と診断された歯の歯髄組織の多くに炎症や変性が認められ，健康な歯髄は10％にすぎなかったとも報告されている[7]．これは象牙質・歯髄複合体の概念から象牙質の露出≒露髄と考えれば当然のことであり，炎症が全く生じない状況は，外傷で象牙質が露出した瞬間などの特殊な状況下以外にはほとんどありえないといっても過言ではない[8]．常にどの程度の炎症が関与しているのかを考慮する必要がある．

象牙質知覚過敏症の 3 つのポイント

1）象牙質の刺激感受性の変化

象牙質知覚過敏症の本態の一つは，口腔内への象牙質の露出，すなわち多数の象牙細管が口腔内に開口することである．象牙細管の口腔内への開口が著しく象牙質の刺激感受性を高めることは，多くの動物実験で証明されている[9]．ネコの犬歯の切削面に機械的刺激（先を丸めたガラス棒によるプロービング）を加えると，切削エナメル質面を刺激しても歯髄神経は全く興奮しない．隣接する象牙質切削面を刺激してもほとんど歯髄神経は興奮しない．同じ切削面をエッチングすると，象牙質に加えられた機械的刺激に対する刺激感受性が著しく増大し，わずかな刺激に対しても歯髄神経が活発に反応するようになる[10]．吉山らはヒトの歯の象牙質生検法により，象牙細管が口腔内に開口することが知覚過敏症状発症に関与していることを実証している[11]．

自然治癒過程

唾液・歯髄由来の物質による再石灰化・細管の閉塞
正しいブラッシングによる細管への無機質沈着の補助
硬化象牙質・修復象牙質の形成

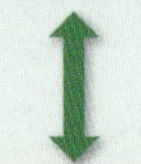

再石灰化障害

誤ったブラッシング法による過度の摩耗
飲食物や細菌産生物による持続的脱灰
過大な咬合力による象牙質の露出促進
（以上 Tooth Wear）
唾液分泌の減少（加齢，糖尿病，人工透析，自己免疫疾患，ストレス，ニコチン，カフェインの過剰摂取）
内服薬の副作用（唾液分泌の減少，脱灰）
全身疾患（胃食道逆流症，摂食障害，アルコール依存症等）

図 3　象牙質知覚過敏症の増悪因子と生体の防御機構（山本，2010[12]）
治癒の基本は，再石灰化阻害因子を排除し，自然治癒を促進 / 補助することである．これで治癒しない症例は歯髄の炎症がある程度重篤と考えられる

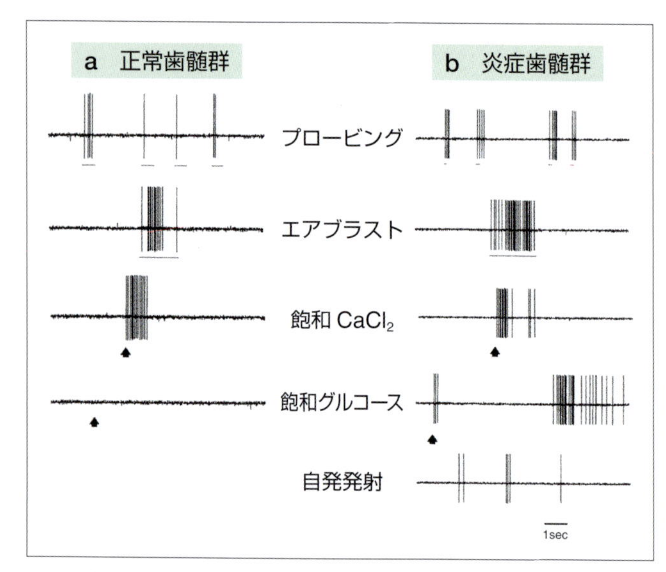

図 4　切縁部新鮮露出象牙質に受容野をもつ単一歯髄神経の応答（山本ほか，1995[14]）
正常歯髄群（a）では飽和グルコース溶液には応答しないが，炎症歯髄群（b）では飽和グルコースに応答する線維や自発発射を生じる線維が存在し，歯髄神経が過敏化していることがわかる

開口した象牙細管の存在は，象牙細管内容液の動きを容易にし，動水力学的メカニズムや象牙芽細胞を介したメカニズムに従って歯髄神経を興奮させると考えられる．

通常，口腔内に開口した象牙質面では再石灰化が生じる．また，修復象牙質の形成や細管内への物質の沈着も生じ，知覚過敏症状は自然に消失することが多い．酸蝕や摩耗・咬耗などによりこれらの機構が阻害されると，自然治癒せず症状が続くことになる（図 3）．

2）歯髄内の知覚神経線維の変化

さまざまな原因によって歯髄内の知覚神経（以下，歯髄神経と略す）の過敏化が生じると，1 本の神経線維の刺激閾値は低下し，通常は応答しないような弱い刺激に対しても多量の神経インパルスを中枢へ送る．自発発射を生じるようになることもある（図 4）[13]．さらに，神経終末は発芽増生を生じて神経終末の数が増加し，それに伴い象牙質上の受容野が拡大する（図 5）[14,15]．そして，神経原性炎症により炎症は拡大し，離れた部位にも生じるようになる[14,16]．さらに，1 本の歯髄神経が複数歯に分布していることも報告されており，隣在歯にも神経原性炎症を引き起こしうる[17]（図 6）．受容野の拡大・重複により，象牙質へのわずかな刺激に対して多数の神経線維が同時に興奮するようになる．これは知覚過敏帯や知覚過敏点の発現に関係していると考えられる（図 5，7）．

外傷，破折，あるいは切削によるものを除き，通常，象牙質の口腔内への露出は短時間に生じるのではなく，長い時間をかけて生じる．そのため，開口した露出象牙質面はさまざまな変化を受けている．イヌの犬歯の切縁部あるいは歯頸部象牙質を切削して口

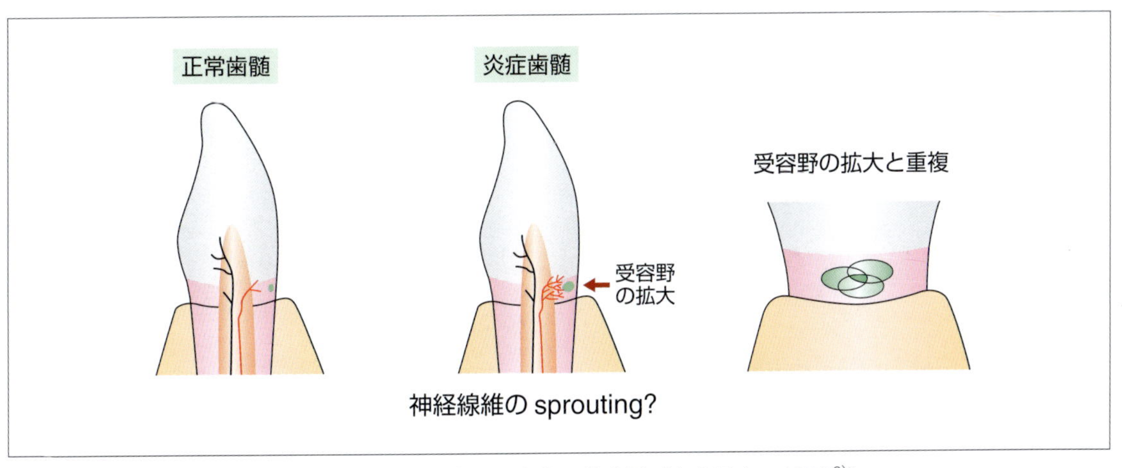

図 5　正常歯髄と炎症歯髄の象牙質面上の受容野の変化の模式図（山本ほか，1999[3]）
正常歯髄では一本の歯髄神経が支配する象牙質上の受容野は小さいが，歯髄に炎症が生じると極端に拡大した受容野が観察できる．これには歯髄神経の興奮性と神経の発芽による神経終末数の増加が関与していると考えられる．それぞれの受容野が重複すれば，限局された部位への刺激に対して通常よりはるかに多くの神経線維が同時に興奮すると考えられる

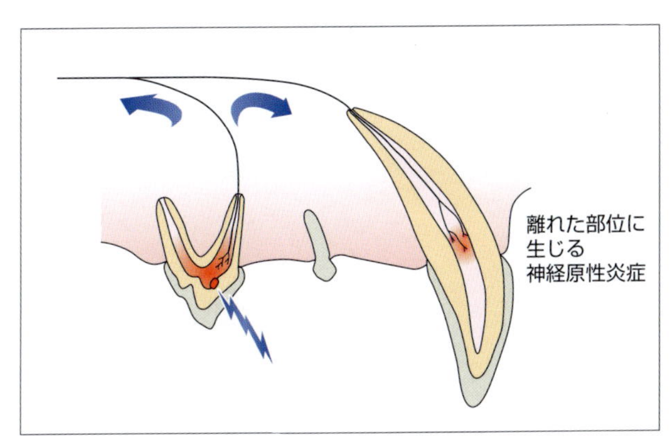

図 6　軸索反射による隣在歯への影響（山本，2000[18]）
ネコの第二前臼歯に刺激を加えると，犬歯歯髄内神経がインパルスを生じるようになり，犬歯の歯髄血流が増加する

腔内に露出させてエッチングし，口腔内に 1 週間放置すると歯髄には炎症が生じる．1 週間後に新たに露出させエッチングした同じ歯の切縁部や歯頚部の新鮮象牙質面は，擦過刺激，エアーブラスト，高張 $CaCl_2$ 溶液など（動水力学的刺激）に対する感受性が正常歯より著しく亢進する[13,14]（図 4）（興奮性の増大・延長，受容野の拡大，刺激閾値の低下，自発発射など；図 7）．

さらに，イヌの正常歯では，露出・エッチングした象牙質面上の 1 本の歯髄神経の受容野はごく小さい（複数有する場合もあり）が，上記の 1 週間口腔内放置後の歯に新たに露出させた新鮮象牙質面上で 1 本の歯髄神経の受容野を観察すると，しばしば極度に拡大した受容野が認められている（図 8）[19,20]．炎症により歯髄・象牙境に分布する神経終末の数が増加したために，受容野が拡大したと考えられる（図 5）．外傷性咬合の存在するラットでは，当該歯以外の歯髄にも発芽増生が生じることが報告されている[21]．

また，1 週間放置したままの歯頚部の露出象牙質面に加えた刺激に対しては，感受性の亢進は観察できない（図 9b）．同部のごく表層部のみ削除しても，やはり刺激感受

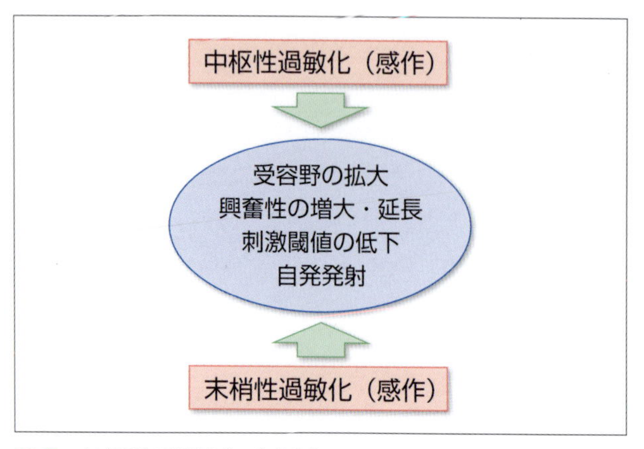

図 7　神経系の過敏化（感作）
中枢性過敏化と末梢性過敏化が重なることで，さらなる変化が起こる

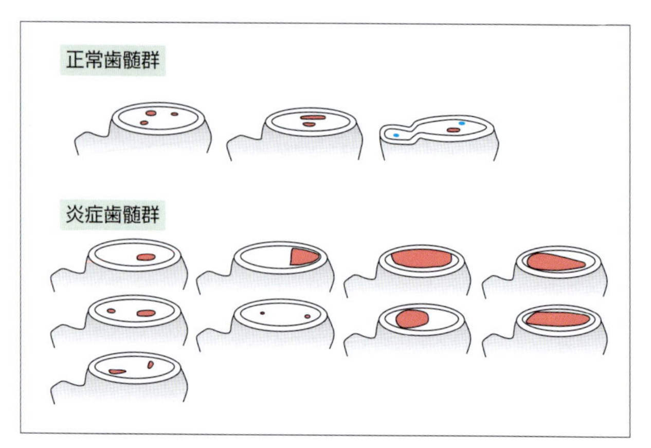

図 8　象牙質に同定された単一歯髄神経の受容野（山本ほか，1995[19]）
イヌ切歯の切縁部象牙質．炎症歯髄群は露出させた切縁部象牙質を口腔内に1週間放置した．正常歯髄群，炎症歯髄群とも，神経の応答を記録するときに象牙質面を切削・エッチングし，プロービングによって受容野を同定した．赤い部分はそれぞれ1本の線維の受容野を表す．青で示した受容野は，同一の線維が離れた2個の受容野をもっていたことを示す．炎症歯髄群では，しばしば極度に拡大した受容野が認められる

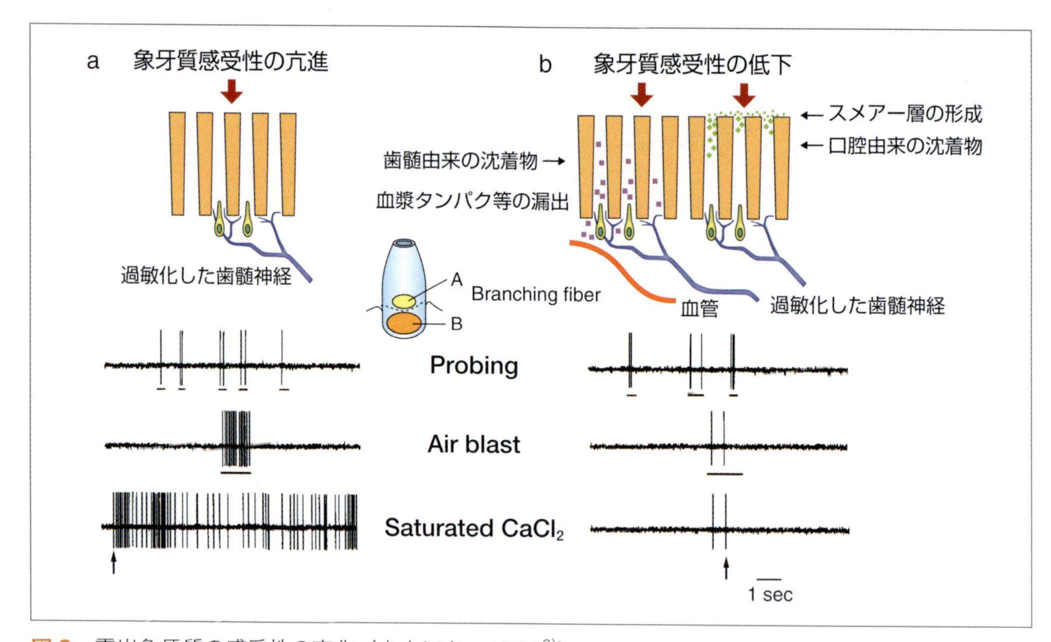

図 9　露出象牙質の感受性の変化（山本ほか，1999[3]）
歯頚部に2個の受容野をもつ分岐した単一歯髄神経の応答（イヌ炎症歯髄）を示す．Branching fiber の2個の受容野A（新鮮象牙質），B（放置象牙質）はごく近接しているにもかかわらず，露出させたばかりの受容野Aには，口腔や歯髄由来の沈着物などによる感受性の低下が生じていないので，刺激に対する過剰な神経応答が記録でき，歯髄神経が過敏化していることがわかる．一方，受容野Bに与えた刺激に対する応答性は低く，象牙質の変化が過敏化した神経の応答をマスクしている

性の亢進は観察できない．これは，口腔あるいは歯髄由来の物質が，象牙質表面や象牙細管内に沈着して象牙細管内容液の動きが阻害されたからと考えられる[19,22,23]．このことは，1本の歯髄神経が分岐して放置象牙質と隣接する新鮮象牙質の両方に受容野をもつ歯髄神経線維の電気生理学的実験でも示されている（**図 9**）[19]．

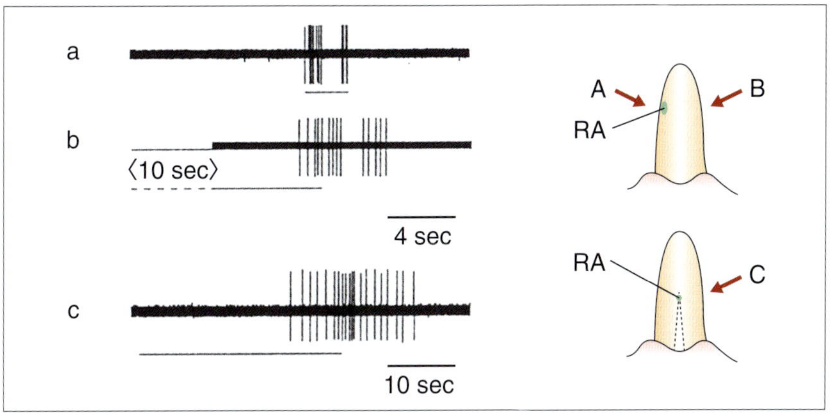

図 10　歯冠部象牙質への通常の刺激には応答しない A δ 線維（須田，1995[24]）

象牙質に受容野（RA）をもつ線維では，象牙質上の受容野（A）に冷刺激を与えると，短潜時のバースト状の神経発射が得られる（a）．同じ線維でも，受容野の反対側の歯面（B）に刺激を与えると，長潜時で低頻度の神経発射が生じる（b）．一方，歯冠部象牙質刺激には応答せず，露髄させた歯髄に与えた機械刺激にのみ応答する A δ 線維（silent fiber）では，歯冠部歯質（C）のどこに冷刺激を与えても，長潜時で低頻度の神経発射しか得られない（c）

他方，放置象牙質露出面の感受性は亢進していなくても，歯髄神経の過敏化は生じたままなので，新たに露出させた象牙質面（受容野 A）に対する刺激に対して，感受性が著しく亢進するのである（図 9a）[19]．もちろん，1 週間の放置象牙質もさらに深く切削して，狭窄あるいは閉塞された象牙細管部を除去してしまえば，正常歯髄よりも過剰な神経応答が観察できる．症状のほとんどない楔状欠損を切削してレジン充填したところ，なかなか治癒しない冷水痛が生じてしまった症例などは，まさにこのような状態と考えられる．

象牙質面の状態によって刺激に対する歯の感受性は大きく影響を受け，過敏化した歯髄神経の存在がマスクされてしまっていることがあるので注意を要する．歯髄神経の過敏化と象牙質の感受性の上昇あるいは低下の比重の違いにより，さまざまな症状を呈すると考えられ，臨床症状を複雑にしている[22]．

さらに，イヌの正常歯髄を有する犬歯には，普段は歯冠部象牙質への刺激に応答しない，眠っている A δ 線維（silent fiber）が存在することが報告されている（図 10）[13,16]．日常の生活では遭遇しないような強い冷刺激を歯冠に加えると，長い潜時で低頻度の神経インパルスを生じる．このような応答は，強い冷刺激が歯冠部を伝わり，神経軸索を直接刺激したために生じたと考えられる[14]．

通常，鋭い刺すような痛みを生じる A δ 線維の多くは，歯髄・象牙質境付近に分布する．silent fiber は歯髄・象牙質境付近には存在しないため，象牙細管内容液を動かすような刺激に応答できないと考えられる．このような歯髄神経も炎症によって発芽増生したり興奮性が亢進すれば，知覚過敏症状の発症に関与するようになる可能性が示唆されている[14]．

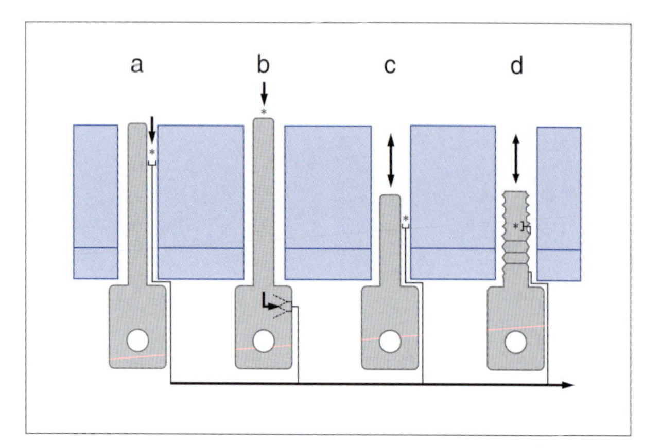

図 11　象牙質の痛みのメカニズム（須田，1995[24]）
a：象牙細管内神経分布説，b：象牙芽細胞受容器説，c：動水力学説，d：知覚受容複合体説

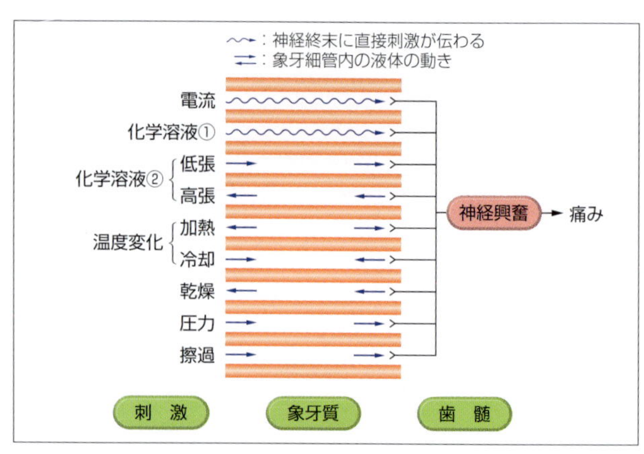

図 12　象牙細管内の刺激伝達（堀内，1973[29] をもとに作成）
象牙質に加えられた自然刺激は象牙細管内容液の移動を生じ，歯髄・象牙境付近の歯髄内知覚神経の終末を刺激する．象牙細管内を拡散する化学物質や，歯に流れる電流によっても直接刺激されて痛みを生じる（多元説）．擦過刺激は，長く外向き流を生じると考えられていたが，現在では内向き流を生じることが示されている（Vongsavan ほか，1992[30]）

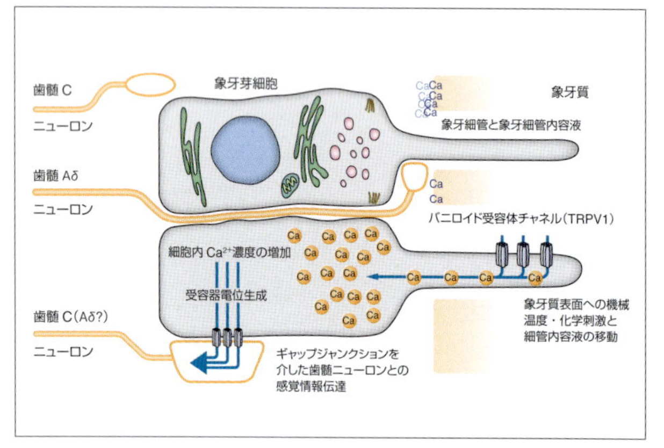

図 13　象牙芽細胞のバニロイド受容体チャネル（TRPV1）（TRP チャネル，下野，2011[1] をもとに作成）
露出象牙質表面を探針で擦過したり（機械的刺激），エアシリンジで乾燥したり，低張または高張の溶液（浸透圧刺激：化学刺激）があると，象牙細管内容液は移動して，TRP チャネルのうち，TRPV1，TRPV2，TRPV4，および TREK-1 チャネル（機械受容性 K+ チャネル）を活性化する．象牙細管内容液移動をニューロンが検知するというのが「動水力学説」であるのに対して，象牙芽細胞の TRP チャネルが細管内容液の移動を感知する，という考え方は「知覚受容複合体説」といえる（澁川義幸博士原図）

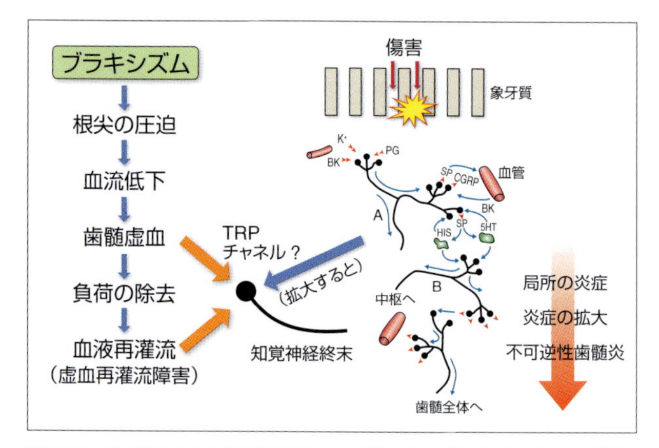

図 14　軸索反射の炎症反応への関与とブラキシズムの関係（山本ほか，1999[3] をもとに作成）
歯髄内知覚神経線維の興奮によって生じたインパルスは中枢方向（順行性）に伝達されるだけではなく（神経 A），枝分かれしている他の神経終末（黒丸）に向かって逆行性にも伝達される．このため，離れた別の部位にも神経終末から神経ペプチドが放出され（軸索反射），神経原性炎症が生じる．さらに，別の線維（神経 B）も刺激され，炎症が次々に拡大していくと考えられる．象牙細管内容液が動かなくても，神経終末の膜に発現している TRP チャネルが刺激されると，知覚過敏症状が生じる可能性が示唆されている

3）中枢神経系内の変化

末梢の知覚神経からの入力が繰り返されると，その情報を中枢へ伝達する三叉神経脊髄路核の二次ニューロンの興奮性が増大し，過剰な興奮状態が続くようになる（ワインドアップ現象）[25]．中枢神経系が感作されて過敏化すると，末梢神経系と同様に，① 興奮性の増大・延長，② 受容野の拡大，③ 刺激閾値の低下，および④ 自発発射が生じるようになる（図 7）[25]．

また，持続的な痛み信号の入力は中枢神経系の痛みの記憶に関与しているが，象牙質知覚過敏症との関係については不明である．痛みの早期遮断が中枢神経系での感作による痛覚増強や慢性痛の発症を防ぐために有効なことは，すでに多くの報告がなされている[25]．

象牙質知覚過敏症の最新の発症機構

現在，象牙質知覚過敏症の発症機構は，根本的な部分で大きく変わろうとしている．従来より，象牙質に加えられた刺激によって痛みが生じるさまざまな学説が提唱されてきた[24]（**図 11**）．なかでも，象牙細管内容液が外来刺激によって動き，歯髄・象牙境付近に分布するA δ 線維（一部A β？）の末梢受容器である自由神経終末が興奮し，鋭い・刺すような一過性の痛みが生じるという「動水力学説」が最も広く受け入れられてきた[26,27]（**図 11c**）．しかし，動水力学説のみでは，電気刺激や象牙細管内を拡散していくような化学溶液による痛みは説明できない．動水力学説単独では痛みの発生機構を説明するのは難しいということも広く受け入れられている[28,29]（**図 12**）．

象牙質の痛みの多くは動水力学的な象牙細管内容液の動きによって発生すると考えられるが，その内容液の移動を検知する機構については不明な部分が多かった．近年，歯髄神経だけでなく象牙芽細胞にもTRPチャネル（ポリモーダル侵害受容器，カプサイシン受容体，あるいはバニロイド受容体ともいわれる）が存在することが報告され[31]，歯髄神経だけでなく象牙芽細胞も象牙細管内容液の動きを感知し，さらに細管内容液の移動を生じなくても，温度刺激がTRPチャネルによって受容される可能性が示唆され，知覚受容複合体説が再び注目されてきている[1,2,32]（**図 11d，13**）．

また，侵入した細菌や細菌毒素，あるいは外来刺激によって歯髄に炎症が惹起されるだけでなく，歯髄神経の興奮による軸索反射によって神経原性炎症が歯髄組織に生じる（**図 14**）．炎症によりさまざまな化学物質の遊離や酵素の活性化が引き起こされて発痛物質が生成され，結果として生じた歯髄内圧の上昇により，歯髄神経はより興奮しやすくなると考えられている[1,2,13,14,17,31]（**図 14**）．まとめると，象牙質に加えられた刺激によって生じる痛みの受容機構は，次の少なくとも3つが存在すると考えられる[33]．

① 直接自由神経終末が刺激されて興奮（電流や拡散により侵入した化学物質・細菌毒素など）
② 動水力学的メカニズムで自由神経終末が刺激されて興奮（従来の動水力学説）
③ 機械的変形を受けた象牙芽細胞から放出されるATPにより神経線維が興奮（知覚受容複合体説）

上記の機構を考慮すると，治療の基本は，「象牙細管内容液の移動阻止」「過敏化した歯髄内知覚神経の鎮静化」である[3,12,14]．大前提として，正しいプラークコントロールと明らかな歯科疾患の治療があることは，いうまでもない．「中枢神経系の過敏化の阻止」に関しては，現時点では特記すべき対処法はなく，痛みを長期間感じさせない（中枢への痛み信号の入力を早期に遮断する）ことが唯一の対処法といえるであろう[14,25]．

Tooth Wear と象牙質知覚過敏症

平均寿命が世界トップレベルになり，8020 達成者は 50％を越えて歯はますます酷使され，齲蝕，歯周病に続く第三の歯科疾患といわれる Tooth Wear が注目されるようになってきた[4,5,33,34)].

Tooth Wear は咬耗・摩耗・酸蝕（アブフラクションを含む）に分類され，そのほとんどすべてにおいて象牙質知覚過敏症状が生じうる[4,5,34～38)]（**図 15**）．象牙質知覚過敏症の多くの症例が Tooth Wear と何らかの関係を有するので，現代の象牙質知覚過敏症を深く理解するためには，Tooth Wear を正しく知ることが必須といえよう[35)].

そのなかでも酸蝕は，象牙質知覚過敏症の発症と密接な関係がある[35～38)]．食生活習慣は酸蝕を生じる外因性因子として，最も大きな影響を及ぼしている．かつては，酸蝕を生じる外因性因子といえば，メッキ工場やガラス工場での酸性ガスの吸引による職業病を思い浮かべたが，現在では作業環境の改善によって激減しており，酸性飲食物が酸蝕の外因性因子の主たる因子となっている（**図 16，17**）．さらに近年では，胃食道逆流症，拒食症や摂食障害，あるいはアルコール依存症などによる反復性嘔吐，口腔内乾燥症などの内因性因子も大きな割合を占めるようになってきた[37,38)].

このように，象牙質知覚過敏症発症の大きな部分を占めるようになった Tooth Wear，そのなかでも特に酸蝕への対策は非常に重要である（**図 18**）．平均寿命の延長に伴い，国民全体の健康に対する関心が高まり，さまざまな健康法を実践している場合も多い．また，それぞれの世代によって好まれる健康法も異なる．これらの健康法が酸蝕症を増悪している場合も多い．年齢とともに嗜好や習慣は大きく変化するので，これらの変化をも考慮した対応が必要である．初期の酸蝕の段階から歯科医療が介入し，象牙質知覚過敏症を発症することを予防するためには，患者の健康意識や生活スタイル，そして嗜好品の変化をも考慮する必要がある[36,37)]．これらは時代ごとの変化だけでなく，一人の患者のライフステージに応じた変化をも考慮しなければならない（**図 17**）.

また，難症例の多くは複数の重大因子が重なっているのでダメージが加速し，発症しやすいあるいは治りにくいという状況を生じている場合が多い．たとえば，酸蝕が存在

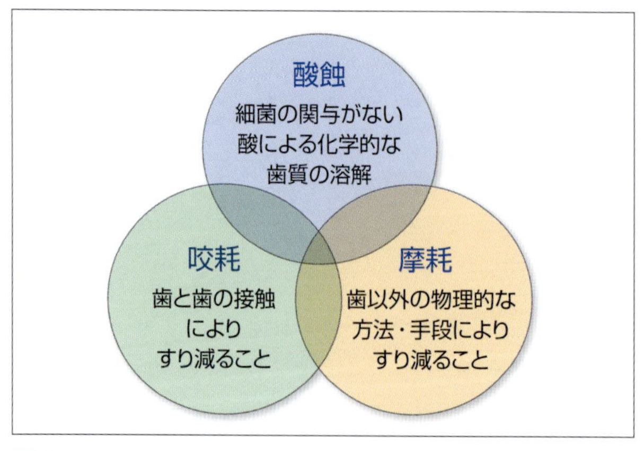

図 15 Tooth Wear の主な 3 つの病因

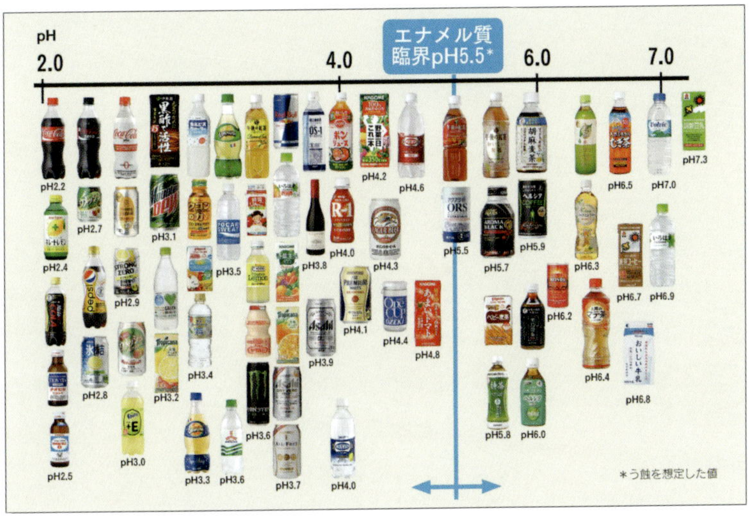

図 16 各種飲料の pH（北迫，2018[36]，北迫勇一博士のご厚意による）

◎：オッズ比 5 倍以上　○：オッズ比 5 倍以下

	胸やけ	持続性嘔吐	炭酸飲料	スポーツドリンク	栄養ドリンク	お酢系飲料	オレンジ・グレープフルーツジュース	白ワイン	グレープフルーツ果実	オレンジ果実	りんご果実	酢の物	酸性飲食物 1 日摂取頻度	寝酒
10～20代			◎	○										
30代	◎		◎		○	◎	◎						◎	
40代		◎	◎	◎	◎		◎	○		◎		◎		
50代				◎		○			◎					
60代			◎	○					◎					
70～80代											○			◎

←内因性→（胸やけ・持続性嘔吐）←外因性→（炭酸飲料～寝酒）

図 17 世代別の酸蝕症関連因子との相関性（北迫，2018[36]，北迫勇一博士のご厚意による）

①酸の侵襲，曝露に対する頻度，程度の低減

- 酸性飲食物の摂取量と頻度を少なくする（特に就寝前）
- 酸性飲食物の摂取方法：すばやく飲む，温度
- 胃食道逆流症→内科医に紹介
- 過食症→内科医，精神科医に紹介
- アルコール依存症→リハビリテーション治療の受診

②酸に対する防御システム（唾液の緩衝能）の増強

- 脱灰を阻害するカルシウムやリンを含む食品の摂取：チーズ，牛乳
- 唾液分泌促進：無糖の薬用ドロップ，キャンディ，ガム

③歯面の耐酸性の向上，再石灰化，再硬化の増強

- 自宅でのフッ化物の使用（毎日）
- 自宅での MI ペースト塗布（毎日）
- 歯科医院でのフッ化物塗布（2～4 回／年）

④化学的防御の増強

- カルシウムやリンを含む食品の摂取：（例）サラダとチーズをいっしょに食べる

⑤摩耗要因の低減

- 摩耗性の低い歯ブラシ，歯磨剤の選択
- 摩耗性の低いブラッシング方法の指導
- 嘔吐，酸性の飲食物摂取直後はブラッシングせず，水やフッ化物含有マウスリンスで含嗽

⑥機械的保護の提供

- 露出象牙質の保護：レジン修復，ダイレクトボンディング
- ブラキシズム：スプリント装着

⑦経過観察

- 定期的観察（1 回／年）：研究用模型，口腔内写真
- 定期的リコール：食事指導，口腔清掃指導，フッ化物塗布，スプリント使用法の指導

図 18 Tooth Wear の予防（小林，2009[38] をもとに作成）

して象牙質知覚過敏症を発症している場合には，酸蝕が影響しているということだけでなく，常に酸蝕を加速している＋αの因子を想定しながら診査する必要がある[37]．

長寿と歯科医療進歩の負の側面

長寿による歯周組織の退縮，身体的理由や精神的理由による口腔清掃不良や，磨きすぎ，歯科医療の向上やデンタルIQ向上による残存歯数および残存有髄歯の増加，健康志向や食習慣の変化による酸蝕，健康で聡明であるがゆえのストレス増加によるブラキシズムやアブフラクション，歯の長期使用による有髄歯の亀裂や破折の増加，あるいは歯周外科処置など歯肉退縮を助長することがある外科処置を受ける可能性の増大等も，象牙質知覚過敏症が増加していると感じる一因となっている．

さらには，歯科医師が歯を安易に抜かない傾向が強くなり，しっかりした歯周治療を行い，歯を保存する傾向が強まるとともに，歯周外科処置も一般的に行われるようになったことも影響していると考えられる．

問診はお話を聞くだけの時間ではない

まずは問診を行って，その情報から病状を把握し，原因を特定していくわけであるが，情報収集だけが問診ではない．問診は処置の効果を高めるための前処置の一つと考え，戦略的に行うと効率よい治療につながる．「聞く」時間が，「聞く＆治療の下準備」の時間になるからである．

医療面接に関しては多くの成書[39〜41]が出版されているが．なかでも簡易精神（心理）療法は比較的容易で用いやすい[39]．多くの医療従事者は知らす知らずのうちに用いている．心身症系の疾患を対象にした多くの治療場面では特に有用であり，初回面接時から用いられていることも多い．痛みは精神的・心理的因子に強く影響されるので，象牙質知覚過敏症の治療でも有効と考えられる．

簡易精神療法は「受容」「支持」「保証」の３つ[39]，あるいはこれに「説明」を加えた４つからなる[41]（図19）．これらを繰り返すことにより，患者と良好な信頼関係（い

■受容：患者の訴えをありのままに受け入れて傾聴し，受け入れること

■支持：患者の訴えや気持ちを検査結果などをもとに支えること

■保証：患者が理解できるように説明し，治療を受け入れればよくなることを保証すること
ずっとあなたを援助しますという態度と言葉，具体的には「具合の悪いときはいつでもいらっしゃい」と責任をもつこと

■説明：原因，診断結果，治療方針，予後を，患者の理解しやすい言葉，図，模型などを用いて説明すること

図19　簡易精神（心理）療法

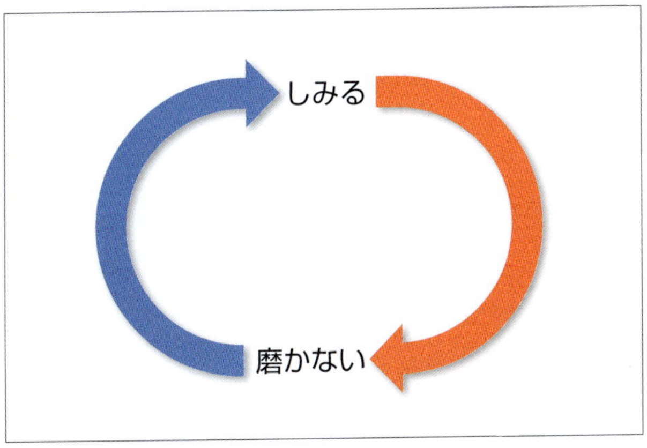

しみる

磨かない

図 20　象牙質知覚過敏症と口腔清掃の悪循環（山本，2000[18]）

わゆるラポール）を確立していく療法である．具体的な事例はそれぞれの項目で示す．多くの医療面接の技法も基本的にはこの流れに沿っているものが多い．

歯科医師原性の因子

不十分な充填・補綴物や不適切な歯周治療，あるいは歯周外科処置などの医原性の要因以外に，術者の言葉や態度などの歯科医師原性ともいえる因子が，痛みで悩む患者には大きな影響を及ぼしている．有能な歯科医師は無意識のうちに患者に好影響を与えるような態度や言葉遣いを身に付けているので，参考にするとよい．

歯ブラシを使うときに痛みを訴える患者は非常に多い．痛いから磨けない→磨けないからさらに痛くなる，という悪循環に陥っていることも多い（図 20）．「歯磨きしないでこんなにプラークで汚れているのだから，歯がしみて当然でしょう」などは禁句である．

まずは前述の「受容」の姿勢をとる．チェアサイドで痛みが再現できなかったり，全く原因が見当たらなくても，患者が痛いと感じれば痛みは存在するのである（歯痛錯誤の場合もあれば，患者の心のなかにのみ存在する場合もある）．痛みの存在の否定や患者の怠慢をストレートに指摘したり，患者のウソを暴いてバッシングしても，スタッフはそのときスッキリするかもしれないが，結果的に何のプラスにもならず，多くは負のしこりを残すだけである[41～43]．プロは怒ってはいけない．たとえだまされたふりをしてでも，よい方向へ患者を導くのがプロフェッショナリズムといえよう．

また，窩洞形成やスケーリングの翌日などのように，多少しみても当然で特に処置が必要ないときも，不安傾向の強い患者の場合には，訴えを聞いた歯科衛生士が「しばらくすれば治りますよ」で済ましてしまわず，一応院長に伝え（支持），院長から理由を説明して「しばらくすれば治りますよ」と伝えることが重要である（保証）．さらに歯科衛生士が「痛みが治まらなければいつでも連絡してくださいね」と伝えれば，さらに保証は強化される．日ごろからスタッフとどのような説明をするか，どのように歯科医師と連携するかを打ち合わせておく必要がある．

痛みの患者は怒っている

基本的に，痛みは人を不機嫌にする[42,44,45]．痛みを抱えた患者は怒っていなくても怒りやすいことを忘れてはならない．受診までたった1日であっても待たされたことを怒っている患者，痛くなるまで放置してしまった自分に怒っている患者，そういう不甲斐ない自分を認めたくないのでスタッフに怒りを向ける患者もいる．本当は歯科医師に怒りをぶつけたいが，歯科医師に嫌われたら治療上不利益を被ると考え，スタッフにあたる患者もいる．処置後ただちに全快しないことに怒る患者もいれば，中途半端な知識から象牙質知覚過敏症の痛みはすぐに止められて当たり前だと思っている患者もいる．こちらに対して負の気持ちをもっていなくても，痛みは人を不機嫌にするのである．これを十分に理解したうえでの医院全体としての対応が必要である．歯科医師，歯科衛生士，受付スタッフの三位一体で痛みで固まった患者の心を揉みほぐすイメージである．

歯磨きなんて面倒だ，痛いのは大嫌いだという患者が大部分である．ブラッシングを多少なりとも実行すればすぐに改善されるようなケースでも，頑張って磨け磨けだけではなく，（必要な場合には）痛みが強いときは第二選択の方法を，それでもつらければ第三選択の方法を，といくつか紹介しておき，それでもだめなときは連絡してくださいと伝えておく．このことによって「痛かったから全く磨きませんでした」と胸を張って報告することができるような逃げ道を断つことができる．「痛みが強いときには100％歯磨きがつらいことは理解していますよ（支持）」という姿勢を示すことが，患者に安心感を与えて治療への意欲を生じさせるとともに，安易な方向への逃避を防ぐことになる（少しでもプラークを取れば改善に向かうという保証である）（図21）．

なぜ象牙質が露出していないのにしみるのか

亀裂からの刺激物の侵入（細菌毒素，Vital Bleaching等の化学物質）や温度刺激・電流は歯髄組織を直接刺激して痛みを生じるため，象牙質の露出は必須ではない（図22）．エナメル質は非常に硬いため，物質を透過しないと思いがちであるが，象牙細管内を外向きに流れる象牙細管内容液はどこへいくのかということを思い起こしていただ

■第一選択：通常の歯ブラシ＋歯間ブラシあるいはフロスなどの，完全装備の歯磨き

■第二選択：（患者さんによって加減をしますが）歯ブラシがつらければ，歯間ブラシあるいはフロスだけでもよいですよ

■第三選択：それでもつらければ，ガーゼなどの布でぬぐうだけでもよいですよ

図21 患者への指示の一例
痛みのつらさに理解を示しつつ，完全なるサボりを許さない体制をつくる．汚れを取った後の歯面の舌触りを体験させ，こうなればOKですよ，という具体的なチェック法も有効である．具体的な目標があると頑張ろうという意欲を生じやすい

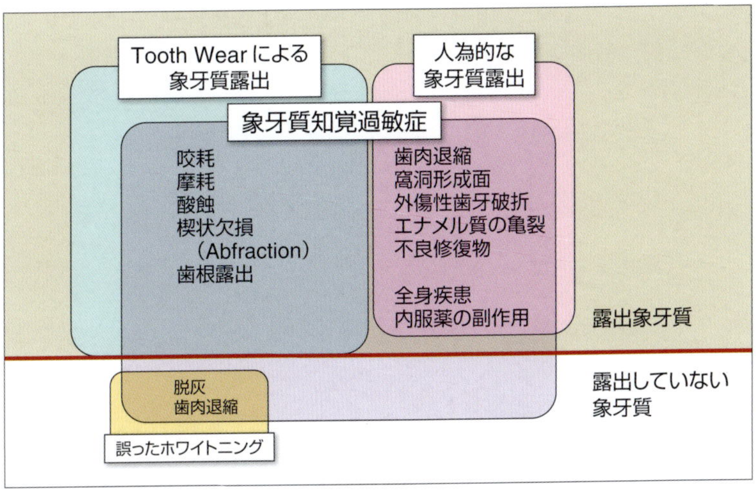

Tooth Wearによる象牙質露出
人為的な象牙質露出
象牙質知覚過敏症
咬耗
摩耗
酸蝕
楔状欠損
（Abfraction）
歯根露出
歯肉退縮
窩洞形成面
外傷性歯牙破折
エナメル質の亀裂
不良修復物
全身疾患
内服薬の副作用
露出象牙質
脱灰
歯肉退縮
誤ったホワイトニング
露出していない象牙質

図 22　象牙質の露出と象牙質知覚過敏症

きたい．エナメル質は実際には亀裂等もたくさんあり，想像以上に物質を透過してしまう．

さらに，歯髄内の痛みを伝える自由神経終末が興奮すると，軸索反射によって神経原性炎症が歯髄組織に生じる．自由神経終末が興奮すると神経インパルスは中枢へ向かうが，枝分かれしている部分に到達すると，刺激は別の神経軸索を逆行して他の自由神経終末に到達し，逆行性の神経インパルスによって興奮した自由神経終末からさまざまな物質が放出される（**図 14**）．当該部位から離れた部位や隣在歯の自由神経終末にも刺激は到達しうる（**図 6**）．放出された物質により，細菌等の刺激がなくても歯髄組織に炎症（神経原性炎症）を生じる．炎症によりさまざまな化学物質の遊離や酵素の活性化がさらに引き起こされ，発痛物質が生成されて炎症は拡大する（**図 14 右**）．その結果として歯髄内の知覚神経はより興奮しやすくなると考えられている[1〜3,12,17]．

神経原性炎症は，本来は生体防御反応の一環として免疫細胞を集めたり，痛みをもたらす組織損傷を修復するために，各種伝達物質を放出して血管透過性亢進，血流増加や血管拡張を起こしたりしていると考えられている[46]．歯髄内でもこれらの生体防御反応に加え，適度な内圧上昇は象牙細管内容液の外向き流を増加させ，細菌等の侵入を阻害すると考えられる．しかし，歯髄は低コンプライアンスな環境であるため，歯髄内圧の増加は適正範囲を容易に超えてしまい，生じた歯髄虚血により歯髄壊死を引き起こしてしまう（**図 23**）．

咬頭干渉やブラキシズムにより根尖部の血流が低下して歯髄虚血が生じ，組織中のpHが低下してTRPチャネルが刺激されて活性酸素などの有害物質が放出される可能性が示唆されている（**図 24**）．さらに，ブラキシズムが断続的に解除され，血流が再開したときに微小循環系から産生された活性酸素が，神経終末のチャネルを刺激して痛みが生じる可能性も示唆されている（虚血再灌流障害）．この状態が生じれば，外部からの刺激が完全に遮断されていても知覚過敏様の痛みが出現する可能性も示唆されている[32]（**図 14 左**）．

虚血再灌流障害…虚血状態にある臓器や組織に血液の再灌流が起きた際に，その臓器・組織内の微小循環において種々の毒性物質の産生が惹起され，それによって引き起こされる障害のことをいう．心筋梗塞，脳梗塞，あるいは臓器移植後などに見られることが多い

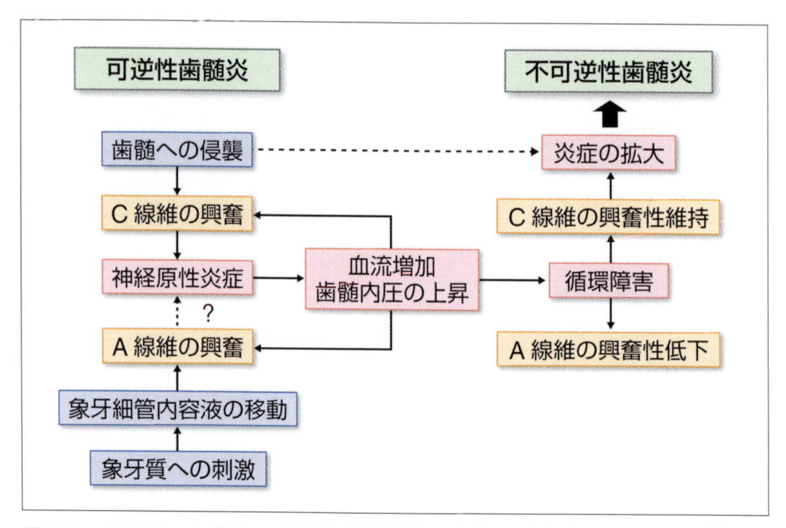

図 23　神経系と血管系の機能的相互関係と歯髄炎（山本ほか，1997[47]）
刺激によって歯髄神経が興奮すると神経原性炎症が生じ，歯髄血流が増加して歯髄内圧は上昇する．歯髄内圧の上昇はA線維とC線維の興奮性を亢進させるが，血流増加が限界点を超えると歯髄に循環障害が生じ，酸素欠乏によりA線維の興奮伝導は抑制される．しかし，C線維の興奮性は亢進したままなので，鈍くて定位の悪い痛みが持続することになる．このような状態が続くことにより，不可逆性歯髄炎へと移行していく

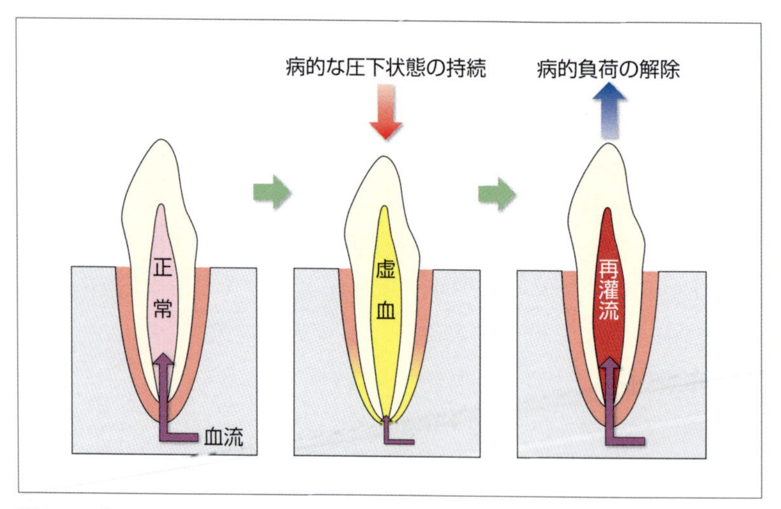

図 24　歯の圧下による歯髄血流変化の影響
歯が圧下されると根尖孔から歯髄内へ入る血管が圧迫され，それが長期にわたると歯髄は虚血状態に陥る．圧下状態が解除され血流が再開すると，歯髄内で虚血性再灌流障害が生じる可能性が示唆されている

なぜ自然に治らない人がいるのか

再石灰化の阻害と歯髄神経の過敏化の程度が強いと自然治癒しない（**図 3**）．通常は唾液や歯磨剤由来の物質，あるいは形成されたスメアー層や象牙細管内容液由来の物質により開口した象牙細管は狭窄したり，閉塞されるので痛みを生じなくなる．せっかく沈着した物質をすぐに不適切なブラッシングで取り去ってしまったり，酸で溶かしてしまえば，症状は消失しないし，すぐに再発する．また，加齢や内服薬による口腔内乾燥

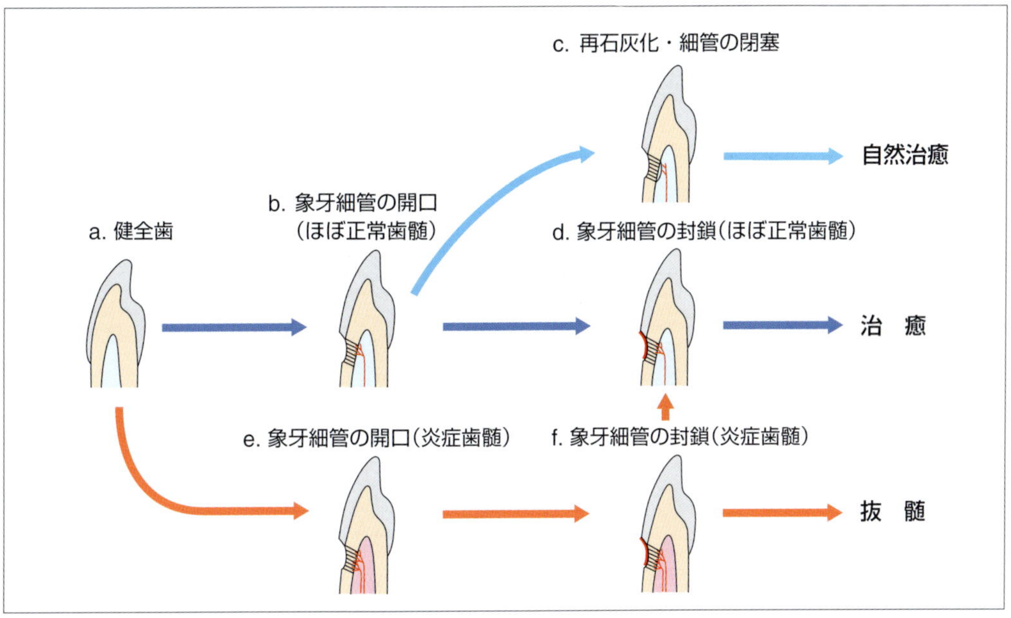

図 25　象牙質の感受性充進と歯髄神経の過敏化の関係の模式図（山本，2000[18]）

症などにより唾液分泌が減少すると，再石灰化を生じるためのカルシウムなどの物質の供給が低下するので，やはり再石灰化は阻害されて自然治癒しないということになる[3,12]．清涼飲料水やスポーツドリンクを頻繁に摂取する人や，酸蝕症のハイリスクグループであるベジタリアンやワインテイスターなどは，再石灰化が阻害されやすい[35～38]．

また，歯髄への刺激が強い，あるいは長期にわたる場合には，歯髄の炎症は拡大し，歯髄神経の過敏化を引き起こす．

そして，長引く痛みの入力は中枢神経系の感作を生じ，痛み刺激に対して中枢神経系が過敏化してしまうことも考えられる[2,14,33]．末梢神経系のみならず，中枢神経系でも過敏化が生じれば，象牙細管内容液の移動阻止だけでは症状が完全には消失しないようになると考えられる（**図 25**）．

このような再石灰化を阻害する因子を**図 3** に示した．特に，健康によいとされている飲食物の多くは，歯にとって悪影響を及ぼすことが多く，対応に注意が必要である[38]（**図 16，17**）．

これらの影響度の違いや歯髄の状態の違いにより，いったんは治まるが，すぐに再発する症例も出てくることは理解しやすいであろう．

■ 治療法の選択

治療の基本は，「象牙細管内容液の移動阻止」と「過敏化した歯髄内知覚神経の鎮静化」である[3,12,14,18,48]（**図 26**）．「中枢神経系の過敏化の阻止」に関しては，現時点では確固とした治療法はない．痛みを長期間感じさせないということは，歯科治療全般における注意事項として大切であろう．

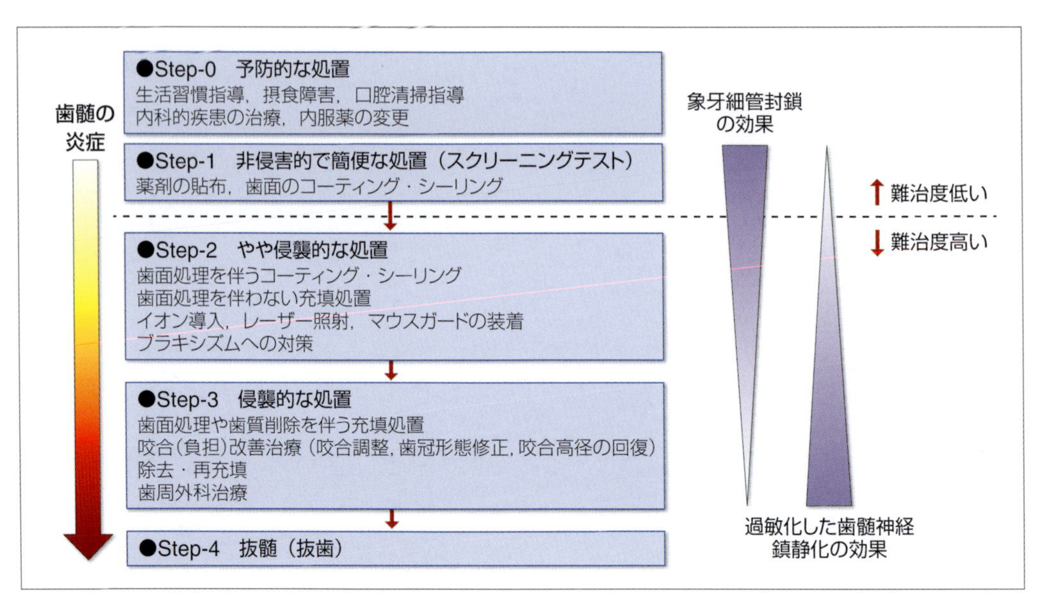

図 26　治療法の段階的な流れ（山本，2010[12]）

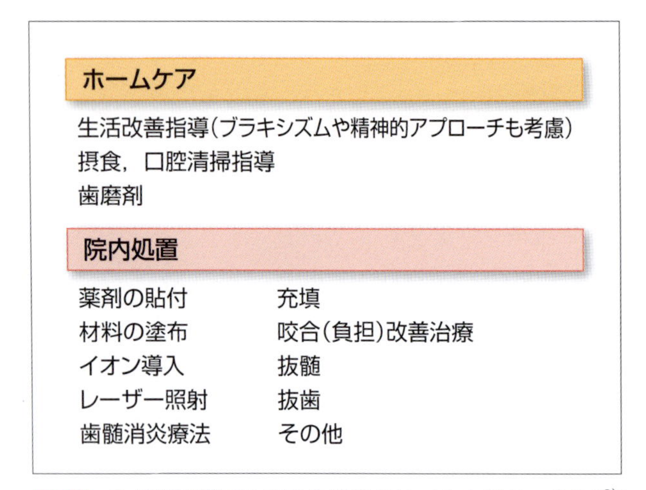

図 27　象牙質知覚過敏症の各種治療法（山本ほか，1999[3]）

院内処置とホームケアを上手に組み合わせるとともに，酸蝕などの Tooth Wear 関連の因子の存在も考慮して生活指導を併行して行う（図 27）.

市販されている象牙質知覚過敏抑制材料のほとんどすべては，開口した象牙細管を塞ぐことを目的としている．一部の歯磨剤などに含まれるカリウムイオンなどが象牙細管内を浸透し，直接歯髄神経の活動性を抑制して効果を生じると謳っている製品もあるが，製品としては有効なものであっても，カリウムイオンが直接神経線維の興奮性を低下させているという説明は仮説であり，十分なエビデンスはない．動水力学説のみでなく，知覚受容複合体説に基づいた検証も必要であろう．レーザー照射を除き，ほとんどの処置法は間接的に歯髄神経の鎮静化を行っている[49].

まずは予防的な処置（図 26，Step-0）を行った後に，簡便で効果的かつ非侵襲的な治療法を最初に選択する（図 26，Step-1）．多くの場合は着色や不可逆的な処置を必要

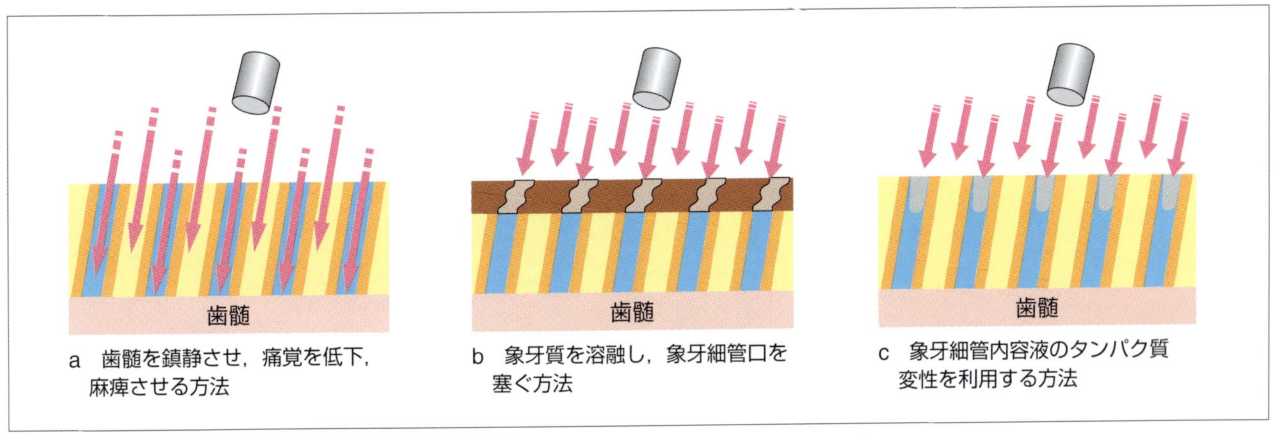

図 28 レーザー照射による象牙質知覚過敏症抑制効果の作用機序（善入ほか，2010[49] をもとに作成）
レーザー照射は，歯髄神経の鈍麻と炎症症状の軽減（a）と象牙細管開口部の封鎖（b，c）を目的に用いる

としない，薬剤の塗布やコート剤が選択される．この処置は歯髄神経の過敏化の影響が大きい難症例をまず最初に選別してしまい，通常の処置で十分な難治度の低い症例と，不可逆的な処置を含む治療法を歯科医師が注意深く行う必要がある難症例とを鑑別するスクリーニングテストを兼ねている．

十分な効果が得られない場合は，順次 Step-2，Step-3 の処置を行っていく．それでも効果が得られない場合は，抜髄（抜歯）が適用される．抜髄が必要となるような不可逆性歯髄炎と考えられる症例は，本来は最初に鑑別することが理想であるが，臨床では困難な場合も多い．象牙質知覚過敏症の段階的処置（**図 26**，Step-0 ～ 4）は待機的診断法としての役割も有している．いろいろな処置法や薬剤・材料の特徴を事前に把握し，それぞれのステップごとに適した薬剤や材料等を準備しておくことが望ましい．

レーザー照射は，① 歯髄神経の鈍麻と炎症症状の軽減，および② 開口した象牙細管の封鎖を目的に用いられる（**図 28**）．現時点で唯一，歯髄神経を直接鎮静させ，疼痛閾値を上昇させる可能性を有している．歯髄まで到達する半導体レーザーや Nd:YAG レーザーが用いられるが，エネルギーが大きすぎると歯髄を壊死させてしまうため，低出力で照射されるので効果は一時的である，という報告が多い．

開口した象牙細管を封鎖するためには，象牙質を溶融する，あるいは象牙細管内容液のタンパク質を変性させる目的で，CO_2 レーザーや Er:YAG レーザーが用いられる．照射エネルギー量を間違えると，除痛ではなく歯髄壊死が起きてしまうので，使用には細心の注意を要する[49]．

なぜ簡単な知覚過敏処置で治らない人がいるのか

通常，最初に行う簡単な知覚過敏処置は象牙細管内容液の移動を阻止するために，開口した象牙細管を狭窄あるいは封鎖することを主な作用点としている．過度のブラッシ

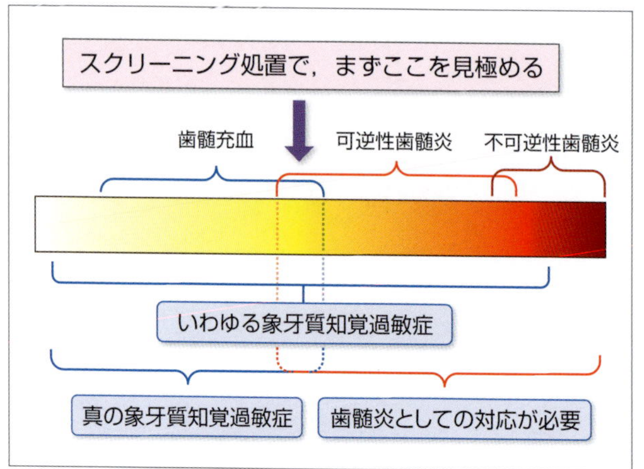

図 29 歯髄炎と象牙質知覚過敏症の関係

象牙質への対策だけで十分な簡単な症例（矢印より左）への対処は手早く済ませ，歯髄神経の過敏化を鎮静させる処置も必要とする難症例に時間を配分すると，効率よく診療を進められる．矢印より右に含まれる症例は，処置直後には完全に症状が消退しない場合もあり，可逆性 / 不可逆性歯髄炎の鑑別診断が必要になる場合もある

ングやアブフラクションは，再石灰化が起きる前に塗布した知覚過敏抑制材料を脱離させてしまう．また，炎症による歯髄神経の過敏化（末梢神経系の感作）が生じている場合は，炎症が消退して過敏化が鎮静化するまでの時間が必要であり，即効性である簡単な知覚過敏処置では効果が不十分となる．末梢神経系では，前述の① 興奮性の増大・延長，② 受容野の拡大，③ 刺激閾値の低下，および④ 自発発射（正常時には生じない）が生じてしまっているからである．中枢神経系の過敏化も生じている場合はより重症と考えられ，末梢神経と同様に①～④の変化が生じていると考えられる．

さらに，歯髄の炎症状態を正確に診断する方法は存在しないので，不可逆性歯髄炎を生じているが，臨床症状は冷水にしみる程度の症例も含まれてしまっている[47,50]．そのような難症例や知覚過敏症とはいえない抜髄が必要な症例をスクリーニングする役割を，最初に行う簡単な知覚過敏処置は含んでいる[3,12,34]（**図 29**）．すなわち，歯髄神経が炎症により過敏化され，通常は反応しないような弱い刺激（エナメル質に加えられた軽度の温度刺激など）にも応答するようになると，露出象牙質の存在はもはや知覚過敏症の根本的な原因ではなくなってしまう．簡単な知覚過敏処置によるスクリーニングは，この分岐点を超えた難症例・重症例と，通常の基本事項を押さえたルーチンの対応で十分な軽症の症例のふるい分けを行うものである．

歯冠側からの漏洩

歯内治療が行われた歯を長く機能させるためには，根管治療の質だけでなく，その後の修復処置の質も大きく影響する[51,52]．有髄歯は修復物を介して侵入してきた細菌等に対して無髄歯よりも防御力が高い．歯髄の血管拡張・血管透過性亢進が生じて歯髄内圧が適度に上昇すると，象牙細管内容液の外向き流が増加し，細菌等の侵入を阻害しやすくすると考えられている．

しかし，さらなる歯髄内圧の上昇は歯髄内のA線維の興奮性を高めて痛みを生じやすくする（もっと内圧が上昇し，血流障害が生じるに至るとA線維の興奮性は低下するが，C線維の興奮性上昇は持続する（**図 23**）．そのため，初期の歯髄炎による痛みは刺すよ

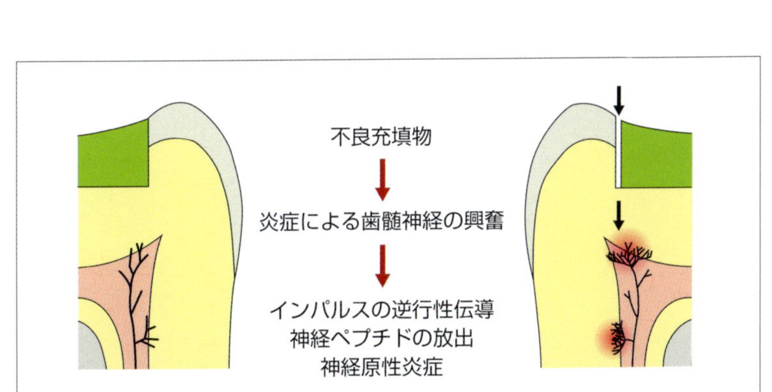

図 30 歯頚部象牙質知覚過敏症の発症仮説（山本ほか，1999[3)]）

不適合あるいは漏洩が生じている充填物が存在すると，歯頚部に生じた神経原性炎症によって歯頚部象牙質の感受性が亢進すると考えられる（右）．適切な再充填処置により神経線維の反応性や分布は正常に戻り，知覚過敏症状が消失すると考えられる（左）

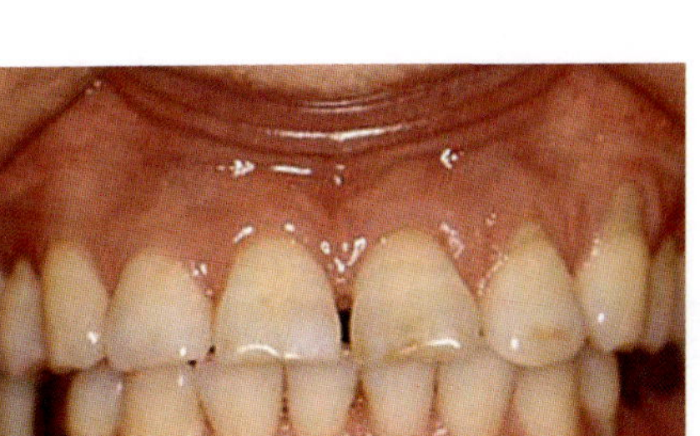

図 31 咬合改善治療による症状の消失（山本ほか，1999[3)]）

52 歳，女性，3┬3．シュウ酸カリウム，サホライドなどを数回適用したが，いずれもすぐに症状が再発してしまった（a）．シュウ酸カリウム貼付と同時に，側方運動時の下顎前歯部の接触を一時的に軽減するために，3|3 口蓋側にコンポジットレジンを盛り足して犬歯誘導時に前歯が当たらないようにしたところ，症状は消失した．b～d は 6 年後の写真であるが，症状の再発はない

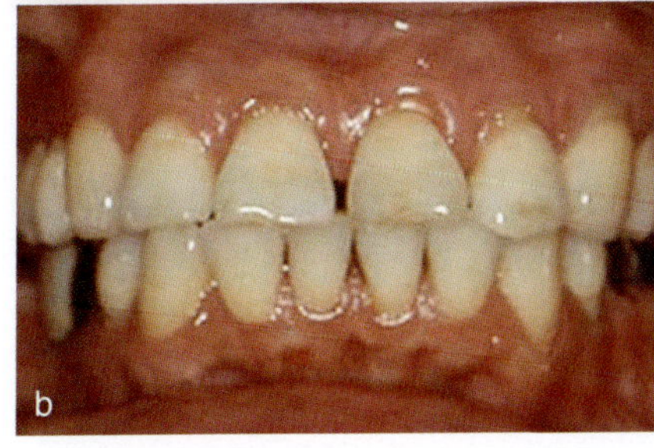

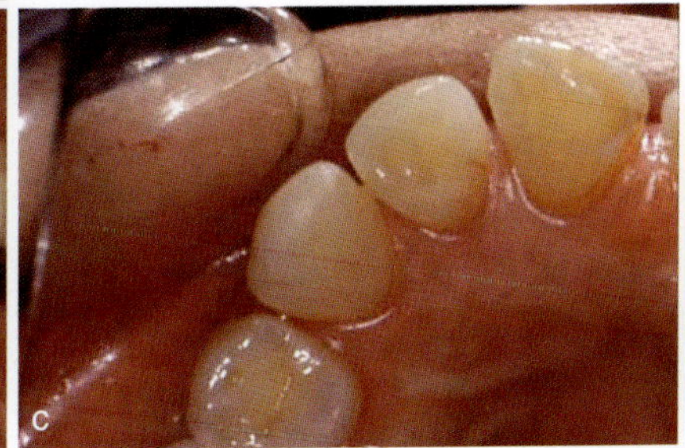

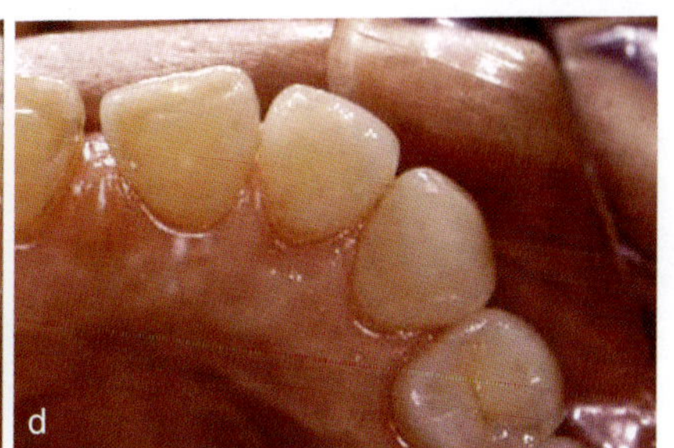

うな鋭い痛みから，後期のズキズキするような鈍い持続的な痛みに変化していく[32)]．

歯冠修復物が漏洩を生じると，侵入した外来刺激が当該部位直下の歯髄神経を興奮させると同時に，前述の軸索反射を介して隣接部位に神経原性炎症を生じるだけでなく，歯髄内のかなり離れた部位（歯頚部など）にも神経原性炎症が生じ，歯頚部の感受性を高めてしまうと考えられる（**図 30**）．動物実験では，1 本の歯髄神経線維が，咬合面と歯頚部の両方に神経終末をもつ歯髄神経線維の存在が報告されている[13)]．種々の知覚過敏処置で改善されない歯頚部知覚過敏症状を呈する歯の古い充填物を新たに充填し直したところ，知覚過敏症状が有意に低下したとの報告もある[53)]（**図 30**）．

図 31 は前歯の咬合負担を減らすために，削合ではなくレジン築盛により咬合状態を改善した症例である．

歯科医師にも責任がある！

痛みが完全に消失しない，すぐ再発するのは，患歯の状態が予想より悪い場合や，患者が指示に従わないだけとはかぎらない.

われわれ歯科医師は，さまざまな診査を行った後に象牙質知覚過敏症の原因を把握し，最も影響の大きな因子から排除を試みるであろう．多くの場合は院内処置であり，それが一番効率的であり，合理的であるからである．しかし，効果を長く保つ，あるいは再発しないようにするには患者の協力が必須である（正しいプラークコントロール，習慣の改善，嗜好の変更，悪癖の是正，内服薬の変更，関連疾患の治療など）.

そこで多くの歯科医師は患者にいろいろな対処法を指示するが，患者はチェアサイドでたくさんの説明をされても全部覚えられないし，仮にプリントを渡してもすべてを同じように熱心に行う患者はそんなに多くない[44,45]．多くの場合は勝手に取捨選択してしまい，効果のあまり期待できない方法が採用され，効果の高い方法が実践されない場合も生じうる.

最も適した対処法をしぼり，患者の熱心さや理解度に合わせて，まず２つ同時に行わせる，あるいは１つ行わせてそれに習熟したら２つめを行わせる，などの選択を行うと患者も挫折しにくいし，治療への協力度も向上しやすい.

しかし，臨床は忙しいので，頻度が高い原因が２つくらい見つかったところで診査を止めてしまうこともある．２つ見つけた原因からその２つに対する対処法を指示するのが質の高い医療といえない．病名を１つしか知らない学生が，その唯一知っている病名を述べたら正解だったとしても，正しい診断をしたことにはならない.

少なくとも４～５つ程度は原因因子を抽出し，そこから最適な１～２つを選んで，初めて素人療法ではないプロの医療になるといえよう．これには，一般には頻度が高いこの因子は今回は関係していないという除外診断も含まれる．さらに，最も適した方法がその患者には難しすぎる場合には，あえて２番目の方法を選択したりという最適化を行わなければ治癒率は向上しにくいであろう．また，最初の治療法が不十分であった場合にも，即時に次の対策を行うことができる．有用な情報を得るためには専門技術が必要であるが，得られた情報をいかに吟味して最も効果的な治療計画を立てるかという点が非常に重要である.

あまり多くの情報を与えすぎない

患者の知的レベルや関心度に合わせて，新しい情報は２～３個以内にするのが好ましい．普通以上に記憶力が優れている患者を除き，通常，メモなしで初めて聞く医学知識を正しく覚えていられるのは，せいぜい２～３個である．多くの情報を与えすぎると，せっかくの２～３個の情報もあやふやになってしまい，結局よくわからなくなって何も実施しないことになってしまう．そのうえ，忙しい臨床において，術者が患者に与えた10個の新しい情報を患者がしっかりメモしたとき，最後まで心穏やかに待つことは容易ではない[43]．プリントを渡す場合も，優先順位を必ず付ける必要がある.

WEB 上で流れている情報の誤りを教えたり，よくいわれているが実は根拠があまりない，などの裏情報的な知識の提供は，インターネットに慣れた知的な患者層には治療への関心を高めるのに非常に効果的である．WEB 上の情報には誤りが多いので，正しい知識を有する歯科医にとっては利用価値が高い.

大量の情報を与えたり専門用語で煙に巻く手法は，現代の知識豊富な患者に対しては不信感を増長するばかりであり，今の医療人にとっては思慮の浅い禁じ手といえよう.インターネットネイティブ世代の患者のもつWEB上へ情報発信したいという気持ちを，治療への積極的な参加に向けさせることができれば，非常に強い動機付けとなる.

酸性飲食物摂取などへの指導（図16）

健康志向が強い場合は，その食生活習慣を全面的に否定すると，患者との信頼関係にまで影響を及ぼすこともある[36,37]．相手の志向を尊重しつつ，歯への影響について説明するスタンスが必要であることを北迫は指摘している[36～38]．まずは患者が行っている食習慣を把握し（受容），飲食物による健康増進への努力を認め（受容），現状を説明して改善点を示し，悪影響を少なくしつつ健康増進できる食習慣への改善を勧めることが肝要である（保証）.

指導においては酸性飲食物の摂取方法，摂取時間，温度なども考慮する必要がある[37,38]．酸性飲食物摂取をやみくもに禁止しても，反発されて実践されず無意味である.それよりは，最悪の摂取法を避ける，最悪の摂取のタイミングをずらす，あるいは少しでも安全なものへの転換，などを手始めに行わせ，症状が軽減したという成功体験を認識させることが患者のモチベーションアップには効果的である．その後は適切なタイミングを選んでさらに危険性の低い方向，可能なら全廃へ，知らず知らずのうちに誘導していく．最初からゼロにせよという指示は，多くの場合に患者は拒絶されたと感じ，自分を理解してもらえなかったとマイナス思考に傾いてしまう．特に危険性が高いなどの場合を除き，まずは健康に気を使っているということを「受容」する.

Johanssonらは pH3.2 のコカコーラ・ライトの摂取法による口腔内 pH の変化を測定している[54]．この報告によれば，口の中にコーラをためる方法や長い時間をかけてちびちび飲む方法の pH 低下が著しく，一気に飲んでしまう方法が一番 pH の低下が少なかったと報告している[55].

就寝前のフルーツジュースなどの酸性飲料の摂取はさらに危険性が増す．酸蝕も化学反応なので温度が高いほうが反応は亢進するが，通常は温めて飲むことはなく，冷やして摂取する．しかし，フルーツジュースを凍らせて摂取したりすると，口腔内保持時間が長くなるので酸蝕は起こりやすくなる[56].

また，デスクワーク時，運転中，あるいはスポーツ時などでやりがちなだらだら飲み，ちびちび飲みはリスクの高い飲み方である．柑橘系果実の食べ方も影響し，前歯で直接かじる行為やスライス果実をなめつづける行為は，危険性が高い[36,37].

ストローを用いて飲む場合も注意を要し，その先端が口の奥のほうにある場合より，前歯部唇側面に当てたり，浅く口蓋側歯頸部付近にストローを当てて飲むほうが酸蝕の危険性が高くなる[38]（図32）.

このように，摂取方法を変更するだけでも一定の効果は得られる．いきなり全廃する手法よりは，はるかに受け入れられやすいと考えられる.

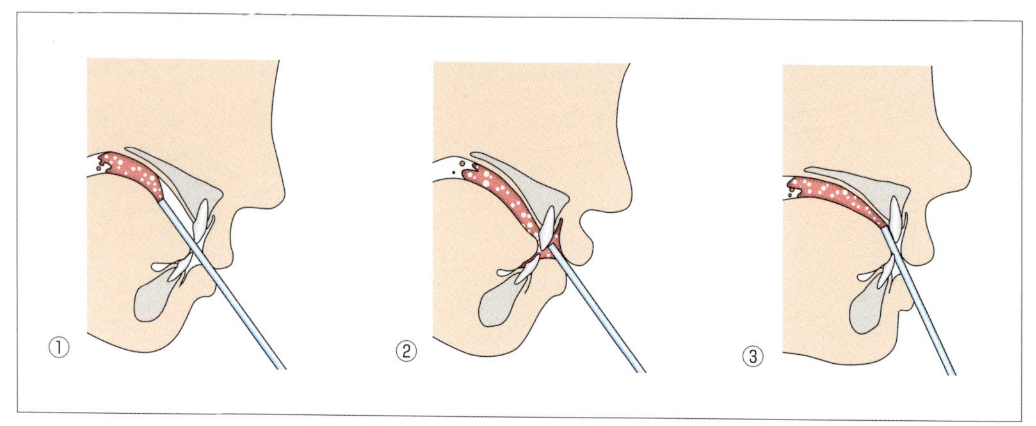

図 32　ストローの使用法による違い（小林，2009[38] をもとに作成）
前歯唇側面や口蓋側歯頸部にストローが接している場合（②③）は，ストローの先端が口腔内にある場合（①）より酸蝕症の危険性が高い

歯磨剤の選択

知覚過敏抑制歯磨剤は，即効性の効果が得られるわけではないが，正しく用いれば一定の効果が得られるうえに患者のモチベーションを高める一助にもなる．しかし，知覚過敏抑制歯磨剤にも研磨剤含有，非含有のものがあるので，磨きすぎる傾向のある患者には非含有タイプを推奨するなどの工夫が必要である[5,37]．

プラークコントロールに目覚めた患者は，食事の直後にゴシゴシ磨きをしてしまうことも少なくない．では，食後何分経過してから歯磨きをすればよいのか？　遅延歯磨きは必要なのか？　この点に関しては確たるエビデンスは得られていない流動的な状況といえよう．現時点での現実的な対応としては，北迫が提唱する「個別に対応した歯磨きの提案」が無難な選択といえよう[37]．患者の個人差を考慮し，歯列状態，口腔衛生状態，食生活習慣（酸性飲食物の摂取）・持続性逆流または嘔吐を考慮し，個別に対応して歯磨き指導を行うことになる．酸蝕症のハイリスクグループに遅延歯磨きを指導する場合の目安は，北迫は 30 分後としている[36,37]．

ピロリ菌除菌と象牙質知覚過敏症

ピロリ菌が除菌されると胃の粘膜は本来の機能を取り戻し，胃酸の分泌量が増加するが，一時的に胃酸分泌量が増加することで，びらん性胃炎や胃食道逆流症（GERD）が発生することがある．胃酸の逆流は，過食や就眠前の食事，前屈位や就寝中に起こりやすい．

このうち歯科医師が特に注目すべきなのは，就眠中の逆流である．なぜなら，胃液が口腔内にまで達し，長時間留まることによる歯の酸蝕症が誘発されて Tooth Wear を引き起こす可能性が増大し，象牙質知覚過敏症発症の可能性を高めると考えられるからである[38,56]．

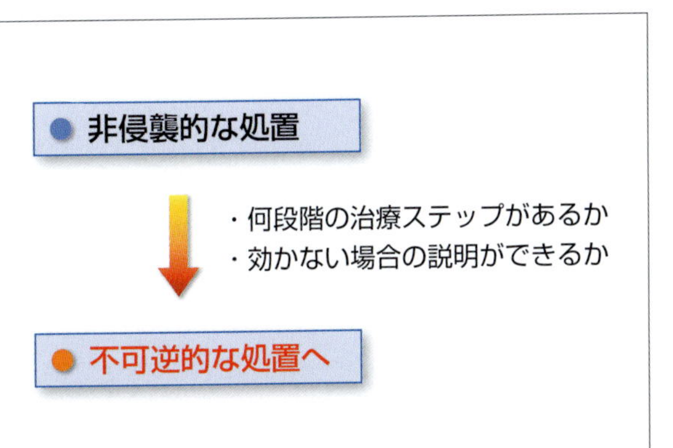

図 33 象牙質知覚過敏症に対する治療法の原則（山本，2000[18]）

透析患者の象牙質知覚過敏症

2017 年の時点で全国の透析患者数は約 33 万人で，385 人に 1 人が透析を受けており，さらに増加している[57]．透析患者の口腔では，歯石沈着，口腔乾燥，歯肉退縮，多量のプラークなど，齲蝕や歯周病に関連する症状や味覚障害が認められることが多く，特に唾液分泌低下による口腔乾燥により口腔内の自浄作用が低下し，齲蝕や歯周病が発症しやすいといわれている．透析患者の唾液 pH は高いレベルで維持されているので，齲蝕発症リスクが健常者より高いとは考えられていない[58]．しかし，その他の環境悪化因子が多いので，特別な配慮を要する．歯周病に関しては，腎機能の低下と歯周病の発症は有意に関連すると報告されている[59]．また，内服薬の影響も考慮しなければならない．透析患者はニフェジピン（カルシウム拮抗薬）を，腎臓移植患者はシクロスポリン A を内服していることが多く，歯肉増殖症を発症しやすい．

透析患者は，水分摂取の制限や発汗抑制などがあるため，好んで冷たいものを摂取する傾向があるため，象牙質知覚過敏症状を訴えることが少なくない[60]．さらに，唾液分泌低下による口腔乾燥は再石灰化を阻害し，減塩の目的のためレモンや酢などの酸味を用いることが推奨されることが多く，これは酸蝕症を生じる一因となり，症状の発現のリスクを高めていると考えられる．

おわりに

象牙質知覚過敏抑制材料は次々に新しい材料が登場するので，本稿では個々の特徴や使い方には触れなかった．その根底にある作用の根拠と，効かない場合の説明理由に重きを置いた．お使いの材料がどのカテゴリーに属するかを確かめ，非侵襲的な処置から不可逆的な処置まで，何段階の治療ステップを用意するかを決める一助になれば幸いである（**図 33**）．

文献

1） 下野正基．新編　治癒の病理　臨床の疑問に基礎が答える．医歯薬出版，2011.
2） 澁川義幸，田﨑雅和．象牙質・歯髄複合体の痛みと神経原性炎症メカニズム－歯の痛みを理解するための臨床口腔生理学．木ノ本喜史編．歯内療法成功への道　抜髄 Initial Treatment　治癒に導くための歯髄への臨床アプローチ．ヒョーロン・パブリッシャーズ，2016；45-60.
3） 山本　寛，引地朱美．象牙質知覚過敏症．歯界展望別冊／New エンドドンティックス．医歯薬出版，1999；51-64.
4） 吉山昌宏．象牙質知覚過敏の発症メカニズムとその予防と治療．日歯医師会誌．2011；63（11）：1187-1195.
5） 小林賢一ほか監訳．Tooth Wear と象牙質知覚過敏．医歯薬出版，2003.
6） 安田　登．新しい知覚過敏抑制材料「MS コート Hys ブロックジェル」の臨床応用．デンタルマガジン．2015；155：20-23.
7） 石川修二．象牙質知覚過敏症に関する臨床学的ならびに組織学的研究．口病誌．1969；36（4）：278-298.
8） 池田英治．歯がしみるのはすべて象牙質知覚過敏症か？　冨士谷盛興・千田　彰編．象牙質知覚過敏症　目からウロコのパーフェクト治療ガイド　第 3 版．医歯薬出版，2017；21.
9） 須田英明ほか．象牙質の刺激感受性と薬液処理．日歯保存誌．1988；31(4)：1210-1217.
10） 須田英明，山本　寛．象牙質知覚過敏症．デンタルダイヤモンド．1999；24(1)：77-82.
11） Yoshiyama M, et al. Scanning electron microscopic characterization of sensitive vs. insensitive human radicular dentin. J Dent Res. 1989; 68(11): 1498-1502.
12） 山本　寛．ストップ！ The 知覚過敏－歯科材料によるアプローチ．日歯理工誌．2010；29（4）：289-292.
13） Närhi M, et al. The neurophysiological basis and the role of inflammatory reactions in dentine hypersensitivity. Arch Oral Biol. 1994; 39 Suppl: 23S-30S.
14） 山本 寛，須田英明．歯と口腔顔面領域の痛み．日歯内療法誌．1995；16(2)：175-190.
15） Yamamoto H, Närhi M. Nerve responses to dentinal stimulation in normal and inflamed teeth. J Dent Res. 1994; 73 Spec Issue. IADR Abstract: 122.
16） Yamamoto H, Närhi M. The function of nerve fibres innervating different parts of dentine. Archs Oral Biol. 1994; 39 Suppl: 141S.
17） Hikiji A, et al. Increased blood flow and nerve firing in the cat canine tooth in response to stimulation of the second premolar pulp. Arch Oral Biol. 2000; 45(1): 53-61.
18） 山本　寛．象牙質知覚過敏症への対応．眞坂信夫編．日本歯科評論臨時増刊／接着臨床の新たなる展開．ヒョーロン・パブリッシャーズ，2000；88-98.
19） 山本　寛，須田英明．歯痛の末梢機構．ザ・クインテッセンス．1995；14(2)：475-484.
20） 山本　寛，須田英明．痛みの末梢機序と慢性痛－最近の治験を中心に－．デンタルダイヤモンド，1994；19(14)：80-84.
21） Kvinnsland I, Heyeraas KJ. Effect of traumatic occlusion on CGRP and SP immunoreactive nerve fibre morphology in rat molar pulp and periodontium. Histochemistry. 1992; 97(2): 111-120.
22） Hirvonen T, et al. Relation of dentin sensitivity to histological changes in dog teeth with exposed and stimulated dentin. Proc Finn Dent Soc. 1992; 88 Suppl 1: 133-141.
23） Pashley DH. Dentin: a dynamic substrate–a review. Scanning Microsc. 1989; 3(1): 161-176.
24） 須田英明．痛みのメカニズム－痛みのサインと病態の把握－．日本歯科評論．1995；(629)：84-92.
25） 半場道子．痛みの神経生理学－痛みの早期遮断の重要性－．歯科薬物療法．1999；18（3）：156-164.
26） Gysi A. An attempt to explain the sensitiveness of dentine. Brit J Dental Sci. 1900; 43: 865-868.
27） Brännström M, et al. The hydrodynamics of the dental tubule and of pulp fluid. A discussion of its significance in relation to dentinal sensitivity. Caries Res. 1967; 1(4): 310-317.
28） 塚田　甲．象牙質知覚過敏症のメカニズム．デンタルダイヤモンド．1989；14：72-76.
29） 堀内　博．象牙質痛覚の臨床生理．歯界展望．1973；42：26-33.
30） Vongsavan N, Matthews B. Hydrodynamic effects in human dentine in vitro. J Dent Res. 1992; 72 Spec Issue. IADR Abstract: 742.
31） 富永真琴．温度受容の分子機構－ TRP チャネル温度センサー－．日薬理誌．2004；124：219-227.
32） 佐藤　仁．知覚過敏症の本態は，象牙質か歯髄か？　デンタルダイヤモンド増刊号／歯科の痛みを見極める　診断・治療 50 の QA．デンタルダイヤモンド社，2014；128-130.
33） 戸田一雄．歯痛，特に難治性歯痛について．日歯内療法誌．2016；37(1)：2-10.

34) 山本　寛，山本憲廣．象牙質知覚過敏症の発症メカニズムと最近の知覚過敏抑制材料の活用法．日本歯科評論．2016；(881)：85-96.
35) 北迫勇一．各種飲食物の酸性度と酸蝕歯の関係．日歯医師会誌．2010；63(9)：927-935.
36) 北迫勇一．酸蝕症の原因・診断・評価　Q&Aで学ぶ9つのポイント．ザ・クインテッセンス．2018；37(1)：52-67.
37) 北迫勇一．知る・診る・対応する　酸蝕症．クインテッセンス出版，2017.
38) 小林賢一．歯が溶ける！　エロージョンの診断から予防まで．医歯薬出版，2009.
39) 内田安信．患者の心理　歯科心身症をどう治療するか．デンタルダイヤモンド社，1986.
40) 寺中敏夫．患者ニーズにマッチした歯科医療面接の実際．クインテッセンス出版，2008.
41) 山田隆文．でんたるこみゅにけーしょん—歯科医療面接総論．学建書院，2002.
42) 押鐘　篤．歯科医療心理．学建書院，1983.
43) 内田安信，西川博文訳．歯科診療におけるストレス＆リラクセーション．医歯薬出版，1982.
44) 関　計夫．歯科治療の心理学．誠信書房，1982.
45) 都　温彦．歯科臨床のための心身医学　患者と症状の人間的理解．金原出版，1986.
46) 富永真琴．温度感受性TRPチャネル．漢方医学．2013；37(3)：164-175.
47) 山本　寛，須田英明．保存と抜髄との境界，痛みとの関連〈その2〉－痛みと歯髄保存の限界－．日歯医師会誌．1997；50(6)：523-529.
48) 冨士谷盛興，千田　彰．象牙質知覚過敏症　目からウロコのパーフェクト治療ガイド　第3版．医歯薬出版，2017.
49) 善入寛仁ほか．ストップ！ The知覚過敏－レーザーによるアプローチ．日歯理工誌．2010;29(4)：297-300.
50) 山本　寛，須田英明．象牙質知覚過敏と歯髄処置の分岐点．日本歯科評論．1996；(642)：83-99.
51) Ray HA, Trope M. Periapical status of endodontically treated teeth in relation to the technical quality of the root filling and the coronal restoration. Int Endod J. 1995; 28(1): 12-18.
52) Tronstad L, et al. Influence of coronal restorations on the periapical health of endodontically treated teeth. Endod Dent Traumatol. 2000; 16(5): 218-221.
53) Hovgaard O, et al. Tooth hypersensitivity in relation to quality of restorations. J Dent Res. 1991; 70 Spec Issue IADR Abstracts: 474.
54) Johansson AK, et al. Influence of drinking method on tooth-surface pH in relation to dental erosion. Eur J Oral Sci. 2004; 112(6): 484-489.
55) Touyz LZ, Silove M. Increased acidity in frozen fruit juices and dental implications. ASDC J Dent Child. 1993; 60(3): 223-225.
56) 柁原宏久．ピロリ菌を退治するとToothWearが増える？　日本歯科評論．2008；(789)：90-91.
57) 図説　わが国の慢性透析療法の現況2016年12月31日現在．日本透析医学会，2017（http://docs.jsdt.or.jp/overview）．
58) Cengiz MI, et al. The effect of the duration of the dialysis in hemodialysis patients on dental and periodontal findings. Oral Dis. 2009; 15(5): 336-341.
59) Yoshihara A, et al. Renal function and periodontal disease in elderly Japanese. J Periodontol. 2007; 78(7): 1241-1248.
60) 須田英明．透析患者の象牙質知覚過敏症，う蝕および歯髄疾患．臨床透析．2011；27（6）：657-662.

深在性の齲蝕を伴う歯髄保存処置

辺見浩一

はじめに

歯の保存の重要性が再認識されるなか，歯髄保存は現在非常に注目されている治療の一つである．歯髄を保存することの重要性は，歯科医師であればだれでも認識しているだろう．しかし，さまざまなテクニック，マテリアル，考え方が溢れ，何を選択すれば最適な歯髄保存治療を行えるのか，迷ってしまうことも少なくないのではないだろうか．

今，対峙している患歯の歯髄を残せるのか，抜髄するのかという選択を迫られる場面は，日々の臨床で当たり前のように遭遇する．そういったときに，適切なエビデンスをもとに，診断をし，最適な治療法を選択することができれば，歯髄保存治療の成功率は飛躍的にアップする．本稿では，「深在性の齲蝕を伴う永久歯の歯髄保存処置」において最新のエビデンスをもとに，「歯髄の診断」「間接覆髄」「直接覆髄」についてそのテクニック，考え方，使用するマテリアルを，臨床ケースを交えながら紹介したい．

歯髄という組織

歯髄は周囲を硬いエナメル質，象牙質に囲まれた毛細血管の豊富な結合組織であり，人体のなかでも類のないユニークな組織である．歯髄は歯の健康を維持するための非常に多くの機能を備えており，保存することによる意義は大きい（**表1**）．歯髄の機能には外来刺激から歯を守るさまざまな防御機構が備わっており，傷害性の刺激に対して非常に高い反応性をもっている．象牙細管内圧による直接的な刺激の排除に加えて，痛覚を有することや，血流による免疫応答反応によって外来刺激の排除に務める．さらに，

表1 歯髄を保存する意義

1. 痛覚を維持する
2. 免疫応答機能の維持
3. 象牙質形成能を維持する
4. 根未完成歯の歯根形成を促す
5. 抜髄のリスクを避ける：不十分な治療
   コロナルリーケージ
   歯質菲薄化による垂直性歯根破折のリスク
   審美性の喪失

表2　歯髄の客観的診査項目

- **問診**：年齢，性別，主訴，現病歴，現症，痛みの性状・持続時間
- **視診**：齲蝕の有無，硬組織の欠損，修復物，破折，歯の色調，歯肉の腫脹，瘻孔の有無
- **X線写真**：齲蝕の有無・進行度・歯髄との距離，硬組織の欠損，修復物の適合，根尖歯周組織，歯根膜腔の拡大，破折線
- **打診**：痛みの有無・性状
- **温度診**：歯髄の生死の判定（歯髄感受性試験）
- **電気歯髄診**：歯髄の生死の判定（歯髄感受性試験）
- **透照診**：マイクロクラック，齲蝕診査
- **麻酔診**：患歯の同定
- **切削診**：患歯の同定
- **待機的診断**：経過観察

象牙質形成能により刺激の遮断を行う．

このように積極的な防御機構を備えている反面，歯髄は周囲硬組織に囲まれているため，一度炎症が生じ血管透過性の亢進が起こると，十分に腫脹するスペースがなく，さらに，組織圧の著しい上昇をきたしやすい，いわゆるLow complianceな組織である[1]．

そのため，歯髄に部分的に炎症が起きると，起炎物質によるケミカルメディテーター放出が起こり，それによる血管透過性亢進，組織圧の上昇，血管圧迫による部分的壊死が起こる．この酸素不足と虚脱のサイクルを繰り返すカスケードいわゆる「ドミノ理論」により，部分的な歯髄壊死が最終的には全体壊死へと波及していく可能性がある[2]．

このような背景から，歯髄は炎症や外来刺激に対して抵抗性が低く，一度炎症が起きてしまうと，それを食い止めることが難しい非常に弱い組織であるという意見もある．一方で，歯髄保存治療において，深在性の齲蝕に晒され，自発痛を伴うようなシビアな状況の歯髄でも，保存が可能なケースも多く存在する．これには，歯髄の「生活力」というものが大きく関わってくるのではないだろうか．

歯髄の診断

歯髄保存を適切に行う第一歩となるのが，歯髄の診断である．正しい治療法を選択するためには，正確な診断を行う必要がある．しかし，硬組織に囲まれた歯髄を直接診断することはほぼ不可能であり，われわれはさまざまな検査（**表2**）を積み重ね，類推していかなければならない．

1）歯髄の生死の判定

歯髄が今生きているのか，壊死しているのかの判定は可能だろうか．

患歯の根尖部歯肉に瘻孔がある，X線写真で根尖部に透過像があるなど，明らかな失活の所見がない場合，客観的な歯髄感受性試験を行い，その結果をもとに類推して診断する．歯髄の生死の判定に重要な診査は，「電気歯髄診」と「温度診」である．

（1）電気歯髄診

電気歯髄診は，歯髄に電流を流し，歯髄内の神経の反応をみて歯髄の生死を決定する診査である．電気歯髄診では単純に電流に対する神経の反応をみているため，生死の鑑別は可能であるが，反応時の電流の値は歯髄の「健康状態」の指標にはならない．歯髄に電流を流し感じる感覚は，Prepain（前痛覚）と呼ばれ，痛みを感じる一歩手前のムズムズあるいはジワジワする感覚である[2]．患者への説明も同様に「歯にごく弱い電気を流す検査をします．しばらくするとムズムズとした感覚，ジワジワした感覚が出てくるので，感じたら手を挙げてください」と説明するとよい．このPrepainは，従来どの神経が受容しているのかわかっていなかったが，近年の研究で，非侵害受容器のA β 線維であることが明らかにされた[3]．

電気歯髄診を行うにあたっては，まず電流のリークがないよう防湿を行う．患歯の反対側の口角に対極を設置し，プローブ先端に通電性のあるペーストを付け，ゆっくりと電流を上げていき，患者の反応があったところでプローブを歯から離す．患歯から行わず，健全な反対側同名歯か，少し離れた歯で一度診査しておくと，患者が電流の刺激を経験するため診断の精度が上がる[4]．

電気歯髄診は，非常に精度のよい方法だと考えられてきたが，実際の精度はそこまで高くない．それは電気的歯髄診の偽陽性を発生させるさまざまな要因があるからである．**表3**にまとめたシチュエーションのなかには，電気歯髄診は全く意味のないものもあり，注意が必要である．

（2）温度診

歯髄の炎症による痛みの多くは，温度刺激により惹起されるものが多い．そのため，寒冷および温熱刺激による診査は有効である．温度診は特別な機材を必要とせず，簡便で行いやすい診査である[5]．

診査方法は，事前に患者に診査の手順を説明し，刺激による反応があったら手を挙げてもらうよう指示する．被験歯周囲に刺激が及ばないように注意して温度刺激を加える．電機歯髄診と同様，まず健全な反対側同名歯などの離れた歯で検査を行い，患者に刺激を経験させたうえで患歯の検査を行う．寒冷診であれば，冷水やパルパー（ジーシー）など，温熱診では加熱ストッピングなどを使用し刺激を与えた後，患者の反応をみる．電気歯髄診と同様に，刺激に対する反応をみるため，反応の持続時間などはいわゆる生活力の指標にはならない．

表3 電気歯髄診の信頼度が低くなる要因

- 根未完成歯：神経叢が未発達
- 多根歯：一根が失活し，もう一根が生活しているかもしれない
- 外傷直後の歯
- 歯髄壊死に陥っている歯
- 萌出途中の歯 / 残根：歯肉への電流のリーク
- 小児：電流への適切な反応ができない，歯科医師が反応を誘導
- メタル修復：FMC，2級インレー，アンレー

(3) 診断の精度を上げるために

電気歯髄診も温度診も刺激に対する客観的な反応をみる診査であるため，患者の感じ方や**表 3** にあるようなさまざまな条件下で偽陽性を拾ってしまう可能性があり，100%の精度で診査することは不可能である．

Jespersen ら[6]は，6 〜 85 歳の 656 人の歯内療法術前の歯に電気歯髄診，温度診を行った結果，電気歯髄診の精度が 75.3%であったのに対し，温度診の精度は 90.4%であったと報告している．この結果だけを見ると，単純に電気歯髄診よりも温度診の診断精度が高い可能性が示唆されるが，Lin ら[8]が行ったシステマティックレビューでは，電気歯髄診と温度診を併用して診断を行うと 80%以上の精度となるため，電気歯髄診のみ，温度診のみの単体で歯髄診断を行うべきではないと報告している．

では，電気歯髄診断と温度診は，どのような順番で行うことが望ましいのだろうか．Anshul ら[8]は，電気歯髄診と寒冷診，温熱診における診断の正確性におけるシステマティックレビューを行った．その結果，寒冷診は 3 つの試験のなかで最も「感度」に優れた試験であることがわかった．歯髄生活試験における「感度」は，生活歯を生活と判定する割合であり，スクリーニング試験に最適である．一方で，電気歯髄診は感度は低いものの,「特異度」が非常に高い検査であることがわかった．歯髄生活試験における「特異度」は，失活歯を失活と診断できる割合である．つまり，失活歯の確定診断に有用である．このことから，まず寒冷診を行ってスクリーニング検査を行ったうえで，そこで失活と判定された歯が本当に失活であるかどうかを電気歯髄診で見極めるという順序が，最も取りこぼしが少なく，正確な診断順序である．ちなみに，温熱診はすべての項目で低い値で，歯髄生活試験の正確性においては最も低い検査であることも報告されている．

このように，歯髄生活試験を行ったうえで，さらに最終的な判断には患者の問診，現病歴，口腔内診査，デンタル X 線写真などを加味し，すべての項目を総合的に判断して最終的に歯髄の生死の判定を行うことが重要である．

2) 歯髄の炎症が可逆性であるか, 不可逆性であるかの判定は可能か？

患歯の歯髄に起きている炎症が，可逆性であるか，不可逆性であるかを判定することは，最終的に歯髄を保存するか，抜髄を選択するかの大きな分岐点になる．この判断が正確にできるかどうかについて，Mejare ら[9]が深在性齲蝕や外傷を受けた歯髄の診断の正確性を評価するシステマティックレビューを行った．それによると，以下の 3 項目については科学的な根拠が不十分で，正確な診断ができないと報告している．

① 深在性の齲蝕があるが無症状の歯における，温熱診，寒冷診，電気診，打診
② 痛みの有無，性状，持続時間
③ 歯髄炎が可逆性か，不可逆性かという診断

このような結果から，客観的な診査を積み上げ，論理的な考察を重ねて，総合的に判断しても，歯髄の本当の状態を把握することは非常に難しいだろう．われわれは歯髄の診断をするにあたって，生物学的なジレンマを常に抱えている．結局，このジレンマを科学的に解決することはできないので，正確な診査および合理的な考察のうえで，最終

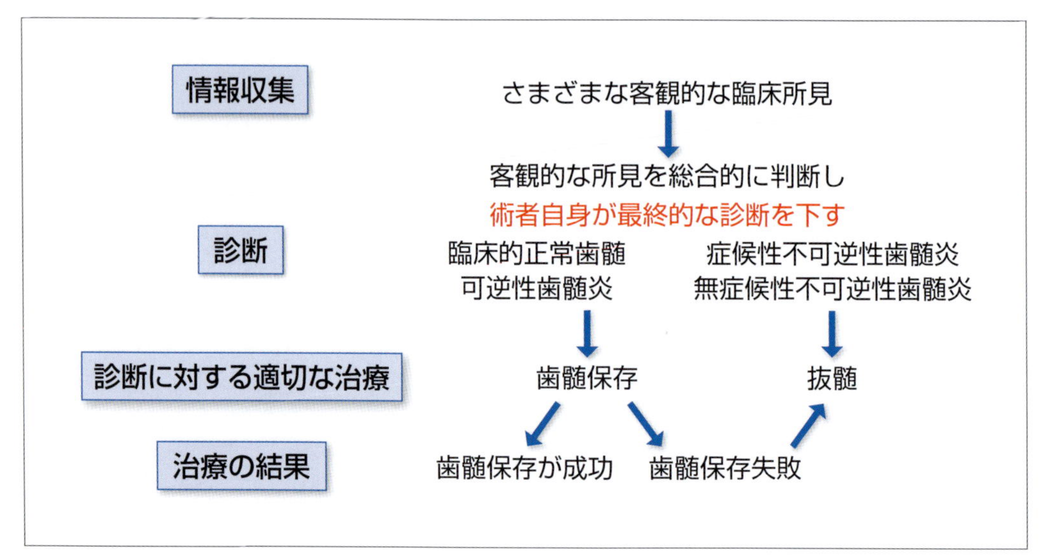

図 1　歯髄保存の診査診断

的な診断は「術者自身」で行う必要がある[10]．

このような背景を踏まえ，**図 1** に歯髄診断におけるプロトコールを示す．診断結果に対し，正常歯髄，もしくは可逆性歯髄炎であれば歯髄保存治療を行い，不可逆性歯髄炎に陥っていると判断したら抜髄を行う．

行った治療に対して，その結果が予想と異なることがある．痛みが出てしまい抜髄に移行したり，経過観察のなかで歯髄が壊死することは，必ず起こることである．そのときにうろたえてしまうのではなく，すみやかに抜髄に移行し，根管治療を行う．これは，当たり前のように感じるかもしれないが，歯髄の診断が 100％ではないことから，常に頭に入れて診療を行うべきである．

また，よかれと思って行った歯髄保存処置が歯髄には致命的な侵襲となり，不可逆性歯髄炎や歯髄壊死に陥ることもありうる．歯髄壊死は突然起こるのではない，小さな細胞死から始まり全体壊死に至るまで，ある一定の期間を要する．これは単純に歯髄診断の不確定さだけではなく，歯髄の診断に対して歯髄の状態に時間軸の幅があることを，常に認識しなければならない．また，このような診断の困難さを患者に誤解のないよう伝え，十分理解していただいたうえで治療にのぞむことも重要である．

間接覆髄

1）露髄を伴わない間接覆髄

間接覆髄は，露髄を伴わない歯髄保存療法である．象牙質・歯髄複合体という概念を考えると，われわれがいつも行っている象牙質に至る齲蝕治療は，すべて間接覆髄にあたる．齲蝕を完全に除去し，露髄を伴なわない象牙質齲蝕に対する治療の予後は，非常によい（**図 2**）．Merchi らの報告では，4 歳から 9 歳までの深在性齲蝕で露髄がなかったケースにおいて，コンポジットレジン，グラスアイオノマーセメントで封鎖を行った

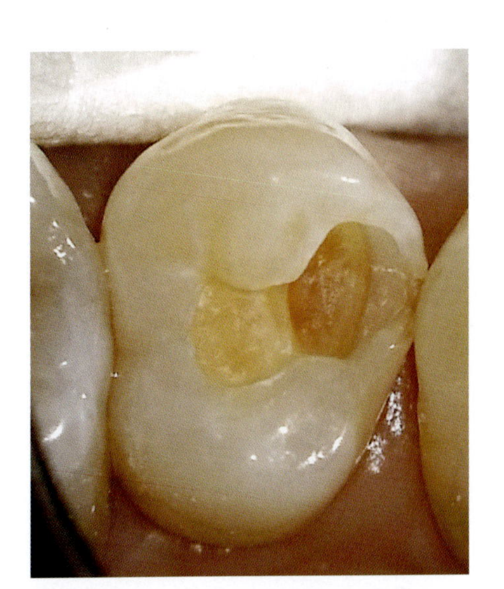

図2　露髄のない象牙質齲蝕も，すべて可逆性歯髄炎に対する歯髄保存治療である

表4　露髄の可能性があるときに露髄を回避する治療

【リエントリーあり】
1. ステップワイズエキスカベーション（Stepwise excavation）
2. 非侵襲性歯髄覆罩（AIPC：Atraumatic Indirect Pulp Capping）
3. 歯髄温存療法
4. 暫間的間接覆髄（IPC：Indirect Pulp Capping）

【リエントリーなし】
1. シールドレストレーション
2. Partial caries removal

場合，4年経過の成功率はコンポジットレジンが89%，グラスアイオノマーセメントが93%と非常に高く，有意差がなかった[11]．

また，従来露髄のない深在性齲蝕の治療において，水酸化カルシウム系の裏層材を歯髄に近接した象牙質に留置する方法がしばしば取られていた．しかし現在は，露髄を伴わなければコンポジットレジンの被着面積を増やすために裏層材は必要ない．裏層材がなくとも，術後の歯髄症状の発現には影響を及ぼさないことが報告されている[12]．

2）露髄の可能性があるときに回避する間接覆髄

一方で，露髄の可能性のある深在性齲蝕治療の際，意図的に齲蝕を残し露髄を回避して歯髄を保存する治療法としての「間接覆髄」がある．

この意図的に齲蝕を残し露髄を回避する治療には，治療のステップのなかに残した齲蝕を再度除去する「リエントリーを行うもの」，残した齲蝕をそのままに最終修復を行う「リエントリーのないもの」に分かれる（表4）．それぞれ名称は違っても，基本的な手技は変わらない．本稿では，リエントリーを行うものをステップワイズエキスカベーション，リエントリーを行わないものをシールドレストレーションと呼ぶことにする．

（1）ステップワイズエキスカベーションの基本的な考え方

ステップワイズエキスカベーションは，深在性齲蝕がある乳歯，永久歯に対し，段階的な齲蝕除去により露髄を回避し，最終的な齲蝕除去前に，残置した齲蝕の硬化と第三象牙質の形成を促し，歯髄を保存する手技である（図3）．

しばしば，齲蝕の完全な除去と比較されることが多いが，Rickettsらのメタアナリシスでは，齲蝕の完全除去を行った場合に対し，露髄のリスクが49%減少することが報告されている[13]．適応症は，術前に症状のない深在性齲蝕をもつ生活乳歯，永久歯である[14]．術前に強い冷水痛や自発痛などの重篤な症状のある歯は齲蝕の完全除去が必要であり，齲蝕を残してしまうと術後に強い症状が出る可能性があるので，注意が必要

図 3 ⌜7（55 歳，男性．主訴：左下の歯が冷たいものでしみる）

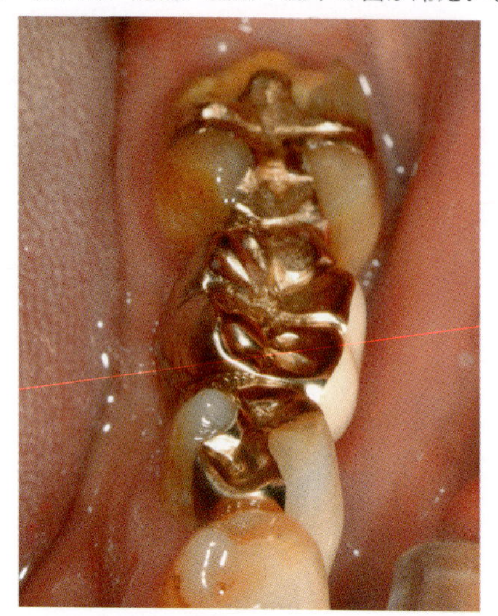

a：術前口腔内写真．患歯にはインレーブリッジが入っていた

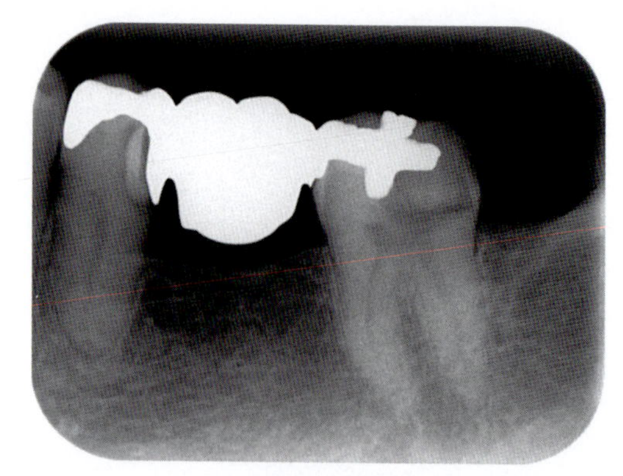

b：術前 X 線写真．インレー下に深い齲蝕が存在する

自発痛	冷痛	温痛	打診痛	根尖部圧痛	根尖部透過像	パルパー	EPT	修復物
−	＋	−	−	−	−	＋	＋	インレー

現症は冷痛があり，冷温診，歯髄電気診では陽性だった．診断は，歯髄が可逆性歯髄炎，根尖組織が正常根尖組織と診断．歯髄保存治療を行うこととした

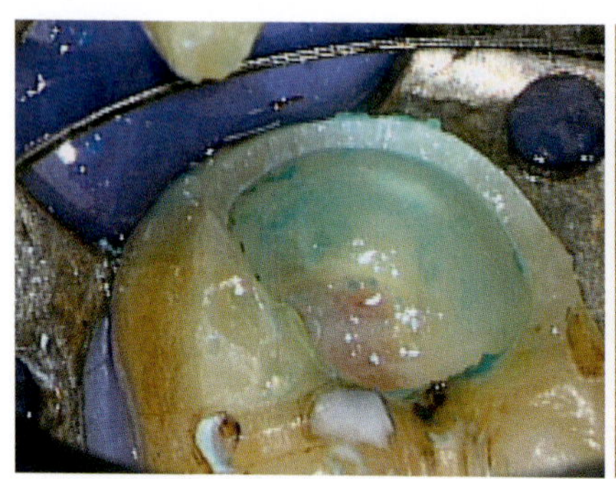

c：補綴物を除去し，充填してあったセメントを除去すると露髄寸前の状態だった．齲蝕除去にはラウンドエキスカベータ（ジーシー）を使用した

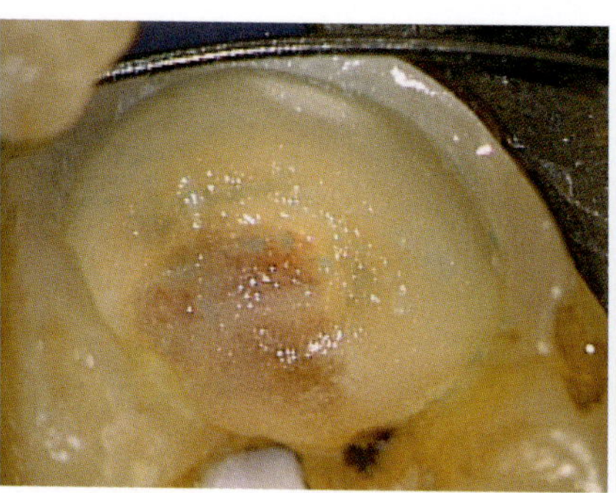

d：齲窩周囲の齲蝕をすべて除去し，中心部は触らず意図的に残した

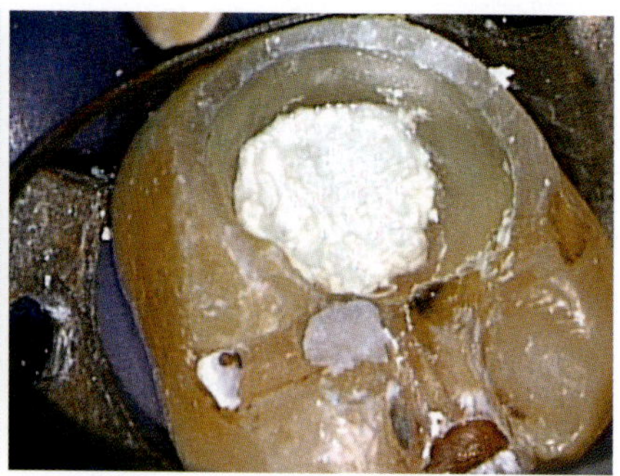

e：MTA（Proroot，デンツプライシロナ）を用いて間接覆髄を行った

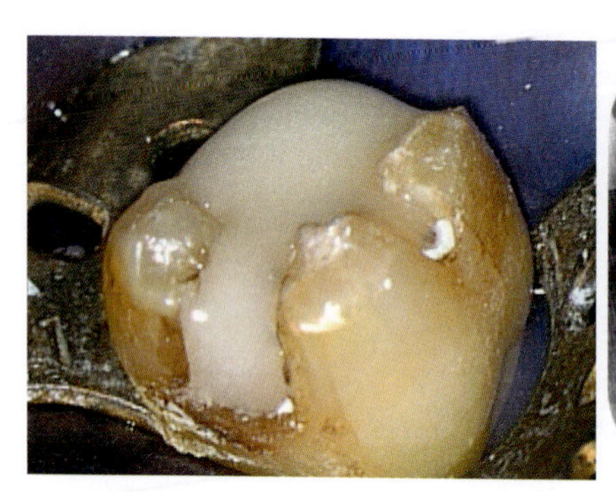

f：上部はフジⅨ GP（ジーシー）で仮封した

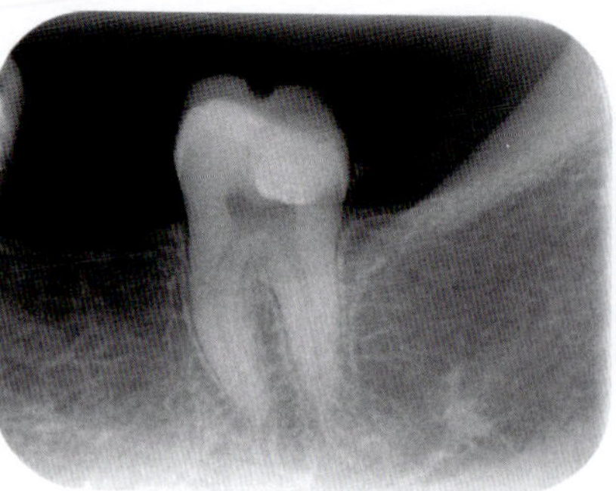

g：間接覆髄後のデンタル X 線写真

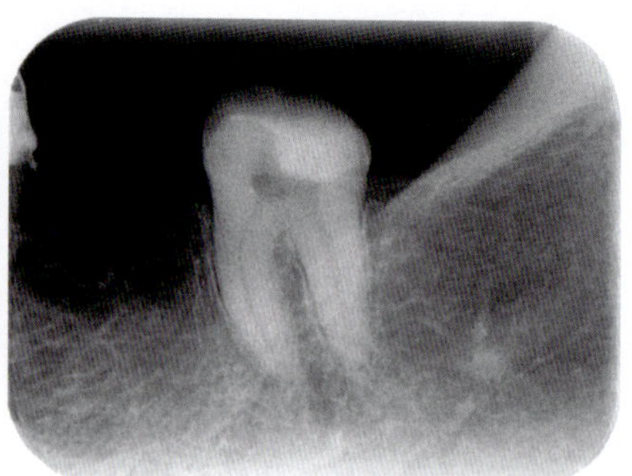

h：間接覆髄より 1 年 4 カ月経過．臨床症状なく，電気歯髄診陽性だったため，リエントリーを行った

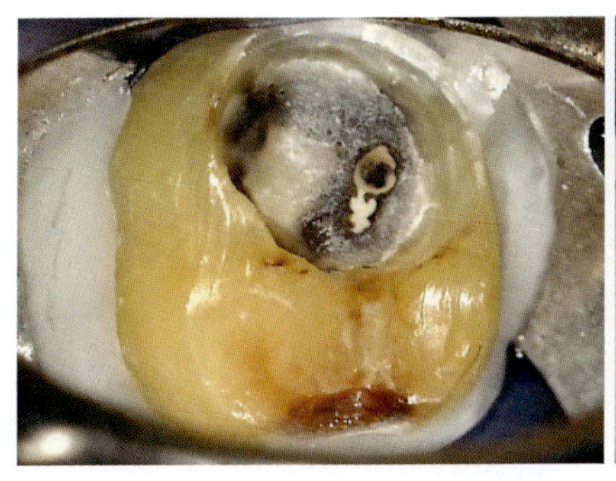

i：フジⅨ GP を除去すると硬化した MTA を認めた．黒変部分は MTA による変色と思われる

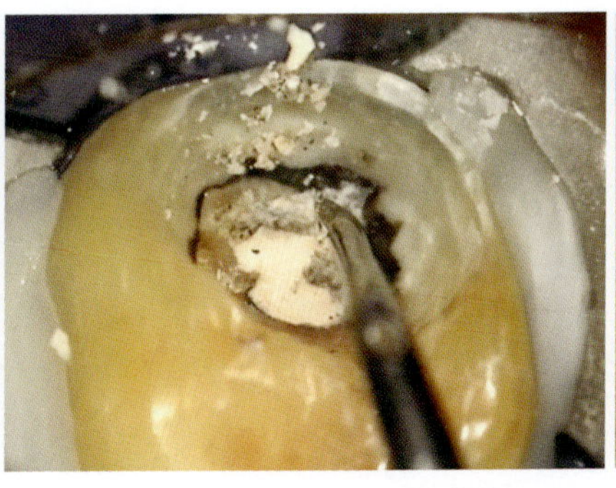

j：ラウンドエキスカベータを用いて慎重に硬化した MTA を除去した

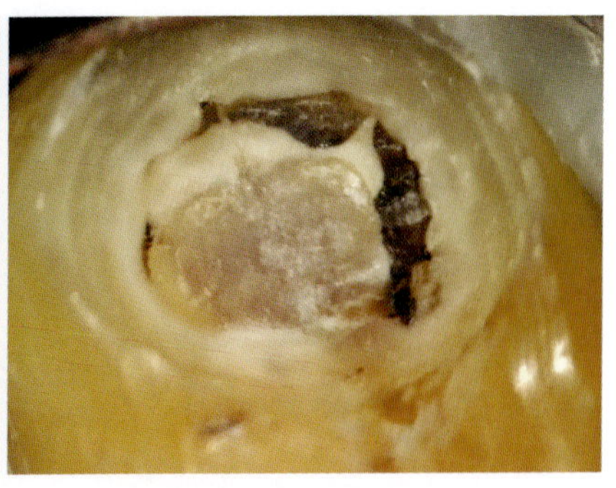

k：MTA の下の層は完全に齲蝕が硬化していた．再度染め出しを行い，齲蝕の取り残しがないか確認した

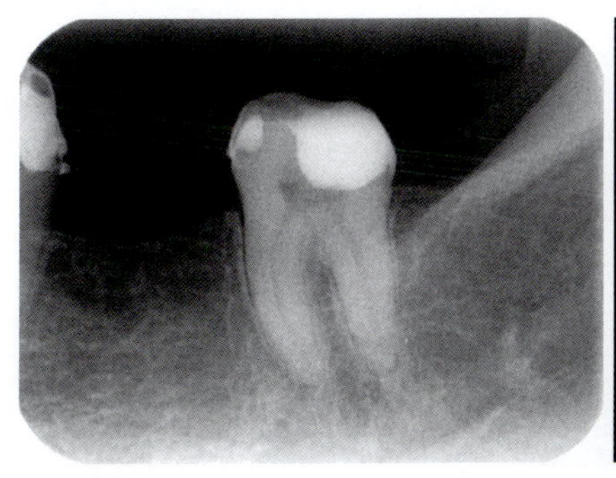

i：リエントリー直後のデンタル X 線写真

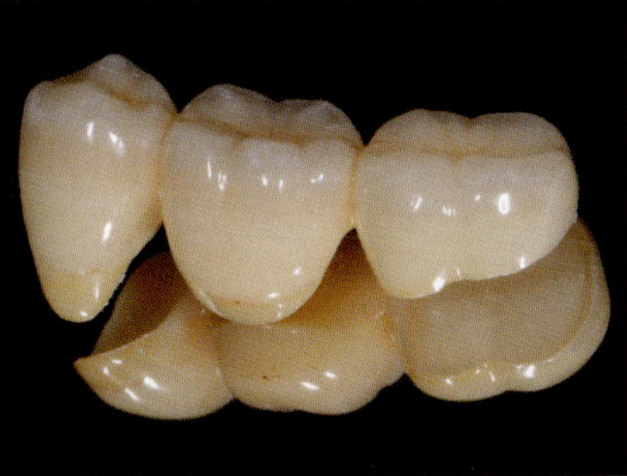

m,n：間接覆髄 1 年 9 カ月経過．ジルコニアフレームのセラミックスブリッジで補綴を行った

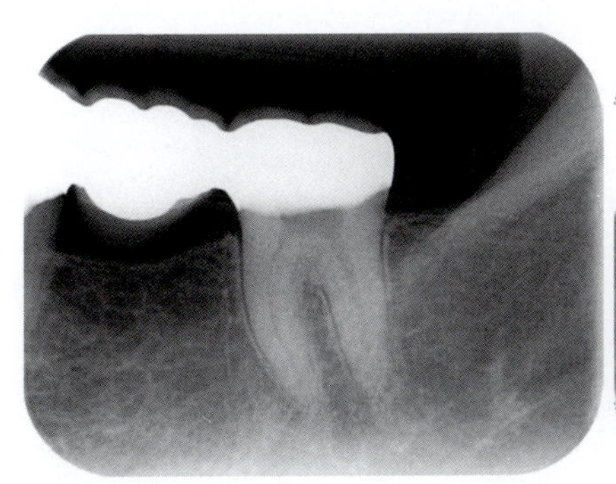

o：最終補綴直後のデンタル X 線写真

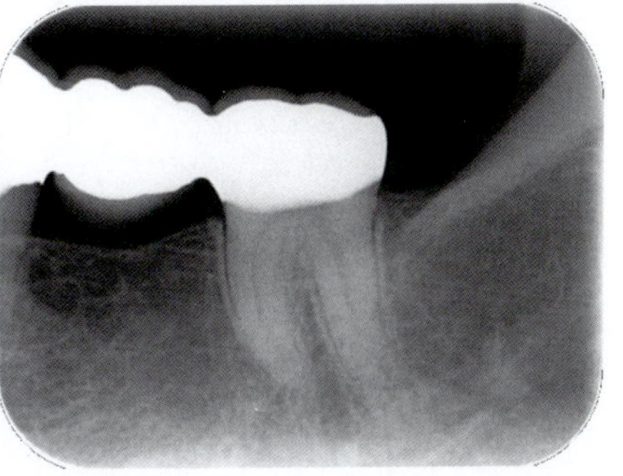

p：3 年 10 カ月経過．臨床症状なく経過は安定している

である．深在性齲蝕の判断としては，デンタル X 線写真で象牙質の 3/4 以上進行しているものが一つの基準である[15]．

ステップワイズエキスカベーションでは，深在性齲蝕を意図的に残すが，その狙いは，覆髄材による齲蝕細菌の殺菌と，周囲の緊密な封鎖による食餌性炭水化物の齲蝕細菌への供給を断つことによる細菌の餓死と減少である．周囲の封鎖が緊密にいかず，漏洩が多くなると，外界と齲蝕細菌の交通が再開され，齲蝕はまた進行していく．何よりも残した齲蝕をいかに緊密に被覆するかが重要である．

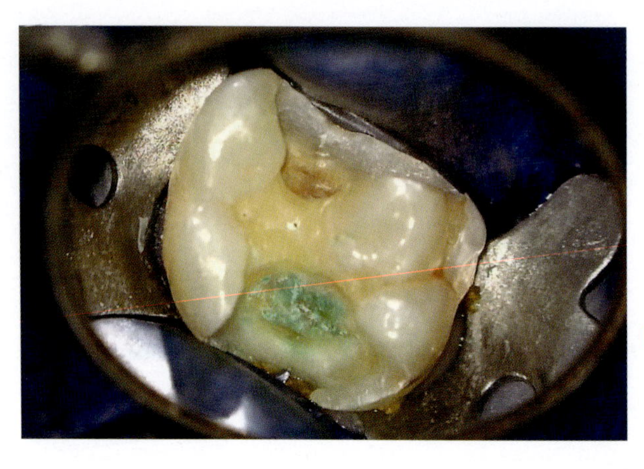

図4 ステップワイズエキスカベーションによる齲蝕除去では齲窩周囲を徹底し，中心部は触らず，露髄のリスクを回避する

一方で，ステップワイズエキスカベーションには問題点もある．まず，残した齲蝕を再度除去するリエントリーまでの期間が長く，その基準が曖昧であることである．そのため，患者の治療に対する理解が不可欠である．また，どのくらい齲蝕を除去すると露髄するのかの判断が難しく，齲蝕除去のコントロールが困難である．この問題点については次項以降で詳しく考察したい．

(2) ステップワイズエキスカベーションの齲蝕除去

ステップワイズエキスカベーションにおける最初の齲蝕除去をどのように行うかについて，全く齲蝕に触らずにすべて残す方法から，大部分を除去して歯髄の近傍の感染象牙質だけ残す方法まで，多岐にわたって報告されており，非常にわかりにくい．齲蝕の除去に明確なエビデンスがないように，どこまで除去すれば安全かという基準は一切ないのが，ステップワイズエキスカベーションの大きなデメリットでもある．

ステップワイズエキスカベーションにおいて最も重要なのは「露髄をさせないこと」である．露髄の可能性のある深在性齲蝕を残し，適切な覆髄を行い，周囲に露出させた健全歯質で仮封材をしっかりと維持し，封鎖を図る．これが達成できて初めてステップワイズエキスカベーションは成功する．そのためには，コントロールの困難な歯髄に近くなる齲蝕の中心部や髄角に近い部分などは全く触らず，歯髄に影響の少ない周囲の感染象牙質を徹底的に除去する．このようにすることで，少なくとも齲蝕の深部での偶発的な露髄を防ぐことが可能となり，また健全歯質により緊密な被覆を行うことが可能となる．齲蝕を中途半端に除去するよりもはるかに安全に，齲蝕除去を行うことができるだろう（**図4**）．

(3) 何を使って覆髄するか？

ステップワイズエキスカベーションに使用する覆髄材は，日本歯科保存学会のAIPCガイドラインのなかで，水酸化カルシウム，タンニン・フッ化物カルボキシレートセメント（ハイボンドテンポラリーセメントソフト，松風）の使用が推奨されている．どちらも覆髄材として使用することで，深在性齲蝕における細菌数を有意に減少させることが報告されており，細菌に対する殺菌効果を期待していることがうかがえる[15,16]．

近年ではステップワイズエキスカベーションにMTAを覆髄材として応用すること

で，水酸化カルシウムと比較して成功率，デンティンブリッジ形成能が高いことが報告されている[17]．ステップワイズエキスカベーションに用いられる覆髄材に対して期待していることが殺菌作用であれば，MTAの高い封鎖性，殺菌効果，硬組織誘導能は，いうまでもなくステップワイズに適しているだろう（わが国では直接覆髄材としてのみ認められているため，注意が必要）．

一方で，Gruythuysenらは，ステップワイズエキスカベーションを行う際に，全く齲蝕を除去せず，サスブラシで齲窩を少しなでてプラークを除去し，その上に覆髄材はのせずレジンモディファイドグラスアイオノマーセメントのみで仮封したケースの成功率を報告した[18]．その結果，乳歯において術後経過平均146週の生存率は96%，永久歯は術後経過平均178週で93%であった．このように，齲蝕には全く触れず，覆髄材もなしでこのような高い成功率を出していることを鑑みると，ステップワイズエキスカベーションの最大のポイントは「露髄をさせないこと」であり，さらに残した齲蝕を緊密に被覆することによる外界との遮断ができていることが，あらためて重要でであると認識できる．

最終的に歯髄を残すことを目的とし，覆髄材ばかりに目を向けず，いかに被覆するかを常に念頭に置いて治療にのぞむことも，重要である．

（4）リエントリーの時期と必要性

ステップワイズエキスカベーションにおけるリエントリーの意義は，露髄を避けるために残した齲蝕の硬化の確認と，完全な除去である．そのためには，残留した齲蝕が硬化していること，またデンティンブリッジ形成によって歯髄が外界と遮断されている状況でなければ，リエントリーの意味はない．場合によっては，リエントリーしても，まだ齲蝕が大量に残存していて，除去すると露髄の可能性が大きいと判断したときには，再度被覆を行うことも考慮しなければならない．

では，リエントリーを行う期間は最初の齲蝕除去，被覆後どのくらいが適切であるのだろう．このリエントリーの期間も文献により数週間から1年近くまでさまざまな報告がされており，基準を考えることは非常に困難である．たとえばCollaroらは，深在性齲蝕に対して，水酸化カルシウム，グラスアイオノマーセメント，ワックスでステップワイズエキスカベーションを行ったところ，すべての群で3カ月後に齲蝕象牙質の硬化，電子顕微鏡で観察される細菌数の減少を報告している[19]．しかし，筆者の臨床実感においては，深在性の齲蝕の場合，3カ月でリエントリーを行っても残した感染象牙質が完全に硬化していることは少なく，まだリエントリーには若干早いのではないかと感じている．

このように，リエントリーできるかどうかには，齲蝕の深度と覆髄材，封鎖環境，患者のプラークコントロールなど，さまざまな要因が影響するため，エビデンスを確立するのは非常に困難であるが，一つ行ってもよいと考えることのできる指標になるものがある．それは，デンタルX線写真上で，覆髄部直下に新生硬組織形成，つまり不透過像を確認できたときである．この場合は，期間に関係なく安全にリエントリーを進めることができる確かな指標と考えてよいだろう．

一方で，リエントリーを行わず，そのまま最終修復を行うシールドレストレーション

表 5 ステップワイズエキスカベーションのまとめ

1. 無症候性の深在性齲蝕をもつ乳歯，永久歯の露髄のリスクを減少し，歯髄保存の成功率を高める
2. 段階的な齲蝕除去を行うことは，術後疼痛も少なく無麻酔で行えることが多く，患者負担は少ない
3. 一方で，治療期間が長くなるため患者の理解，協力が不可欠
4. 術式において最も重要なのは，いかに漏洩の少ない被覆ができるかどうか
5. リエントリーのないシールドレストレーションでよいかどうかは，さらなる無作為化臨床研究の結果が必要

という考え方がある．そもそも，齲蝕を意図的に残置しても，強固な仮封により封鎖ができていて内部の齲蝕細菌と外界の遮断ができていれば，齲蝕の硬化とともに，食餌性炭水化物の供給が絶たれ，細菌数が減少し齲蝕の進行はストップする．この状態をさらに強固な最終修復で維持，固定できれば，リエントリーを行わなくても問題は起きないだろう．また，齲蝕除去のコントロールが難しいステップワイズエキスカベーションでは，リエントリーを行う際に偶発的に露髄を招いてしまう可能性も，少なからずあるだろう．さらに，リエントリーを行うために最終修復を遅らせることで，長期間患者の来院が途絶え，フォローアップできずに治療の失敗を招く可能性も指摘されている[20]．このように，ステップワイズエキスカベーションには，侵襲の低さ，露髄させないことによる成功率の高さがあるが，その治療期間の長さから患者の理解度が必要であり，齲蝕除去のコントロールの難しさがある．リエントリーのないシールドレストレーションでよいかどうかは Riketts らのシステマティックレビューで，無作為比較研究が少ないため一概にはいえないと報告されているが，そのなかにリエントリーを行わなかった研究において有害な報告は非常に少ないことも付け加えられている（**表 5**）．

直接覆髄

1）直接覆髄の基本的な考え方

間接覆髄では，深在性齲蝕を残して露髄をさせないことで，無症状の歯髄を保存できる可能性が高くなることが明らかになった．しかし，すべてが間接覆髄で対応できるわけではない．症状のある歯髄に感染源を残すことは術後の疼痛が起こる可能性が非常に高く，また，偶発露髄を確実に避けることは不可能である．直接覆髄は，露髄をきたし外界と交通する状況に陥った歯髄を保存する方法である（**図 5**）．露髄を起こすということは歯髄保存にとって非常に不利な状況であることはいうまでもないだろう．むき出しになった歯髄を適切に扱い，外界と再度遮断し生活性を維持するためには，適切な診断に加え，さまざまなエビデンスに裏打ちされたテクニック，マテリアルが必要である．次項より詳しく解説していきたい．

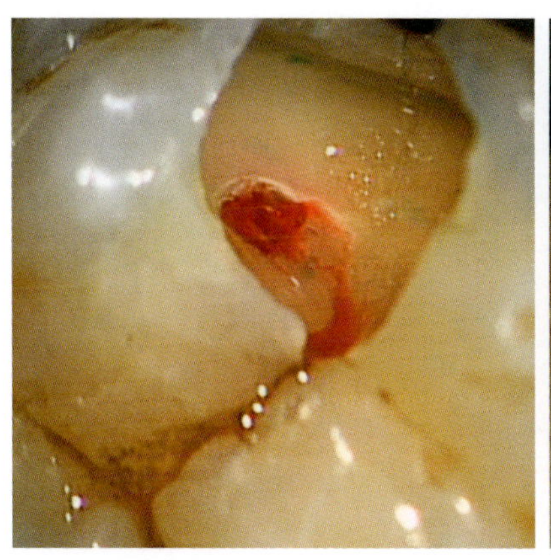
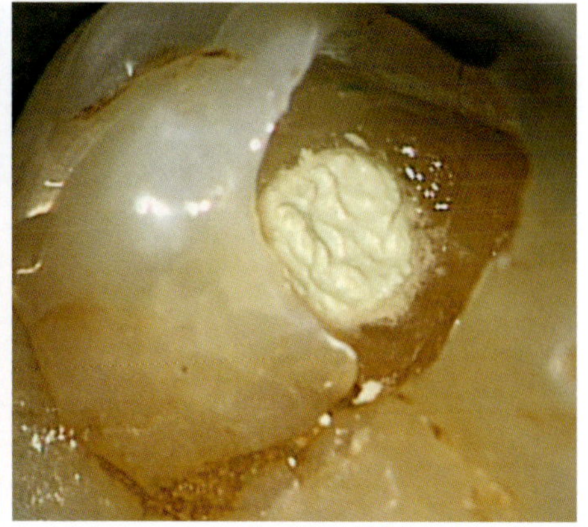

図5　直接覆髄は露髄をきたした歯髄に対する治療

表6　MTAの特性

1. 高い生体適合性
2. 硬組織誘導能
3. 高い封鎖性
4. 硬化が水和反応である

2）直接覆髄材の第一選択はMTA

直接覆髄材は従来水酸化カルシウムが広く使用されてきたが，1990年代初頭にロマリンダ大学で逆根管充填材としてMTAが開発され，その高い生体適合性，硬組織誘導能，封鎖性が明らかになるにつれ，穿孔封鎖，根管充填など歯内療法のあらゆる場面で使用されるようになり，直接覆髄においても応用され始めた．

水酸化カルシウムとMTAはどちらが直接覆髄材として優れているかは，多くの論文で議論されてきた[21,22]．その結果はMTAが高いもの，水酸化カルシウムが高いものなど研究によりまちまちで，はっきりとMTAの有効性を示すことができなかった．しかし，Zhaofeiらが行ったメタアナリシスにより，直接覆髄において水酸化カルシウムに比較してMTAは，成功率，炎症反応，デンティンブリッジ形成能において有意に良好な結果を示すことが明らかになり，覆髄材の第一選択となった[23]．わが国では2007年に歯科用覆髄材料として，直接覆髄においてのみ薬事認証されている．

MTAのもつ特性は，直接覆髄においてすべて活かされるといっても過言ではないだろう（表6）．直接歯髄組織に触れても炎症反応が非常に低い生体適合性や，硬組織誘導によりデンティンブリッジを誘導し，外界との遮断に大きく貢献してくれる．非常に高いpHにより殺菌能も備えており，さらに水分や血液の存在下で硬化し，高い封鎖性を示す材料は他にはない，まさに唯一無二といっていい材料である[24～27]．MTAの登場により，歯髄保存の可能性は飛躍的に高まった（図6）．

図 6 ｢7（28 歳，女性．主訴：1 年前に他院で金属の詰め物をしてから，ずっとしみている）

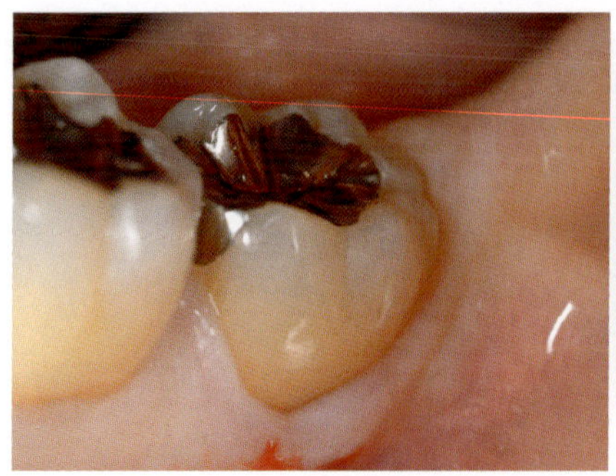

a：術前口腔内写真．患歯には 1 年前に他院にて治療を行ったメタルインレーが入っていた

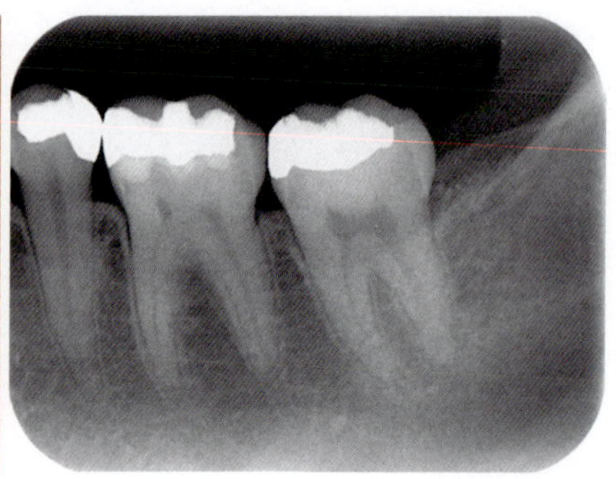

b：術前デンタル X 線写真．メタルインレー下に歯質とは異なる不透過像が確認できる

自発痛	冷痛	温痛	打診痛	根尖部圧痛	EPT	修復物
−	++	−	−	−	+	なし

現症は強い冷温痛があった．診断は，歯髄が可逆性歯髄炎，根尖組織が正常根尖組織．歯髄保存治療を行うこととした

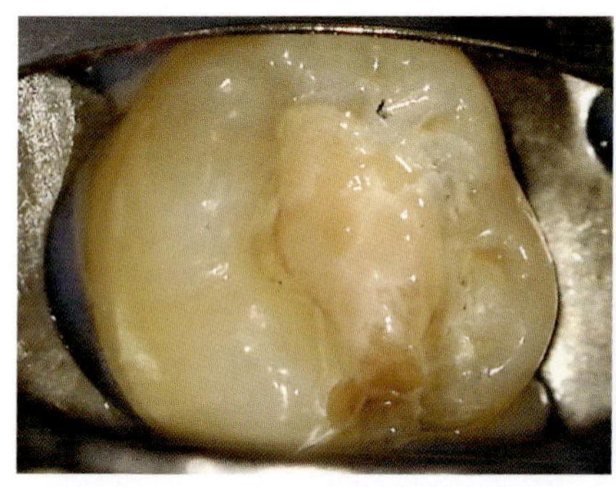

c：インレー下にはセメントが充填されていた.

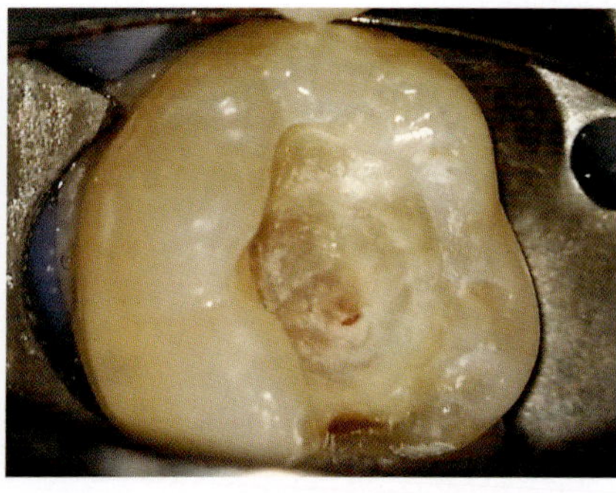

d：セメントを除去すると露髄が確認された

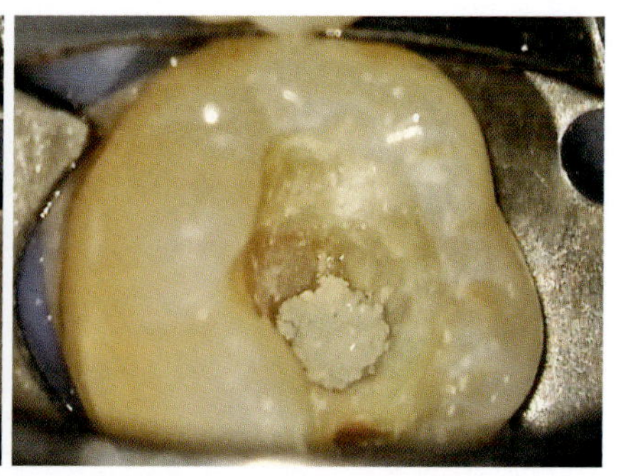

e：MTA（Proroot，デンツプライシロナ）により直接覆髄を行った

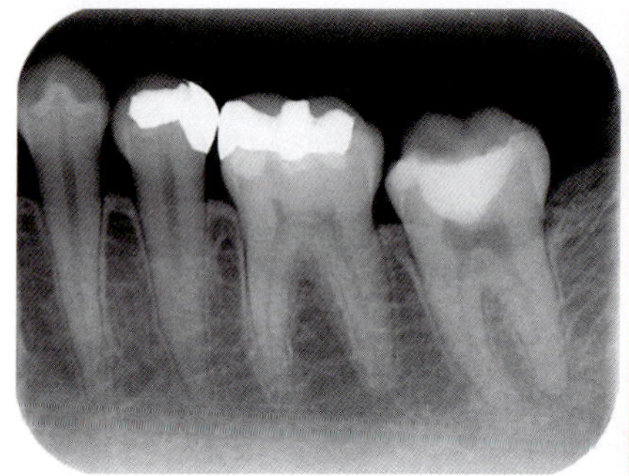

f：直接覆髄直後のデンタル X 線写真

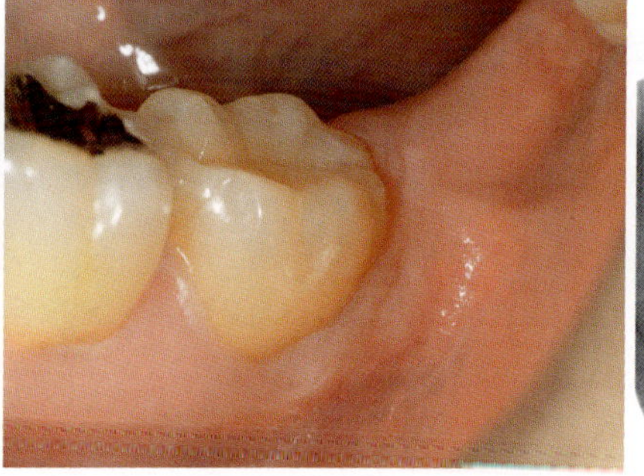

g：3 カ月経過．電気歯髄診陽性．臨床症状なく経過良好のため，セラミックインレーにて最終修復を行った

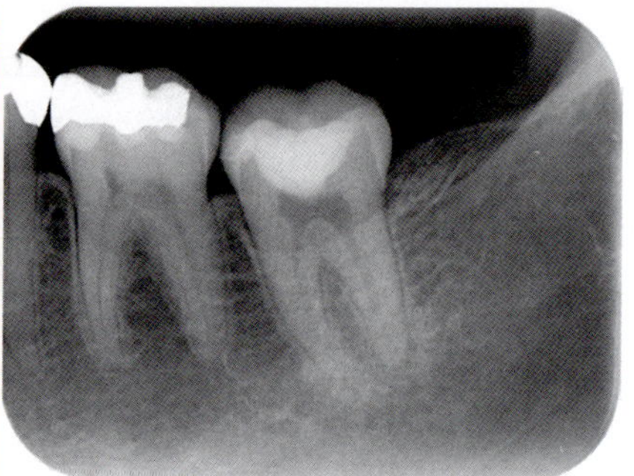

h：最終修復直後のデンタル X 線写真

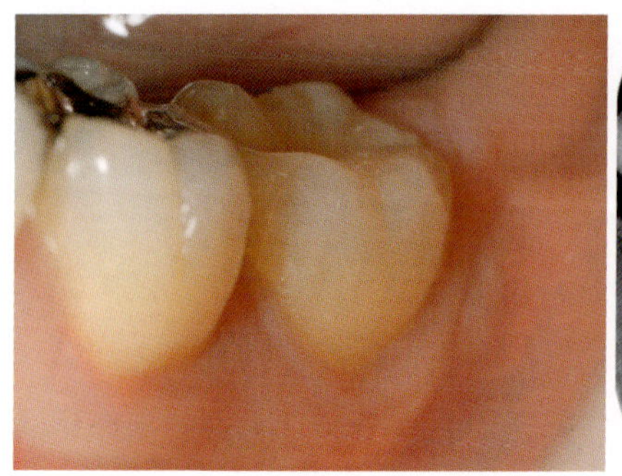

i：2 年 5 カ月経過の口腔内写真．電気歯髄診陽性，臨床症状なく安定している

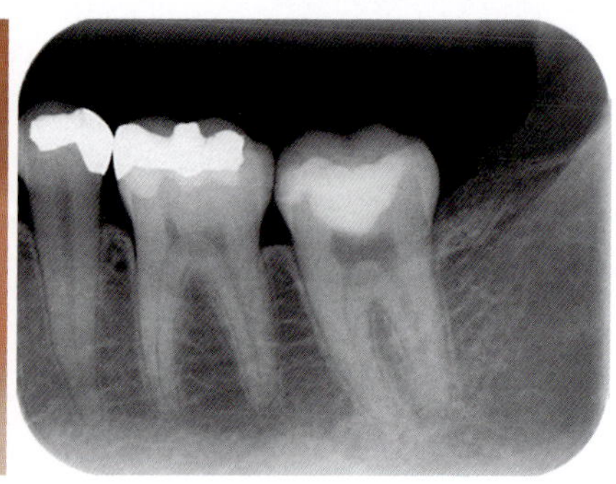

j：2 年 5 カ月経過のデンタルX 線写真．根尖部に異常は見られない

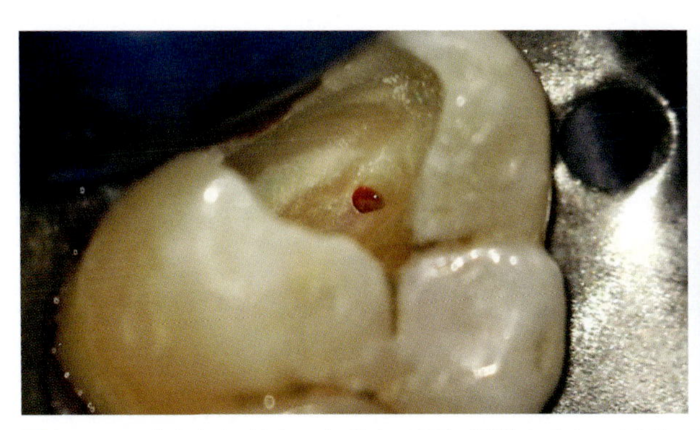
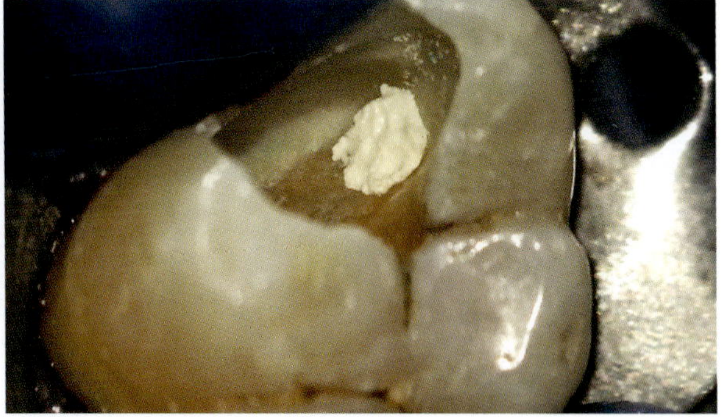

図7　このように切り立った垂直の面に露髄すると，MTA の留置は非常に難しい

3）MTA を用いた直接覆髄で気を付けること

MTA は直接覆髄に置いて非常に有用な材料であるが，適切に使用をしないとその効果を十二分に発揮することは難しい．まず，MTA の厚みはその物性を最大限に発揮するため，最低 1.5mm 必要である[28)]．また，緊密な封鎖のため露髄面のサイズよりもやや広く留置する．MTA は，粉と液を混和するタイプのものは器具離れが非常に悪く，操作性があまりよくない．髄角部の露髄など切り立った隣接面の齲蝕窩洞に留置する際は，非常に難しい（図7）．これに対応するためには，デリバリーする器具の選択や，MTA の混和泥のウエットコントロールが非常に重要である．

MTA を用いた直接覆髄における大きな問題点の一つに，歯質と歯周組織の黒変があげられる[29,30)]．歯質や歯周組織の黒変は，MTA の造影剤として含まれている酸化ビスマスと洗浄に使用する次亜塩素酸ナトリウム，または象牙質コラーゲンとの反応よるものであることが明らかになっている[31,32)]．このため，審美領域に使用する際は十分注意が必要であり，現在酸化ビスマスを造影剤として含まないものや，黒変を抑えた MTA が開発されているため，選択肢は広がっている．

直接覆髄に MTA を使用するにあたって，もう一つ大きな問題だと筆者が考えるのは，硬化に水分が必要な MTA の上に何で仮封を行うべきかいう点である．直接覆髄後は，コローナルリーケージの観点から，できるだけ早期に最終的な修復を行うべきである[33)]．最終修復として現在最も信頼のおける方法は接着修復であるが，MTA が硬化に水分が必要であるかぎり，水分が禁忌である接着修復とは相反することは避けられない．そのため，MTA の上に，水硬性セメントやグラスアイオノマーセメントを仮封し，MTA の硬化が完了するとともにリエントリーを行い，接着による封鎖，最終修復を行う手法が多く用いられているが，操作は煩雑になってしまう．これを解決する方法としては，硬化の早いタイプの MTA を用いて，最初の直接覆髄時にそのまま接着修復を行う方法などがあげられる．MTA のタイプにより，仮封を行うべきか，すぐに最終修復を行うべきかの選択肢は変わってくるため，使用前にどのような手順で直接覆髄を進めるべきか十分検討が必要である．

4）直接覆髄の失敗

MTA が非常に優れた覆髄であっても，それを使用すれば必ず歯髄保存治療が成功するわけではない．直接覆髄が失敗に至る原因として多くの理由があげられるが，まず短期的な失敗の原因としては診断の失敗があげられるだろう．歯髄の診断は前述したように，どんなに多くの診査項目を積み重ねて類推しても，歯髄の病理学的な確定診断を行うことは非常に困難である．特に歯髄の生死の判定は，その歯髄を保存するべきかどうかに大きく関わる重要な診断である．しかし，歯髄の失活はゆっくりとした時間軸のなかで進行し，その間は失活した細胞と生活している細胞が混在し，歯髄感受性試験には陽性の反応が起こってくる．このような歯髄を生活と判定し，歯髄保存処置を行えば，処置後にやがて失活し，歯髄保存処置は失敗に至る．このように，歯髄の診断は非常に難しく，歯髄の状態によっては本来の病理学的な歯髄の状態と大きくかけ離れた診断を行ってしまう可能性も，常に頭に入れておく必要がある．

一方で，歯髄保存後の長期経過後の失敗の原因としては，感染源の取り残しがあげられる．直接覆髄を成功させるためには，齲蝕の完全除去が必須であるが，深在性齲蝕の除去中に露髄をきたすと，露髄部に大量の削片とともに感染象牙質が入り込んでしまうことがある（図 8）．直接覆髄では露髄面は洗浄によって洗い流し郭清する．外傷などによる感染の度合いの少ない新鮮な露髄面であれば，洗浄でも十分に感染源の除去を行うことが可能であると考えられるが，深在性齲蝕の除去によって歯髄組織に絡みついた感染象牙質の削片を完全に洗浄によって取り除くことは非常に難しい．いくら慎重に齲蝕除去を行っても，歯髄に近接した齲蝕を歯髄に影響なく除去することは，不可能ではないだろうか．

このように，露髄部に入り込んだ感染源を残したまま覆髄処置をすることは，長期的な経過において大きな問題を起こす可能性は高いと考えられる[34]．深在性齲蝕除去による露髄に対して，このような問題を解決するために，われわれは露髄面に対してもう一歩進んだ処置を行う必要があるのではないだろうか．そこで注目されているのが，部分断髄を応用する方法である．

5）露髄面への積極的な対応「部分断髄」

前述した，深在性齲蝕の削片を露髄面に残さず，汚染を完全に除去した上で直接覆髄を行うには，部分断髄が有効である．部分断髄は当初，Cvek により外傷歯の直接覆髄法として報告されたテクニックである[35]．直接覆髄が露髄面の郭清を洗浄で行う方法であるのに対し，部分断髄は露髄面注水下のタービンラウンドバーなどで，1.5 ～ 2mm ほど削り込み，感染源のみならず炎症性の歯髄組織も飛ばして健全な歯髄組織を露出させる方法である．

その名称は，歯髄のどの部分まで断髄を行うかによって変わってくる（図 9）．一般的には，露髄面から 2mm ほどまでの断髄を部分断髄（Partial Pulpotomy），根管口レベルまで断髄することを歯頚部断髄（Cervical pulpotomy，Full pulpotomy）などと呼んでいる．どの名称でも露髄面に対する考え方は同様で，非常に露髄面に積極的にアプローチを行う方法である（図 10）．

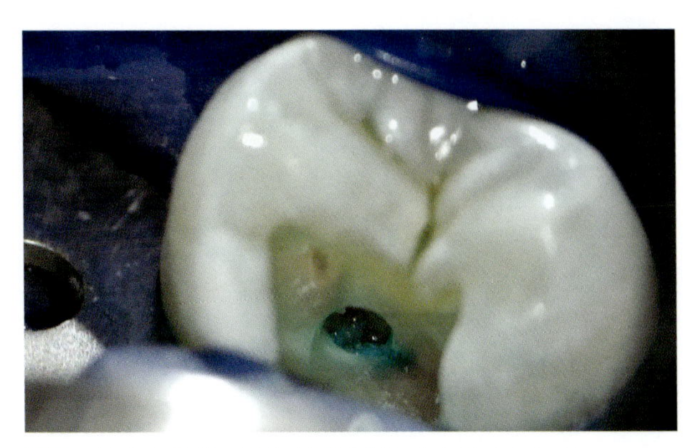

図 8 軟化象牙質の削片が露髄部に入り込んでいる

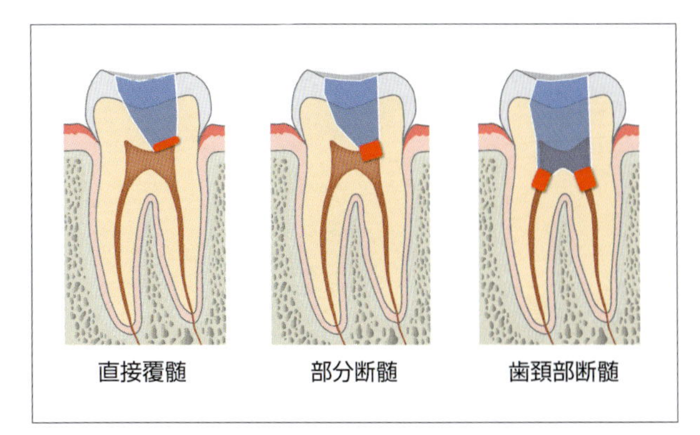

図 9 直接覆髄と部分断髄

表 7 直接覆髄の成功率は 2 年経過から徐々に下がっているのに対し，部分断髄は安定している（Aguilar ほか，2011[36] をもとに作成）

	>6M ～ 1Y	>1Y ～ 2Y	>2Y ～ 3Y	>3Y
直接覆髄	87.5%	95.4%	87.7%	72.9%
部分断髄	97.6%	97.5%	97.6%	99.4%
歯頚部断髄	94.0%	94.9%	96.9%	99.3%

表 8 部分断髄が有用である理由

1. 感染源の徹底除去が可能
2. 露髄面の歯髄を見て最終診断とケースセレクションが可能
3. MTA の十分な厚みの確保

6）部分断髄の有用性

Aguilar ら[36] は，永久歯の深在性齲蝕による露髄に対する部分断髄と，直接覆髄の成功率についてシステマティックレビューを行った．文献は生活永久歯の齲蝕による露髄の臨床研究であり，水酸化カルシウム，もしくは MTA を用いて直接覆髄，部分断髄，歯頚部断髄を行っており，成功の評価に臨床症状，デンタル X 線写真を使用している，少なくとも 6 カ月以上のフォローアップデータがあるという 4 つの包含基準を満たすものが選択された（**表 7**）．結果を見ると，直接覆髄の成功率は 2 年ほどは安定して高い値で推移しているが，2 ～ 3 年で徐々に下がっていき，3 年以上になると 72.9% まで低下した．一方で，部分断髄，歯頚部断髄の成功率は最初の結果から 3 年以上の経過まで下がることなく，97 ～ 99% の非常に高い値で推移している．部分断髄と歯頚部断髄はなぜこのように長期的に安定した結果が得られるのだろうか？　これには 3 つの大きな理由が考えられる（**表 8**）．

図 10 ⌊4（28 歳，女性．主訴：冷たいものでしみる．歯が欠けた）

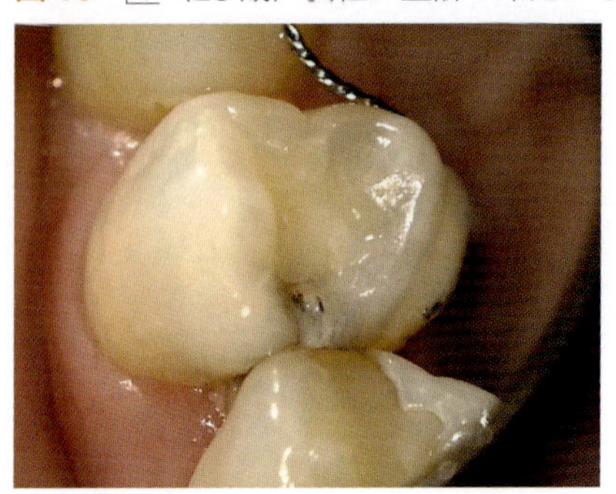

a：術前口腔内写真．患歯の遠心辺縁隆線が欠けている

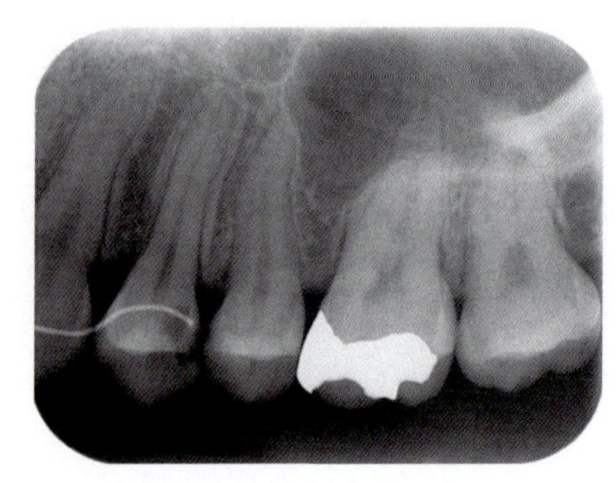

b：術前 X 線写真

自発痛	冷痛	温痛	打診痛	根尖部圧痛	EPT	修復物
−	+	−	−	−	+	CR 破折

強い冷水痛があり，電気歯髄診は陽性だった．歯髄が可逆性歯髄炎，根尖組織が正常根尖組織と診断．歯髄保存治療を行うこととした

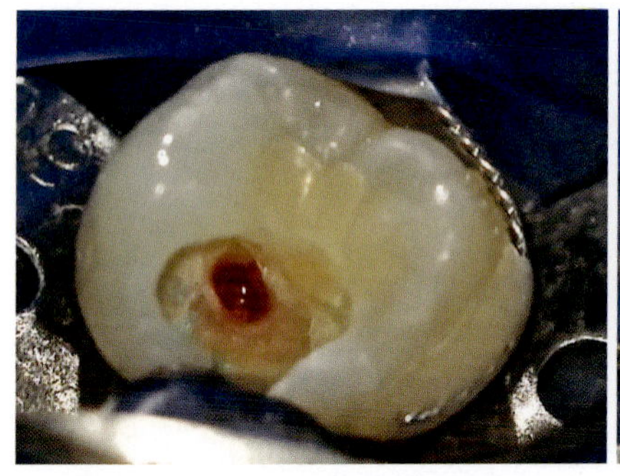

c：齲蝕を除去すると露髄した露髄部には大量の削片が入り込んでいたため，エアタービン注水下で歯髄を 2mm ほど切断した

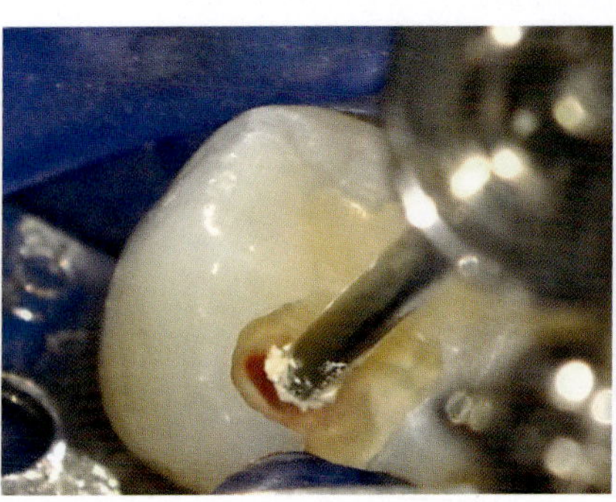

d,e：ニエットキャリア（フィード）を用いて MTA を留置していく．上部はベースセメント（松風）にて仮封を行った

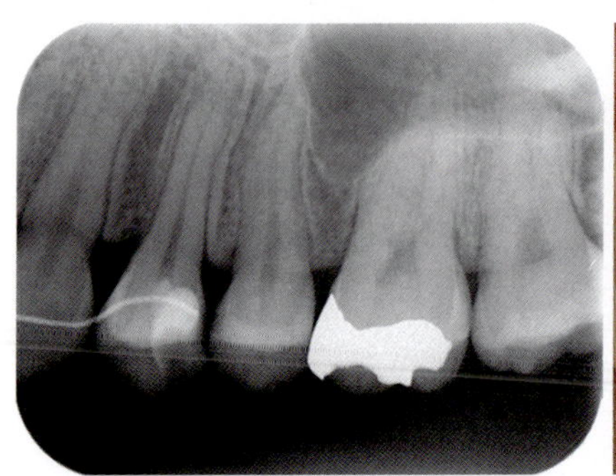

f：部分断髄直後のデンタル X 線写真．MTA が歯髄腔へ陥入している様子がよくわかる

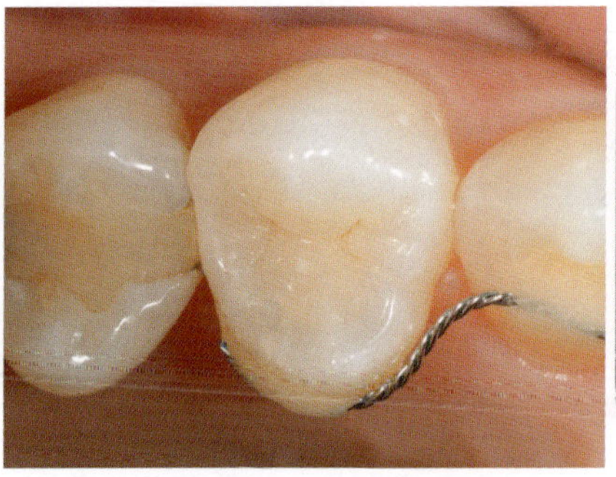

g：部分断髄より 3 カ月．封鎖をコンポジットレジンに置き換えるとともにダイレクトボンディングで最終修復を行った

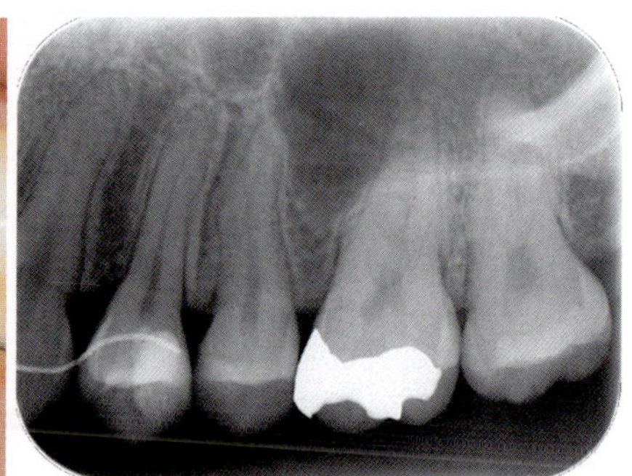

h：最終修復後のデンタル X 線写真

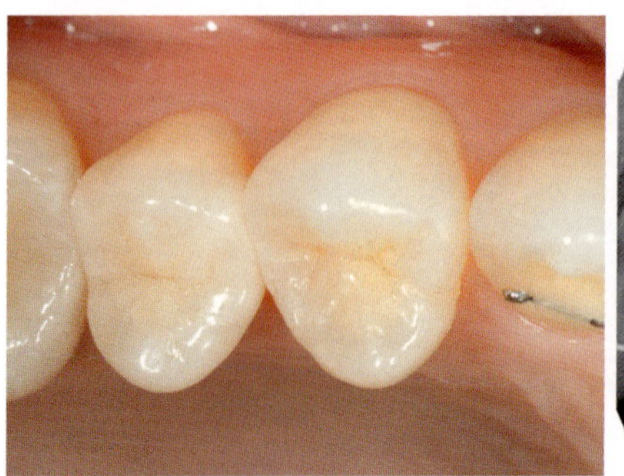

i：部分断髄より 2 年 7 カ月経過の口腔内写真．電気歯髄診陽性，臨床症状なく安定している

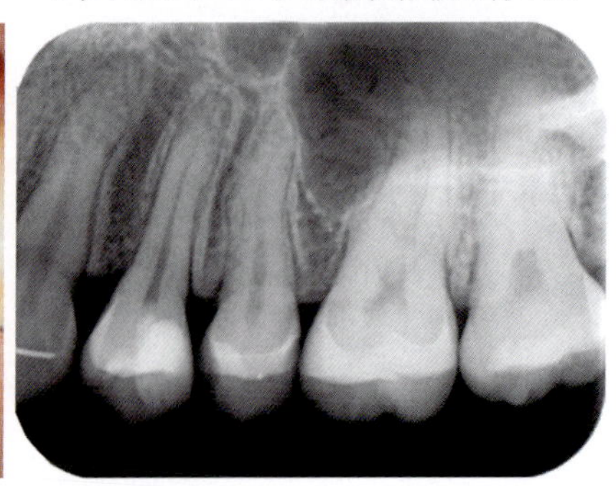

j：部分断髄より 2 年 7 カ月経過のデンタル X 線写真．MTA 直下に新生硬組織が確認できる

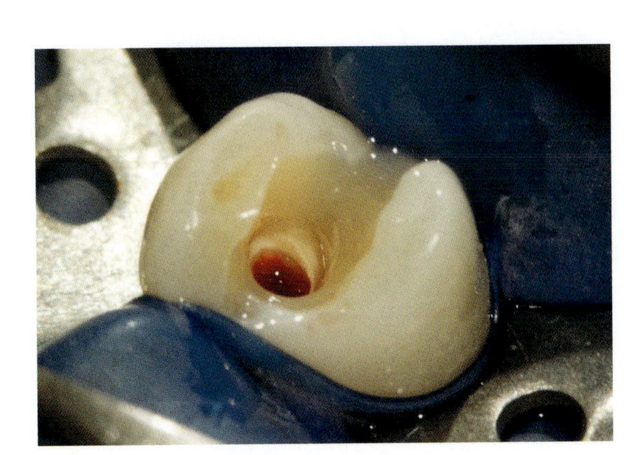

図 11　断髄面は歯髄の視診が可能となる

（1）深在性齲蝕の露髄において部分断髄が有用な理由①「露髄部の感染源の徹底的な除去が可能である」

部分断髄の有用性の最も大きい部分である．深在性の齲蝕による露髄面は，図 8 で示すように軟化象牙質の最深部の削片や感染源が歯髄の結合組織と絡まってしまうことが非常に多い．これを洗浄のみで除去することは不可能であり，そのまま残して覆髄することは直接覆髄の失敗につながる．一方，部分断髄を行うことで感染源を可能なかぎり除去したうえで，さらに炎症性歯髄までも除去することで，健全歯髄面を覆髄することが可能となる．Aguilar ら[36]のシステマティックレビューでは，直接覆髄の成功率が経年的に低下する理由として，露髄面に対する処置の問題に言及しており，感染の強い露髄面には適切な方法ではないと結論付けている．直接覆髄の成功には露髄面の感染源除去は絶対に欠かせないファクターである．

（2）深在性齲蝕の露髄において部分断髄が有用な理由②「露髄面を見て最終診断を行うことが可能」

歯髄の本当の診断が非常に難しいことは，繰り返し述べてきた．術前に硬組織に囲まれて見ることができない歯髄の状態は，類推する以外に診断の方法はないが，露髄面は実際に露出した歯髄の性状を見ることで，この歯髄は残せるのか，残せないのかを最終的に判断する，いわば歯髄の最終視診ともいえる最後の診断のチャンスである（図 11）．そして視診を行う露出歯髄は，汚染された炎症性の歯髄組織ではなく，健全な歯髄面で行うべきである．

では，部分断髄によって切断された歯髄面のどのような性状を見るべきだろう？　まず，出血量と止血に注目したい．多く引用されている Matsuo ら[37]の報告では，直接覆髄の成功率に露髄面からの出血量と止血時間が有意に影響している．論文では止血時間の基準は 30 秒と非常に短く，実際の臨床にはすべてであてはまるものではないが，排膿せず新鮮な出血があり，かつ短時間で止血することは歯髄が健全であることの大きな指標になることは間違いない．図 12 のような新鮮な出血と短時間での止血が可能な症例は，保存可能と判断し覆髄に移行する．

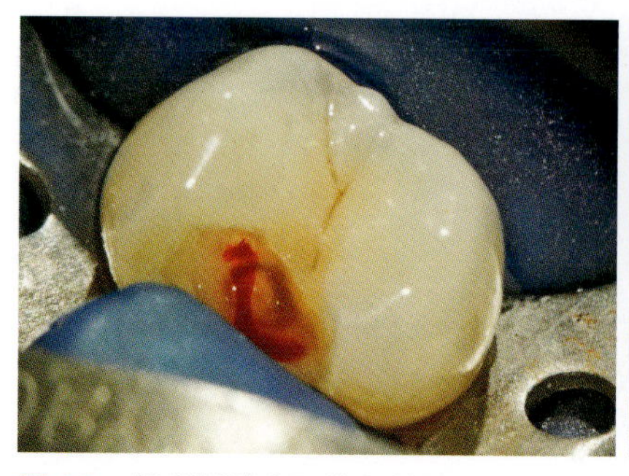
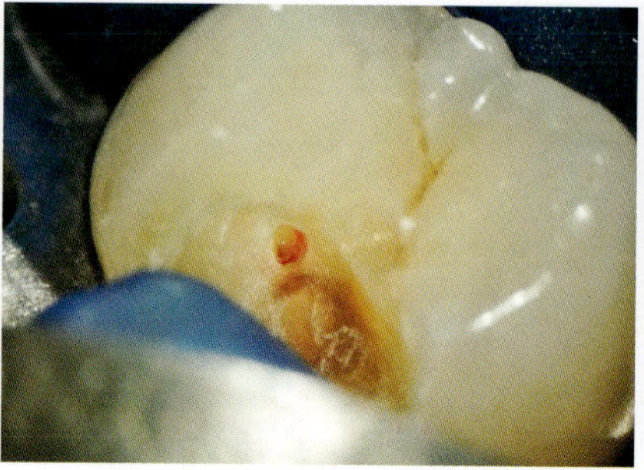
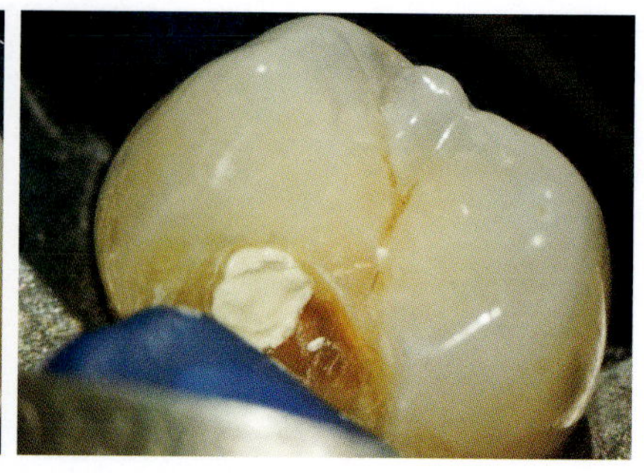

図 12　部分断髄を可能と判断
ある程度出血があり，短時間で自力で止血する歯髄は生活力があると考える．窩洞中央の茶色く見える部分は硬く，軟化象牙質ではなく着色と判断し残した

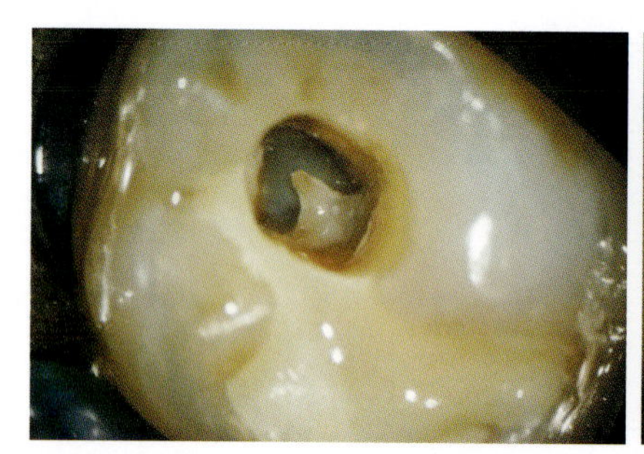
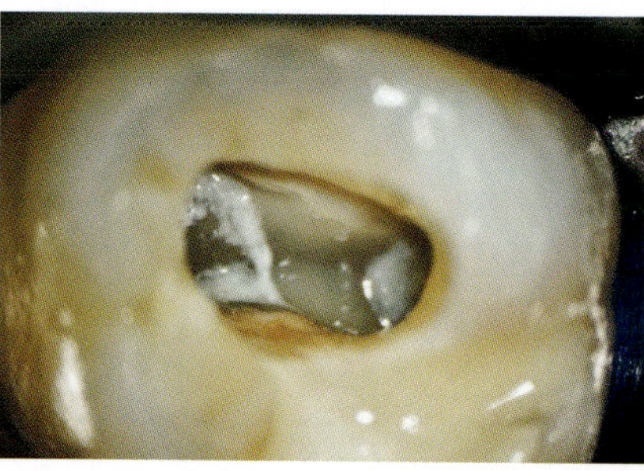
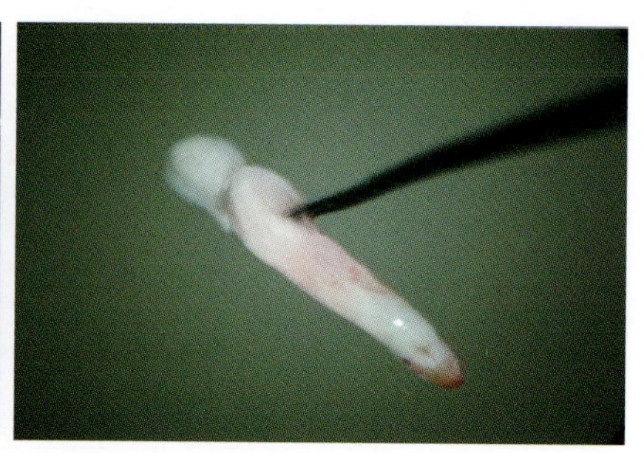

図 13　髄腔にアクセスしたにもかかわらず全く出血がないときは，失活している可能性が高い

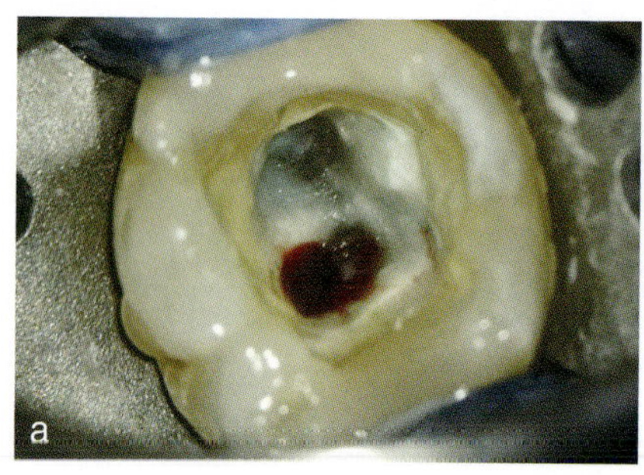

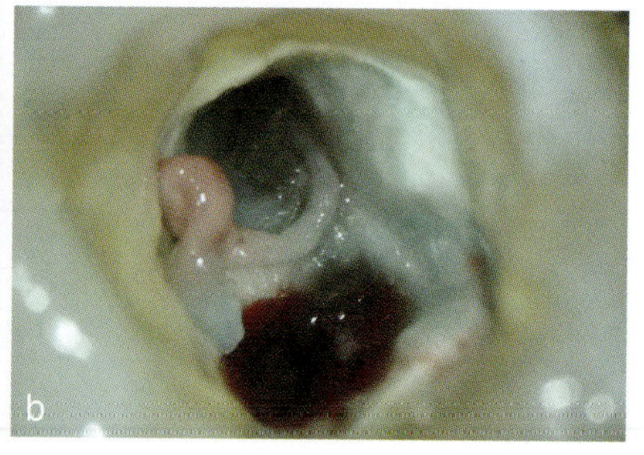

図 14　術前に生活反応があった第一大臼歯
a：近心根管には新鮮な出血．b：遠心根管は出血は全くなく排膿し，歯髄は失活していた

また，実際に露髄面を見たときの性状も，大きな指標となる．術前に寒冷診，電気歯髄診が陽性でも，**図 13** のように歯髄腔に全く血流がなく，融解壊死を起こし始めている歯髄は保存はできないという最終診断のもと，抜髄に移行する．**図 14** は術前に生活反応があった下顎第一大臼歯であるが，近心根管の歯髄のみ新鮮な出血があったのに対し，もう片方の遠心根管は排膿を伴い，歯髄はすでに壊死していることが視診により初めて判明し，抜髄に移行した．このように，露髄面の視診は，いわばケースセレクションを実際の臨床のなかで行うことが可能であり，部分断髄の安定した経過に大きく寄与するのではないだろうか．

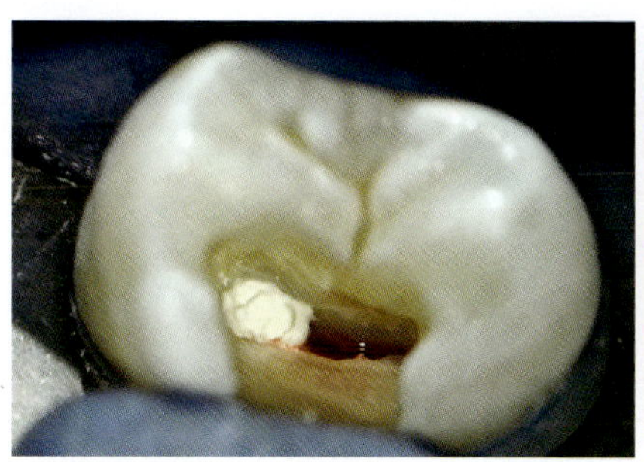
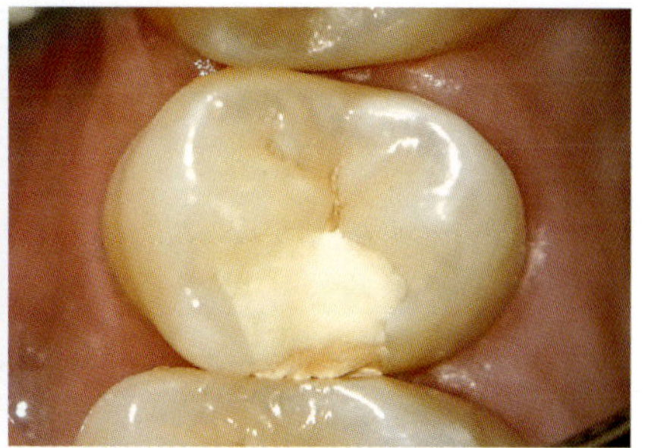

図 15　断髄を行うことで MTA，仮封，最終修復の厚みを確保できる

表 9　歯髄保存のまとめ

【直接覆髄】
1. 現時点で推奨される直接覆髄材は MTA
2. 露髄を起こす可能性のある歯は，ラバーダムをして感染の制御を
3. 直接覆髄において，感染象牙質は必ずすべて除去する
4. 露髄面をしっかり観察し，適切な対応をしよう
5. 覆髄後はできるだけ早く，リークのない緊密な最終修復を

【部分断髄】
1. 露髄面の汚染除去が可能
2. 切断して露出した歯髄を実際に見て最終診断
3. MTA のスペースを確保

(3) 深在性齲蝕の露髄において部分断髄が有用な理由③「MTA のスペースの確保」

露髄はしばしば隣接面の髄角部で起こり，MTA の厚みの確保が困難でさらに仮封材のスペースも十分に確保できないことも少なくない．部分断髄は，歯髄を 2mm ほど切断することで覆髄材を留置する窩洞にもなり，MTA の適切な厚みである 1.5mm の確保が容易となる（図 15）．MTA の厚みがしっかりと確保でき，さらに上部の仮封材のスペースが十分に取れることは，部分断髄の長期安定性に寄与することはいうまでもないだろう．

部分断髄は，感染の強い露髄面に対し，感染源と炎症性歯髄の除去というアプローチで健全歯髄を保存できる，歯髄保存の可能性を大きく高める方法である．特に深在性齲蝕による露髄面に対して積極的にアプローチすることができ，直接覆髄では実現不可能なメリットが多い．歯髄保存処置を行うにあたり，選択肢の一つとして常に頭に入れておくべき方法であると，筆者は考えている（表 9）．

おわりに

歯髄保存を成功させるためには，対峙している歯髄に対し，術前の適切な診査診断でできるかぎり正しい診断に近付き，その状態に対して最も適切な手技を選択し，感染の制御された環境下で精密に行っていくことが必要である．

歯髄は決して弱い組織ではない．間違った診断で間違った治療方法を選択すると，多くの歯髄は失活に陥る．一方で，適切な診断，手技に対しては生活力を発揮し保存が成功する．このように，歯髄は非常に優秀な多様性のある反応組織であると筆者は考えている．歯髄を扱うときは，いつもこのことを頭に入れて，一番適切な方法を選択することができれば，一つでも多くの歯髄を救うことが可能となる．本稿が，歯髄保存の臨床の一助になれば幸いである．

文献

1) Kim S, et al. Effects of selected inflammatory mediators on blood flow and vascular permeability in the dental pulp. Proc Finn Dent Soc. 1992; 88 Suppl 1: 387-392.
2) 下野正基．新編　治癒の病理　臨床の疑問に基礎が答える．医歯薬出版，2011．
3) Kubo K, et al. Cortical representation area of human dental pulp. J Dent Res. 2008; 87(4): 358-362.
4) Jafarzadeh H, Abbott PV. Review of pulp sensibility tests. Part II: electric pulp tests and test cavities. Int Endod J. 2010; 43(11): 945-958.
5) Jafarzadeh H, Abbott PV. Review of pulp sensibility tests. Part I: general information and thermal tests. Int Endod J. 2010; 43(9): 738-762.
6) Jespersen JJ, et al. Evaluation of dental pulp sensibility tests in a clinical setting. J Endod. 2014; 40(3): 351-354.
7) Lin J, Chandler NP. Electric pulp testing: a review. Int Endod J. 2008; 41(5): 365-374.
8) Mainkar A, Kim SG. Diagnostic accuracy of 5 dental pulp tests: a systematic review and meta-analysis. J Endod. 2018; 44(5): 694-702.
9) Mejàre IA, et al. Diagnosis of the condition of the dental pulp: a systematic review. Int Endod J. 2012; 45(7): 597-613.
10) Bjørndal L. Indirect pulp therapy and stepwise excavation. J Endod. 2008; 34(7 Suppl): S29-33.
11) Marchi JJ, et al. Indirect pulp capping in the primary dentition: a 4 year follow-up study. J Clin Pediatr Dent. 2006; 31(2): 68-71.
12) Whitworth JM, et al. Endodontic complications after plastic restorations in general practice. Int Endod J. 2005; 38(6): 409-416.
13) Ricketts D, et al. Operative caries management in adults and children. Cochrane Database Syst Rev. 2013; (3): CD003808.
14) Bjørndal L, et al. Treatment of deep caries lesions in adults: randomized clinical trials comparing stepwise vs. direct complete excavation, and direct pulp capping vs. partial pulpotomy. Eur J Oral Sci. 2010; 118(3): 290-297.
15) Leung RL, et al. Effect of Dycal on bacteria in deep carious lesions. J Am Dent Assoc. 1980; 100(2): 193-197.
16) 永峰道博．タンニン・フッ化物合剤配合カルボキシレートセメントによる深部う蝕治療に関する研究．岡山歯誌．1993；12(1)：1-25.
17) Benoist FL, et al. Evaluation of mineral trioxide aggregate (MTA) versus calcium hydroxide cement (Dycal(®)) in the formation of a dentine bridge: a randomised controlled trial. Int Dent J. 2012; 62(1): 33-39.

18) Gruythuysen RJ, et al. Long-term survival of indirect pulp treatment performed in primary and permanent teeth with clinically diagnosed deep carious lesions. J Endod. 2010; 36(9): 1490-1493.
19) Corralo DJ, Maltz M. Clinical and ultrastructural effects of different liners/restorative materials on deep carious dentin: a randomized clinical trial. Caries Res. 2013; 47(3): 243-250.
20) Maltz M, et al. Randomized trial of partial vs. stepwise caries removal: 3-year follow-up. J Dent Res. 2012; 91(11): 1026-1031.
21) Qudeimat MA, et al. Calcium hydroxide vs mineral trioxide aggregates for partial pulpotomy of permanent molars with deep caries. Eur Arch Paediatr Dent. 2007; 8(2): 99-104.
22) Aguilar P, Linsuwanont P. Vital pulp therapy in vital permanent teeth with cariously exposed pulp: a systematic review. J Endod. 2011; 37(5): 581-587.
23) Li Z, et al. Direct pulp capping with calcium hydroxide or mineral trioxide aggregate: a meta-analysis. J Endod. 2015; 41(9): 1412-1417.
24) Torabinejad M, et al. Dye leakage of four root end filling materials: effects of blood contamination. J Endod. 1994; 20(4): 159-163.
25) Storm B, et al. Setting expansion of gray and white mineral trioxide aggregate and Portland cement. J Endod. 2008; 34(1): 80-82.
26) Torabinejad M, et al. Histologic assessment of mineral trioxide aggregate as a root-end filling in monkeys. J Endod. 1997; 23(4): 225-228.
27) Pelliccioni GA, et al. Proroot mineral trioxide aggregate cement used as a retrograde filling without addition of water: an in vitro evaluation of its microleakage. J Endod. 2007; 33 (9) : 1082-1085.
28) Bogen G, Chandler NP. Pulp preservation in immature permanent teeth. Endodontic topics. 2012; 23: 131-152.
29) Belobrov I, Parashos P. Treatment of tooth discoloration after the use of white mineral trioxide aggregate. J Endod. 2011; 37(7): 1017-1020.
30) Bortoluzzi EA, et al. Marginal gingiva discoloration by gray MTA: a case report. J Endod. 2007; 33 (3): 325-327.
31) Camilleri J. Color stability of white mineral trioxide aggregate in contact with hypochlorite solution. J Endod. 2014; 40(3): 436-440.
32) Marciano MA, et al. Assessment of color stability of white mineral trioxide aggregate angelus and bismuth oxide in contact with tooth structure. J Endod. 2014; 40(8): 1235-1240.
33) Barthel CR, et al. Pulp capping of carious exposures: treatment outcome after 5 and 10 years: a retrospective study. J Endod. 2000; 26(9): 525-528.
34) Ricucci D, Siqueira JF Jr. Endodontology: An integrated biological and clinical view. Quintessence Publishing, 2013.
35) Cvek MA clinical report on partial pulpotomy and capping with calcium hydroxide in permanent incisors with complicated crown fracture. J Endod. 1978; 4(8): 232-237.
36) Aguilar P, Linsuwanont P. Vital pulp therapy in vital permanent teeth with cariously exposed pulp: a systematic review. J Endod. 2011; 37(5): 581-587.
37) Matsuo T, et al. A clinical study of direct pulp capping applied to carious-exposed pulps. J Endod. 1996; 22(10): 551-556.

炎症・免疫からみる歯内療法

鈴木規元

はじめに

歯内療法，とりわけ感染根管治療が歯科医師から敬遠されがちなのは，労力に応じた治療結果が伴わないケースが見られることもその一因ではないだろうか．感染根管治療が対象としている根尖性歯周炎は，その成立および治癒過程において生体の免疫力が大きく関与しており，そのことが治療結果を予測しづらくしているのかもしれない．

本稿では，根尖性歯周炎を炎症・免疫という側面から解説する．毎日のように遭遇する根尖性歯周炎を生物学的側面から考えてみることにより，手を動かすことに集中しがちな日々の臨床において，歯内療法に対する意識変革の一助となれば幸いである．

根尖性歯周炎とは

根尖性歯周炎とは，根管を感染経路とした炎症性疾患である．歯髄が壊死すると根管内に細菌やその産生物などの炎症性物質が蓄積し，それらによる刺激が少しずつ根尖孔から広がることにより，炎症が根尖孔外に波及し，最終的には歯槽骨の吸収をもたらす．根管内の感染細菌に対する生体防御反応が根尖性歯周炎であり，炎症に対する防御的緩衝帯になっているともいえる[1]．

根尖性歯周炎の成立および治癒には，細菌感染による病原因子と宿主の免疫反応とのバランスが深く関わっている．感染根管治療とは，根管内から病原因子を徹底的に除去することにより，このバランスを宿主の免疫反応が優位となる方向にシフトさせ，根尖性歯周炎を治癒に向かわせる治療である（**図 1**）．

根尖性歯周炎の原因

根尖性歯周炎の原因としては，教科書的には物理的刺激，化学的刺激，細菌的刺激があげられる．物理的刺激には，外傷など歯冠部に加わった外力や根管治療時の器具や根管充填材の突き出しなどが含まれる．化学的刺激とは，壊死歯髄やその分解産物，根管治療時に使用する薬剤などによる刺激である．

これらももちろん根尖性歯周炎の原因とはなりうるが，細菌による刺激が最も大きな病因であることは，今日では疑いのないところだろう．Kakehashi ら[2]による無菌ラッ

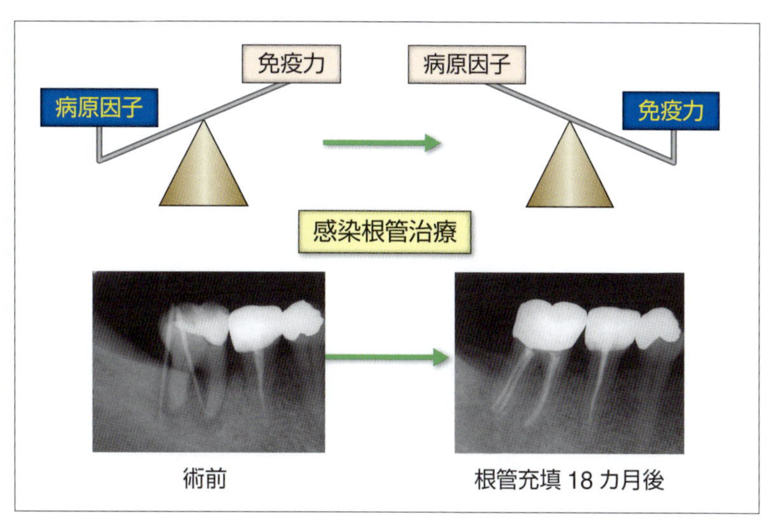

図 1　病原因子と免疫力の関係
X 線写真では，感染根管治療によって，根尖周囲および分岐部の歯槽骨が再生しているのがわかる

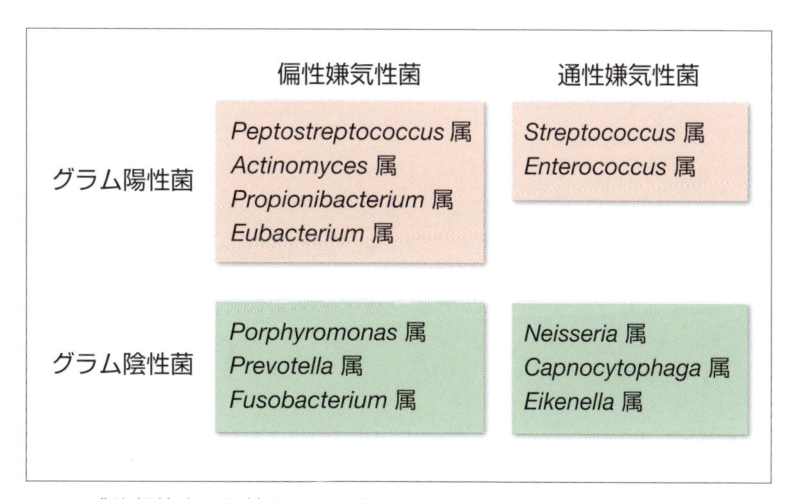

	偏性嫌気性菌	通性嫌気性菌
グラム陽性菌	*Peptostreptococcus* 属 *Actinomyces* 属 *Propionibacterium* 属 *Eubacterium* 属	*Streptococcus* 属 *Enterococcus* 属
グラム陰性菌	*Porphyromonas* 属 *Prevotella* 属 *Fusobacterium* 属	*Neisseria* 属 *Capnocytophaga* 属 *Eikenella* 属

図 2　感染根管内から検出される微生物

トを用いた実験では，細菌のいない状態で臼歯を実験的に露髄させても，露髄部位にはデンティンブリッジが形成され，歯髄壊死および歯根肉芽腫，膿瘍は見られなかったことから，歯髄の細菌感染により根尖性歯周炎が発症することが証明された．種々の臨床研究を経て，根尖性歯周炎は根管内の細菌感染と深く関わっていることが示されている．

根尖性歯周炎における細菌

それでは，根尖性歯周炎にはどのような細菌が主に関与しているのだろうか．根尖性歯周炎は，ある特定の細菌から惹起されるのではなく，多種類の口腔内細菌からなる混合感染によって発症するとされている（図 2）．とりわけ，*Porphyromonas* 属，*Prevotella* 属，*Eubacterium* 属，*Peptostreptococcus* 属などに代表される偏性嫌気性菌

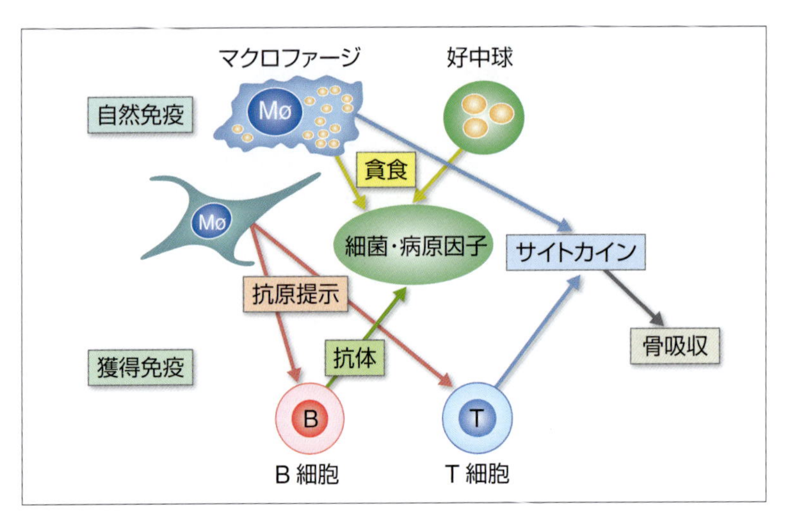

図 3　自然免疫と獲得免疫

が優勢であり，これらの細菌は，臨床症状の発症率を上昇させるともいわれている[1]．難治性の症例では，*Enterococcus faecalis* や口腔内真菌が検出されることもある．

また，根管内だけではなく，根尖孔外のセメント質や象牙質表面，病変内にも細菌が存在することが報告されている．これらの細菌が根尖孔外でバイオフィルムを形成することによって，症状の改善が困難な難治性病変となり，その場合には逆根管治療などの外科的処置が必要となる．

根尖性歯周炎の成立機序

細菌が根管内に定着すると，細菌からの直接的な刺激および細菌に対する生体の炎症反応による間接的な刺激により，根尖性歯周炎が発症する．根尖性歯周炎の進展には，生体の防御機構である免疫反応が大きく関わっている．免疫反応は，病原体に対して非特異的に反応する自然免疫と，それに引き続いて生じる，抗原特異的な応答である獲得免疫の二段階からなっている（**図 3**）．

1）自然免疫

根管から根尖孔を通じて感染が拡大すると，まず好中球，マクロファージ，ナチュラルキラー細胞などを中心とした免疫担当細胞が局所に集積し，細菌や感染細胞の直接排除を開始する．これらの壊死産物によって根尖周囲には膿瘍が形成される．また，その過程で炎症や骨吸収を促進するサイトカインが産生され，破骨細胞の分化・増殖が誘導されることにより歯槽骨吸収が進行する．急性根尖性歯周炎の初期には，この自然免疫が主として働いている．

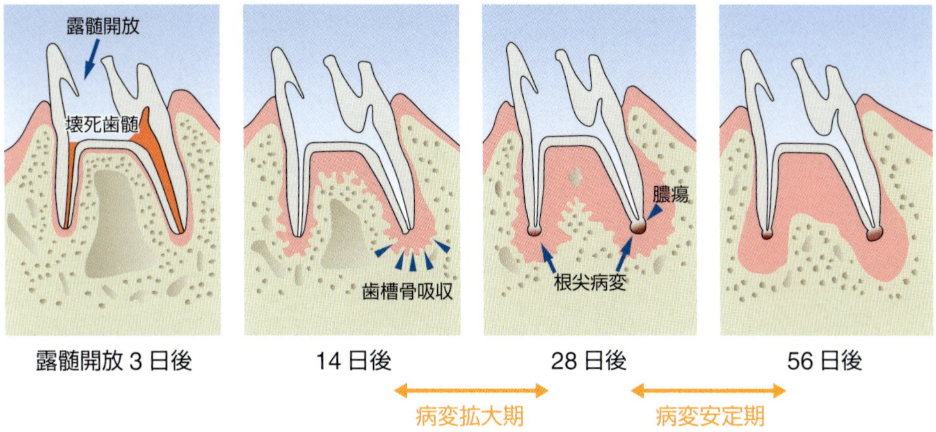

図4　ラット実験的根尖性歯周炎の経時変化

2）獲得免疫

マクロファージや樹状細胞などの抗原提示細胞は，Tリンパ球やBリンパ球に抗原情報を提示し，これらのリンパ球を活性化させる．活性化したTリンパ球は種々のヘルパーT細胞に分化し，炎症をコントロールするさまざまな機能をもったサイトカインを分泌する．これらのサイトカインの一部は，破骨細胞に働いて歯槽骨吸収を促進する．また，B細胞は抗体産生細胞に分化し，抗体（免疫グロブリン）を産生することにより，感染を防御する．

根尖性歯周炎における免疫担当細胞

根尖性歯周炎の成立過程には，上述のように好中球やマクロファージを始めとして，樹状細胞，Tリンパ球などさまざまな免疫担当細胞が関与しているが，ヒトの摘出病変を用いた検索では，病態の経時的な変化を観察することはできない．そこで，筆者のグループを含めさまざまな研究者が，ラットまたはマウスを用いた実験的根尖性歯周炎モデルを用いて，根尖性歯周炎の免疫学的研究を行っている[3～6]．この実験モデルでは，ラットまたはマウスの臼歯を露髄させ口腔内に開放することによって，再現性よく根尖性歯周炎を誘発することが可能であり，経時的にその病態を検索することができる（図4）．以下にラットにおける根尖性歯周炎の成立過程を述べる．

① ラットの臼歯に露髄開放を行うと，数日後には歯髄の全部性壊死に先立って，根尖周囲にマクロファージを中心とした免疫担当細胞が認められる．歯髄が壊死する以前から，根尖歯周組織には炎症性変化が生じていると考えられる[5]．

② 2～4週後には歯髄は完全に壊死に陥り，歯槽骨吸収を伴った根尖性歯周炎が成立する．根尖周囲には膿瘍が形成され，病変内にはマクロファージが最も優位な免疫担当

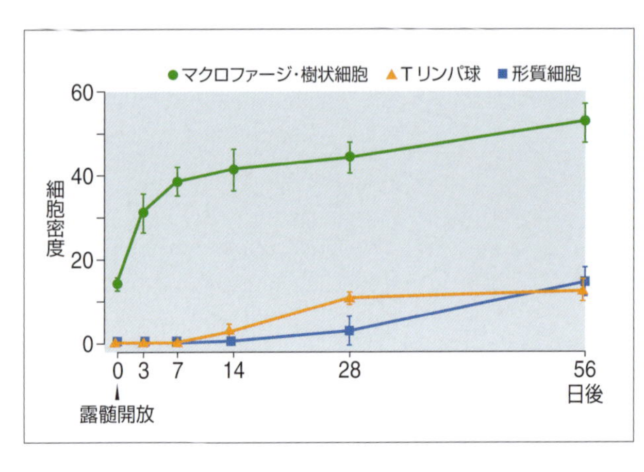

図 5 ラット実験的根尖性歯周炎における免疫担当細胞の変動
マクロファージは全期間を通じて最も優位な免疫担当細胞である

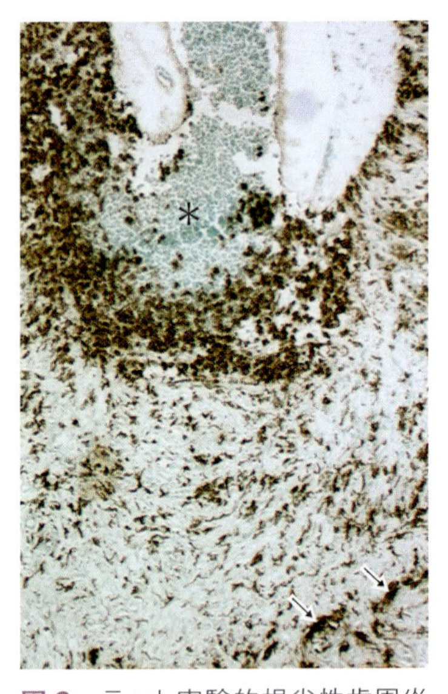

図 6 ラット実験的根尖性歯周炎（露髄開放 28 日後）におけるマクロファージ（ED1 を用いた酵素抗体染色）
＊：根尖周囲の膿瘍，→：破骨細胞

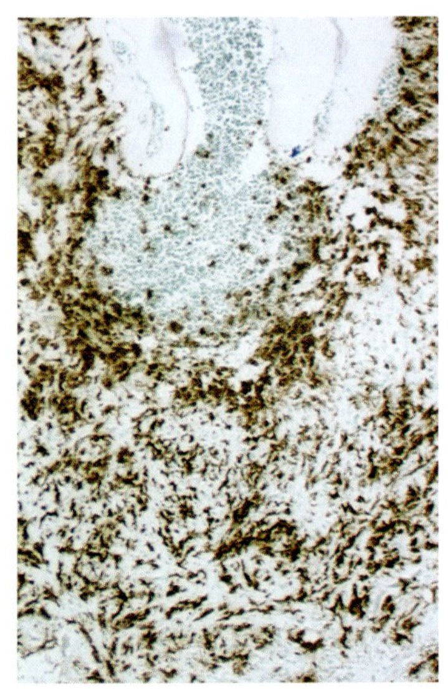

図 7 ラット実験的根尖性歯周炎（露髄開放 28 日後）における MHC クラスⅡ分子陽性細胞（OX6 を用いた酵素抗体染色）

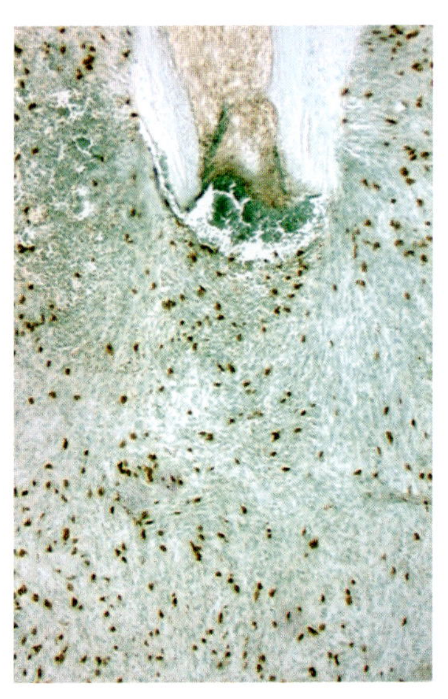

図 8 ラット実験的根尖性歯周炎（露髄開放 28 日後）における T リンパ球（R73 を用いた酵素抗体染色）

細胞として存在し，次いで CD4 陽性 T リンパ球が多く見られる．病変周囲には破骨細胞が多く観察され，骨吸収が活発に行われていることがうかがえる（**図 4 〜 8**）．この時期には病変の大きさが最も拡大し，病変の活動期ということができる．活動期のマクロファージには，T リンパ球に抗原提示を行うための主要組織適合遺伝子複合体（MHC）クラスⅡ分子発現の亢進，細胞接着分子発現の亢進，誘導型一酸化窒素合成酵素の発現など，活性化の指標となる種々の所見が認められ，マクロファージが病変の拡大に重要な役割を担っていることが示唆される．また，CD4 陽性 T リンパ球の活性化も同時に認められ，マクロファージとの相互作用により，病変の拡大に寄与していると思われる[5,6]（**図 9**）．

③ 4 〜 8 週後になると，病変の拡大は停止し，根尖病変は安定期へと入る（**図 4**）．破

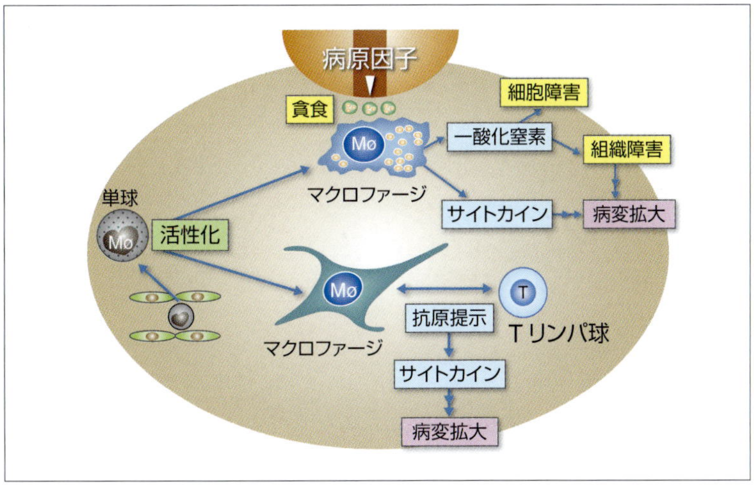

図 9　ラット実験的根尖性歯周炎におけるマクロファージの役割

炎症性サイトカイン(骨吸収)	主な産生細胞
IL-1	Mφ
TNFα	Mφ
IL-6	Mφ, Th2
Th1 型サイトカイン(炎症の促進)	
IFNγ	Th1, NK
IL-12	Mφ, DC
IL-18	Mφ
Th2 サイトカイン(炎症の抑制)	
IL-10	Mφ, Th2, Treg
IL-4	Th2, NKT
Th17 関連サイトカイン(炎症の促進)	
IL-17	Th17
IL-23	Mφ
T reg 関連サイトカイン(炎症の抑制)	
IL-10	Mφ, Th2, Treg
TGFβ	Mφ, Treg

図 10　根尖性歯周炎における代表的なサイトカイン

骨細胞は減少して骨吸収が収まるとともに，樹状細胞，形質細胞，CD8 陽性 T リンパ球の増加が認められる[5]．

根尖性歯周炎におけるサイトカインネットワーク

根尖性歯周炎における主要な炎症性メディエーターはサイトカインであり，主にこれらが根尖歯周組織の歯槽骨吸収を制御していると考えられている．

インターロイキン（IL）-1 や TNF α に代表される炎症性サイトカインは，根尖性歯周炎において骨吸収を誘発する重要なサイトカインである．IL-1 α は主にマクロファージから分泌され，その発現は病変の拡大とともに増加する．破骨細胞を活性化することにより，根尖性歯周炎における骨吸収に深く関与していると考えられている[7,8]．これらの炎症性サイトカインは，ヘルパー T リンパ球に関連したサイトカインによって形成されるネットワークによって制御されていると考えられるが，ヘルパー T リンパ球は，その機能によって次の 4 つのサブセットに分類される[9]（図 10）．

1）Th1 細胞

主にマクロファージの活性化に関与し，炎症を促進する役割を果たしている．IL-2，IL-12，インターフェロン（IFN）γなどの Th1 型サイトカインは，骨吸収を促進する IL-1 の発現亢進や，Th1 細胞やマクロファージの活性化に関与し，炎症を促進する．また，破骨細胞分化に重要な役割を果たしている RANKL（receptor activator of NF- κ B ligand）の発現も認められる．

2）Th2 細胞

抗炎症作用をもち，主に B 細胞による抗体産生を促進する．Th2 細胞から分泌され，炎症を抑制し，Th1 細胞の反応を阻害するのが，IL-4 や IL-10 に代表される Th2 サイトカインである．

3）Th17 細胞

特に自己免疫疾患に深い関わりをもっているが，破骨細胞分化を促進する IL-17 を分泌し，根尖性歯周炎においても骨吸収の促進に関与していることが，最近の研究で明らかになっている[10,11]．

4）T reg 細胞

抗炎症作用をもち，TGF βや IL-10 を分泌する．

根尖性歯周炎では，これらのサイトカインが複雑なネットワークを構成し，お互いに制御し合うことによって，骨吸収の促進または抑制が行われていると考えられる．近年のノックアウトマウスを用いた研究から，根尖性歯周炎おいては特に Th2 サイトカインである IL-10 の役割が重要であることがわかってきた．IL-10 ノックアウトマウスの臼歯を露髄開放することによって生じた根尖性歯周炎による骨吸収は，野生型マウスよりも有意に大きいことが報告されている[12]．

また，筆者らの研究より，IL-10/IL-12 のダブルノックアウトマウスでは，根尖性歯周炎による骨吸収が IL-10 ノックアウトマウスよりも有意に小さいことから，野生型マウスでは，IL-10 が IL-12 による Th1 反応の促進による過剰な炎症を抑制することにより，過度な骨吸収を抑制していることが示唆されている[13]（**図 11**）．

しかしながら，サイトカインの機能は一様なものではなく，1 つのサイトカインでも相反した機能を有しているものも少なくない．根尖性歯周炎におけるサイトカインの役割については，さらなる研究が必要であると思われる．

破骨細胞による歯槽骨吸収の制御

根尖性歯周炎の最大の特徴は，骨破壊を伴う炎症であり，その骨破壊を直接的に引き起こしている細胞は破骨細胞である．単球系由来の細胞が分化・融合して破骨細胞になることが知られているが，その分化過程においては，前述の RANKL からの刺激が必要

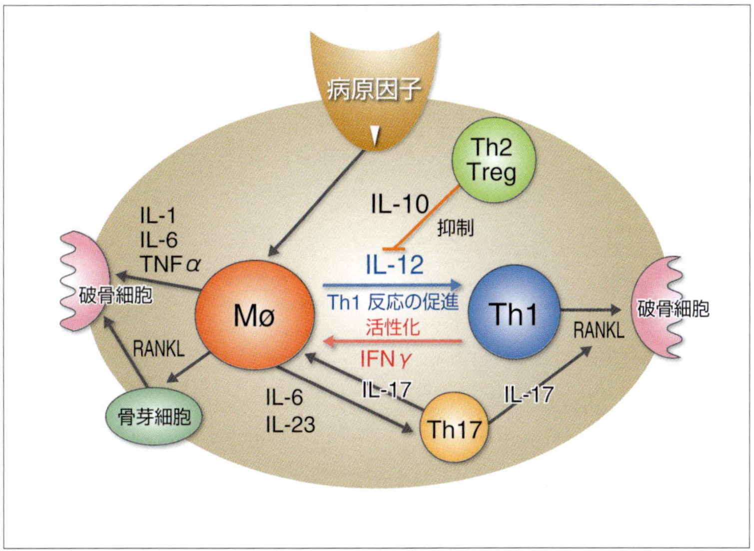

図 11　ラットまたはマウス実験的根尖性歯周炎におけるサイトカインネットワークのモデル

不可欠である．RANKL は骨芽細胞やヘルパー T リンパ球に発現しており，TNF α や IL-17 を始めとした種々のサイトカインによってコントロールされている（**図 11**）．

成熟した破骨細胞は，骨基質に接した波状縁より種々の酵素を分泌し，コラーゲンやカルシウム塩結晶を分解することにより骨吸収を引き起こす．近年では，骨吸収に重要な役割を果たすメディエーターを薬剤によりコントロールすることで，根尖性歯周炎の拡大を抑制する研究も行われている[14)]．

根尖性歯周炎の治癒

感染根管治療によって根管内の病因物質を排除し，根管充填によって感染経路を遮断することにより，マクロファージなどの炎症性細胞の浸潤は低下し，その活性も下がる．それに伴い，種々の炎症性メディエーターは減少し，歯槽骨吸収は停止する．その後，周囲組織からの未分化間葉細胞の増殖，歯槽骨・セメント質内の成長因子によって，歯槽骨が再生し，根尖性歯周炎は治癒に至る．

根尖性歯周炎の治癒には，根管内の物理的・化学的清掃による細菌性物質の徹底除去が必須であるが，それに加えて，ケミカルメディエーターのコントロールによる骨吸収の抑制・骨形成の促進の可能性も示唆されている．このような方法によって根尖性歯周炎の治癒を促進できる可能性についても，今後検討していく必要があると思われる．

おわりに

根尖性歯周炎に対する感染根管治療は，根管内から細菌を中心とした病原因子を徹底的に除去することが最も肝要である．しかしながら，その病態が宿主の生体防御機構に大きく依存することも，また疑いようのない事実である．自分が向き合っている疾患の生物学的知識をしっかりともつことは，適切な診断・治療・患者説明を行ううえで重要であろう．

文献

1) 須田英明監訳．バイオロジーに基づいた実践歯内療法学．クインテッセンス出版，2007．
2) Kakehashi S, et al. The effects of surgical exposures of dental pulps in germ-free and conventional laboratory rats. Oral Surg Oral Med Oral Pathol Oral Radiol Endod. 1965; 20: 340-349.
3) Stashenko P, et al. Pathogenesis of induced rat periapical lesions. Oral Surg Oral Med Oral Pathol Oral Radiol Endod. 1994; 78(4): 494-502.
4) Okiji T, et al. Distribution of Ia antigen-expressing nonlymphoid cells in various stages of induced periapical lesions in rat molars. J Endod. 1994; 20(1): 27-31.
5) Kawashima N, et al. Kinetics of macrophages and lymphoid cells during the development of experimentally induced periapical lesions in rat molars: a quantitative immunohistochemical study. J Endod. 1996; 22(6): 311-316.
6) Suzuki N, et al. Enhanced expression of activation-associated molecules on macrophages of heterogeneous populations in expanding periapical lesions in rat molars. Arch Oral Biol. 1999; 44(1): 67-79.
7) Wang CY, Stashenko P. The role of interleukin-1 alpha in the pathogenesis of periapical bone destruction in a rat model system. Oral Microbiol Immunol. 1993; 8(1): 50-56.
8) Tani-Ishii N, et al. Immunolocalization of bone-resorptive cytokines in rat pulp and periapical lesions following surgical pulp exposure. Oral Microbiol Immunol. 1995; 10(4): 213-219.
9) Sasaki H, Stashenko P. Interrelationship of the pulp and apical periodontitis. In: Hargreaves KM, Goodis HE, Tay FR (eds). Seltzer and Bender's dental pulp. 2nd ed. Quintessence, 2012; 277-299.
10) Wei S, et al. Kinetics of Th17-related cytokine expression in experimentally induced rat periapical lesions. Aust Endod J. 2013; 39(3): 164-170.
11) Xiong H, et al. Immunohistochemical localization of IL-17 in induced rat periapical lesions. J Endod. 2009; 35(2): 216-220.
12) Sasaki H, et al. IL-10, but not IL-4, suppresses infection-stimulated bone resorption in vivo. J Immunol. 2000; 165(7): 3626-3630.
13) Suzuki N, et al. IL-12 enhances periapical inflammation in IL-10 KO mice [abstract 2514]. J Dent Res. 2007; 86(special issue A).
14) Suzuki N, et al. Cathepsin K inhibitor regulates inflammation and bone destruction in experimentally induced rat periapical lesions. J Endod. 2015; 41(9): 1474-1479.

歯内療法処置における浸潤麻酔

山内隆守

はじめに

浸潤麻酔は歯科治療においてさまざま場面で有効で[1]，日々の診療において使用しない日はない．とりわけ歯内療法の範囲では，疼痛の制御，出血のコントロール，不安や緊張の緩和などの目的で使用される．

痛みの作用機序と麻酔作用

神経線維はNa-Kポンプによってイオン濃度が維持されており，細胞膜には電位性依存のナトリウムチャネルが存在している．通常，Naイオンは細胞膜外に位置している（**図1a**）．感覚受容器に刺激が加わると，Naイオンが細胞内に流入し活動電位が生じる（**図1b**）．浸潤麻酔はNaイオンチャネルでNaイオンの取り込みを阻害することで，麻酔作用を発現する（**図1c**）．

薬剤の種類

1）局所麻酔薬

局所麻酔薬の基本構造は，脂溶性であるベンゼン環（芳香族），中間鎖，そして水溶性であるアミノ基の3つに分けられる．脂溶性の部分は麻酔作用の強さを示し，脂溶性が増す（炭素数の増加）と麻酔作用も強くなるが，毒性も増す．

中間鎖はエステル型とアミド型に分けられる．エステル型麻酔薬は血漿コリンエステラーゼによって加水分解される．局所で用いるとカテコラミンの作用が増強し，血中への吸収が早く，中毒作用を起こしやすい．歯科では表面麻酔として用いられる．アミド型麻酔薬は組織浸透性が高く，発現時間も早くアレルギーが起こりにくいため，日本の歯科局所麻酔薬で最も多く用いられている．肝代謝のため，肝臓疾患の既往のある患者には注意が必要である．

局所麻酔薬に代表されるのは塩酸リドカイン製剤である．麻酔時間の延長，および末梢血管の拡張や吸収量を抑えるためにエピネフリン添加したものを用いることが多い．ほかにもエピネフリンの代用としてフェリプレシンを用いた塩酸プリロカイン（シタネス

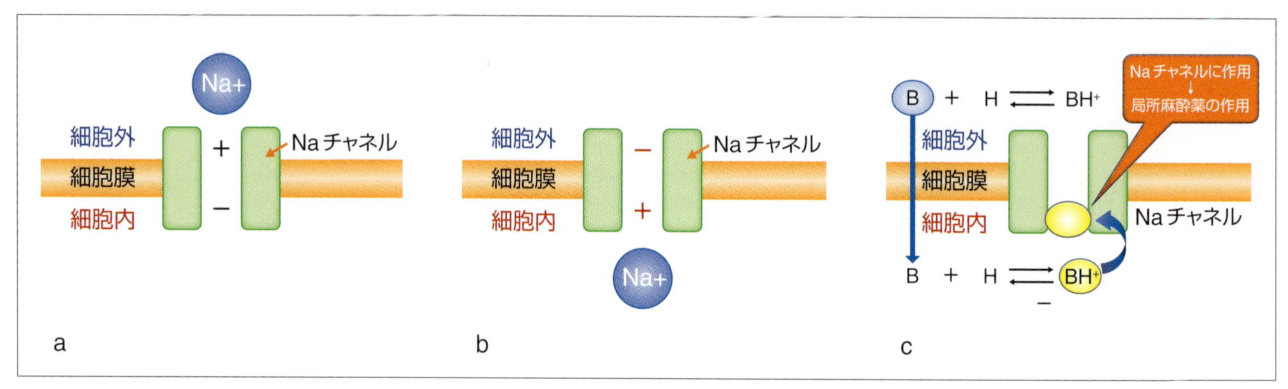

図1 痛みの作用機序
a：通常時，Naイオンは細胞外に存在
b：刺激を受けることでNaイオンが細胞膜を経て，細胞内に入ることで痛みが生じる
c：Naイオンチャネルに作用し，細胞内へのNaイオンの流入を抑制．活動電位を生じさせなくすることで局所麻酔作用が発揮される（B；塩基，H；水素イオン）

ト®）や，血管収縮薬を使用していない塩酸メピバカイン（スキャンドネスト®）がある．

2）血管収縮薬

血管収縮薬の存在は，単に収縮作用による術野の確保だけでなく，吸収速度の減少による麻酔持続時間の延長，使用量の減少による中毒の防止などの効果もあるため，その意義は大きい．

（1）エピネフリン

一般的に歯科臨床で最も多く使用されている血管収縮薬である．血管収縮作用，麻酔力増強作用に優れ，その効果は後述するフェリプレシンのそれより高い．しかし，当然ながら全身への影響もある．組織にはαおよびβ受容体が存在する．α受容体は血管収縮を起こし，高血圧や虚血性心疾患の既往をもつ患者（β遮断薬服用）にはα作用刺激が強く出るため，注意が必要である．

（2）フェリプレシン

血管収縮作用は毛細血管系の静脈に作用するため，止血効果はエピネフリンより低い．心臓に対しては冠動脈収縮作用があるため，虚血性心疾患患者への投与は避けたほうがよい．

浸潤麻酔の実際

1）効果と毒性

歯科治療における浸潤麻酔は，前述の通り局所麻酔薬や血管収縮薬を含むものが多く使用されており，本数の増加や患者の全身疾患の有無，年齢によってより危険性が増していく（**表1**）．また，外科処置や麻酔が効きにくい場合，使用量が多くなるケースがあるため，基準最大量を遵守しながら処置していく必要がある（**表2**）が，小児や高齢者，肝疾患患者には使用量を減らす必要もあるので注意する．

表 1 局所麻酔の効果・方法と危険性（金子ほか，2001[1]）

	効果増加	危険性
局所麻酔薬	麻酔作用の高い薬剤の使用	毒性が高くなる
	高濃度麻酔薬の使用	血中濃度の上昇
	大量使用	覚醒の遅延
	血管収縮薬を含む薬剤の使用	循環器の変動
注射方法	歯根膜内麻酔	歯根膜組織の破壊
	髄腔内麻酔	刺入時に激痛
	伝達麻酔	知覚麻痺の延長

表 2 麻酔薬の基準最大量（吉田ほか，2006[2]）

リドカイン	エピネフリン含有	500mg
	単味	200mg
プリロカイン	エピネフリン含有	600mg
	フェリプレシン含有	600mg
	単味	400mg

表 3 注射針の外径と太さ

太さ	27G	30G	31G	33G
外径	0.40mm	0.30mm	0.28mm	0.26mm
長さ	30/21mm	25/21mm	15/12mm	14/12mm

浸潤麻酔後に迷走神経反射や過換気症候群，また，非常にまれではあるが，局所麻酔薬でアナフィラキシーショックを起こす可能性もあるため，日ごろから問診の徹底を行い，患者の十分な観察，事象に対しての迅速な対応を心がけることが必要である．処置前に老若男女問わず必ず，問診票の確認および口頭での聞き取り調査（小児であれば親など）を行い，既往歴やアレルギーの有無を知っておく．

2）手技について

（1）注射針の選択

歯科用ディスポーザブル針には太さがさまざまあるが，浸潤麻酔で使用されるのは27,30,31,33G が一般的であり，長さも 12 ～ 30mm の間で各社用意がある（**表 3**）．

一般的に，細い注射針のほうが痛みを感じにくいイメージがあるが，渡辺ら[3]は外径 0.25mm と 0.32mm の注射針の間では痛みを感じる程度に有意差はなかったと報告している．

（2）刺入・注入時の注意

注射針刺入時より薬液注入時のほうが痛みをより感じやすい[4]とされている．注入は一定の速度・圧力で行ったほうが，痛みは感じにくい．注入時に力が必要な部位や打ちにくい部位では，電動注射器（**図 2**）を使うと術者，患者ともにストレスがない．日常的に電動注射器を使用するようにしたい．

また，注射針のベベルは骨面に向けるようにする．骨に当たると先端がめくれてしまい，抜針時に潰瘍を形成してしまう可能性があるので注意する．

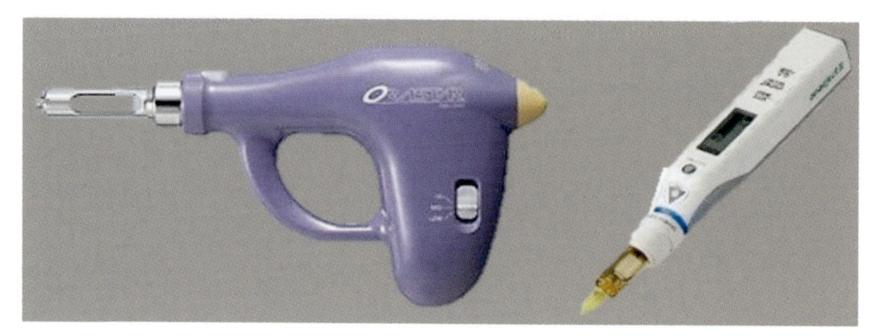

図 2 電動注射器
左からオーラスター（昭和薬品化工），アネジェクトⅡ（日本歯科薬品）

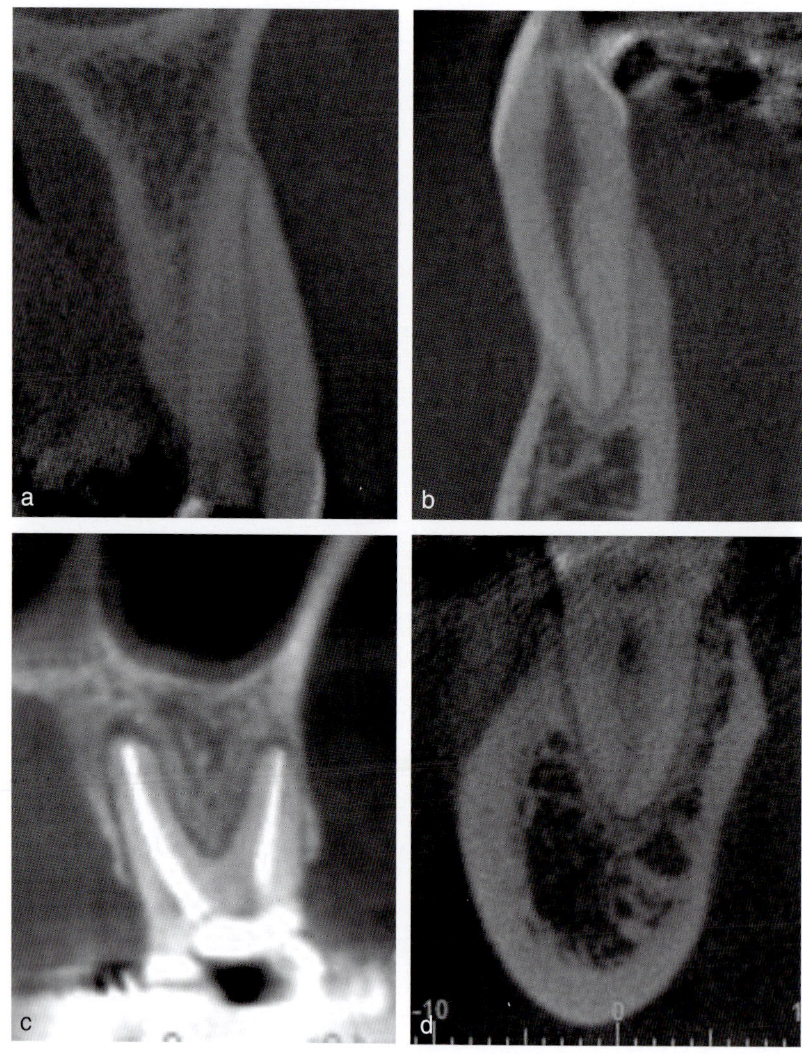

図 3 解剖学的形態（CBCT 歯列直交断像）
a：上顎前歯部．皮質骨は薄く，根尖部に麻酔液は届きやすい
b：下顎前歯部．上顎と比べ，骨の中央に位置しているため麻酔は効きにくいが，浅い位置に存在するため唇側から十分な量を注入すれば麻酔は効く
c：上顎大臼歯部．下顎に比べ歯根が離開しているぶん，根尖は比較的皮質骨に近い位置に存在する．さらに，骨は多孔性なので麻酔は効きやすい
d：下顎大臼歯．図のように第二大臼歯になると根尖は骨表面から深い位置に存在する．さらに歯根は厚い皮質骨に囲まれているため，麻酔は効きにくい．十分な麻酔時間と注入量が必要になる

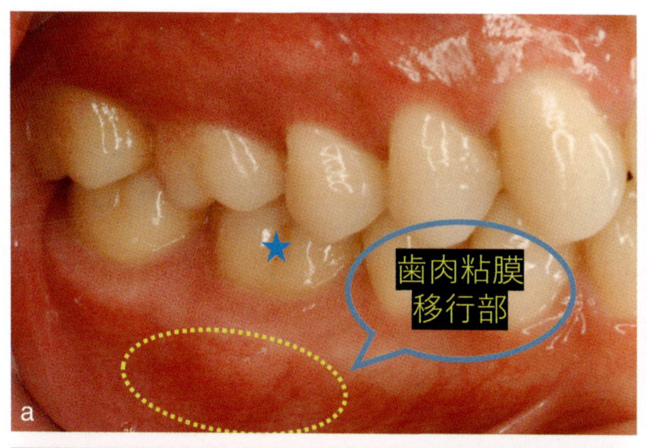

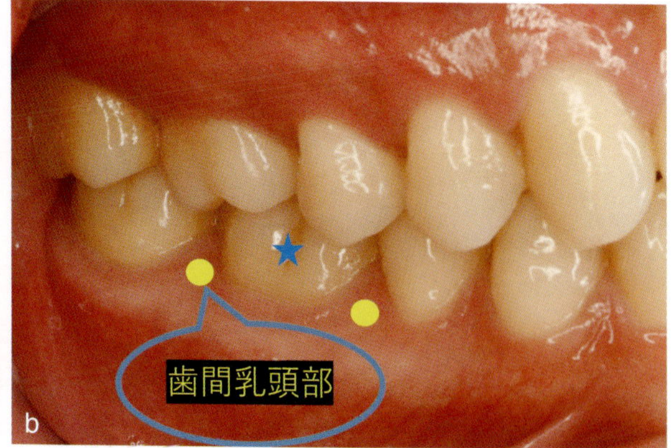

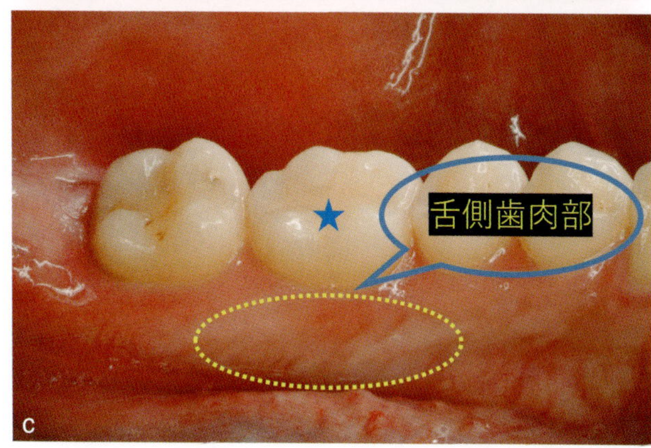

図 4 刺入点
a：初めに歯肉粘膜移行部，もしくはその付近に打つ．必要があれば表面麻酔を塗布した後に行う
b：粘膜移行部麻酔後，少し待ち歯間乳頭部に刺入する．頬側からゆっくりと舌側（口蓋側）方向に麻酔液を注入しながら進める．決して強い圧はかけない
c：貧血帯を確認後，舌側に注入する

（3）解剖学的形態

歯内療法で浸潤麻酔を効かせたい部位は，主として根尖部である．根尖周囲組織あるいは歯髄を麻酔することが目的である．

浸潤麻酔が効いていく過程は，粘膜下組織→骨膜→皮質骨→海綿骨→歯周囲神経である．粘膜内に注入された麻酔液は，浸潤しやすい部位から浸透していく．そのため，歯槽骨の厚みや緻密度が麻酔の効果に影響する．

上顎は下顎と比較して比較的皮質骨が薄く，多孔性であるため効きやすい（**図 3**）．また，乳頭部付近の骨には骨小孔が存在するため，骨内に浸透しやすい．

（4）刺入点

麻酔液注入時には，前述の通り，ゆっくりとまた，一定の速度で注入することで痛みを軽減することができる．

初めに，歯肉粘膜移行部もしくは付近に針を入れ，ゆっくりと薬液を少量ずつ出す．その後，骨小孔が多い歯間乳頭部に頬側から行い，徐々に舌側（口蓋側）に進める．舌側（口蓋側）の粘膜が白く貧血しているのを確認してから，あらためて舌側（口蓋側）粘膜に浸潤麻酔を行う（**図 4**）．その後，十分に時間を置いてから処置に入る．

浸潤麻酔の失敗

臨床で「麻酔が効かない」ということを，しばしば経験することではないだろうか．

表4　浸潤麻酔が効きにくい理由

解剖学的理由	歯種によって骨の厚みや歯根の位置，数が異なる
急性脱感作	薬剤を長期的 or 短時間に頻回投与すると反応性が急激に減少 →効果が薄くなる（急性脱感作＝タキフィラキシー）
組織 pH の低下	炎症が起きていると酸性に傾くため，麻酔が効きにくくなる
血流の増加	末梢血管の拡張で，浸潤麻酔効果が薄められてしまう
侵害受容器の炎症	プロスタグランジン E2（PGE2）は閾値を低下させる 組織損傷は Na チャネルの組成・分布・活性を変化 →結果，麻酔の失敗につながる
中枢感作	炎症の範囲が広い，あるいは痛みの原因が中枢に近いと効きにくくなる
心理的要因	恐怖感や不安感などの精神的要因

Hargreaves ら[5]は浸潤麻酔の失敗にさまざまな要因をあげている（**表4**）．

表4にも示した通り，急性炎症時のように炎症が強いと麻酔は効きにくく，痛みを与えてしまうと閾値が下がり，麻酔はより効きにくくなる可能性がある．基本的には薬剤で炎症を抑えてからの処置が望ましいが，どうしても処置しないといけない場合，筆者は全身状態や麻酔の既往歴が問題ないことを確認したうえで，処置前に多めに麻酔をするか，浸潤麻酔に加えて歯根膜麻酔を注入してから行うようにしている．また，精神的な要因が強いときは，病院に用意があれば笑気吸入鎮静法を利用している．いずれにしても緊急時には，応急処置程度にとどめておき，今の状況をしっかり説明したうえで次のアポイント時にしっかり時間を確保して処置すべきである．

まとめ

浸潤麻酔はわれわれ歯科医師にとっても患者にとっても，処置するためには必要不可欠なものである．しかし，使用方法を注意しないとショック症状などの重篤な状態に陥ることもある．日常，頻繁に使用しているため忘れがちかもしれないが，常に緊張感をもって使用することを忘れてはいけない．

文献

1）金子　譲ほか．日本歯科評論増刊／最新・歯科局所麻酔ハンドブック．ヒョーロンパブリッシャーズ，2001；107-113.
2）吉田和市ほか．処置別・部位別歯科局所麻酔の実際．クインテッセンス出版，2006；8-9.
3）渡辺達夫ほか．新しい極細注射針と 30G 注射針との口腔粘膜注射時の疼痛比較．日歯麻誌．1995；23：19-30.
4）太田慎吾ほか．局所麻酔注射の疼痛軽減に関する研究：歯科用注射針の太さと注射時疼痛との関連．松本歯学．1997；23：14-18.
5）Hargreaves KM, Keiser K. Local anesthetic failure in endodontics: mechanisms and management. Endodontic Topics. 2002; 1: 26-39.

無髄歯における齲蝕除去

須藤　享

齲蝕とは

歯の齲蝕とは，次のように定義される．「歯面のバイオフィルムに対し，発酵性糖質が繰り返し供給されることで，低い齲蝕原性であった微生物群の構成が，耐酸性と酸産生能をもつ高い齲蝕原性の微生物群へと変化し，有機酸を多く産生するようになる．その酸により歯の硬組織が脱灰され，さらに齲窩を形成するに至ったもの」[1]．

表層のエナメル質から象牙質に齲蝕が進行すると，象牙細管に細菌が侵入し，歯髄側へと脱灰が進行していく．象牙質の齲蝕は，その進行程度により大まかに３つの層に分けて考えることができる．齲蝕表層から，細菌感染を伴う脱灰層，細菌感染を伴わない脱灰層，そして象牙細管内にアパタイトなどの無機質が沈着した透明層となる．ただしこの３層は移行的に連続しており，境界は明瞭ではない（**図 1**）．

齲蝕除去のクライテリア

齲蝕除去のクライテリアに関する議論は今も続いており，結論は出ていない．

国内では，日本歯科保存学会が2015年に出した「う蝕治療ガイドライン　第２版」[3]が齲蝕除去の基準となる．ここでは，中等度の齲蝕に対し，軟らかい齲蝕あるいは濃く

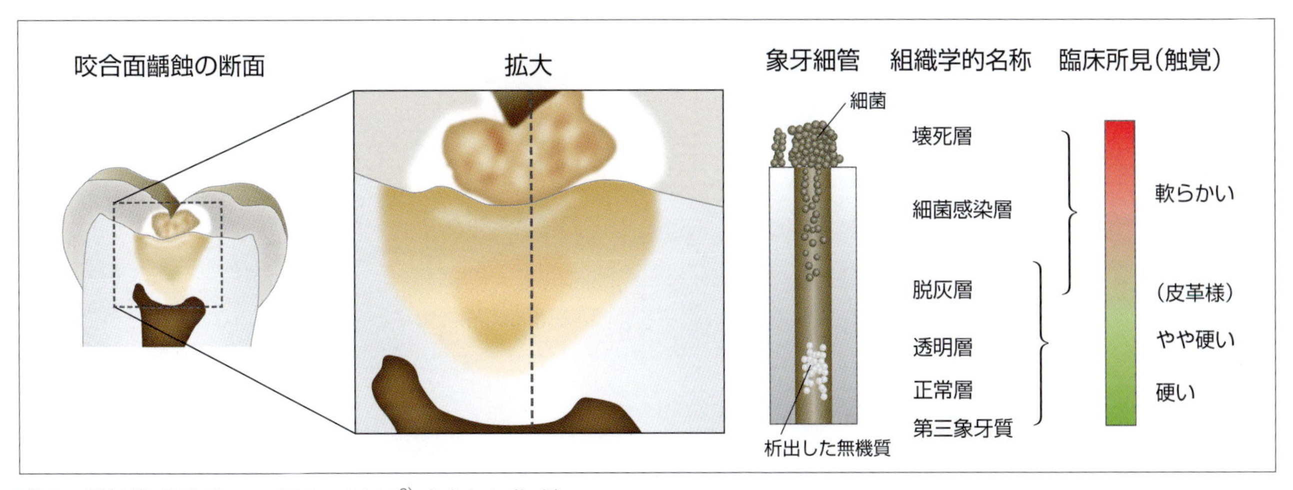

図 1　齲蝕模式図（Innes ほか，2016[2] をもとに作成）

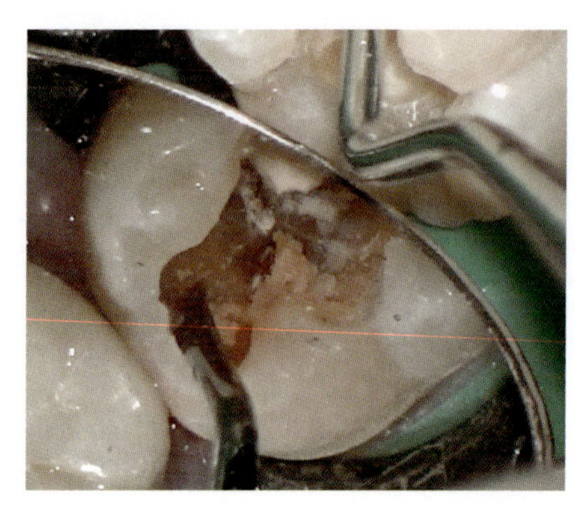

図 2　スプーンエキスカベータによる軟化象牙質除去

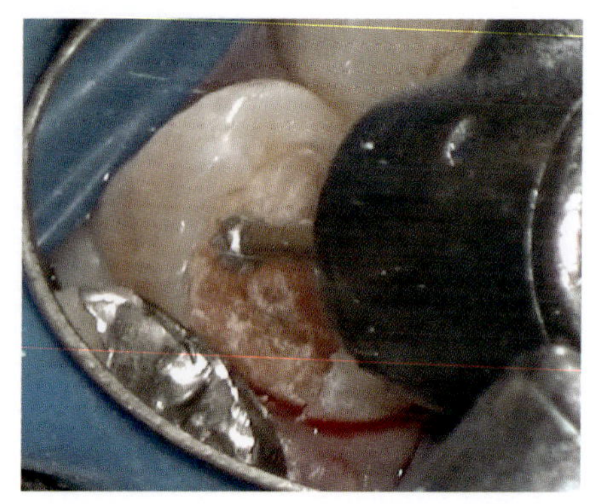

図 3　ステンレスラウンドバー（MI ステンレスバー，マニー）による軟化象牙質除去

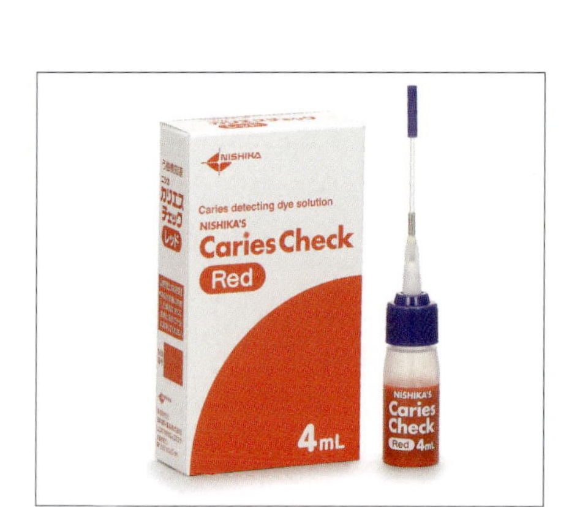

図 4　う蝕検知液（ニシカカリエスチェック・レッド，日本歯科薬品）

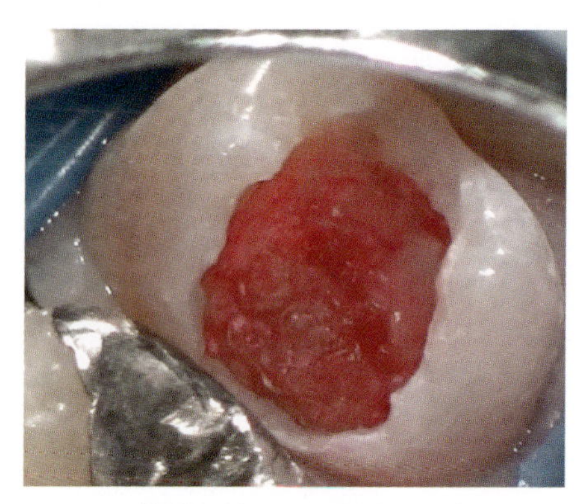

図 5　う蝕検知液による齲窩の染色

着色した齲蝕を，鋭利なスプーンエキスカベータまたは低回転のラウンドバーを用いて除去することを推奨している（**図 2，3**）．また，う蝕検知液（染色程度により除去すべき齲蝕か否かを判定する）を用いることも推奨している（**図 4，5**）．しかし，露髄の可能性の高い深在性齲蝕の場合は，露髄を避けるため完全に齲蝕を除去せず，期間をあけて段階的に齲蝕除去を行う方法，いわゆるステップワイズエキスカベーションを推奨している．この段階的な齲蝕除去では，最終的に感染象牙質を取り切るべきか否かについて議論の余地があるとしたうえで，リエントリーで感染象牙質を除去したのちに最終補綴を行うことを推奨している．結果として，ガイドラインで推奨しているのは「感染象牙質の完全な除去」である．

国際的には，2015 年にベルギーで開催された The International Caries Consensus Collaboration（ICCC）で出された consensus paper[2,4] を基準と考えるべきである．深在性齲蝕の場合は，露髄を避けることを念頭に齲蝕除去すべきとしており，「う蝕治療ガイドライン」と同じである．軽度または中等度齲蝕では，ある程度の硬さとなるまで齲蝕を除去すべきだが，推奨程度としては弱い，としている．齲蝕除去の指標としては「硬さ」が基本であるとし，湿潤程度や色などは付加的な指標として用いるとしている．う蝕検知液については，その使用により露髄や抜髄へと移行するリスクが他の除去指標

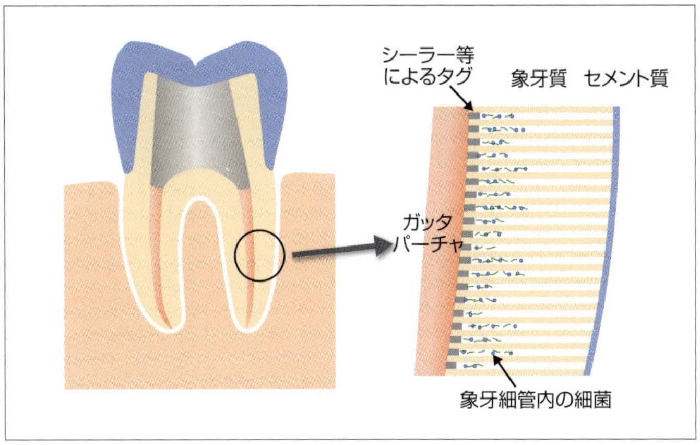

図 6　象牙細管内の細菌の封入

よりも高いとしている[5)]．さらに，修復処置のマージン部分で接着による封鎖が確実になされているのであれば，感染象牙質や硬い脱灰層を完全に除去する必要はない，とも述べている．また，除去法については，ある一つの手法を推奨できるほどのエビデンスがないとしている．

このように，齲蝕除去のクライテリアは，除去の指標，程度さらに手法に至るまで，かなり曖昧なものであることがわかる．国際的には，「硬さ」を基本的な除去の指標としているが，非常に主観的な指標である．客観性を欠き，ばらつきが多いと，その指標を正確に評価することも困難になる．術者間のばらつきを減らせるという意味では，う蝕検知液の使用は有効だと考えられる．ただし，過剰な象牙質切削となる可能性を認識したうえで使用すべきである．

根管治療における齲蝕除去の考え方

前項で齲蝕除去のクライテリアについて考察したが，前提となっていたのは「生活歯における歯髄保存」である．無髄歯においても同様の考え方でいいのだろうか．

根尖性歯周炎を呈している歯根象牙細管には細菌が侵入しており[6)]，根管から象牙細管に侵入した細菌はセメント質近くまで及ぶこともある[7)]．根尖孔外に感染が及んだ場合，細菌は根表面から象牙細管に侵入する[8)]．これら象牙細管内に侵入した細菌は，根管治療において根管洗浄や貼薬などを駆使したとしても，駆逐することはできない[9)]．したがって，細菌の完全な排除は困難であり，宿主の免疫により治癒に至る程度まで，細菌を抑制・封入することが根管治療の目標となる（**図 6**）．

生活歯における齲蝕除去は，「脱灰を伴う感染象牙質」を除去することが目標である．無髄歯において象牙細管に細菌が侵入した部分は「感染象牙質」といえるが，脱灰が伴っていなければ「齲蝕」ではない．したがって，日本歯科保存学会の「う蝕治療ガイドライン　第 2 版」で推奨しているう蝕検知液を使用したとしても，無髄歯では脱灰層は除去できても感染象牙質を除去できたことにはならない（**図 7**）．また，歯質が強く変色している場合は，う蝕検知液での判定が困難になるため，硬さを目安として感染象牙質

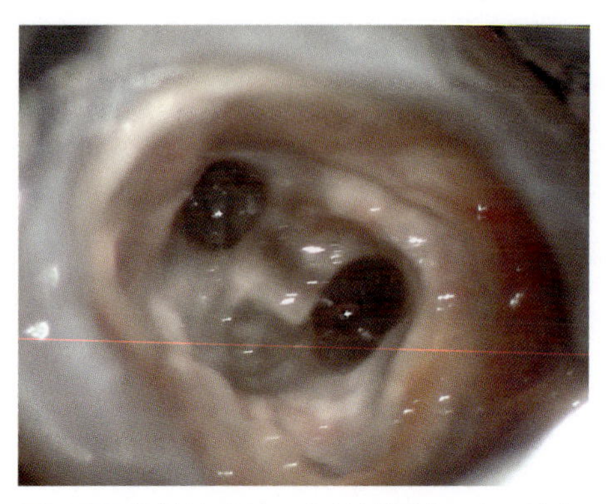

図 7　再根管治療時のう蝕検知液による染色
　染色部分を除去しても，象牙細管内の細菌が駆逐されたことにはならない

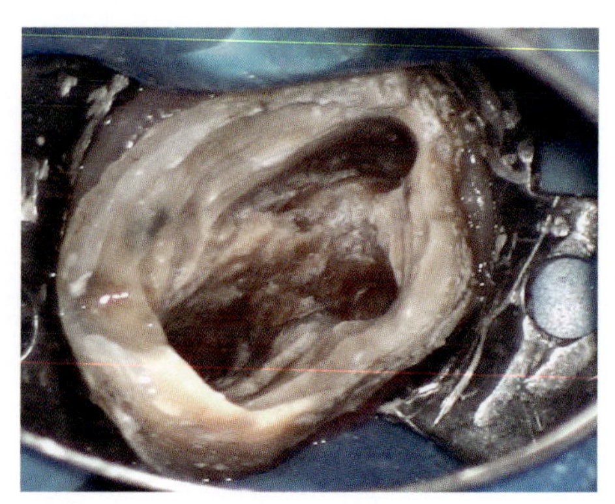

図 8　歯質の変色が強い場合，う蝕検知液での判定が困難になる

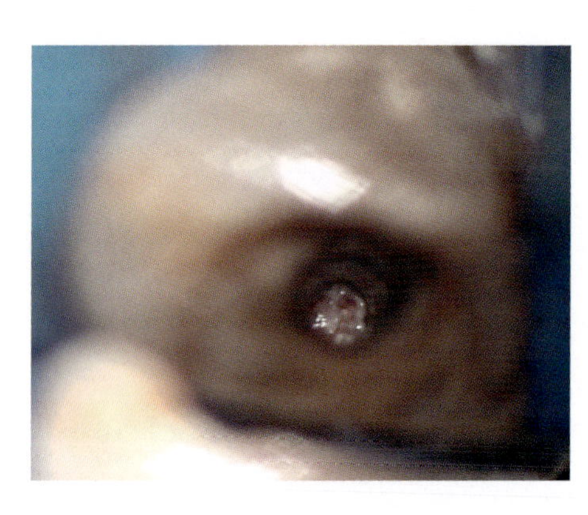

図 9　大きく拡大されていた根管
　根尖孔外の組織が見えている．ここまで拡大されていれば根管壁を隈なく観察することも可能であるが，通常の太さの根管であれば根管壁全体の観察は困難である

を除去していくしかない（**図 8**）．となれば，ICCC の consensus paper における，軟化象牙質を確実に除去し窩洞のマージン部分での接着による封鎖が確保されれば，感染象牙質や硬い脱灰層を完全に除去しなくてもよいという概念のほうが，無髄歯に当てはめやすい．

また，生活歯における齲蝕除去は，基本的には歯冠部の齲蝕を対象としている．歯冠部であれば，直視下でう蝕検知液や硬さを目安として齲蝕を除去していくことができる．しかし無髄歯では，歯冠部だけでなく根管も齲蝕除去の対象となる．根管は，直線的かつ大きく拡大されていればマイクロスコープ下での齲蝕の確認・除去が可能であろうが，基本的にはどんな器具を用いたとしても根管壁を隈なく切削することはできない[10)]（**図 9**）．つまり，齲蝕をどこまで除去するか，という程度の問題だけでなく，直視直達が可能な範囲でなければ確実な齲蝕除去は行えない，というロケーションの問題もある．

はたして生活歯における「齲蝕除去」という概念が，無髄歯に対して適当なのであろうか．生活歯での齲蝕除去は，歯髄保護を目的として行われる．しかし無髄歯では，露髄ぎりぎりの状況での繊細な齲蝕除去ではなく，歯髄のことを考えずに徹底的な齲蝕除去を行うことができる．逆に，いくら削ったところで感染象牙質を完全に除去することはできない．無髄歯では，齲蝕除去の目標であるところの「脱灰を伴う感染象牙質の除去」は完遂しえない．目標に達することができない概念を，無髄歯に当てはめようとすることで矛盾が生じてしまう．

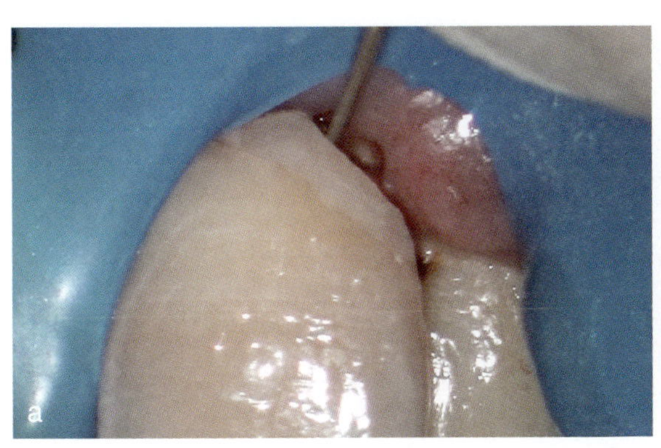
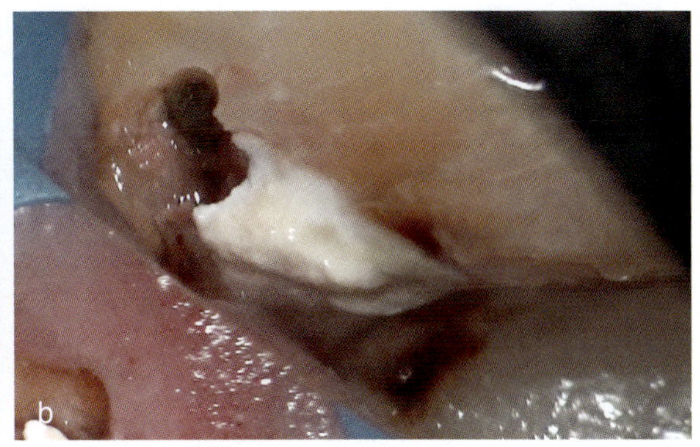

図 10 他院からの転院症例
a：歯頸部に不良充填物が残存していた
b：不良充填物を除去すると，軟化象牙質が残存し，髄腔内と交通していた．白く見えるのは，前医による髄腔内の仮封材

であれば，無髄歯では「軟化象牙質の除去」だけを考えるだけでいいのではないだろうか．軟化象牙質は，細菌が多く存在する変性した象牙質であるため，根尖性歯周炎に対する感染源であり，根管治療後の修復処置における接着阻害要因ともなる．無髄歯で感染象牙質を完全に除去することが不可能であるかぎり，「脱灰を伴う感染象牙質」を除去の対象とするのではなく，もっとシンプルに「軟化象牙質」だけを除去の対象とすることで十分ではないだろうか．もちろん，根管内は軟化象牙質の除去を完遂できない可能性がある．しかし，あくまでも軟化象牙質の除去は根管治療の一つのステップであり，それだけで完結するものではない．根管洗浄や貼薬，さらに根管充填と支台築造までのシステム全体で感染制御できれば，根管治療は成功する．

無髄歯での軟化象牙質の除去は，徹底的に行っても露髄の心配はない．しかし，保存可能な象牙質まで除去すると歯の強度や健全性を損ねる可能性がある．根管治療後の補綴歯の破折強度は，残存歯質が厚いほど大きいという報告がある[11]．やはり，無髄歯であったとしても歯質の可及的な保存ということを考慮する必要がある．したがって，「軟化象牙質の除去」も「生活歯における齲蝕除去」の手法に準じて行うべきであろう．ここで，う蝕検知液は「感染象牙質の完全な除去」のために用いるのではなく，「軟化象牙質の取り残し確認」のために用いると考えるのが妥当である．

軟化象牙質除去後の状態維持

根管治療が複数回に及ぶ場合，次回までコロナルリーケージを防ぐことのできる確実な仮封を行うことが重要となる．窩洞のマージンに不良修復物や軟化象牙質が残存していると仮封が不完全となり，唾液など感染源の供給が持続することにつながる（**図 10**）．髄腔開拡時に，不良修復物と窩洞内の軟化象牙質除去を確実に行い，仮封の健全性を確保できるようにしておく必要がある．

根管治療後の支台築造において確実な防湿が行えていなければ，軟化象牙質除去を行った歯質表面に唾液が触れ，新たに細菌が供給されることとなる．直接法にて支台築

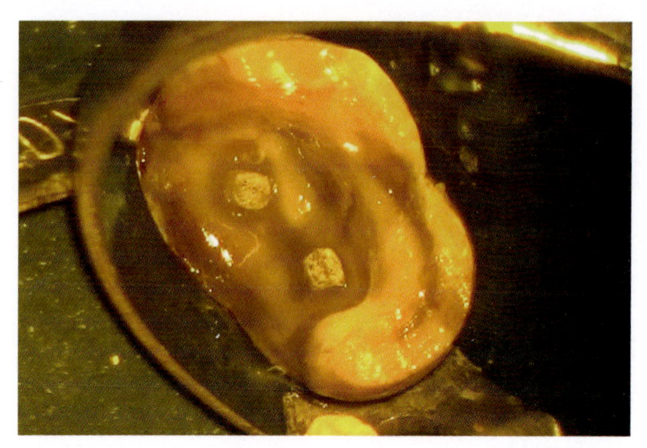

図 11　ラバーダム装着下でのファイバーポスト築盛

造を行った際のラバーダム装着の有無が予後に影響を与えるかを調べた研究によると，ラバーダムなしでは成功率が低かった[12]．支台築造時にもラバーダムを装着し，軟化象牙質除去後の歯質の健全性を保つ必要がある（**図 11**）．

軟化象牙質除去というステップのみを考えるのではなく，除去後の状態を維持できるような環境下で根管治療を進めていく必要がある．そのためには，軟化象牙質除去から支台築造まで，根管治療の一連のステップをラバーダム装着下で行うことが求められる．

文献

1）Fejerskov O, Larsen MJ. Demineralization and remineralisation: the key to understanding clinical manifestations of dental caries. In: Fejerskov O, et al. eds. Dental caries: the disease and its clinical management. 3rd ed. Wiley Blackwell, 2015: 160-169.
2）Innes NP, et al. Managing carious lesions: consensus recommendations on terminology. Adv Dent Res. 2016; 28(2): 49-57.
3）日本歯科保存学会編．う蝕治療ガイドライン　第 2 版．永末書店，2015.
4）Schwendicke F, et al. Managing carious lesions: consensus recommendations on carious tissue removal. Adv Dent Res. 2016; 28(2): 58-67.
5）Schwendicke F, et al. Effects of using different criteria for caries removal: a systematic review and network meta-analysis. J Dent. 2015; 43(1): 1-15.
6）Taschieri S, et al. Microbial invasion of dentinal tubules: a literature review and a new perspective. J Investig Clin Dent. 2014; 5(3): 163-170.
7）Ricucci D, et al. Extraradicular infection as the cause of persistent symptoms: a case series. J Endod. 2015; 41(2): 265-273.
8）Ricucci D, et al. Complex apical intraradicular infection and extraradicular mineralized biofilms as the cause of wet canals and treatment failure: report of 2 cases. J Endod. 2016; 42(3): 509-515.
9）Neelakantan P, et al. Biofilms in endodontics-current status and future directions. Int J Mol Sci. 2017; 18(8): E1748.
10）Kyaw Moe MM, et al. Root canal shaping effect of instruments with offset mass of rotation in the mandibular first molar: a micro-computed tomographic study. J Endod. 2018; 44(5): 822-827.
11）Scotti N, et al. Influence of adhesive techniques on fracture resistance of endodontically treated premolars with various residual wall thicknesses. J Prosthet Dent. 2013; 110(5): 376-382.
12）Goldfein J, et al. Rubber dam use during post placement influences the success of root canal-treated teeth. J Endod. 2013; 39(12): 1481-1484.

ラバーダム，隔壁

須藤　享

ラバーダムを，なぜ使うのか

「根管治療において，ラバーダムは必須です！」

この言葉をどれほど投げかけても，ラバーダムはなかなか普及しない．まるで，歯内療法専門医の独り言のようである．ラバーダムは歯内療法専門医だから使うもので，一般歯科医はそこまでやる必要はない，おそらくそういった認識なのであろう．

実際は，まったく逆である．一般歯科医だからこそ，ラバーダムを使うべきである．なぜなら，ラバーダムを使うことで，根管治療が劇的に行いやすくなる．苦手だと感じている方ほど，ぜひトライしていただきたい．これまで使ったことのなかった方こそ，その環境の変化による恩恵を強く感じるはずである．

歯科医師がラバーダムを使用しない理由として，「面倒である」あるいは「患者が嫌がる」ということが主な理由であったとの調査報告があるが[1]，本当に患者は嫌がるのであろうか．ラバーダムの使用について歯科医と患者にアンケートをとった研究がある．患者はラバーダムに対して，口を開けたままで顎が疲れる，口が渇く，歯が締め付けられる，といった順に不快に感じるようであるが，それとは対照的に，73％の患者が「安心感がある」と回答した．また，「ラバーダムを装着して診療してほしい」という患者は92％にも達した[2]．つまり，**ラバーダム装着はかなり患者満足度の高い処置**ということである．

ラバーダムは根管治療の助けにもなり，患者満足度も高い．こんな一挙両得の処置を行わない手はない．ここでは，ラバーダムを導入するのあたっての基礎知識を提示していく．

ラバーダムの目的

1）無菌的処置

根尖病変が細菌感染により引き起こされることは，50年以上も前にKakehashiらの研究で明らかになっている（**図1**）[3]．この研究のようにあからさまに歯髄腔に食渣が入るというほどではないにしても，**ラバーダムのない状況では，根管治療中に唾液とともに口腔内細菌が歯髄腔に侵入する**ことは容易に想像できる．

唾液による感染を示唆させる研究結果がある．根管治療後の支台築造を直接法にて

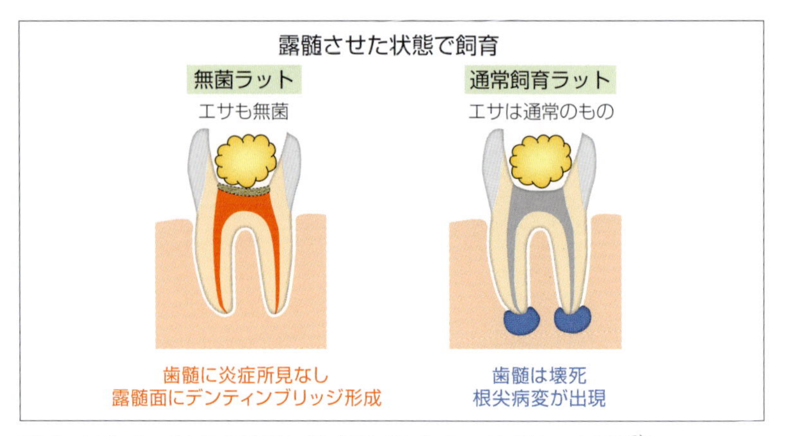

図 1　Kakehashi らの結果の模式図（Kakehashi ほか，1965[3]）
左は無菌ラットおよび無菌食餌，右は通常飼育のラット．無菌の場合，歯髄は生活状態を保ち，その上面にはデンティンブリッジが形成された．通常飼育の場合，歯髄は壊死し，根尖病変が形成された

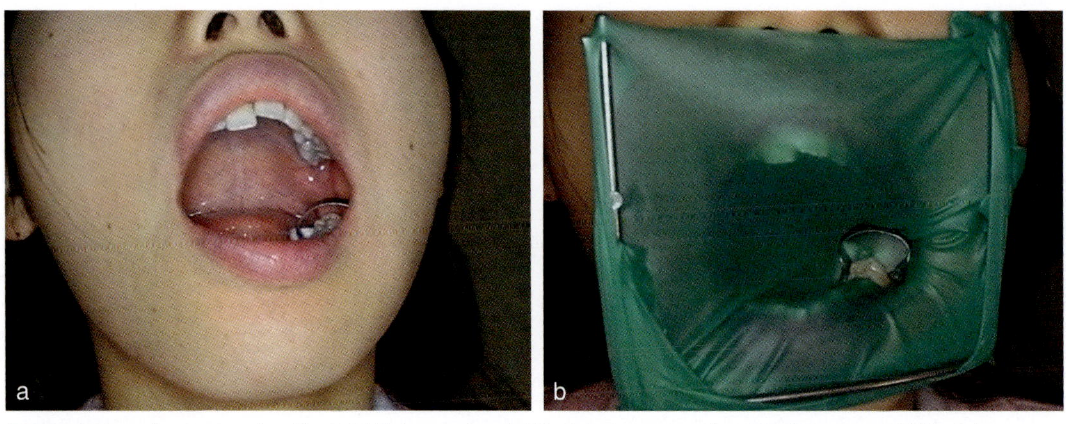

図 2　クランプのみでラバーダムは装着していない状態（a）とラバーダムを装着している状態（b）

行った際のラバーダム装着による予後への影響の有無を調べた研究によると，ラバーダムなしで成功率が低かった[4]．根管治療後の支台築造時ですら唾液の影響がある（188ページ表 1 参照）のであれば，根管治療中ではより影響が大きいことが推察される．根管治療中に含嗽するなどは，もってのほかである．含嗽までいかなくとも，処置中に口唇や舌に触れるようであれば，唾液混入のリスクはかなり高い．

象牙細管内に侵入した細菌は，根管治療において根管洗浄や貼薬などを駆使したとしても駆逐することはできない[5]．したがって，細菌の完全な排除は困難であり，宿主の免疫により治癒に至る程度まで細菌を抑制・封入することが根管治療の目標となる．であれば，根管内へのさらなる感染源の供給を避けることが重要であり，それを実践するためにはラバーダムが必須となる．

2）術野の確保，軟組織の保護

下顎第一大臼歯を患歯とした場合の，クランプのみ画像（**図 2a**）とラバーダム装着後の画像（**図 2b**）を見くらべていただきたい．治療対象は 1 本の歯である．それ以外

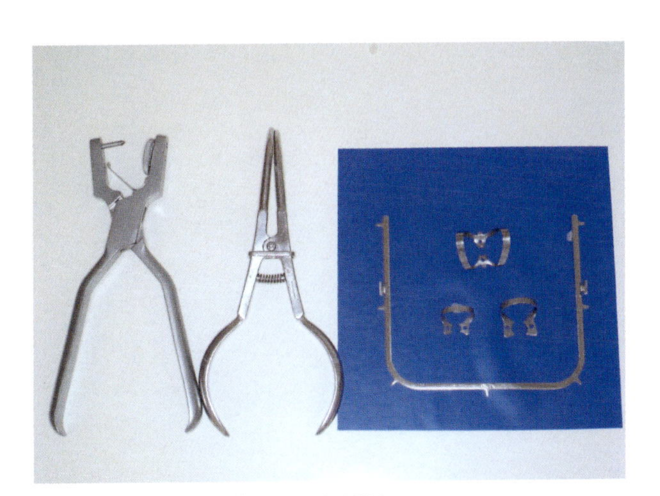

図3　ラバーダム装着に必要な器材
左から，ラバーダムパンチ，クランプフォーセップス，ラバーダムシート，ヤングフレーム，クランプ

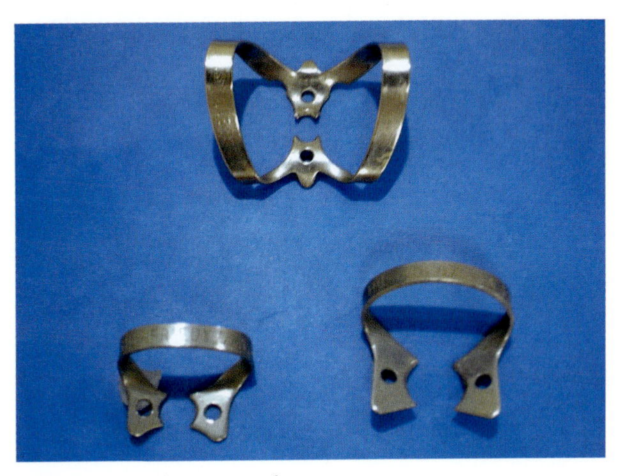

図4　ラバーダムクランプ
上から時計回りに，前歯部用（#211，デンテック），大臼歯部用（33，ヒューフレディ，モリタ），前歯部および小臼歯部用（32，ヒューフレディ，モリタ）

は見えている必要はない．ましてや口唇や舌は動くため邪魔であり，巻き込むリスクも高い．どちらが治療しやすいのか，説明するまでもないであろう．

3）器具の誤飲，誤嚥の防止

フランスの保険会社のデータをもとに歯科治療中の誤飲・誤嚥について解析を行った研究によると，すべての誤飲・誤嚥のうち根管治療器具は18%であった．また，根管治療器具の誤飲・誤嚥の発生率は，10万根管あたり誤飲は0.12回，誤嚥0.001回と試算されている[6]．発生率は決して高くはないが，発生してしまった場合は外科的摘出が必要となる場合もある[7]．誤飲では自然排泄される場合が多いようであるが，X線写真等により排泄されたかを確認する必要がある[8]．

根管治療中の誤飲・誤嚥は，ラバーダム装着により確実に予防できる．発生してしまってから後悔するのでは遅い．**事故による患者あるいは社会的信頼の喪失による損害を考えれば，ラバーダムのコストなど大したことはない．**

ラバーダムの装着方法

ラバーダムの装着方法は，その部位や状態によってバリエーションは多数に及ぶ．ここでは，基本的な器材と装着方法を説明する．

1）使用器材（図3）

（1）ラバーダムシート

大きさは6インチ四方のものをお勧めする．5インチの場合，開けた穴にずれがあるとフレームに対して長さが足りなくなることがある．厚みは中程度のものが柔軟かつ裂けにくいと感じる．

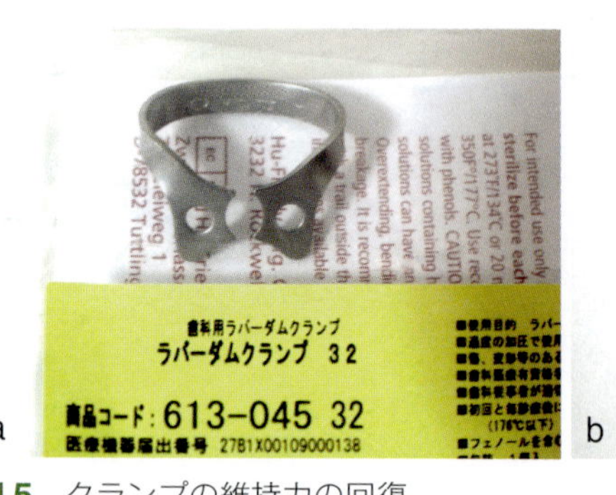

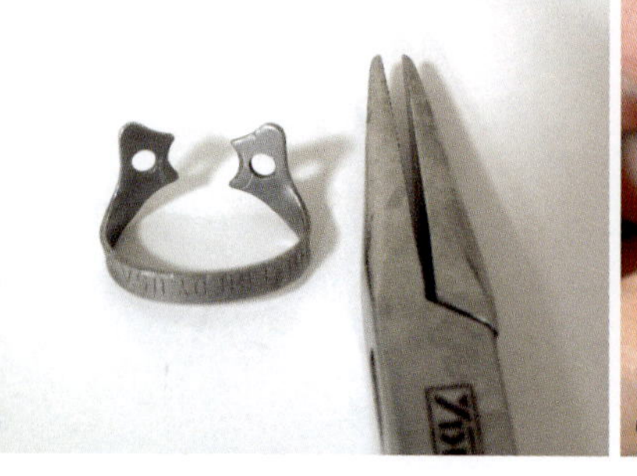

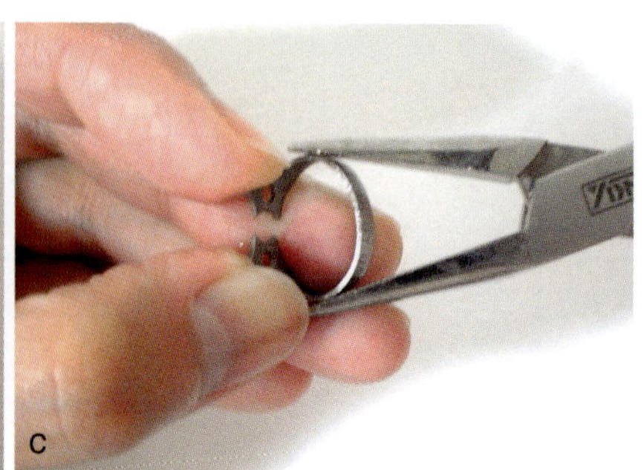

図 5 クランプの維持力の回復
a：新品のクランプ
b：フランジが開いてしまったクランプ
c：開いたクランプは維持力が落ちるため，プライヤーでフランジを閉じる

天然ゴム製が安価であるが，ラテックスアレルギーの問題がある．アレルギー対策には，単価は高くなるがシリコンゴム製のラバーダムシートを用いればよい．

（2）ラバーダムパンチ

穴の大きさを変えられるようになっているが，最も大きな穴を用いる．ラバーダムパンチの穴に欠けや傷があると，ラバーダムシートの穴が裂けやすくなる．

（3）クランプ

クランプの種類は驚くほど多い．使いやすいクランプでないと，ラバーダムを使いたくなくなるかもしれない．比較的使いやすいと思われるクランプを**図 4** に示す．この他にも，残根状態の歯にも装着しやすいもの，マイクロスコープ下で使用することを想定して表面に黒いつや消し処理を施してあるものなどがあるので，自身の使いやすいだろうと思われるものをアレンジしていただきたい．

クランプは使っているうちにフランジ（クランプフォーセップスをかける穴がある部分）が開き，維持力が落ちてしまう．その際は，プライヤーでフランジを閉じ，維持力を回復させる（**図 5**）．

（4）クランプフォーセップス

Stork 型と Brewer 型があるが，**図 3** に示す Stork 型のほうが使いやすいと感じる．

（5）ヤングフレーム

フレームも種類は豊富だが，使いやすく取り扱いも容易なヤングフレームをお勧めする．大人用と小児用があるが，口の小さい方だと小児用のほうが使いやすい場合もある．

2）装着方法

（1）クランプをかける位置（図 6）

クランプは引っかかりが浅いと外れやすく，ラバーダムシートをフレームに展開する際に脱離してくる．しっかりと歯頚部のアンダーカットに装着し，維持力を確保することが重要である．しかし，この位置にクランプをかけると歯肉が圧迫され痛い．根管治療途中の痛みをコントロールすることも含め，治療前に浸潤麻酔をする必要がある．

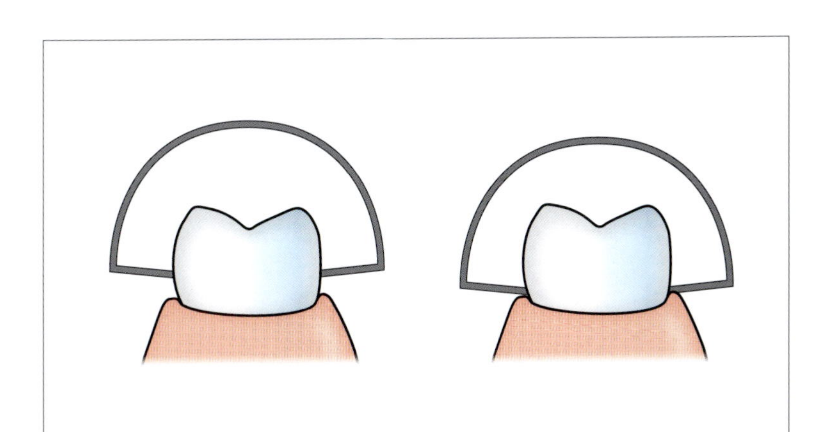

図 6　クランプの位置が左のように豊隆を超えていないと，クランプが浮いてきてしまう．右図のように歯頚部にクランプをかけるとアンダーカットに引っかかり安定する

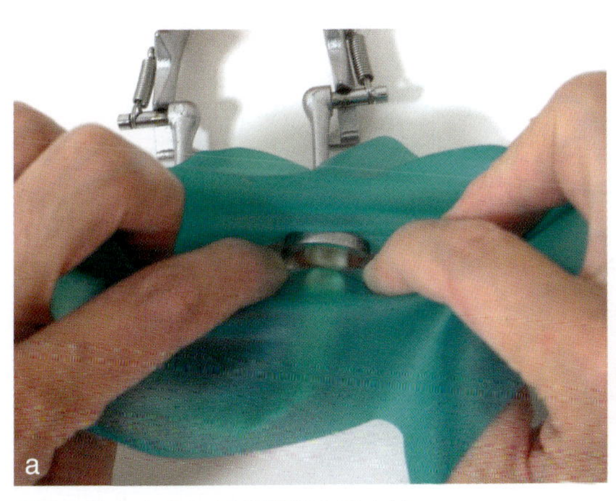

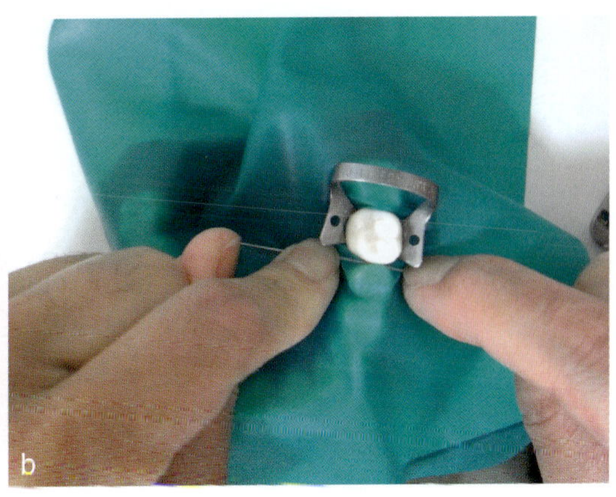

図 7　先にクランプを装着する方法
　a：クランプはスプリング（アーチ状の部分）が遠心にくるように装着する．まず，スプリング部分からラバーダムシートの穴を通す
　b：さらにラバーダムシートをフランジ部分にも通す．隣在歯とのコンタクトにフロスを通し，歯頚部までラバーダムシートを押し下げる

（2）先にクランプを装着する方法（図 7）

患歯にクランプをかけてからラバーダムシートを装着する方法．クランプをかけた後に指でスプリング部分を押し，維持力が十分確保できているかを確認する．ラバーダムシートはスプリング部に通してから，さらにフランジ部に通し患歯をラバーダムシートの穴から完全に露出させる．隣在歯とのコンタクトが存在している場合は，フロスを通してラバーダムシートを歯頚部まで押し下げる．

（3）クランプにラバーダムシートを取り付けてから装着する方法（図 8）

ラバーダムシートの穴にクランプを通してから患歯に装着する方法.最後方臼歯部で，後からラバーダムシートをクランプに通すのが窮屈な場合に有効である．ただし，患歯にクランプをかける際にラバーダムシートで視野が妨げられることもあるので，クランプを確実にかけたい場合は先にクランプを装着したほうがよい．

（4）ヤングフレームへのラバーダムシートの展開

患歯をラバーダムーシートから露出させた後，ラバーダムシートをヤングフレームに

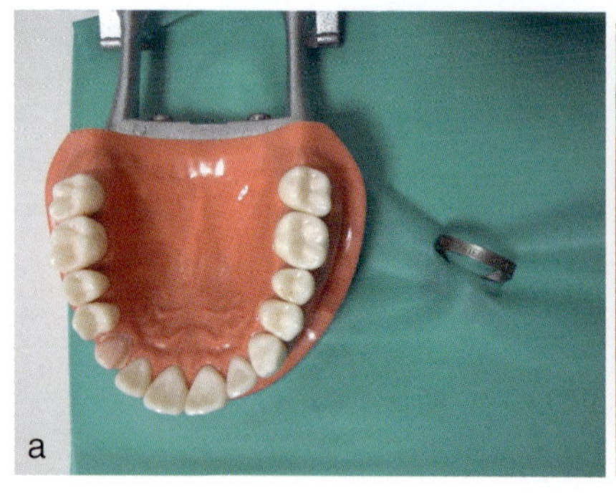

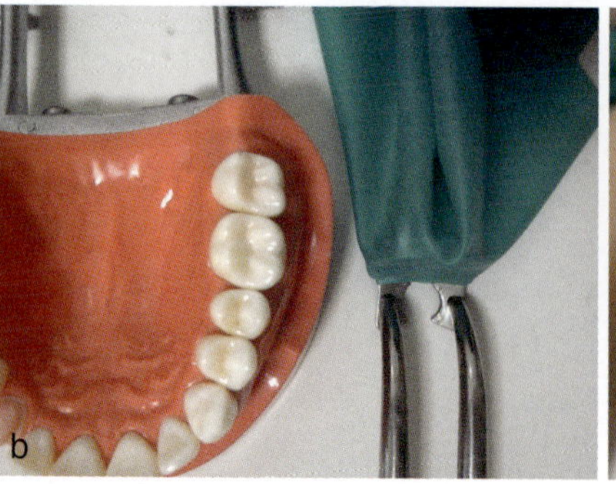

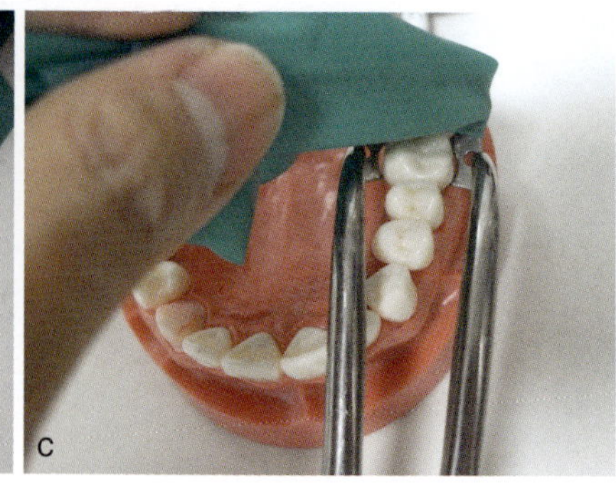

図 8　クランプにラバーダムシートを取り付けてから装着する方法
a：ラバーダムシートの穴に，患歯にクランプを装着する方向に合わせて，スプリング部分を下から上に向けて通す
b：スプリング部分を包み込むようにラバーダムシートをまとめ，シートの下側にあったフランジにクランプフォーセップスをかける
c：ラバーダムシートごとクランプを患歯にかける．ラバーダムシートの展開は，クランプが先の時と同じ

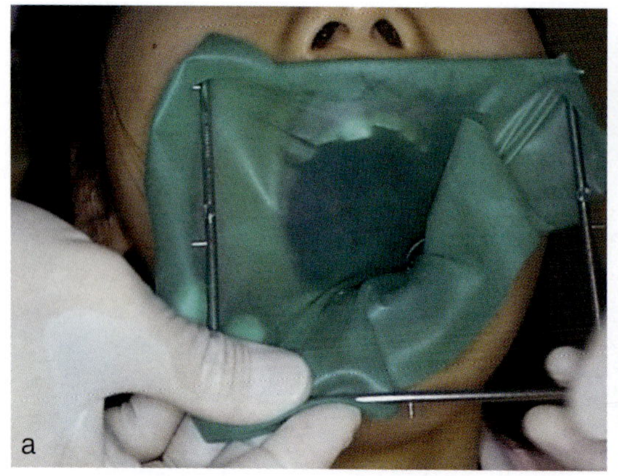

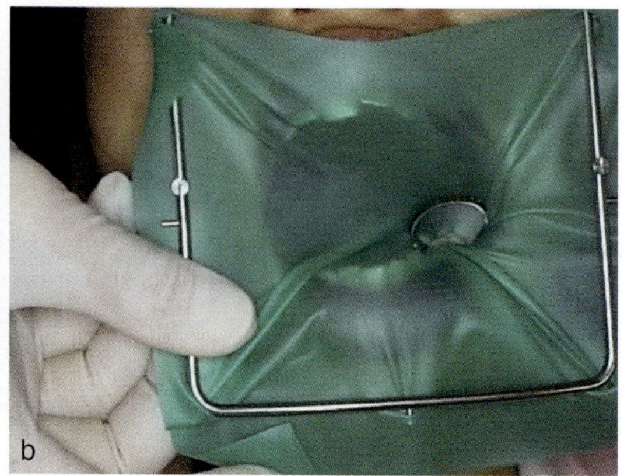

図 9　ヤングフレームへのラバーダムシートの展開
a：ラバーダムシートが鼻孔を覆わないようにヤングフレームの上端の位置を決め，上端にラバーダムシートを引っ掛ける
b：上端の位置が決まってから下端部にもラバーダムシートを引っ掛け，ヤングフレームの中心に口腔が位置していることを確認する．後はフレーム外に余ったシートをフレームのツメや四隅に引っ掛けて巻き込んでいく

展開する．ラバーダムシートが鼻孔を覆わないように，ヤングフレームの上端の位置決めを先に行い（**図 9a**），ついで下端にラバーダムシートを引っ掛け，ヤングフレームの中心に口腔が位置するようにする（**図 9b**）．

（5）先にラバーダムシートを装着する方法（図 10）

前歯部では，先にラバーダムシートの穴に患歯を通し，シートを歯頚部が露出するまで引っ張ってからクランプをかける方法もある．

隔壁

歯冠形態が比較的保存されている場合，ラバーダム装着は容易に行える．しかし，歯肉縁上歯質が喪失していると，クランプをかけることが困難になる（**図 11**）．何とかラバーダムを装着できたとしても唾液が根管内に混入しやすく，逆に洗浄液も溢れやすくなる（**図 12**）．また，仮封材の厚みや維持力を確保することも難しい．そのような場合

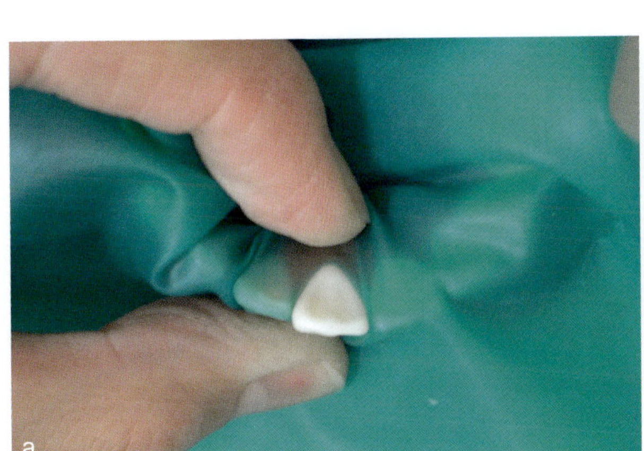

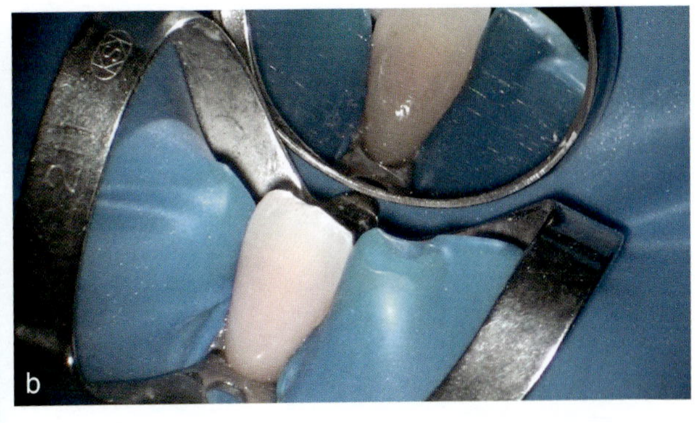

図 10　先にラバーダムシートを装着する方法
a：ラバーダムシートの穴を先に患歯に通す．コンタクトにもフロス等でシートを通し，歯頸部まで確実に押し下げておく
b：クランプが歯頸部にかかり，歯との間にラバーダムを挟み込んでいないことを確認する

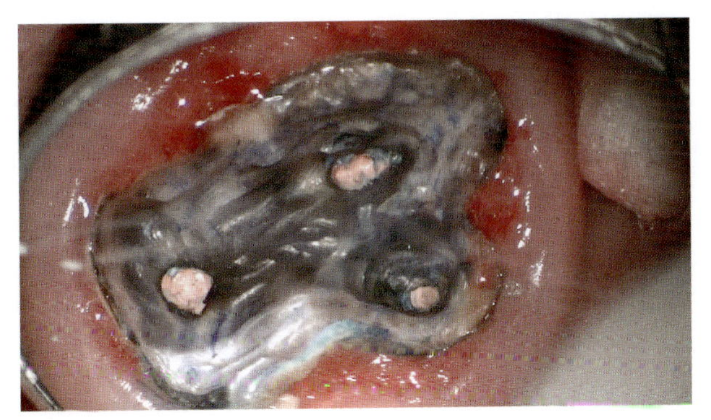

図 11　残根状態の患歯
歯肉縁上に歯質が残存していない場合，クランプをかけることが困難になる

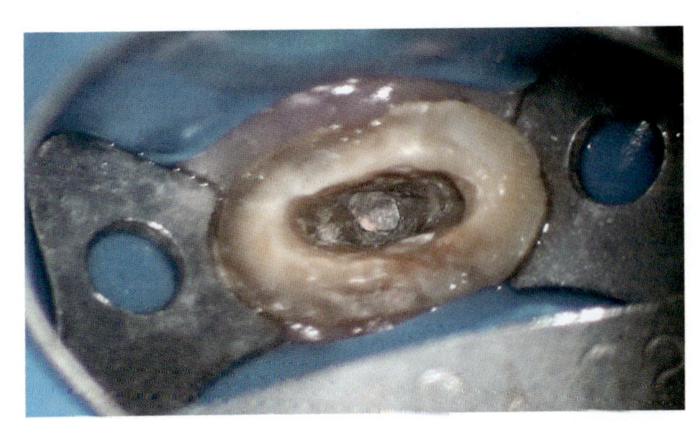

図 12　ラバーダムを装着できたとしても，周囲歯質に高さがないため，根管内に唾液が混入しやすい．また，洗浄液も周囲に溢れやすい

は，コンポジットレジンを用いて，患歯周囲に隔壁を作製する（**図 13**）．

隔壁はコンポジットレジンを用いて作製するが，防湿が不完全なまま作製すると唾液や血液により接着不良が発生する．接着不良部から漏洩が持続することになり，ラバーダムが装着できたとしても，汚染防止という目的は果たせない（**図 14**）．隔壁作製時も，確実に防湿するためにラバーダムを装着する（**図 15**）．

隔壁作製は，齲蝕を除去し，根管口を明示してから行うことを勧める．根管口がよくわからないまま隔壁を作製すると，隔壁により根管口が塞がれてしまうことがある．解剖学的なロードマップがあやふやとなり，根管探索時に穿孔するリスクも高まる（**図 16**）．

根管治療中，審美的および機能的な問題から歯冠形態を回復させなければいけない場合，根管内に維持を求めたテンポラリーポストクラウンが装着されている場合があるが，仮封の厚み確保が不十分であり，かつテンポラリーポストクラウンの適合不良により漏洩が発生することが懸念される．そういった場合，隔壁を支台歯形態とし，次回治療ま

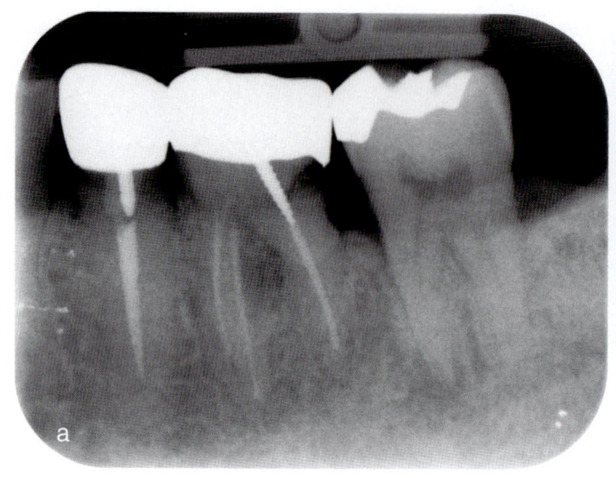

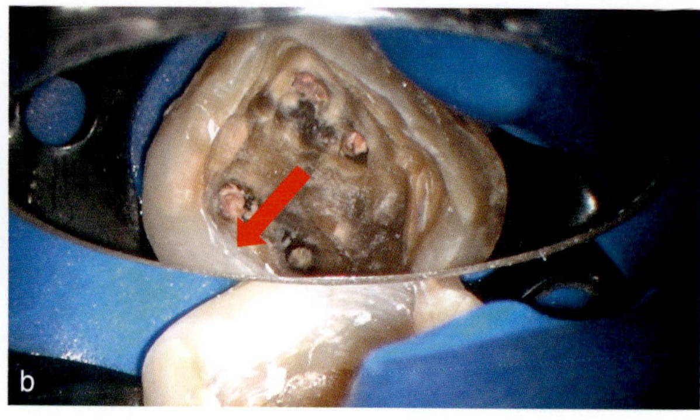

図 13　|6

a：術前デンタルX線写真．遠心歯頚部に深い齲蝕様透過像が認められた

b：齲蝕除去後，遠心齲蝕が歯肉縁下まで及んでいたため，コンポジットレジンにて隔壁を作製した（矢印）

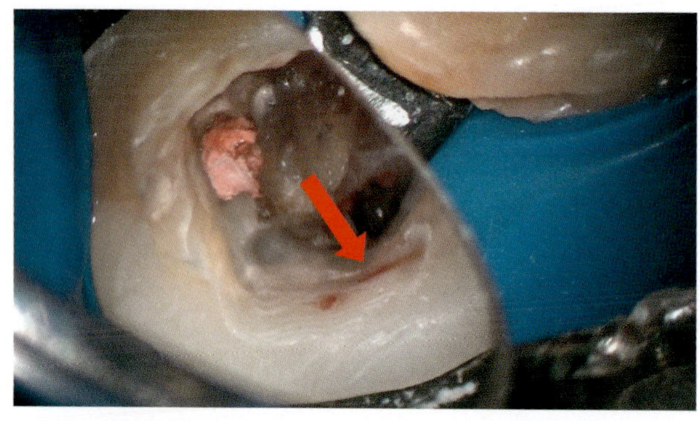

図 14　隔壁と歯質の境界部から滲み出た血液（矢印）

接着不良が原因であるが，このままでは漏洩が持続し，根管内に新たな感染源が供給されつづけることになる

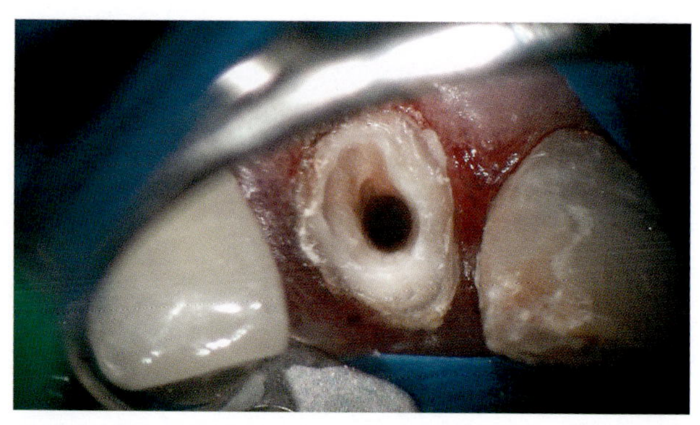

図 15　患歯の隣在歯にクランプの維持を求め，複数歯を露出させるようにラバーダム装着を行ってから隔壁を作製する．場合によっては，このまま根管治療を行うこともできる

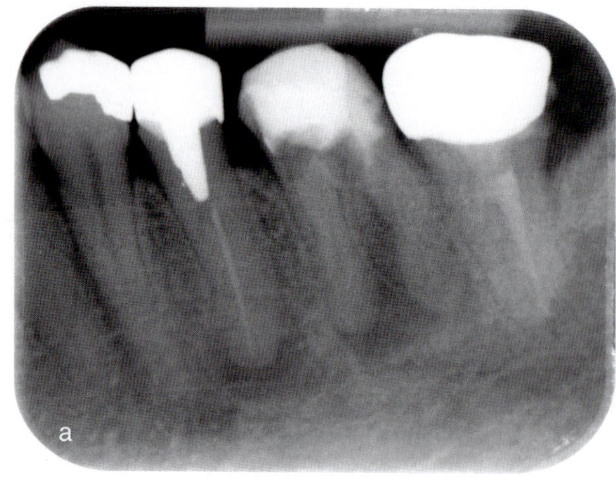

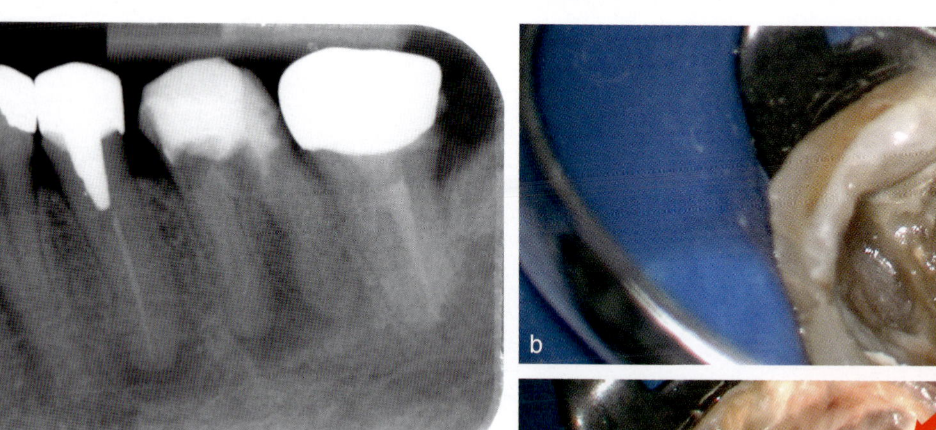

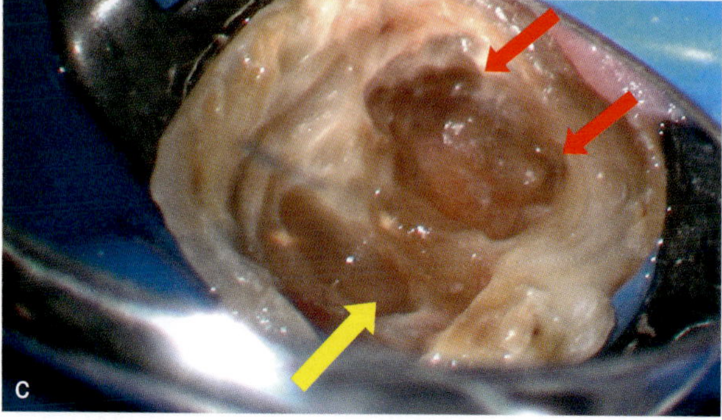

図 16　|6

a：術前デンタルX線写真．根管が見つからないという依頼であった．近心歯頚部と分岐部は穿孔が疑われた

b：歯冠中央から遠心にかけて隔壁が作製されていた（矢印）

c：隔壁除去後．遠心根管口（赤矢印）は隔壁の下に存在していた．黄矢印は近心根管口の位置

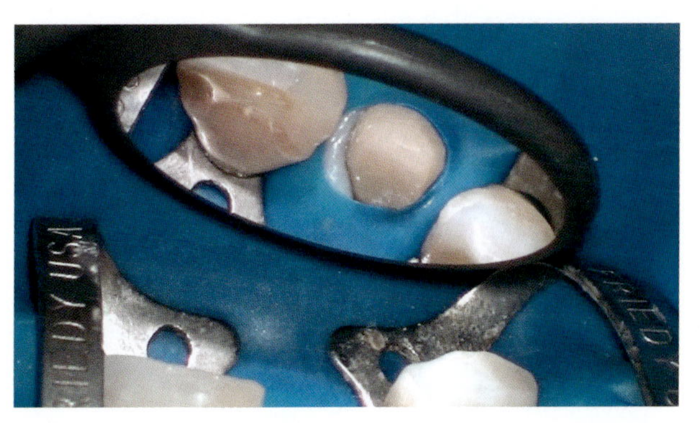

図 17 支台歯形態の隔壁．隔壁を作製してから，あらためて支台歯形成と髄腔開拡を行う．次回来院までは，髄腔開拡部を仮封してから，テンポラリークラウンを装着する

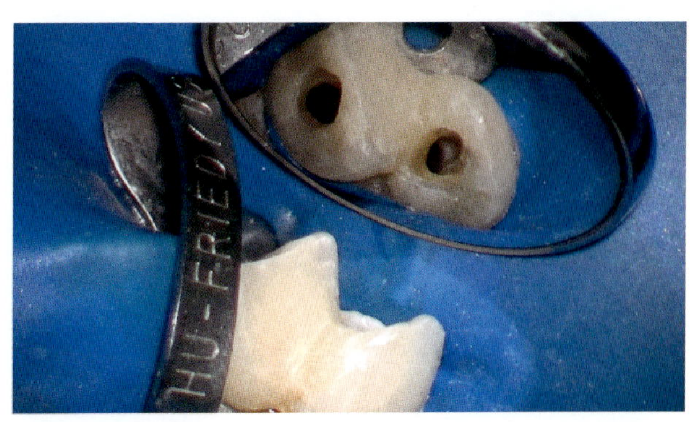

図 18 齲蝕除去後，ほぼ残根状態となった2|および3|の歯冠形態をコンポジットレジンで回復させてから髄腔開拡を行った

では髄腔開拡部の仮封とテンポラリークラウン装着で対応する．確実な仮封を維持しつつ，審美的・機能的回復も果たせる（**図 17**）．さらに，コンポジットレジンで完全に歯冠形態を回復させることも可能である（**図 18**）．ただし，ポストがなく接着面のみで維持されている状態であり，強い咬合力により破折する恐れがあるため，咬合調整を入念に行っておく必要がある．

まとめ

歯内療法のスキルアップとなると，NiTi ファイルやマイクロスコープ，さらには MTA セメントなど最新器材や材料の話になりがちである．それよりもまず，ラバーダム装着テクニックを磨くことのほうが，より実践的なスキルアップにつながる．

根管治療は日々行われ，症例不足に困ることはない．多くの症例を経験することで，すぐに上達する．歯内療法がうまくなりたいのであれば，ラバーダムと真摯に向き合うことから始めてみよう．

文献

1) 内藤　徹ほか．日本の歯科医療現場におけるラバーダムの使用状況と使用に影響を与える因子．日歯保存誌．2002；45(春季特別)：157．
2) 佐々木るみ子ほか．歯内療法時のラバーダムは不快か？　歯科医師と患者の意識調査．日歯内療誌．2006；27(1)：2-5．
3) Kakehashi S, et al. The effects of surgical exposures of dental pulps in germ-free and conventional laboratory rats. Oral Surg Oral Med Oral Pathol Oral Radiol Endod. 1965; 20: 340-349.
4) Goldfein J, et al. Rubber dam use during post placement influences the success of root canal-treated teeth. J Endod. 2013; 39(12): 1481-1484.
5) Neelakantan P, et al. Biofilms in Endodontics-Current Status and Future Directions. Int J Mol Sci. 2017; 18(8). pii: E1748.
6) Susini G, et al. Accidental ingestion and aspiration of root canal instruments and other dental foreign bodies in a French population. Int Endod J. 2007; 40(8): 585-589.
7) 柴山尚大ほか．小児における鋭利な歯科治療器具誤飲の 1 例．小児口腔外科．2016；26（1）：37-40．
8) 角竹功次ほか．根管治療中の器具誤飲症例からの考察．日歯内療誌．2015；36(3)：126-129.

髄腔開拡

吉岡俊彦

はじめに

髄腔開拡は英語では Access Cavity Preparation である．つまり，根管への「通路」となる「窩洞」を「形成」することを指している．ただ単に歯髄腔への窩洞を掘るだけではないことに，注意しなくてはならない．正しく髄腔開拡を行うことで容易に根管にファイルを挿入でき，根管形成・洗浄・充填といった髄腔開拡に続く処置を容易に行うことができる．

本稿では，根管への通路となる窩洞がどういう要件を満たすべきかをもう一度考え直し，歯種ごとに正しい髄腔開拡を提示する．

髄腔開拡に求められる要件

髄腔開拡に求められる要件として，以下の３つをあげる．

・根管探索が容易にできる
・根管形成が容易にできる
・歯冠部の感染除去ができる

上記３点を達成するための具体的なポイントには以下の点がある．

・ストレートラインアクセスを意識する
・根管を見逃さないように，根管数のバリエーションを理解しておく
・視野や器具の挿入方向を考え，可能なかぎり直視直達で処置を進められるようにする
・歯冠部の感染（齲蝕）をしっかり取り除く
・アンダーカット部の歯髄や齲蝕を除去する
・過剰切削を避ける（必ずしもアンダーカットを除去したり，外開きにしたりする必要はない）
・齲蝕窩洞を代用にしない（齲蝕除去＋正しい髄腔開拡を意識する）
・再根管治療でも髄腔開拡の修正を行う（旧髄腔開拡を信用しない）
・旧コア材やセメントを残さない
・上部形成や根管形成時に必要に応じて髄腔開拡の修正を行う

ストレートラインアクセス

根管中央付近までまっすぐにファイルが挿入できるようになることを，ストレートラ

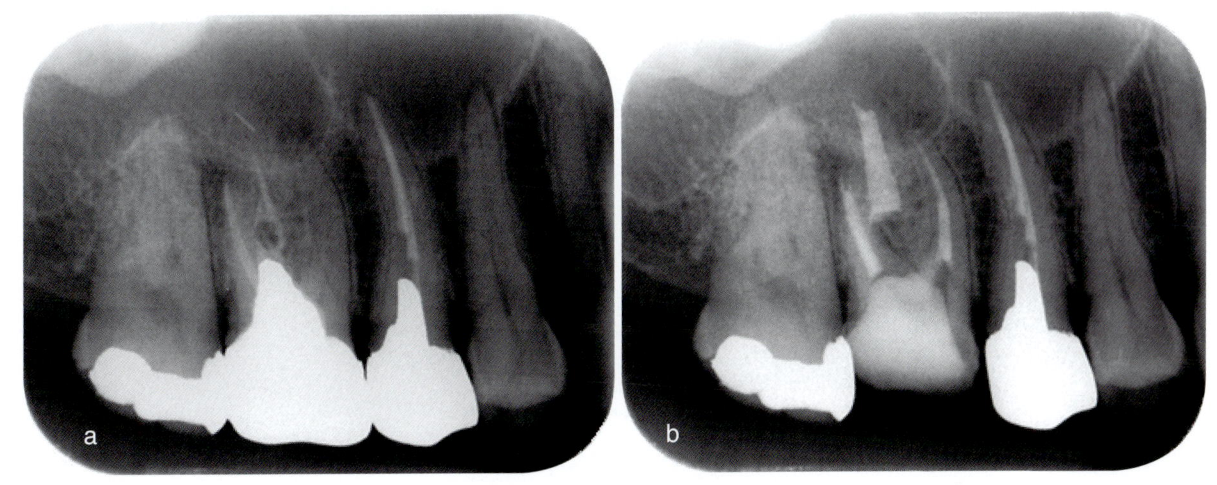

図 1　ストレートラインが適切にできている状態
a：初診時．MB 根管が未処置で根尖病変が存在する6|．MB 根管は根管口から根尖部まで弱く湾曲しているのがわかる
b：根管充填時．髄腔開拡・上部形成によって髄腔開拡部から根管中央までがストレートとなっていることがわかる

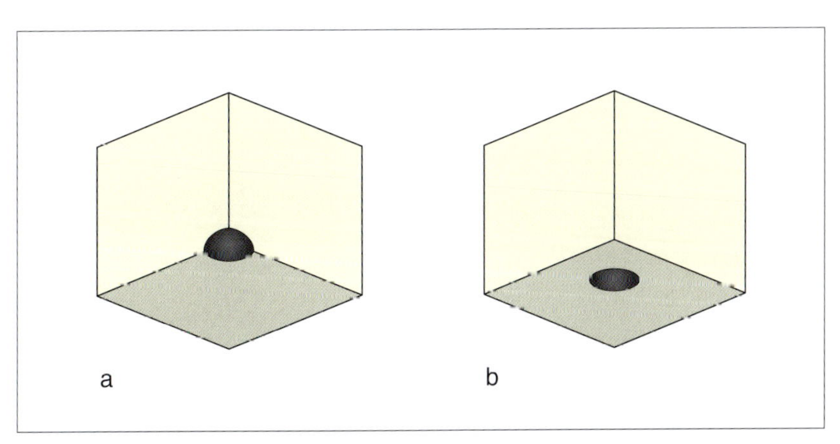

図 2　マウスホールエフェクト
a：良い例，b：悪い例

インアクセスという．それにより，レッジ・ジップ・アピカルパーフォレーション・ファイル破折などを防ぐことができ，根尖付近の根管形成・洗浄・充填が容易となる．

髄腔開拡と根管上部形成が適切に行われているかの基準となる．

ストレートラインが適切にできている状態を**図 1** に示す．

マウスホールエフェクト（髄腔開拡と根管口の位置関係）

髄腔開拡と根管口は，なめらかに連続性を保っていることが望ましい（**図 2a**）．

髄腔開拡と根管口の間に段差が存在すると，ファイル挿入時に毎回ひっかかってしまう（**図 2b**）．

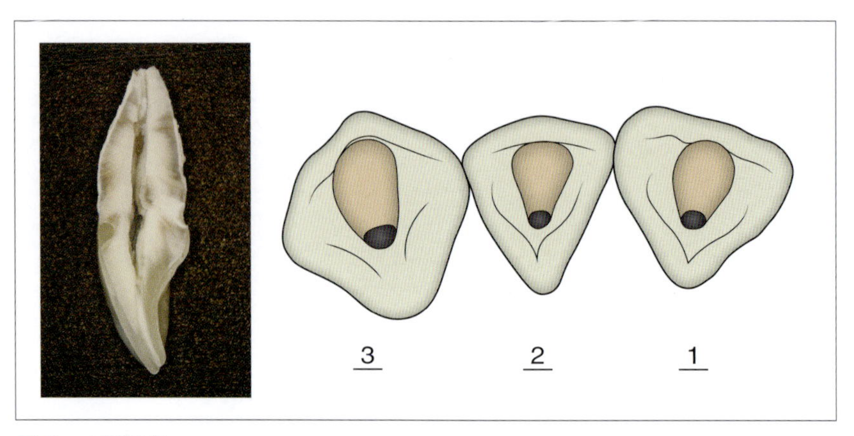

図 3　上顎前歯

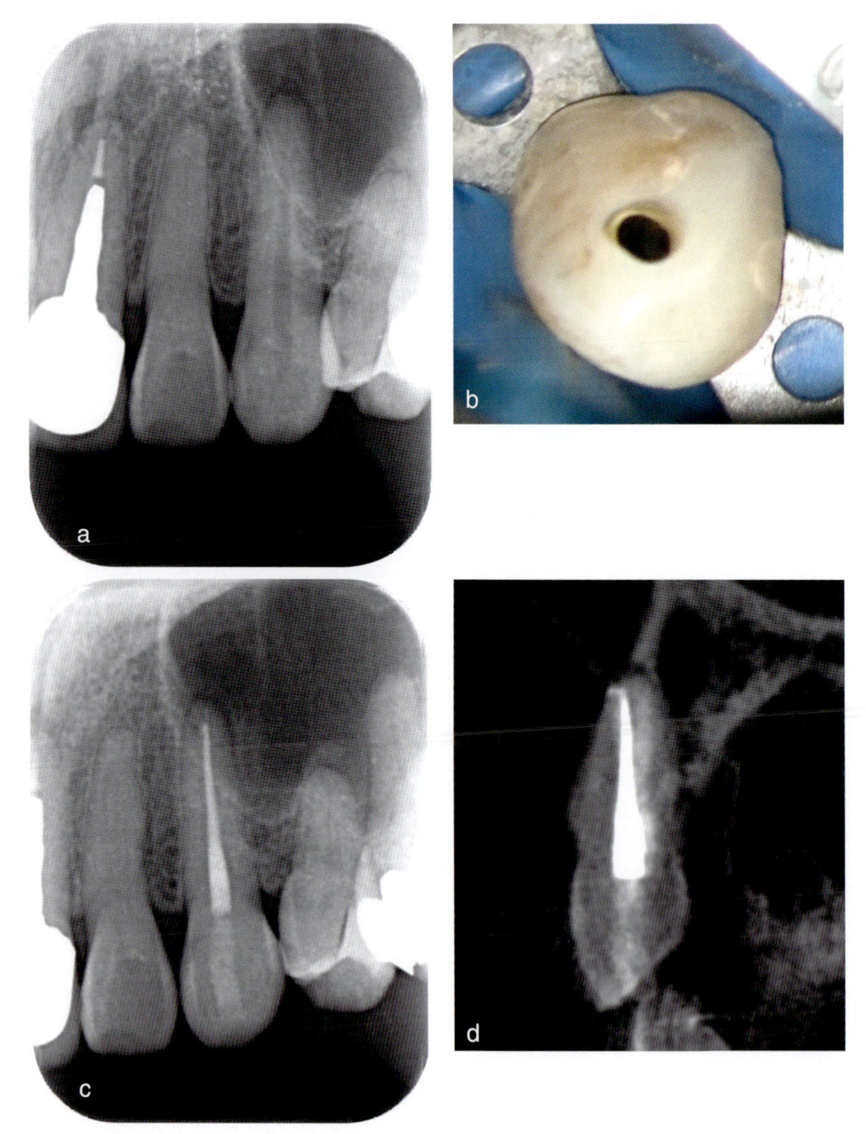

図 4　|3

a：歯髄壊死および症候性根尖性歯周炎と診断
b：髄腔開拡の形態
c：根管充填
d：CBCT 画像．根管に対してまっすぐ髄腔開拡がなされていることがわかる

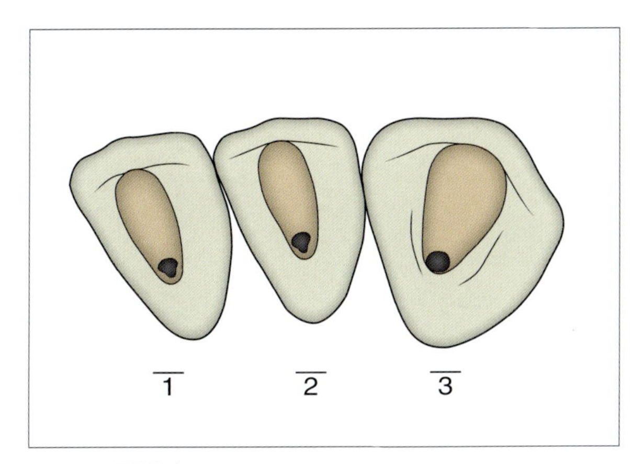

図5　下顎前歯

各歯種での形態

1）上顎前歯

上顎前歯は，側方から見ると歯冠歯軸と歯根歯軸の方向が異なっている（図3）．これにより，歯冠部だけを見ながら髄腔開拡してしまうと，唇側歯頚部付近に穿孔を起こしてしまう．

「ストレートライン」というポイントだけを考えると，本来は唇側に髄腔開拡がなされるべきである．もちろん，審美的な問題が発生するため，実際の臨床では頬側からの髄腔開拡は困難だが，審美的に問題が起きない範囲で根管の方向に近付けるべきである．

図3のように切縁の半分程度まで削ることで，可能なかぎり「根管に対してまっすぐ」ファイルを挿入することができる．

実際の上顎犬歯の症例を図4に示す．

2）下顎前歯

下顎前歯も上顎前歯と同様に，歯根の歯軸に近付けるために審美的に問題にならない範囲で切縁を削る（図5）．根管形態は上顎前歯とは異なり，唇舌的に扁平もしくは2根管性となることに注意しなくてはならない．髄腔開拡を歯軸に近付けるとともに，歯頚部付近の舌側を削除し，舌側根管の探索を忘れないようにする．

狭窄が著しい場合には，唇側歯頚部からの髄腔開拡も可能である．もちろん審美的な問題が発生するので，注意が必要となる．

3）上顎小臼歯

上顎小臼歯は第一小臼歯が2根管，第二小臼歯が1根管であることが多い．第二小臼歯は1根管ではあるが，頬舌的に扁平な根管である．髄腔開拡の窩洞は第一小臼歯，第二小臼歯のどちらでも同様の形態となる（図6，7）．

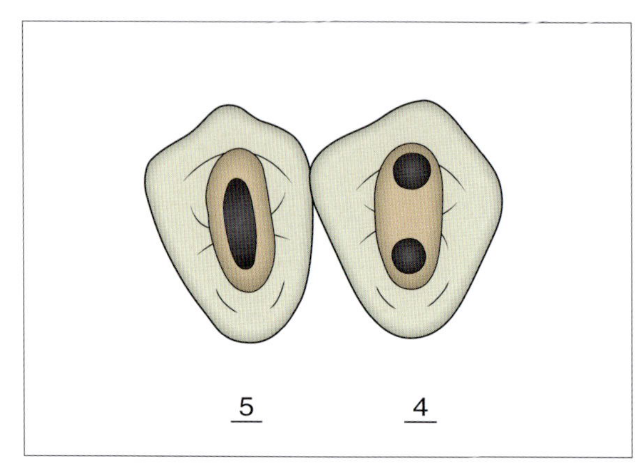

図 6　上顎小臼歯

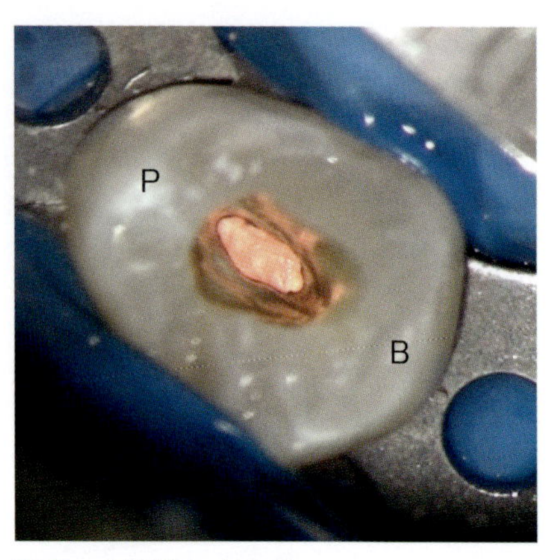

図 7　上顎第二小臼歯
頬舌的に扁平な髄腔開拡

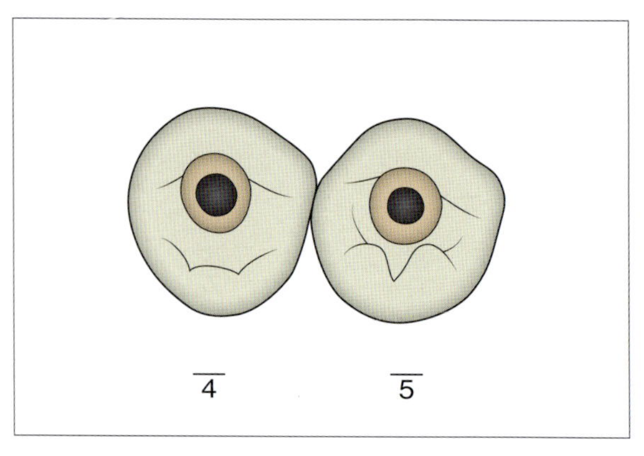

図 8　下顎小臼歯

4）下顎小臼歯

下顎小臼歯も歯冠歯軸と歯根歯軸が異なっている．咬合面の中央からの窩洞では，舌側に傾いたアプローチとなってしまう．歯根軸にまっすぐな窩洞を考えると，咬頭頂を含むような髄腔開拡となる（**図 8**）．

第一小臼歯は根中央で 2 根管に分岐する形態が 20％程度あるといわれている．舌側に副根管が分岐する場合が多いことを考えても，根管へまっすぐ髄腔開拡しておくことで，舌側根管の探索が可能となる．

5）上顎大臼歯

大臼歯は上下ともに窩洞を咬合面の近心頬側に形成することをイメージする．

近心頬側に寄せることで直視ができるようになり，ファイルなどの器具の挿入も容易となる．

頬側の 2 根管・口蓋の 1 根管を含むように，三角形の形態で各根管が頂点になるような窩洞とする（**図 9，10**）．

6）下顎大臼歯

近心根・遠心根はどちらも扁平な根で，近心は 2 根管・遠心は 1 根管となっている場

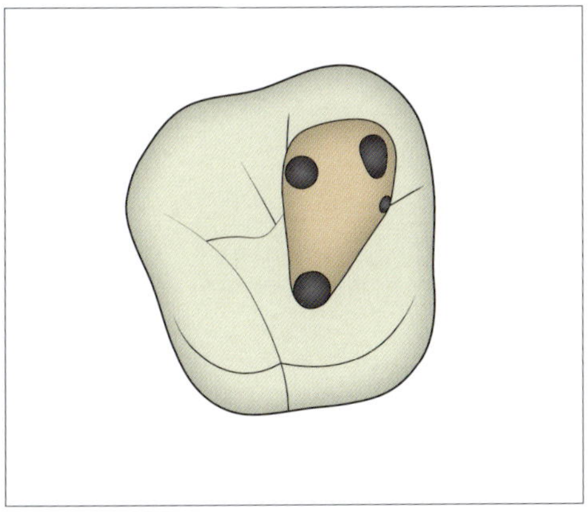

図 9　上顎大臼歯

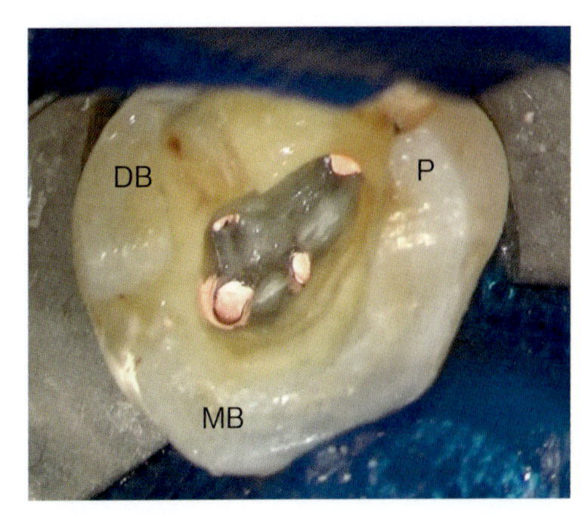

図 10　上顎大臼歯（咬合面のインレー除去後に髄腔開拡）
　近心頬側根管が見にくい，ファイルが入りにくい場合には，もう少し近心頬側の歯質を切削してもよいと思われる

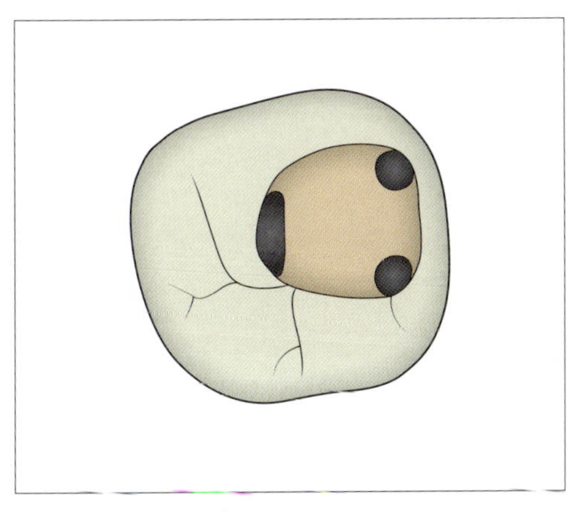

図 11　下顎大臼歯

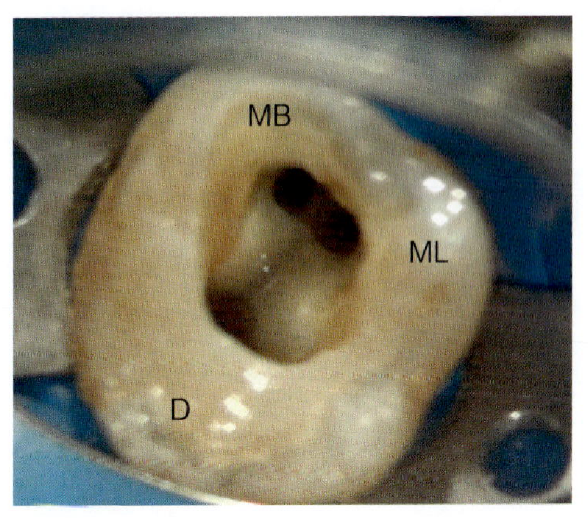

図 12　下顎大臼歯

合が多い．咬合面と同様に四角形の窩洞となる（**図 11，12**）．遠心舌側根管を見逃しやすいので，各根管の位置関係に注意する．

使用する器具

ダイヤモンドのラウンドバーとシリンダー状のバーを使用する（**図 13**）．

髄腔に達した際に抜ける感覚はラウンドバーのほうが感じやすいので，髄腔への穿孔時にラウンドバーを使用し，髄腔開拡を形成するときにシリンダー状のバーを使用する．不必要に髄床底を削ってしまわないように，先端が削れないようなバーを使用してもよい．

今後予測される変化

1）小さな窩洞（Contracted Endodontic Cavity）

根管治療時の歯質切削により，歯の強度が減少してしまう[1,2]ことはよく知られてい

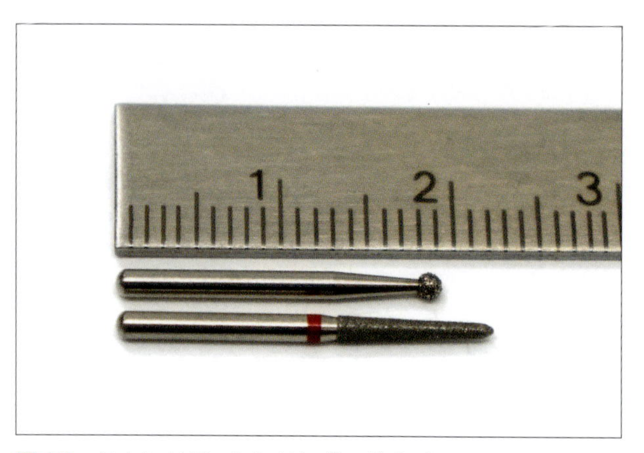

図 13　ラウンドバーとシリンダー状のバー

る．CBCT を用いて根管数を確定し，マイクロスコープを用いて髄腔内を拡大視することが可能となり，非常に小さな髄腔開拡での根管治療が報告されている[3)]．しかしながら，やはり根管の見逃し，根管形成・洗浄の質の低下が起きる可能性は否定できず，現段階では必ずしも良好な長期予後につながるとはいえないだろう．

2）CT データからステント作製

根管が狭窄しているケースや歯が傾斜・捻転している場合において，髄腔開拡は通常より困難であり，不要な切削や穿孔の危険性が高まる．

その危険を回避するために，CBCT データを用いて髄腔開拡の方向や深さが分かるようなステントを作り，歯に装着した状態で回転切削器具を挿入し，髄腔開拡を行う手法が報告されている[4)]．まさにインプラントを正しい位置・深さに挿入するためのステントと同様で，これにより術者の経験などによる差異をなくすことができ，誰でも容易に必要十分な髄腔開拡が可能となることが期待される．既根管治療歯においても，特定の根管だけを再根管治療する際に，ステントを用いて補綴物・コアに最小限の窩洞を形成し，アクセスすることが可能となるだろう．ただし，それだけの時間と労力とコストをかけることが可能かどうか，その必要性に関しては疑問が残るところではある．

髄腔開拡時のトラブルに対する対応

1）髄腔が見つからない

X 線写真で想定していた深さまで切削しても髄腔への穿孔が確認されない場合，以下のことを確認する．

・さまざまな方向から歯根の歯軸と切削方向がずれてないかを確認する
・直探針（エンドプローブ）を使用し，窩洞の側面などで露髄していないか確認する
・デンタルでの偏心投影やCBCTを撮影して，現在の窩洞と歯髄の位置関係を確認する
・マイクロスコープを用いて点状露髄が存在しないか，歯質の色の違いを見極めて歯髄の位置を確認する

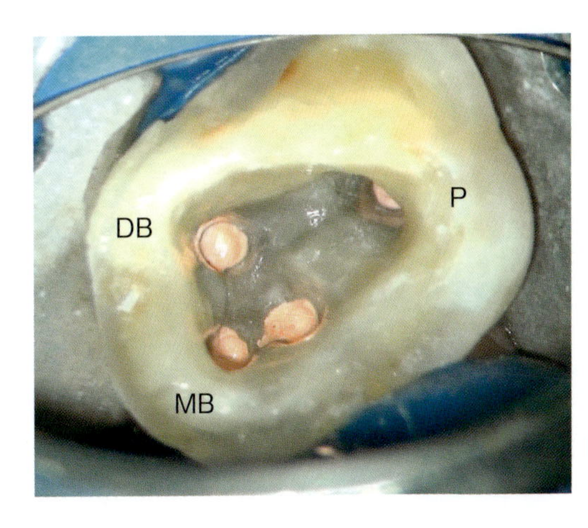

図 14 髄床底に各根管をつなぐガイドマップが確認できる

2）髄床底か天蓋かわからない

上顎小臼歯・大臼歯，下顎大臼歯では，天蓋を髄床底と誤認してしまい，結果的に髄腔部の感染が残存してしまう場合が存在する．デンタルX線写真で髄床底の位置を確認しておくこと，髄床底の色は歯冠部の象牙質よりも暗い色をしていて根管と根管の間にはガイドマップ（ロードマップ）と呼ばれる溝が存在することを理解しておく（**図14**）．

3）穿孔した

髄腔開拡中に穿孔した場合，可能なかぎり当日中に無菌的に穿孔封鎖を行うのが望ましい．しかしながら，穿孔封鎖を行うことによって本来の根管を埋めてしまう可能性がある．そのような場合には，水酸化カルシウム製剤を貼薬し，本来の根管を発見した後に穿孔封鎖を行う．

まとめ

髄腔開拡は根管治療の最も重要な段階である．適切な髄腔開拡が根管治療の成功には不可欠で，不適切な髄腔開拡は根管治療を困難にする．歯冠部だけを見るのではなく，根管の位置や方向を意識した髄腔開拡が必要となる．本稿を参考に，過不足ない髄腔開拡を常に意識して，日々の根管治療にのぞんでいただければ幸いである．

文献

1） Plotino G, et al. Fracture strength of endodontically treated teeth with different access cavity designs. J Endod. 2017; 43(6): 995-1000.
2） Cobankara FK, et al. The effect of two different root canal sealers and smear layer on resistance to root fracture. J Endod. 2002; 28(8): 606-609.
3） Rover G, et al. Influence of access cavity design on root canal detection, instrumentation efficacy, and fracture resistance assessed in maxillary molars. J Endod. 2017; 43(10): 1657-1662.
4） Connert T, et al. Microguided Endodontics: Accuracy of a Miniaturized Technique for Apically Extended Access Cavity Preparation in Anterior Teeth. J Endod. 2017; 43(5): 787-790.

根管上部形成

吉岡俊彦

根管上部形成の目的

根尖孔付近にファイルを到達させる際に障害となる根管上部の湾曲や狭窄などを取り除くために，根管上部形成を行う．根管上部形成をせずに，根尖部の穿通確認や根管形成を行おうとするとファイルに負荷がかかり，ファイル破折や根管の直線化・レッジといった問題を起こしやすい．

髄腔開拡と根管上部形成を併せてストレートラインアクセスといい，根管上部1/3〜中央部くらいまで，ファイルが歯冠部・根管上部の歯質に妨げられることなく進む形態が望ましいとされる．

デンジャーゾーン（図1）

複根歯において，分岐部側の薄い歯質をデンジャーゾーンと呼び，ストリッピング（ストリップパーフォレーション）が起きやすい．

下顎大臼歯の場合，デンタルX線写真でも分岐部の歯質が薄いとわかるが，実際の近心根には分岐部側中央に陥凹があり，デンタルで把握しているよりもさらに歯質が薄いと考えるべきである．

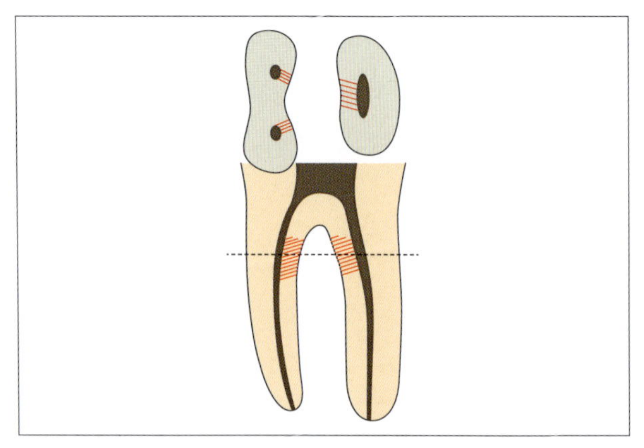

図1　デンジャーゾーン
　デンタルX線写真で見えている厚みよりも，陥凹部の歯質は薄い

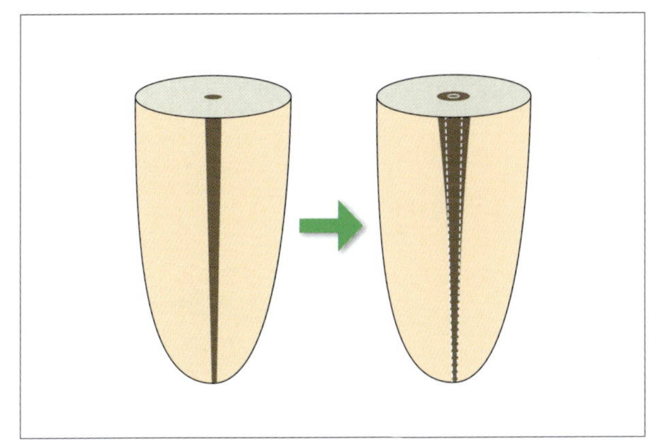

図 2　単根歯の上部形成のイメージ

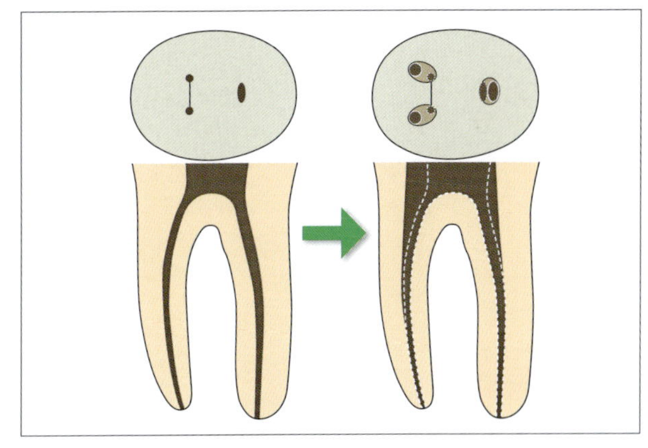

図 3　複根管歯の上部形成のイメージ

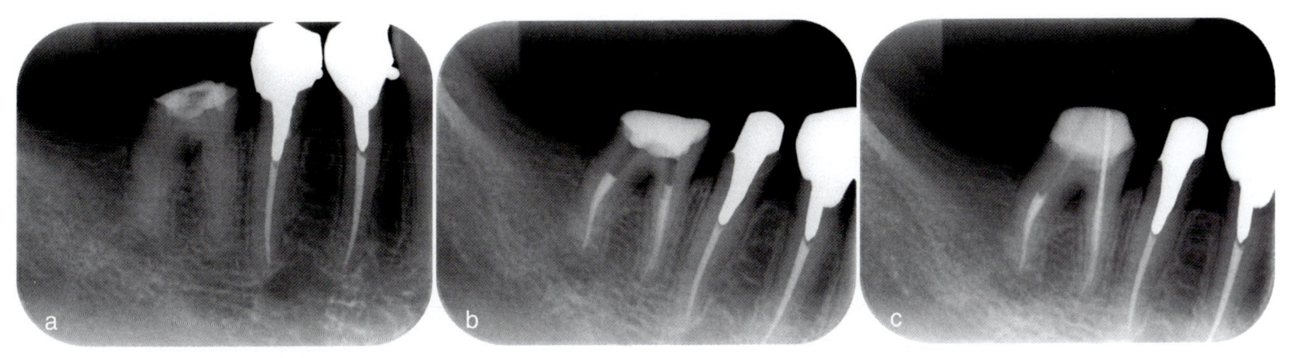

図 4　ポスト窩洞として使用できる上部形成
a：初診時．根管上部が湾曲・狭窄していることがわかる
b：根管充填時．築造窩洞を考えた上部形成を行っている
c：築造後．上部形成部にポストを設置している

上部形成のポイント

単根歯の場合，根管は歯根の中央付近に位置しているので，通常同心円状に上部形成を行ってよい（**図 2**）．

複根管歯の場合，分岐部側に根管が偏っているため，同心円状に上部形成を行うと，分岐部側の歯質が薄くなり穿孔（ストリッピング）を起こす危険性がある．根管上部の湾曲を取り除くという意味でも，分岐部側は極力削らずに外湾部を削るべきである．適切に上部形成ができていれば，根管口が外側に移動したような状態になる（**図 3**）．

根管治療後の築造にポストを必要とするような症例では，ポスト窩洞として使用できるような上部形成をしておくとよい．根管形成も容易となり，ポスト窩洞形成時の穿孔の予防にもなる（**図 4**）．

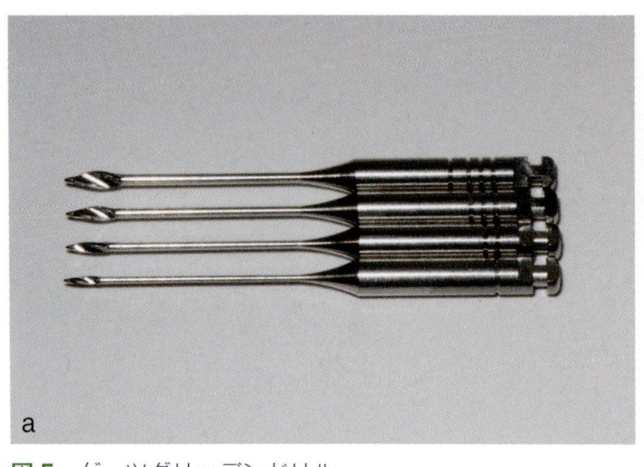

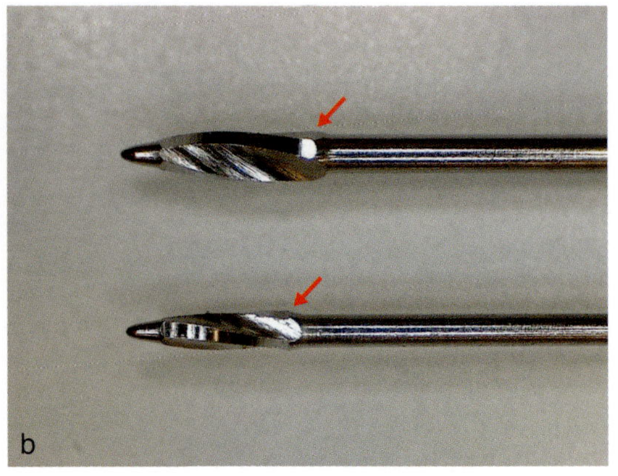

図 5　ゲーツグリッデンドリル
a：下から＃ 1,2,3,4
b：先端（下から＃ 1,2）．先端は切削能がない形状である．引き抜くときに矢印部を使って切削する

1）ゲーツグリッデンドリルの使用

根管上部形成にはゲーツグリッデンドリル（GGD）を使用するとよい．GGD の使用法を**図 5** に示す．

GGD を挿入する根管の方向を，手用ファイル＃ 35 を用いて確認する．

GGD は＃ 1→2→3→4 の順に使用する．引き抜く際に切削するイメージで使用する．複根歯では外側を広げながら，上部形成終了時に髄腔開拡との連続性が得られるように使用する．

2）上部形成用 NiTi ファイルで行う場合

使用する NiTi ファイルのメーカー指示の回転数・トルク・使用回数を守り使用する．

外側を拡げる場合，ハンドピースのヘッドを分岐部側へ倒し，ファイル全体を外側に押し付けるように使用する．

3）ラルゴピーソーリーマー での根管上部形成

刃部が GGD よりも長く切削力に優れるものの，三次元的に器具をコントロールしなくてはいけないため難易度が高く，使用には注意が必要である．つまり，器具を挿入した状態で根管上部を拡げようとすると，器具先端は逆に分岐部側を切削してしまい，ストリッピングを起こしてしまう．

症例（図 6）

7|の疼痛を主訴に紹介元歯科医院受診．近遠心ともに根管充填が不十分であることが疑われる．紹介元にて再根管治療を開始．ガッタパーチャ除去後にファイルが進まず，樋状根管で難易度が高いとの判断で当院を紹介．

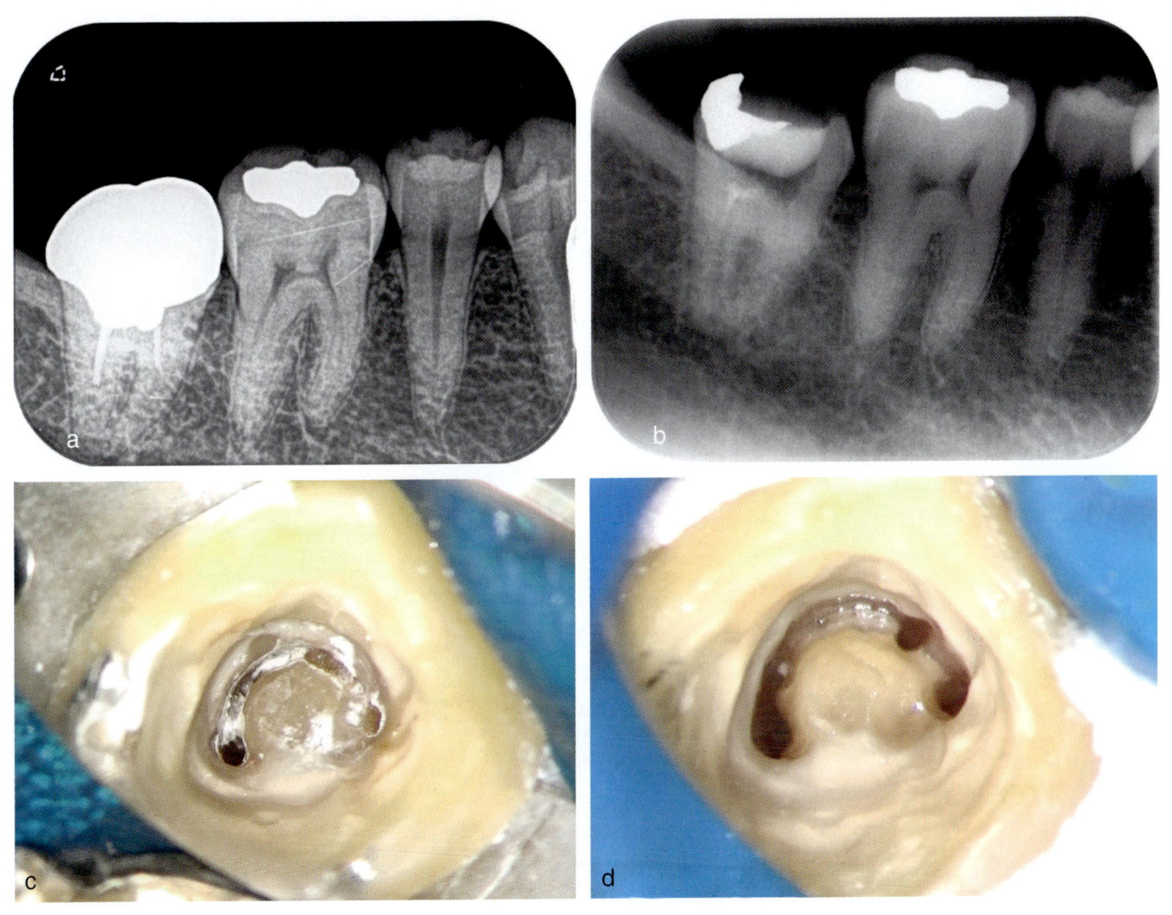

図6 7|

a：紹介元初診時．近遠心根ともに根中央付近までしかガッタパーチャが充填されていない

b：当院初診時．ガッタパーチャはおおむね除去できている．近心根の上部に湾曲が残存していることが疑われる

c：仮封除去時．根管口部は近心2根管と樋状根管であることがわかる．各根管上部形成が不十分でストレートラインアクセスが達成できていない

d：上部形成後．近心舌側根管の根管口を近心舌側方向に拡げている

当院初診来院時，デンタルX線写真ではガッタパーチャはおおむね除去できていること，近心根管の上部形成が不十分でストレートラインアクセスが達成されていないことが疑われた．既根管治療開始歯・症候性根尖性歯周炎と診断し，再根管治療を開始．根管口部では近心に2根管口存在し，頬側から遠心にかけての樋状根管であると判断できた．上部形成前に＃10Kファイルで近心舌側根管を確認するとファイルが根管中央で止まり，根尖方向に進まない状態であった．根管上部形成を行い再度確認すると，ファイルは根尖方向に進み，穿通が確認された．

まとめ

上部形成を適切に行うことで根管形成・洗浄・充填は容易になる．術前にデンタルX線写真で根管上部の湾曲・狭窄・内湾側の歯質の厚みを確認し，正しい方向へ必要十分な上部形成を行った後に，根尖部へのアプローチを行っていただきたい．

根管口探索

山内隆守

はじめに

近年，根管治療はCBCTを利用して根管形態の確認を行ったうえで，歯科用実体顕微鏡（以下，マイクロスコープ）を使用した拡大視野下で行うことが標準術式となりつつある．そのうえで根管治療を成功させるための要素の一つとして，「適切な髄腔開拡」があることはいうまでもない．しかし，根管口が見つけられなければ根管治療は成功には至らない．

8020運動の成果とともに国民の高齢化が進んだことにより，高齢患者に対する根管治療の必要性も高まっている．高齢者の歯は一般的に歯髄腔が狭窄しているため，適切な髄腔開拡を行っていても根管口は見つかりにくく，こうした歯は根管治療を困難にさせる要因につながる．

さらに再根管治療の場合，メタルポスト・ファイバーポストなどを含む築造体，およびガッタパーチャに代表される根管充填材の除去を行わなければならない．根管の石灰化や不適切な髄腔開拡による歯質の菲薄化もしくは穿孔，誤った根管形成の方向，といった難しい状況を含んでいる症例も少なくない．

これらの理由により，適切な髄腔開拡後でも根管口が見つからない場合がある．その因子は以下の4つにまとめることができる．

① 術野の確保ができていない
② 解剖学的形態が理解されていない
③ 立体的な位置関係が把握されていない
④ 根管の石灰化が起きている

本稿では，これらについて解説していく．

術野の確保

根管治療では，術野の確保のためにラバーダムは必須である．ラバーダムは口唇，頬粘膜，舌などの周囲組織を排除し患歯を孤立させ，呼気によるミラーのくもりを防ぐ効果がある．

処置中にバイトブロック（**図1**）を患歯と反対側に入れておくと，口がだんだんと閉じてきてしまうことを防止でき，垂直的な術野の確保ができる．患者に最大開口させ，

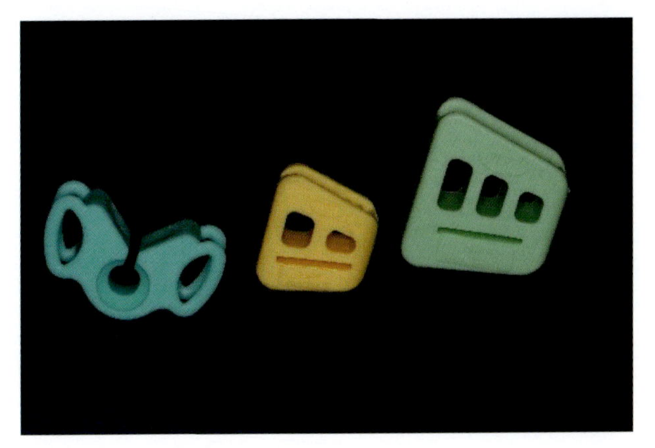

図 1　バイトブロック
左からマイクロテック，YDM 小，大

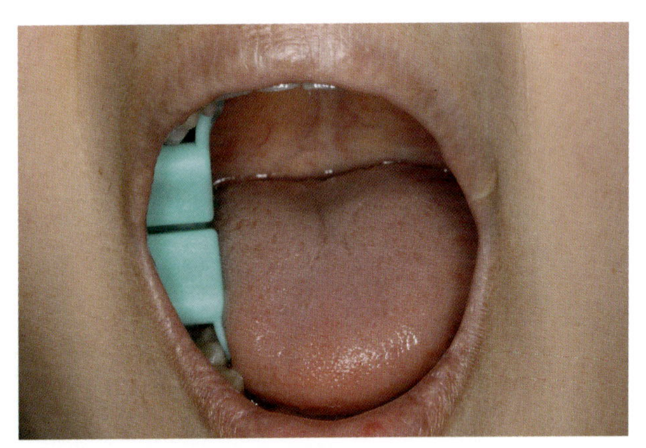

図 2　最大開口位にしてからバイトブロックをセットする．その後，不快症状がなければ治療を進める

	歯種	歯根	根管
上顎	中切歯		1 根管
	側切歯		1 根管
	犬歯		1 根管
	第一小臼歯		1-2 根管 稀に 3 根管
	第二小臼歯		1-2 根管
	第一大臼歯	近心根	1-2 根管
		遠心根	1 根管
		口蓋根	1 根管
	第二大臼歯	近心根	1-2 根管
		遠心根	1 根管
		口蓋根	1 根管
下顎	中切歯		1-2 根管
	側切歯		1-2 根管
	犬歯		1-2 根管
	第一小臼歯		1-2 根管
	第二小臼歯		1-2 根管
	第一大臼歯	近心根	1-3 根管
		遠心根	1-2 根管
	第二大臼歯	近心根	1-2 根管
		遠心根	1 根管
			単根性の場合 樋状根

図 3　一般的な根管口の数

臼歯部にバイトブロックを差し込む．ただし，顎関節症や嘔吐反射がある場合は途中で苦しくなる可能性があるので，不快症状がないことを確認し治療を始める（**図 2**）．

解剖学的形態

根管形態の解剖学的知識は根管治療を成功に導くために必要不可欠であることに疑いの余地はない．特に，根管口の位置や数を処置前に把握していなければ，マイクロスコープを使用してもその存在に気付かない場合もある．Song ら[1]は，上顎大臼歯の根管治療の失敗の原因の一つとして未処置根管の存在をあげている．

根管口探索のためにはまず，基本的な知識として歯種ごとの根管形態，根管口の位置，根管数を知っておく必要がある（**図 3**）．

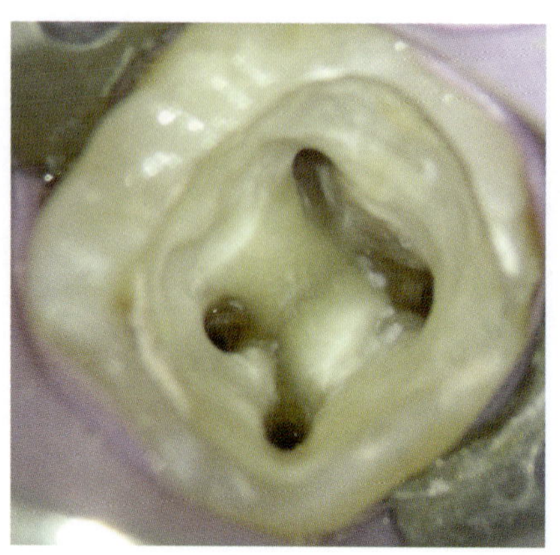

図 4　対称性
下顎大臼歯．近遠心に 2 根管ずつ存在

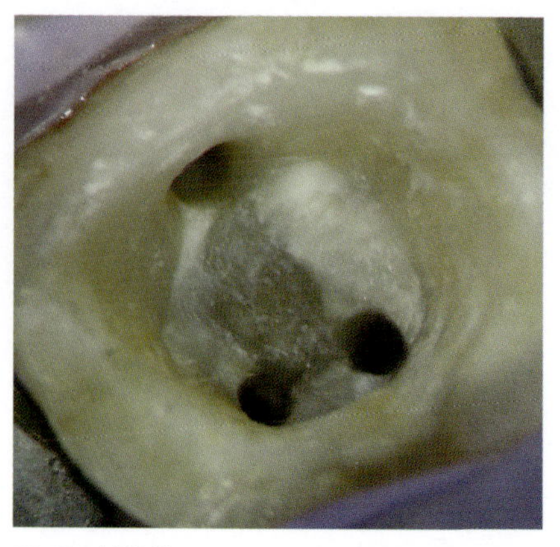

図 5　対称性
下顎大臼歯．遠心根が 1 根管の場合は髄床底の中央遠心寄りに位置する

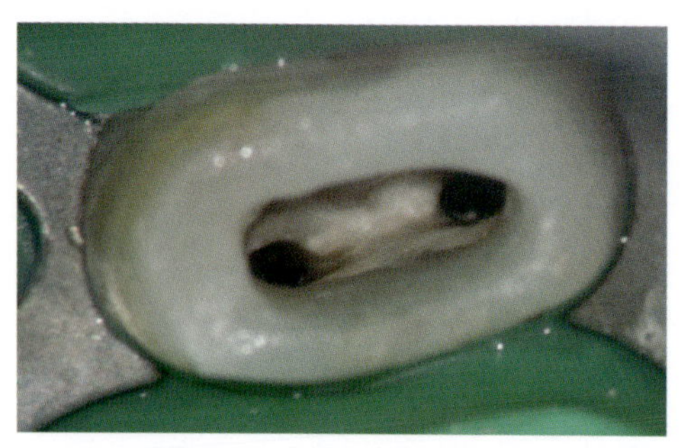

図 6　対称性
上顎小臼歯．2 根管の場合

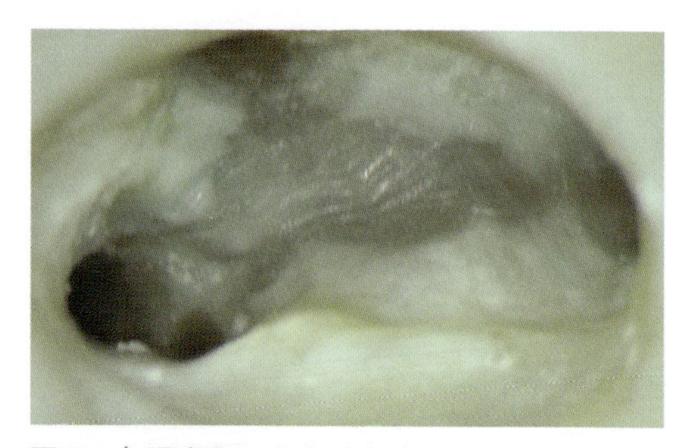

図 7　色調変化と発育融合線
各根管と発育融合線の関係．髄床底は周囲の象牙質より暗く，根管と根管の間には融合線が存在する．これを参考にすることで根管口を探索する

その後デンタル X 線および CBCT 上で根管の位置の診断をし，歯冠部歯質の削合→根管口探索を繰り返し行う．セメント - エナメル境（以下，CEJ）は天蓋の位置と一致することが多く，根管口を探す深さの目安として参考にするとよい[2]．また，根管口の位置には以下の法則がある（**図 4 〜 7**）．

① 対称性（上顎大臼歯を除く）：根管口は髄床底中央から近遠心に向かって線を引いた等距離および垂直に位置する
② 色調変化
③ 発育融合線（ロードマップ）の末端に存在

1）上顎第一大臼歯の場合

上顎大臼歯の場合，見落とされる傾向にあるのは近心頬側根第二根管（以下，MB2）である．

その出現率はさまざまな文献で，おおよそ 50％を上回っている[3]．また，MB2 の位置は近心頬側根第一根管（以下，MB1）と口蓋根管を結んだ線より外側に存在するとされている[4]（**図 8**）．

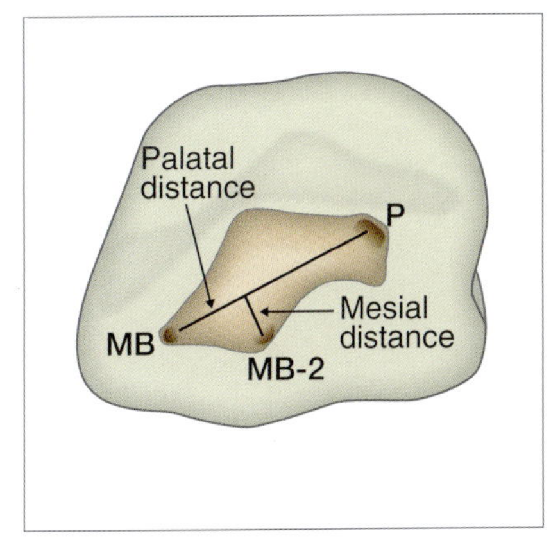

図 8　MB2 の位置

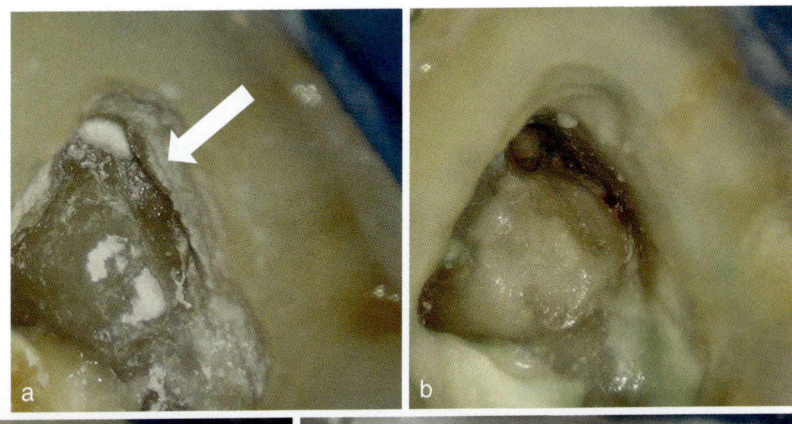

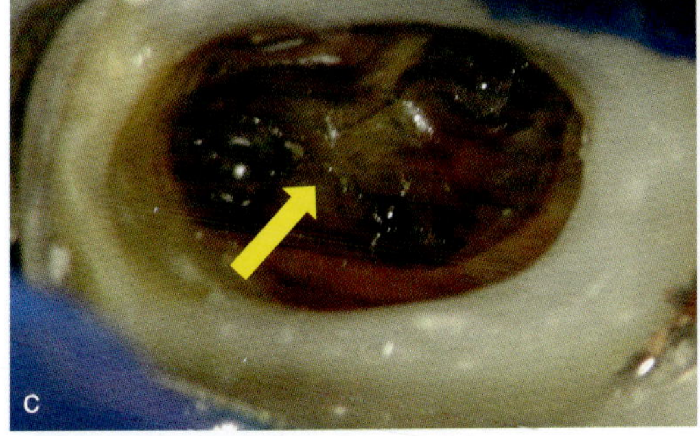

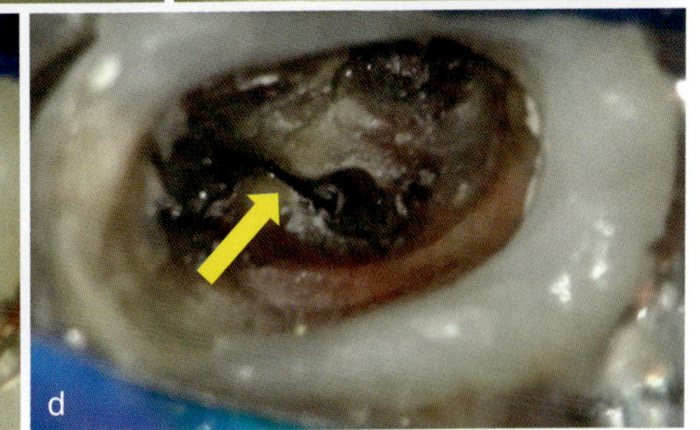

図 9　MB2 の探索
a：白線部の象牙質を削除する
b：象牙質を削合したところで MB2 が見えてきた
c：イスマス形成前
d：イスマス形成後

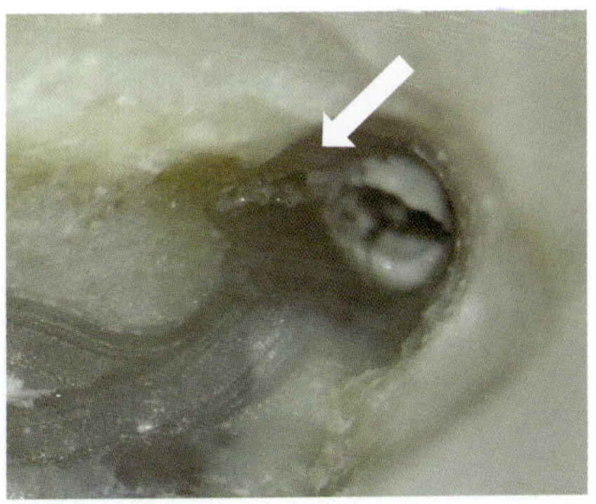

図 10　イスマスやフィンは MB2 探索の目印になる．そのため MB2 は MB1 を先に形成することで，より見つけやすくなる

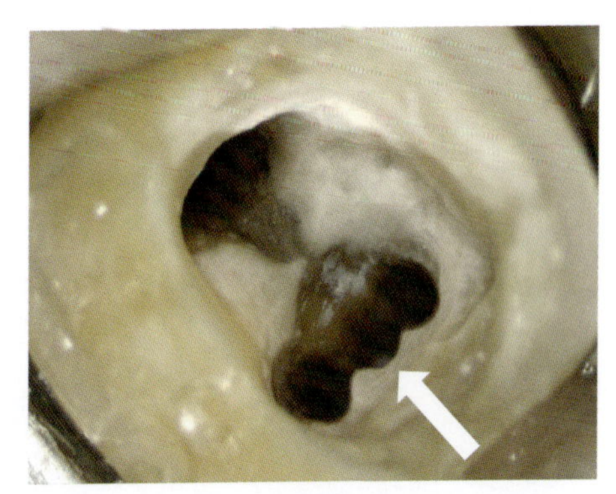

図 11　下顎第一大臼歯の MMC（矢印）

通常，MB2 は象牙質の張り出しの下に位置しているため，バーや超音波チップで意識的に削合しないと見つけることはできない（**図 9**）．水平的な位置は MB1 から約 2mm 以内としている[5]．

MB2 は MB1 とイスマスでつながっていることが多い[6]．独立根管の場合や，MB1 と合流して根尖は同じであったり，扁平根でつながったり，さまざまな形を有しているので，形成・洗浄には注意が必要である．また，MB2 の探索は MB1 を見つけた後に探索したほうが見つけやすい（**図 10**）．Hiebert ら[7] によると MB2 は術前に CBCT を

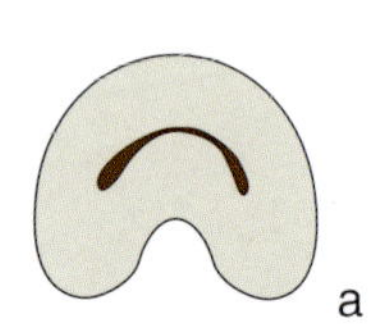

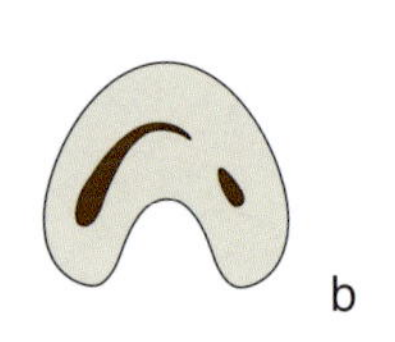

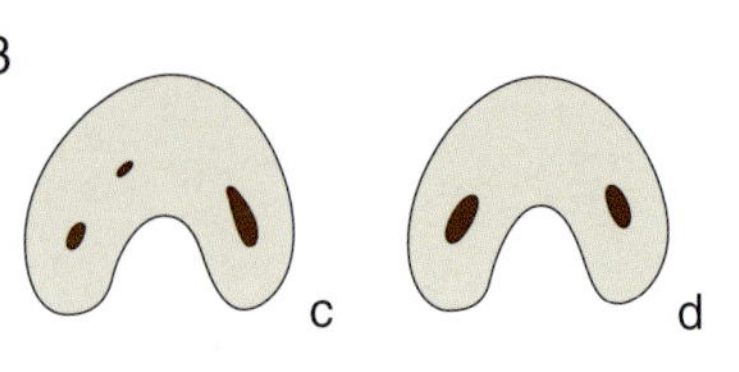

図12 樋状根根管口形態の分類（Fan ほか，2004[22]）
C1：根管口は２つ存在し，イスマスですべての根管はつながっている（C型）
C2：根管口は２つ存在しているが，１つは独立している
C3：根管口は２つもしくは３つ存在

撮影するよりも，探索しても見つけられない場合に撮影したときのほうが見つけやすい．

2）上顎第二大臼歯の場合

上顎第二大臼歯はさまざまなバリエーションが存在する[8～14]．これは，上顎第一大臼歯と比べ歯根が圧平や癒合しているため，解剖学的形態が複雑化するためと思われる．そのため根管口は上顎第一大臼歯と比べて近接，もしくは合流することが多い．

そのなかでもMB2の存在は約40％程度とされている．基本的には第一大臼歯に相似しているので，探索方法も一緒である．

3）下顎第一大臼歯の場合

下顎第一大臼歯の多くは近心根管が２つ，遠心根管は１～２つであり，根管口は正円や楕円である[15]．また，近心頬側根と舌側根の間にMiddle Mesial Canal（以下，MMC）が存在することがしばしば報告されている（**図11**）[16～18]．

MMCはイスムス内に存在していることが多いので，先端の小さいバーや超音波チップを使用してマイクロスコープ下で歯質を削合して見つけていく．このときに内側に削りすぎると穿孔する可能性があるので，十分に注意する．

4）下顎第二大臼歯の場合

近心根は２根管，遠心根は１根管が多い[19]．下顎第二大臼歯には樋状根がしばしば見受けられ，アジア人に多いとされている[20,21]．樋状根の根管口はさまざまあり[22]（**図12**），ほとんどがCEJの3mm以内に存在している．

イスマスの形成は径が小さいバーや超音波チップを利用して形成する．しかし，形成しすぎてしまうと歯質が失われ歯根破折を誘発したり，内側に穿孔したりする可能性があるので，注意する．

立体的な位置関係と根管の石灰化

根管治療を行う際はミラーを使用して治療することが多く，また患者の頭位は当然傾いている．加えて歯の萌出方向自体が傾斜していることもあるため，まっすぐに削って

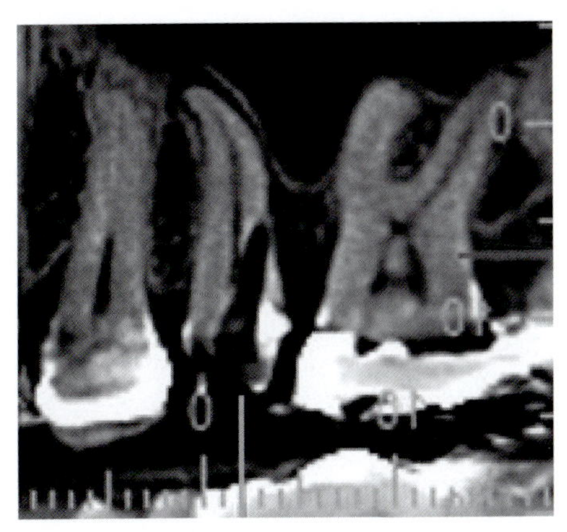

図 13 歯髄腔に向かってまっすぐ削っているつもりが，実は遠心方向にまっすぐ削っていた

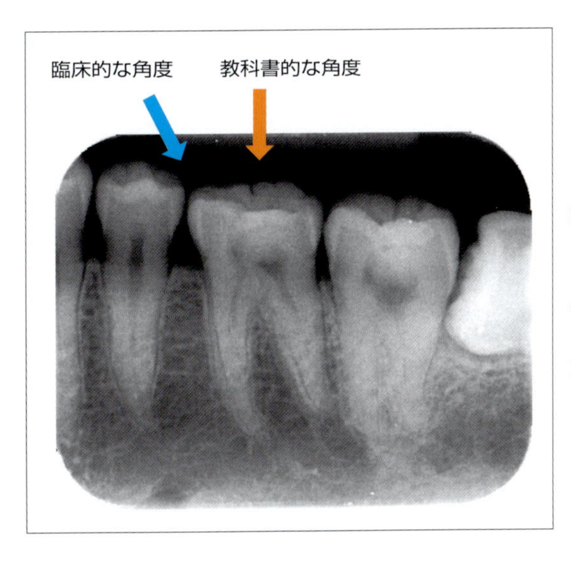

図 14 頭位・歯の萌出方向が傾斜しているうえに，ミラーを使って処置しているため，臨床では近心方向からアプローチすることになる．そのため，近心根管口と比べて遠心根管口のほうが比較的見つけやすい

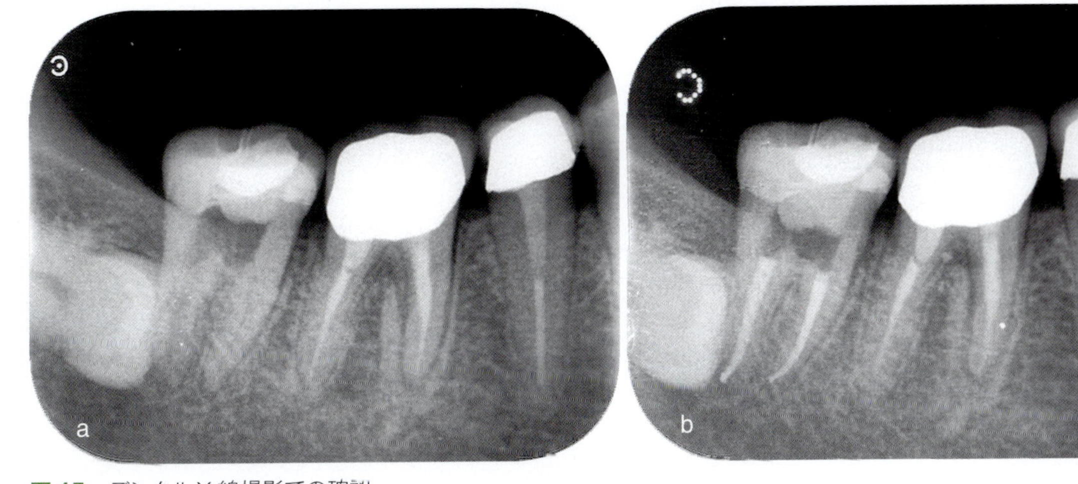

図 15 デンタルX線撮影での確認

a：7|の近心根管が見つからないためデンタルX線撮影．ほんの少し近心に広げれば見つかることがわかった

b：近心根管が見つかり，根管形成・根管充填を行った

いるつもりであっても頬舌側・近遠心的にずれている可能性がある（**図 13**）．また，教科書や参考書上の角度と臨床上の角度は相違しており（**図 14**），そのまま進めてしまえば象牙質の菲薄化や穿孔を招く．

そのようにならないために，術前に歯髄腔の大きさや，形態，石灰化の有無，どの程度まで削ったら髄腔まで達するか，または根管口が見えてくるかをあらかじめ確認しておくことが重要である．加えて，ラバーダムをしていることで歯軸の方向がわからなくなってしまうこともあるため，不安を感じたら途中でデンタルX線写真を撮影し，見当を付けることが有効である（**図 15**）．

特に，石灰化で狭窄していることが多い高齢者の歯や外傷歯では，マイクロスコープ下にて細心の注意を払って処置すれば見つかることが多い[23]．もし，石灰化しているのが明らかで，マイクロスコープ下で探索しても見つからなければ，穿孔する前に外科的処置（逆根管治療や意図的再植）を検討しなければならない．

まとめ

根管口の位置は年齢や歯の状態によってさまざまである．術前にX線写真でめどを付け，十分な解剖学的知識を有してから診療にのぞむべきである．

日常の臨床に本稿での内容が役立てば幸いと考える．

文献

1） Song M, et al. Analysis of the cause of failure in nonsurgical endodontic treatment by microscopic inspection during endodontic microsurgery. J Endod. 2011; 37(11): 1516-1519.

2） Krasner P, Rankow HJ. Anatomy of the pulp-chamber floor. J Endod. 2004; 30(1): 5-16.

3） Cleghorn BM, et al. Root and root canal morphology of the human permanent maxillary first molar: a literature review. J Endod. 2006; 32(9): 813-821.

4） Görduysus MO, et al. Operating microscope improves negotiation of second mesiobuccal canals in maxillary molars. J Endod. 2001; 27(11): 683-686.

5） Kulild JC, Peters DD. Incidence and configuration of canal systems in the mesiobuccal root of maxillary first and second molars. J Endod. 1990; 16(7): 311-317.

6） Weller RN, et al. Incidence and position of the canal isthmus. Part 1. Mesiobuccal root of the maxillary first molar. J Endod. 1995; 21(7): 380-383.

7） Hiebert BM, et al. Prevalence of second mesiobuccal canals in maxillary first molars detected using cone-beam computed tomography, direct occlusal access, and coronal plane grinding. J Endod. 2017; 43(10): 1711-1715.

8） Zeng C, et al. Rare root canal configuration of bilateral maxillary second molar using cone-beam computed tomographic scanning. J Endod. 2016; 42(4): 673-677.

9） Zhang Q, et al. Root and root canal morphology in maxillary second molar with fused root from a native Chinese population. J Endod. 2014; 40(6): 871-875.

10） Tian XM, et al. Analysis of the root and canal morphologies in maxillary first and second molars in a chinese population using cone-beam computed tomography. J Endod. 2016; 42(5): 696-701.

11） Ng YL, et al. Root and canal morphology of Burmese maxillary molars. Int Endod J. 2001; 34 (8) : 620-630.

12） Rwenyonyi CM, et al. Root and canal morphology of maxillary first and second permanent molar teeth in a Ugandan population. Int Endod J. 2007; 40(9): 679-683.

13） Lee JH, et al. Mesiobuccal root canal anatomy of Korean maxillary first and second molars by cone-beam computed tomography. Oral Surg Oral Med Oral Pathol Oral Radiol Endod. 2011; 111(6): 785-791.

14） 中澤弘貴ほか．日本人の上顎第一・第二大臼歯の Multi-detector CT 撮像からの歯根ならびに根管形態の分析．日歯保存誌．2015；58(5)：406-415.

15） Vertucci FJ. Root canal anatomy of the human permanent teeth. Oral Surg Oral Med Oral Pathol Oral Radiol Endod. 1984; 58(5): 589-599.

16） Nosrat A, et al. Middle mesial canals in mandibular molars: incidence and related factors. J Endod. 2015; 41(1): 28-32.

17） Azim AA, et al. Prevalence of middle mesial canals in mandibular molars after guided troughing under high magnification: an in vivo investigation. J Endod. 2015; 41(2): 164-168.

18） Keleş A, Keskin C. Detectability of middle mesial root canal orifices by troughing technique in mandibular molars: a micro-computed tomographic study. J Endod. 2017; 43(8): 1329-1331.

19） Plotino G, et al. Symmetry of root and root canal morphology of maxillary and mandibular molars in a white population: a cone-beam computed tomography study in vivo. J Endod. 2013; 39 (12) : 1545-1548.

20） Zheng Q, et al. C-shaped root canal system in mandibular second molars in a Chinese population evaluated by cone-beam computed tomography. Int Endod J. 2011; 44(9): 857-862.

21） von Zuben M, et al. Worldwide prevalence of mandibular second molar c-shaped morphologies evaluated by cone-beam computed tomography. J Endod. 2017; 43(9): 1442-1447.

22） Fan B, et al. C-shaped canal system in mandibular second molars: Part I–Anatomical features. J Endod. 2004; 30(12): 899-903.

23） Kuyk JK, Walton RE. Comparison of the radiographic appearance of root canal size to its actual diameter. J Endod. 1990; 16(11): 528-533.

作業長の決定

八幡祥生

作業長とは何か？（図 1）

歯冠の基準点から根尖部の基準点までの長さで，どこまで根管形成，根管充填をするのかの指標となる．

それぞれの基準点は術者により任意で設定される．

作業長の設定
―どこまで根管形成，根管充填するのか？―

作業長の決定において，根管形成をどこまで行うか，また根管充填時に充填材の先端をどこに位置させるかを明確にする必要がある．その根尖側の位置は，解剖学的根尖孔よりわずかに（通常 0.5 ～ 1.0mm）歯冠側に位置する，生理学的根尖孔（または根尖最狭窄部）を基準とする（根尖部の解剖については，131 ページを参照）．

これまでの多くの予後を比較した報告では，根管充填材の先端が，X 線で描出される根尖より 0 ～ 2mm 歯冠側に，つまりわずかにアンダーに位置している根管充填が支持されている[1,2]（図 2）．この位置が，およそ生理学的根尖孔に近似したところまで根管充填されたという一つの指標となる．

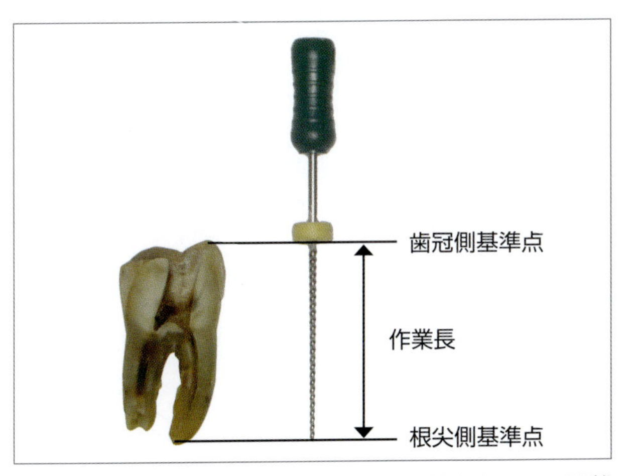

図 1　作業長は歯冠側基準点から根尖側基準点までの距離であり，それぞれの基準点は術者が任意の位置である

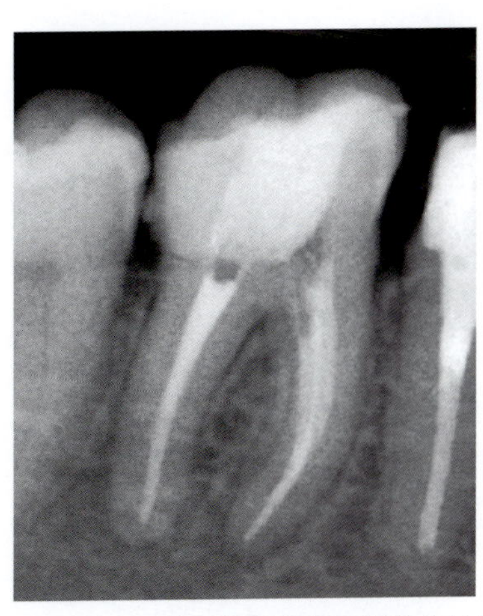

図 2　デンタル X 線に投影される根尖よりわずかに（0 ～ 2mm）アンダーな根管充填が望ましい

オーバー根充のほうが予後がよいという報告はほとんどない．根管充填材が根尖孔外にオーバーすると，術後疼痛の発生が多くなること，溢出した根管充填材の周囲に炎症反応が長期にわたり認められること，などの悪影響がある[3,4]．

では，このよりよい予後を期待できる根管充填を行うために，実臨床において何を考えるべきかについて，以下に論述する．

根尖最狭窄部の検出，根尖側基準点の設定

1）電気的根管長測定，その歴史

根尖最狭窄部をなるべく正確に検出するために，電気的根管長測定器を使用する．電気的根管長測定器は，その原理を鈴木[5]が考案し，その後Sunada[6]が，口腔粘膜と根管内に挿入した金属器具間の電気的抵抗値が，金属器具先端が歯根表面に達したとき，ほぼ一定となることを発見して実用化した．そして2つの周波数の測定電流で根管のインピーダンスを測定し，その比を利用することで誤差の少ない測定を可能とする原理を小林ら[7]が発表し，現在に至る技術である．

2）電気的根管長測定器の利点

電気的根管長測定は，それまでに用いられてきたデンタルX線を使用した方法に比較し，根尖最狭窄部の検出に優れており[8]，かつ被曝を避けられるといった利点がある．特にRootZXは根管内容物に影響を受けにくく[9]，測定精度が高い．根尖最狭窄部の±0.5mm以内にファイル先端を位置付けられる確率は75～100％と報告されている[10～12]．電気的根管長測定器は，根尖側基準点の設定について，必要不可欠な機器であることに間違いないが，その使用法についてはいくつかの方法が提案されており，議論となることがある．

3）電気的根管長測定器を使用した際の設定の実際

根尖側基準点決定について，RootZXを参考にどの値を信用し，どう設定するかを考察してみる．実際の使用法としては，以下の3通りの方法がある（**図3**）．

（1）指示値Apexを使用し，そこから0.5～1.0mm引いた値を作業長とする方法（図3a）

Ounsiら[14]は，RootZXの指示値Apexを示す位置が最も正確だったことを報告しており，そこから，指示値Apexを使用して1.0～0.5mm引いた位置を根尖側の基準点とする方法を提唱している．

（2）指示値0.5を使用する方法（図3b）

一方，Jungらによれば[15]，Apexと0.5の指示値では，測定精度に差はない．さらに小林らによれば，ファイル先端が組織液と安定して接触できる指示値“0.5”の位置でインピーダンスの測定値は大きな変化を示し[16]，測定精度を上げるためには，変化量の大きなところを用いることを推奨している[17]．

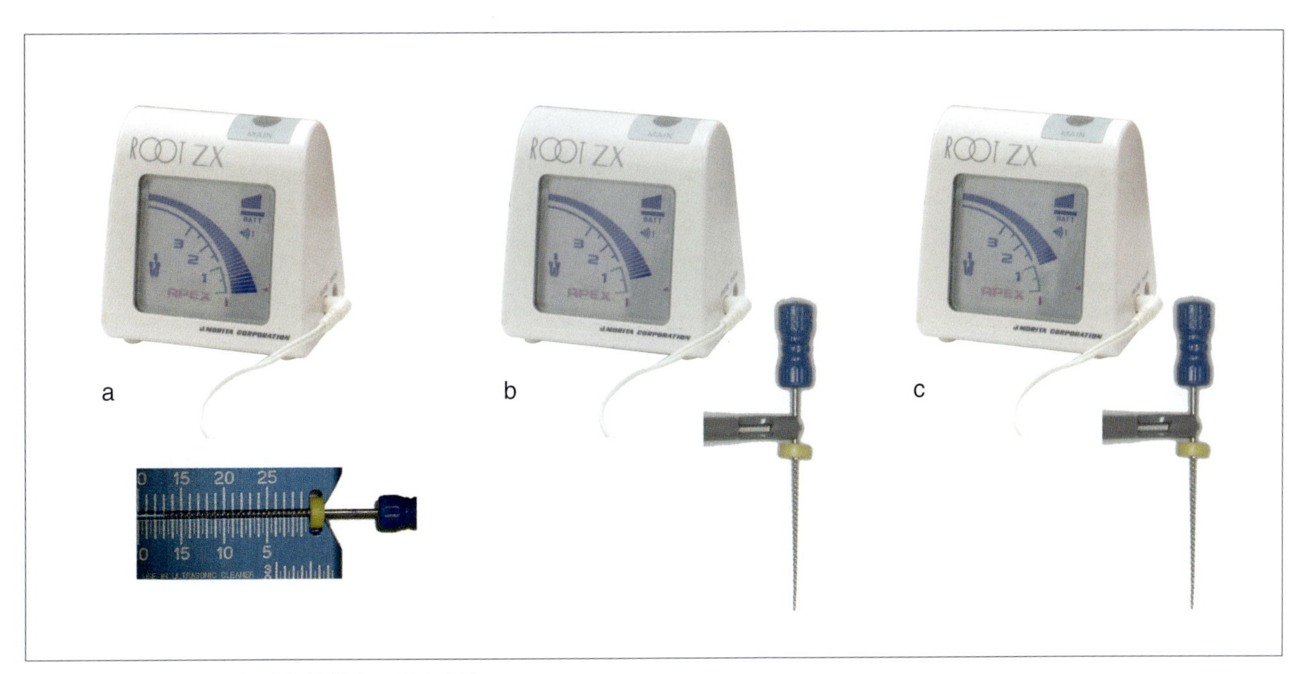

図 3 RootZX による根尖部基準点の設定方法
a：Apex まで進めた後，その長さから 0.5 ～ 1.0mm 引いた値を作業長とする
b：指示値 0.5 を根尖側基準点とし，ファイルを接続したまま根管形成を行う
c：指示値 1.0 を根尖側基準点とし，ファイルを接続したまま根管形成を行う

(3) 指示値 1.0 を使用する方法（図 3c）

上述の指示値 0.5 は，厳密な意味では根尖最狭窄部ではなく，そこからわずかに突出した位置であり，いわゆるオーバーインストゥルメンテーションとなってしまう．そこで，より確実に根尖最狭窄部を破壊せずに根管形成するため，RootZX の指示値 1.0 を使用することも一つの方法として提唱される．

DentaportZX や RootZXmini で測定精度を調べた研究では，指示値が大きくなっても臨床上は精度が保たれることが報告されており[13]，比較的正確に使用できる．

指示値 0.5 または 1.0 を使用した方法は，ファイルを電気的根管長測定器に接続しながら根管内で使用することにより，ファイルごとに先端の位置をモニタリングしながら作業できるといった利点も有している．

ではこれら 3 つの使用方法で，臨床的に最も優れた方法はどれなのか．これまでにこの 3 方法の根尖検出精度を直接比較した報告はないものの，その差異が測定誤差以上に臨床に有意に影響するものなのかを検討しなければならない．多くの研究で，“正確に根尖を検出”というのは，生理学的根尖孔または解剖学的根尖孔から ±0.5mm の位置を検出したことと定義している[10～12,14]．つまり“正確な検出”はそれ自体に 1mm ほどの誤差を許容していることになる．はたして上にあげた 3 つの方法の信頼性の差は，許容された誤差を差し引いたうえで，かつ臨床的に検知しうるものだろうか．

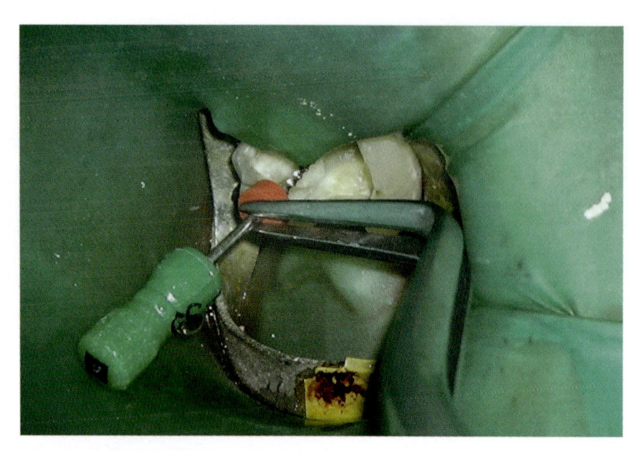

図 4　歯冠側基準点の設定方法
根尖側に比較し，比較的ラフな決定方法ではないだろうか？

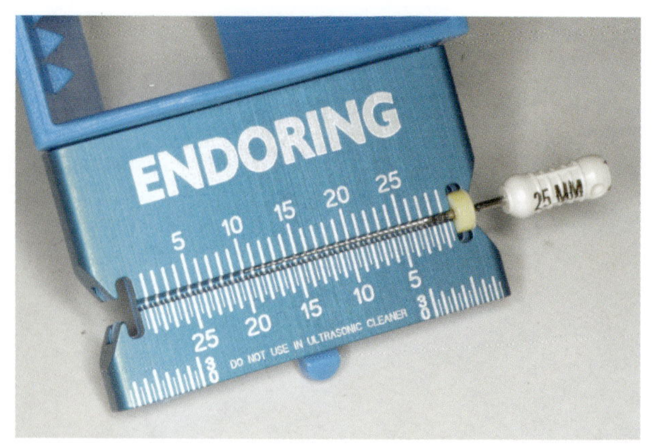

図 5　作業長を決定する定規は 0.5mm 刻みであり，それ以下の差異を作業長に反映させることは難しい

また，指示値 0.5 について，Jung らは，ファイル先端が解剖学的根尖孔よりも平均 0.26mm ほど歯冠側にある位置と結論付けている[15]．小林と須田[17]は，理論的には指示値 0.5 から 0.3mm 引いた値が作業長として適当であると考察している．しかし，この 0.5mm に満たない差異を臨床上の作業長に正確にフィードバックすることは可能なのだろうか．

そして作業長の設定については，根尖側基準点のみならず，歯冠側基準点の設定方法とその誤差も考慮しなければならない．

歯冠側基準点の設定

根尖側基準点の設定は，電気的根管長測定器を使用するが，歯冠側はいかにするのか？

これには現在も変わらずラバーストップを使用する．特に咬頭が残っているときや残根に近い状態では，比較的曖昧になりやすく，ラバーストップをピンセットで移動させ，おおよその位置で歯冠側の基準点としているだろう（**図 4**）．

さらに，根管からファイルを引き抜き，定規を使用して計る長さは，せいぜい 0.5mm 刻みである（**図 5**）．根尖側基準点の設定では最狭窄部から 0.3mm 突出することが議論となることに比較し，歯冠側ではあまりにもラフな設定方法がまかり通っているのではないだろうか．歯冠側における基準点の設定がこれだけラフななかで，根尖側基準点の設定方法のみを議論する意義は乏しいのではないかとさえ感じてしまう．

作業長設定の実際

いま一度振り返るのだが，「よい予後を期待できる根管充填」とされるデンタル X 線写真においては，X 線写真における根尖から 0 ～ 2mm 程度アンダーとなる位置に根管

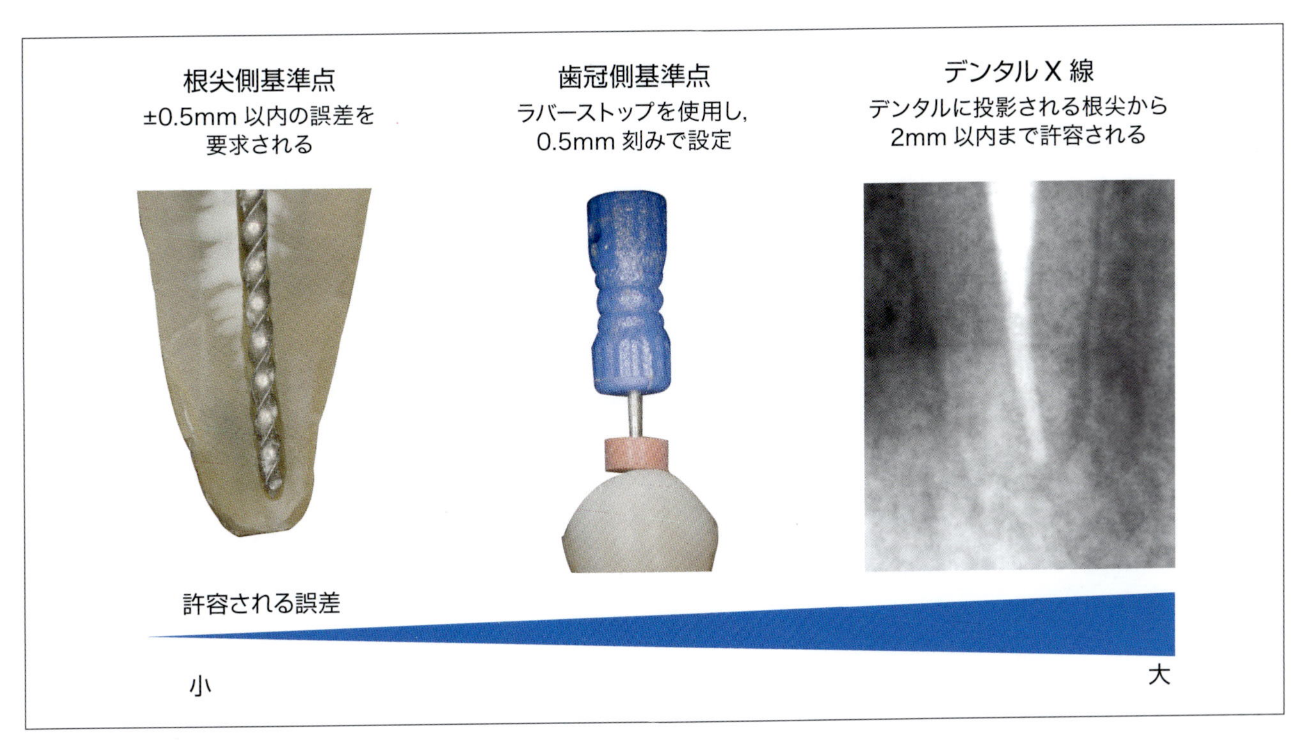

図 6 作業長設定の実際

充填材の先端が到達することを，良好な到達度と定義するのである[1,2]．つまり，根尖側の基準点を検出するための電気的根管長の測定精度については，±0.5mm のばらつきを議論しながら，歯冠側の基準点についてはラバーストップを使用したうえで，0.5mm 刻みで設定し，最終的に治癒の経過を観察するデンタル X 線では，2mm の範囲まで許容されているというのが現実なのである（**図 6**）．

むろんだからといって，それぞれのステップをないがしろにしてよいという話ではない．しかし，作業長の議論となると，根尖側基準点の話題は多岐にわたるものの，歯冠側基準点についてはあまり大きな話題とならない．実際の臨床においては，**図 1** に示すように両極の基準点をもって作業長なのだから，歯冠側にも，もっと注意を払うべきであろう．根尖側について，電気的根管長測定器を使用するうえでの使用法は 3 通りあげたが，使用法間の測定誤差は他の誤差や許容される幅に比較して，十分小さいと考えられ，どの方法を採用してもよいだろう．必要なのは根尖最狭窄部をイメージすることで，より同部を保存的に根管形成したければ，**図 3a,c** の方法がよいのではないだろうか．ただし，そこに固執せずに，根管充填においては，もう少し許容範囲が広いと認識すべきであろう．

文献

1) Ng YL, et al. Outcome of primary root canal treatment: systematic review of the literature – Part 2. Influence of clinical factors. Int Endod J. 2008; 41(1): 6-31.
2) Sjogren U, et al. Factors affecting the long-term results of endodontic treatment. J Endod. 1990; 16(10): 498-504.
3) Ricucci D, Langeland K. Apical limit of root canal instrumentation and obturation, part 2. A histological study. Int Endod J. 1998; 31(6): 394-409.
4) Molven O, et al. Periapical changes following root-canal treatment observed 20-27 years postoperatively. Int Endod J. 2002; 35(9): 784-790.
5) 鈴木策賢. Iontophorese に關する實驗的研究(特に根管治療に關聯して). 口病誌. 1942；16(6)：411-429.
6) Sunada I. New method for measuring the length of the root canal. J Dent Res. 1962; 41(2): 375-387.
7) 小林千尋ほか. 割算方式電気的根管長測定器の実用化モデルについて. 日歯内療誌. 1991；12(2)：143-148.
8) ElAyouti A, et al. Frequency of overinstrumentation with an acceptable radiographic working length. J Endod. 2001; 27(1): 49-52.
9) Jenkins JA, et al. An in vitro evaluation of the accuracy of the root ZX in the presence of various irrigants. J Endod. 2001; 27(3): 209-211.
10) Tselnik M, et al. An evaluation of root ZX and elements diagnostic apex locators. J Endod. 2005; 31(7): 507-509.
11) Vieyra JP, Acosta J. Comparison of working length determination with radiographs and four electronic apex locators. Int Endod J. 2011; 44(6): 510-518.
12) Stoll R, et al. Effectiveness of four electronic apex locators to determine distance from the apical foramen. Int Endod J. 2010; 43(9): 808-817.
13) 須藤　享, 吉岡隆知. 電気的根管長測定における根管形成の影響. 日歯内療誌. 2015；36(2)：61-68.
14) Ounsi HF, Naaman A. In vitro evaluation of the reliability of the Root ZX electronic apex locator. Int Endod J. 1999; 32(2): 120-123.
15) Jung IY, et al. Comparison of the reliability of "0.5" and "APEX" mark measurements in two frequency-based electronic apex locators. J Endod. 2011; 37(1): 49-52.
16) 小林千尋ほか. 電気的根管長測定法に関する基礎的研究（第2報）インピーダンスアナライザーによる測定. 日歯保存誌. 1991；34(4)：1208-1221.
17) 小林千尋, 須田英明. 電気的根管長測定法に関する基礎的研究（第4報）6種の電気的根管長測定器の比較. 日歯保存誌. 1993；36(1)：185-192.

根尖部根管形成

八幡祥生，馬場　聖

髄腔開拡，根管上部形成に引き続き，根管の根尖側 1/2 〜 1/3 の根管形成を行う．本稿では，この根尖部の根管形成について解説していく．

根管形成の基本概念

根管形成の基本的な概念や形態は，Schilder（**表 1**）が 1974 年に提唱したものが，今日でも通用する[1]．端的に表現すれば，根尖孔の位置や根管湾曲を維持しながら，テーパー状に根管形成するという原則である．

また Schilder は，Cleaning & Shaping という表現を用いている．つまり，根管形成とは，機械的な切削に終始するのではなく，根管洗浄を含めて，機械化学的に根管系から可及的に感染源を除去するために行う一連の操作と捉える必要がある．現在に至るまで，Cleaning and Shaping という表現は，一般に用いられる．

根尖部の解剖学的形態

1）根尖最狭窄部の位置，大きさ（図 1）

Kuttler[2] は，根尖最狭窄部が解剖学的根尖孔には存在せず，そこから 0.524mm（18 〜 25 歳）または 0.659mm（55 歳以上）歯冠側に位置することを明らかにした．

表 1　Shilder の提唱した根管形成の要件

1. テーパーを有する円錐形の形態
2. 根尖に近付くほど径が小さくなり，根尖孔で最小
3. 根管の自然なカーブを保存
4. 根尖孔を移動させない
5. 根尖孔の形態を保存し，最小に留める

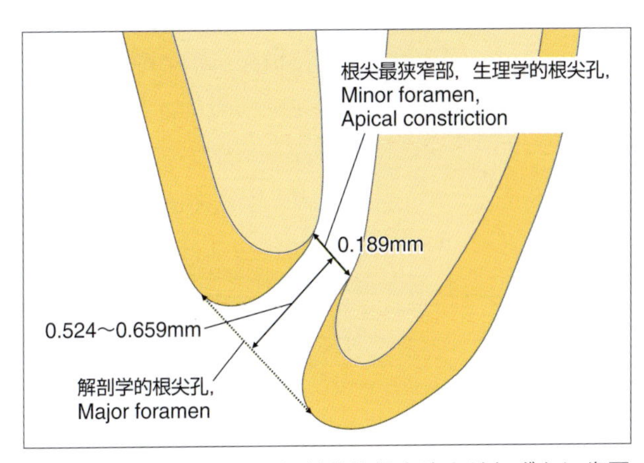

図 1　根尖最狭窄部は，解剖学的根尖孔よりわずかに歯冠側に位置する．その直径は平均 0.189mm[3] であり，加齢変化による影響を受けにくい

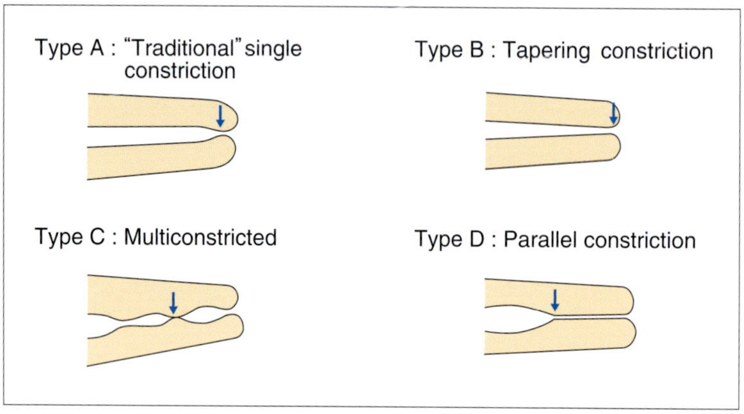

Type A : "Traditional" single constriction

Type B : Tapering constriction

Type C : Multiconstricted

Type D : Parallel constriction

図 2　さまざまな根尖形態（Dummer ほか，1984[4] をもとに作成）

ElAyouti ら[5] によれば，TypeB が 76％を占め，TypeA はわずか 10％程度に認められるのみだったという．根尖の形態にはさまざまなバリエーションがあることを理解しておかなければならない

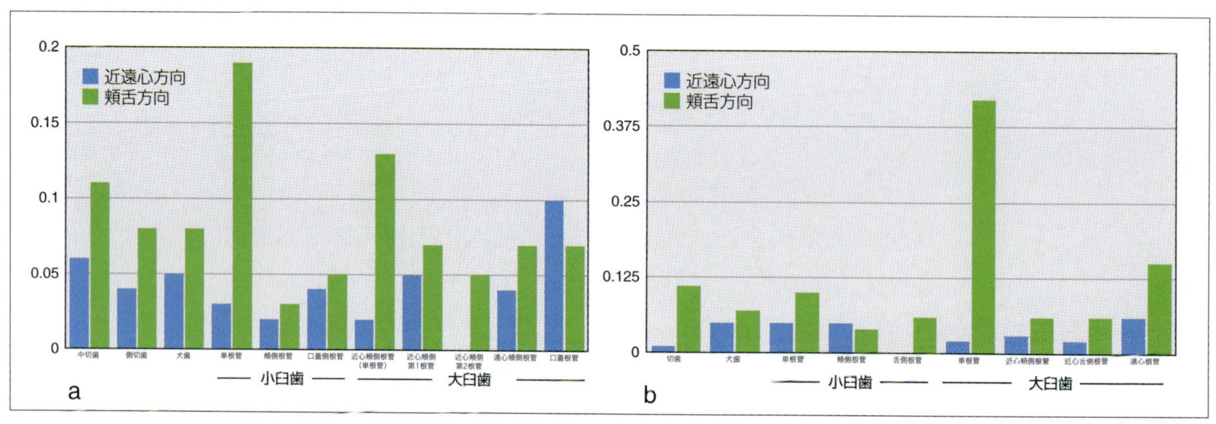

図 3　根尖部のテーパー（Wu ほか，2000[6] をもとに作成）
a：上顎，b：下顎

Stein & Corcoran[3] は，最狭窄部の直径は平均 0.189mm で，加齢によってその幅は変化しないことを報告している．

2）根尖最狭窄部の形態（図 2）

根尖最狭窄部の位置を示した上記の論文は，いわゆる生理学的根尖と定義される最狭窄部は根尖付近に収束しているとの見解を示していた．しかしながら Dummer ら[4] は，そもそも根尖付近に最狭窄部があるとは限らないこと，また根尖の形態にはいくつかのバリエーションがあることを報告している．

さらに ElAyouti ら[5]がヒト抜去大臼歯を用いてマイクロ CT を使用した報告によれば，根尖最狭窄部は解剖学的根尖に近接しており，いわゆる**図 1** のような最狭窄部を有していたのは 10％程度であったとしており，根尖部の解剖学的形態は，以前から考えられているよりは，さまざまなバリエーションがあり，多岐にわたっているようである．

3）根尖部のテーパー（図 3）

Wu ら[6] は，根尖部 5mm における根管のテーパーを各歯種各根管の頬舌方向および近遠心方向について調べている．その報告によれば，すべての歯種における平均テーパー

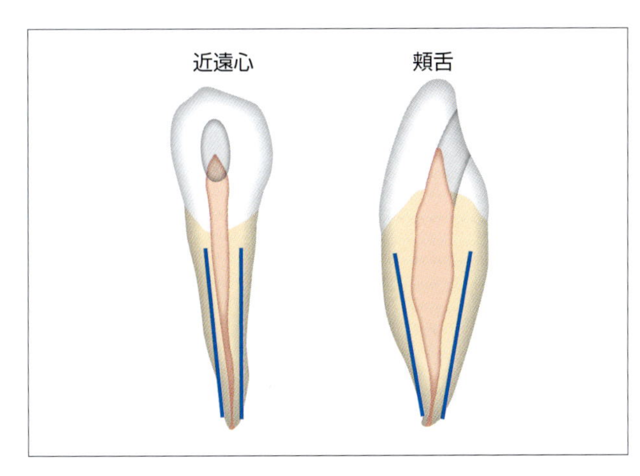

図 4 根尖部のテーパーは，近遠心方向と頬舌方向で異なる．多くの場合，デンタル X 線写真で確認が困難な頬舌方向にテーパーが大きい

は，近遠心方向では 0.04±0.02，頬舌方向では 0.1±0.08 であった．しかしながら，歯種によっては 0.42 テーパーを呈していたりと，歯種間でのばらつきが大きい．さらに，多くの根管で，近遠心方向に比較し頬舌方向でテーパーが大きく，デンタル X 線では描出できない向きに根管は広がっていることが多い（**図 4**）．

手用ファイルの動かし方（図 5）

1）ウォッチワインディング（図 5a）

30 ～ 60° 前後の正逆回転方向を小刻みに繰り返しながら，きりもみをするように動かす．根管内にファイルを挿入するときには，この動きをしながら挿入し，根尖方向へと進めていく．この動きは，積極的に根管壁象牙質を切削するというよりは，根管を探っていき，根尖方向へ誘導していくために行う．

特に＃ 10 ～ 15 などの細いファイルでは，プレカーブを付与したうえで，この動きで根尖の穿通を試みる．

2）ターンアンドプル（図 5b）

根管に食い込ませるように 45° 正回転させ，それを引き抜くことで，食い込んだ分の象牙質を切削する動き．象牙質を積極的に切削していく動きなので，特にクラウンダウンやステップバックの，根中央部から根尖にかけて使用することが多い．

3）バランスドフォース（図 5c）

ターンアンドプルと同様に，根管壁に食い込ませるようにファイルを正回転させる．このとき，回転角度は 45° 以下にする．食い込んだ状態で，逆方向にファイルを回転させるが，そのまま回転させたのでは，食い込んだファイルが歯冠方向へ戻ってきてしまうので，戻ってこないよう根尖方向に軽く力を加えておく．逆回転は 1/2 ～ 3/4 回転くらいを目安に行う．食い込んだ象牙質を，押し込んでいるファイルの逆回転によって切削していくイメージである．

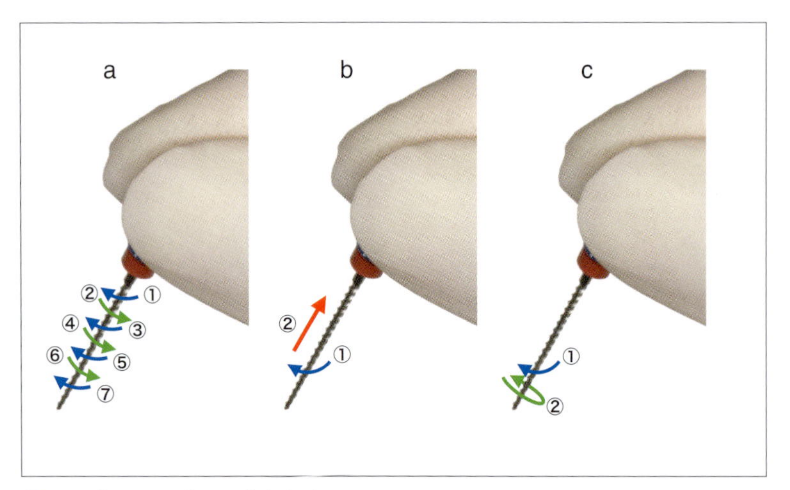

図5 手用ファイルの動かし方
a：ウォッチワインディング
b：ターンアンドプル．①で象牙質に食い込ませ，②で引き抜く際に象牙質を切削する
c：バランスドフォース．①で象牙質に食い込ませ，根尖方向に軽い力を加えながら，その位置で逆回転させる際（②）に象牙質を切削する

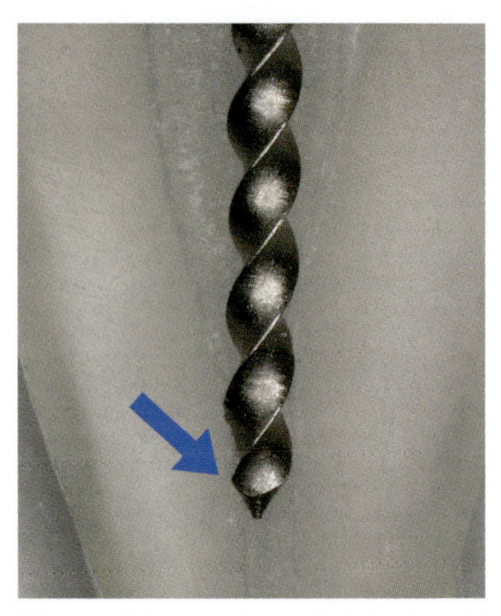

図6 手用ファイルで象牙質を切削する部位
矢印のエッジの部分を象牙質に食い込ませて，切削していく

4）ファイルのどこを使って象牙質を削るか？（図6）

ターンアンドプルとバランスドフォースといった象牙質を積極的に切削していく方法は，ともにファイルを象牙質に少し食い込ませて，切削していく．このときに食い込ませるのはファイル先端のみであり，この部分をうまく使って根管形成していく．

手用ファイルによる根管形成方法

1）ステップバック（図7）

根管上部形成を行った後，根尖孔のサイズを計測．根尖部を最終拡大号数まで拡大する．その後，作業長を0.5～1.0mmずつ減じながら，大きなサイズのファイルを使用し，根管形成を行う．

2）クラウンダウン（図8）

根管上部形成，および作業長を決定した後，まずは太いサイズのファイル（通常＃60～80）を手にし，根管内にウォッチワインディングで挿入する．根管壁に拘束されたら，ターンアンドプルまたはバランスドフォースの動かし方で根管壁を切削する．その後，順次小さいファイルに持ち替え，拘束されたら切削する作業を繰り返し，作業長まで到達するまで行う．

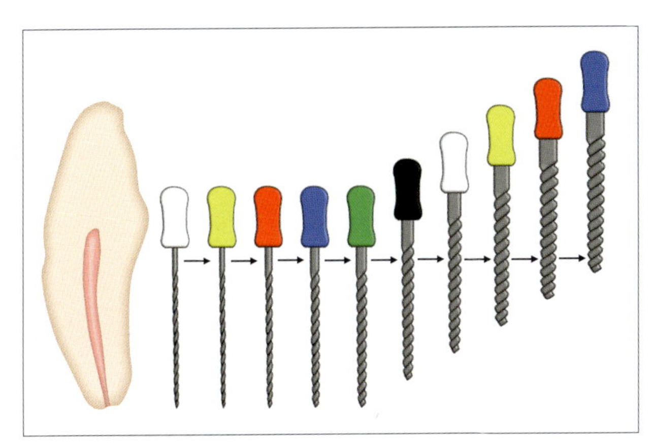

図7 ステップバックのシェーマ

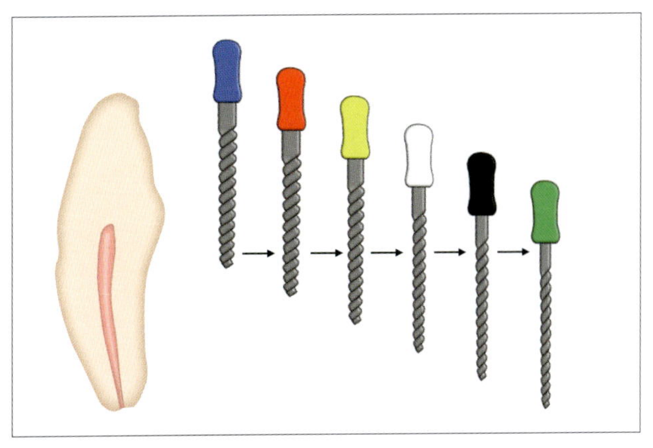

図8 クラウンダウンのシェーマ

根尖部形成で考えるべきいくつかのこと

1）Initial Binding File（IBF）

IBFは，根尖部に最初に適合するファイルであり，それを参考に根尖部の形成を行う．IBFは，根管形成方法によっても影響を受ける．吉岡ら[7]は，クラウンダウンとステップバックでIBFを計測し比較したところ，クラウンダウンで29.2±12.4号，ステップバックで24.7±6.0号と，クラウンダウンのほうが大きなファイルが適合し，より正確である可能性を報告している．

一方，Wuら[8]によれば，IBFと設定したファイルの90％は実際の根管断面より小さく，根尖でファイルは拘束されておらず，正確に計測することは困難であるとしている（**図9**）．臨床においては，IBFが本当に根尖部でのファイルの拘束によって計測できているのか，またはもっと歯冠側なのか，さらにはその抵抗を感じる根尖が真円に近い形態をしているのかを把握することは，ほとんど不可能である．

2）Master Apical File（MAF）

MAF（根尖部最終拡大号数）は，作業長まで届く，最も太いファイルと定義される．ここでMAFの計測には，なるべく回転操作を加えずに作業長まで到達させること，またそれより1サイズ大きいファイルは作業長まで入らないのを確認することが重要となる（**図10**）．

3）アピカルシート

アピカルシートは**図11**にあるようなイメージで，教えられてきた[9]．しかし，現実的にこのイメージ通りの形態を根尖部の根管に付与することは可能なのであろうか．

たとえば，Steinら[3]の報告をもとに，根尖最狭窄部の径を平均値の0.189mmとし，MAFを＃35とすると，いわゆるアピカルシートといわれる部分は，わずか幅0.0805mm

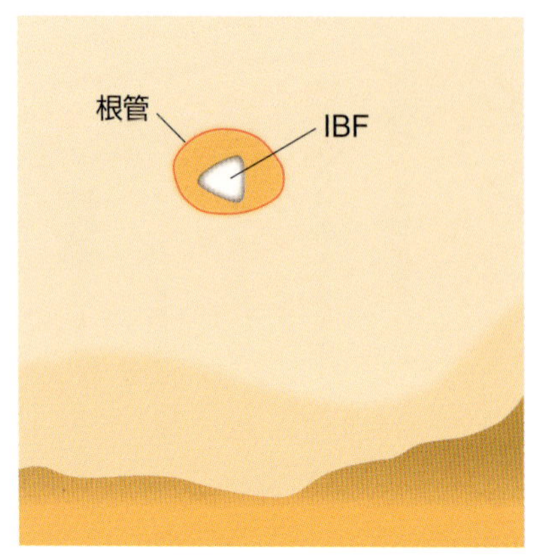

図 9　IBF の根尖部での実際の様子（Wu ほか，2002[8] をもとに作成）
IBF と設定したファイルを作業長まで入れ，根尖より 1mm 位置で切断．ファイルは根尖部根管壁に接していない．抵抗があって根尖に到達したとしても，その抵抗感が根尖にファイルが拘束されることで起きているとはかぎらない

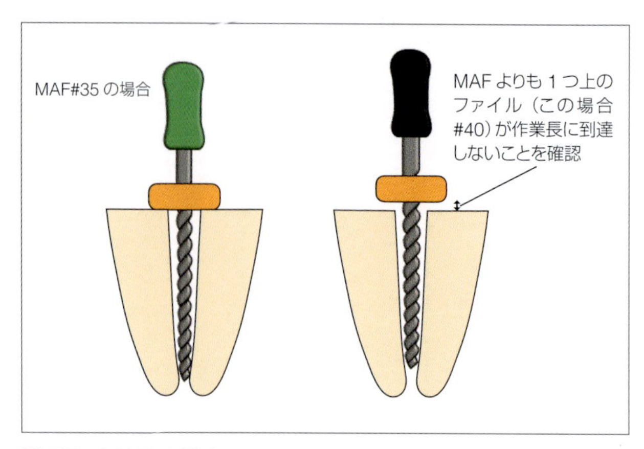

図 10　MAF の設定
最後に作業長に到達したファイルの号数が MAF となるが，その 1 つ上のサイズのファイルを回転させずに根管に挿入したとき，作業長に到達しないことを確認する必要がある

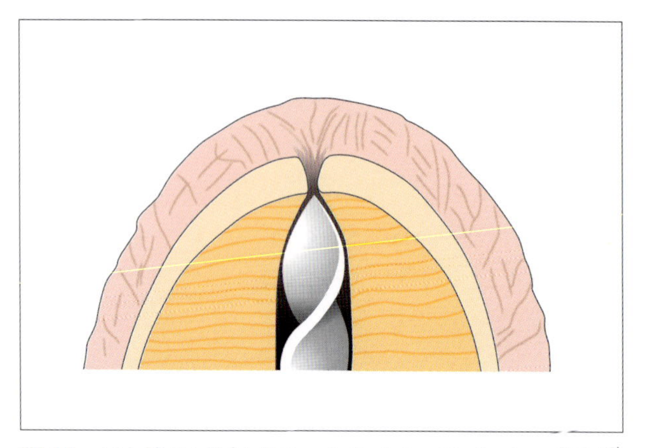

図 11　いわゆるアピカルシートのイメージ（Ingle，1965[9] をもとに作成）
根尖部においてファイルが作業長に収まり，その位置でファイルの先端の形態に形成する

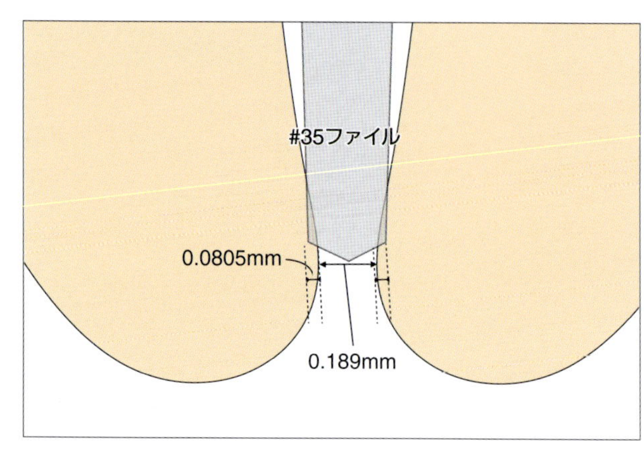

図 12　アピカルシートの実際
根尖が 0.189mm とし，＃ 35 を MAF とすると，理論上アピカルシートに相当する根尖部の段差は，わずか 0.0805mm にすぎない．この＃ 8 相当ファイル先端の段差が，本当にガッタパーチャの受け皿として機能するのだろうか？

の段差ということになる（**図 12**）．つまり，理想的な形態を付与したとして，全周に＃ 8 のファイル先端程度の段差を形成するのみとなる．はたしてこれが本当にガッタパーチャポイントを受ける形態として機能するのだろうか？　しかも，これは直線根管での仮定だが，多くの根管は湾曲しており，根尖部に意図して**図 11** のような形態を付与することは，現実的ではないように思われる．

小林らは [10]，**図 11** のような形態を根尖に意識的に付与しようとすることによって，根尖の不用意な拡大や直線化を招く危険性があることを指摘しており，アピカルシートの概念そのものに疑問を呈している．

デンタル上で確認される，アピカルシートのように見える構造は，術者側が根尖部に付与した形態ではなく，ガッタパーチャポイント先端の形態が描出されているだけではないだろうか（**図 13**）．

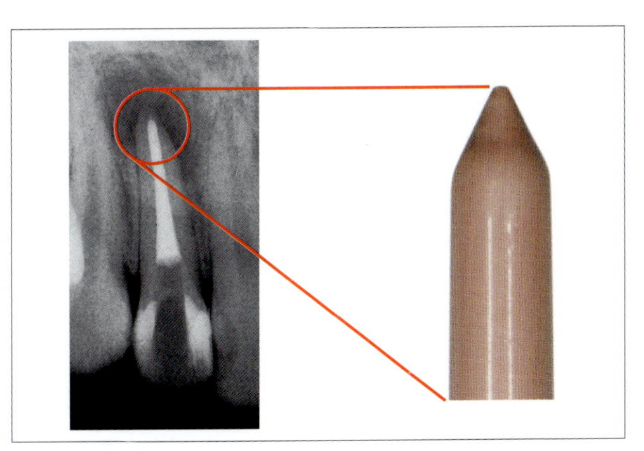

図 13 アピカルシートに収まって見えるデンタルX線写真は，太いガッタパーチャの先端が描出されているだけなのではないだろうか

根尖部根管形成のゴール

1）機械的に根管をきれいにする

汚染された根管壁を切削し，感染源を除去することは，根管形成の第一義のようにも見える．しかし一方で，根管形成中，ファイルが根管壁の全周に触れることは，いかなる方法を用いても困難であり[11,12]，また Siqueira らは，象牙細管内 300 μm まで細菌が侵入していることを報告している[13]．さらにイスマス，フィン，管間側枝などの構造まで含めれば，すべての根管壁を機械的に清掃し，感染源を除去するということは不可能といえる．

2）根管充填を緊密にする

根管充填の際，マスターポイントの試適およびタグバックの確認をすることは，オーバーまたはアンダー根管充填を防ぐために，重要なステップである．あまり細いマスターポイントでは，タグバックの感触を得ることが困難であり，最低でも＃35 くらいのマスターポイントを使用したい．よって，緊密に根管充填するために，根尖部の形成は，MAF を＃35 以上にすることが求められる．

勝海らは，側方加圧根管充填を行う際，根管に 7％のテーパーを付与することで，より緊密に根管充填できることを報告している[14]．しかしながら，ステップバック法を用いた場合には，0.5mm 刻みであれば 10％テーパーを，1.0mm 刻みであれば 5％テーパーを付与することになるし，クラウンダウン法であれば，根管に沿った形でテーパーを付与することになり，7％を術者が意図して付与することは，現実的には困難である．とはいえ，側方加圧根管充填の際には，少しテーパーを強めに付与したほうが，より緊密に根管充填できるという参考にはなるだろう．

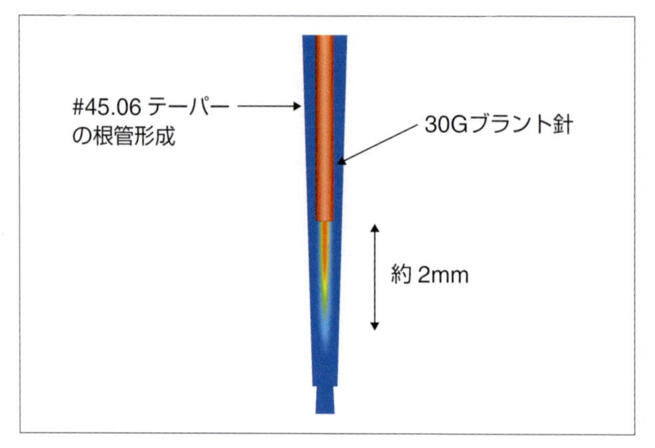

図 14 洗浄針を挿入した位置より 2mm 程度までしか洗浄液のフローは発生しない（Boutsioukis ほか，2010[17] をもとに作成）

3）Biomechanical preparation

Biomechanical preparation という言葉は，1955 年に出版された Grossman の Root canal therapy 第 4 版[15] で初めて使用された言葉で，その前の第 3 版[16] では単に "Mechanical preparation" という用語が使われている．この第 4 版には，Mechanical preparation は，生物学的手順に従うべきであり，Biomechanical preparation という用語を使用するのがよいだろうと記載されている．今から 60 年以上前に，すでにその概念を提唱していたことに驚きを禁じえないが，この考え方は現代の根管形成においても，もちろん通用する．そればかりか，機械的形成の限界がどんどんと明らかになるにつれて，根管洗浄の重要性はどんどんと増している．

すなわち，機械的形成の限界を受け入れたうえで無用に根管を拡大するのではなく，少なくない領域の形成器具非接触部位を，十分に根管洗浄することが重要となる．洗浄のために必要な形態を付与することも根管形成といえる．機械的拡大の補助療法として根管洗浄があるのではなく，十分な根管洗浄を行うための器作りを行うのが根管形成ということである．では，その器作りとして根管形成を捉えるのであれば，どのような根管形成を行うのが妥当なのだろうか．

4）根管洗浄の器作りとしての根管形成

根管洗浄は根管の形態，洗浄針の太さ，あるいは洗浄方法など，さまざまな要因に影響される．詳細は根管洗浄の項で述べられているが，ここでは根管洗浄の器作りとしての根管形成について解説する．

Boutsioukis らは，Computational Fluid Dynamics（CFD）モデルを用いて，30G の洗浄針を使用した際の洗浄液の流体解析を行っている[17]．それによれば，ブラント針では挿入位置より根尖方向に 2mm 程度しかフローは生じない（**図 14**）．この結果は，根尖部を洗浄するには，根尖部付近まで洗浄針を挿入する必要があることを示唆している．

では臨床で用いられている27Gの洗浄針を使用した場合に，根尖部を洗浄するためにはどの程度の根管形成が要求されるのか？ Hsiehらの抜去歯を用いた実験では，MAFを＃25，＃30，＃35，＃40，＃45，＃50および＃80に設定し，ステップバック形成後に27Gのブラント針で洗浄したところ，＃30以上で根尖部が洗浄可能であることを報告している[18)]．27Gを使用した際には，＃30，.06テーパー以上の根管形成することで根尖部の洗浄効果を認めた報告が，他にも散見される[19,20)]．

以上から根管洗浄の器作りとして根管形成を考えると，なるべく根尖に近い位置に洗浄針を設置できるようにすること，また27Gの洗浄針を使用する場合には最低限＃30，.06テーパーまで根尖部を根管形成する，ということが一つの目安になるかもしれない．

文献

1）Schilder H. Cleaning and shaping the root canal. Dent Clin North Am. 1974; 18(2): 269-296.
2）Kuttler Y. Microscopic investigation of root apexes. J Am Dent Assoc. 1955; 50(5): 544-552.
3）Stein TJ, Corcoran JF. Anatomy of the root apex and its histologic changes with age. Oral Surg Oral Med Oral Pathol Oral Radiol Endod. 1990; 69(2): 238-242.
4）Dummer PM, et al. The position and topography of the apical canal constriction and apical foramen. Int Endod J. 1984; 17(4): 192-198.
5）ElAyouti A, et al. Apical constriction: location and dimensions in molars-a micro-computed tomography study. J Endod. 2014; 40(8): 1095-1099.
6）Wu MK, et al. Prevalence and extent of long oval canals in the apical third. Oral Surg Oral Med Oral Pathol Oral Radiol Endod. 2000; 89(6): 739-743.
7）吉岡隆知ほか．根尖に適合するファイルサイズの決定．日歯内療誌．2009；30(1)：1-4.
8）Wu MK, et al. Does the first file to bind correspond to the diameter of the canal in the apical region? Int Endod J. 2002; 35(3): 264-267.
9）Ingle J. Endodontics. Lea & Febiger, 1965.
10）小林千尋，須田英明．根管形成とアピカルシート．日歯内療誌．1993；14(2)：10-19.
11）Paqué F, et al. Preparation of oval-shaped root canals in mandibular molars using nickel-titanium rotary instruments: a micro-computed tomography study. J Endod. 2010; 36(4): 703-707.
12）Peters OA. Current challenges and concepts in the preparation of root canal systems: a review. J Endod. 2004; 30(8): 559-567.
13）Siqueira JF Jr, et al. Patterns of microbial colonization in primary root canal infections. Oral Surg Oral Med Oral Pathol Oral Radiol Endod. 2002; 93(2): 174-178.
14）勝海一郎ほか．ラテラル・コンデンセーション法による根管の充塞性に関する研究（その3） ISO規格No.40サイズ相当根管テーパー変化模型群．日歯保存誌．1994；37(1)：285-296.
15）Grossman LI. Root canal therapy. 4th ed. Lea & Febiger, 1955.
16）Grossman LI. Root canal therapy. 3rd ed. Lea & Febiger, 1950.
17）Boutsioukis C, et al. Evaluation of irrigant flow in the root canal using different needle types by an unsteady computational fluid dynamics model. J Endod. 2010; 36(5): 875-879.
18）Hsieh YD, et al. Dynamic recording of irrigating fluid distribution in root canals using thermal image analysis. Int Endod J. 2007; 40(1): 11-17.
19）Khademi A, et al. Determination of the minimum instrumentation size for penetration of irrigants to the apical third of root canal systems. J Endod. 2006; 32(5): 417-420.
20）Srikanth P, et al. Minimal apical enlargement for penetration of irrigants to the apical third of root canal system: a scanning electron microscope study. J Int Oral Health. 2015; 7(6): 92-96.

閉塞根管への対応

坂上　斉

根管治療において困ることは，どのようなことであろうか．根管治療の目的の一つは，根管系の感染除去である．そのため根管内で，ファイルが届かず感染の機械的な除去ができない状態や，洗浄液が届かず感染の化学的な除去ができない状態は，困ってしまう．しかし，すべての根管において根尖まで穿通させることは，現実的には困難である．よって，いろいろな症例で穿通できない状態に対する対処法を知っておく必要がある．

根管治療中にファイルが根管口から根尖孔まで到達せず，途中で進まなくなってしまうと，それより先が根管形成できず，洗浄もままならない．このような状態のことを，「根管が閉塞している」という．閉塞しているというと，根管が石灰化してしまってファイルが進まなくなっている状態をイメージするが，実際はそのような状態ばかりではない．根管が分岐していたり，急に湾曲していたりする場合にもファイルが進まなくなるので，閉塞していると判断してしまう．また，レッジができて，それより先にファイルが進まなくなった場合も，同様である．

根管が分岐していたり，湾曲していたりする状態

根管は学生実習の模型のような単純な形態をしているわけではない．狭窄していたり湾曲していたり分岐していたりする[1]．そのような状態の根管に細いファイルを入れ，初めから穿通を試みても難しい．特に根尖の湾曲に対して，ファイルは追従できないことが多く，閉塞していると判断してしまう．そのような根管に対しては，根管上部拡大の仕方とファイルの動かし方が重要である．

根管上部を拡大する方法は，ゲーツグリッデンドリルや NiTi 製の根管上部拡大用ファイルを用いる．その際に拡大する方向は，根管の見かけ上の湾曲が小さくなる方向である（**図 1**）．一般的には，根管口を外側に広げていく（**図 2**）．ほとんどの根管は，根尖部などがわずかに湾曲していることが多い．湾曲根管においてファイルは，ステンレススチール製でも NiTi 製でも，まっすぐになろうとする．湾曲が強ければファイルの剛性により根管に追従するのが難しくなるため，なるべく湾曲が小さくなるように根管上部を拡大し，湾曲を小さくすることが重要である．

次にファイルの動かし方である．ファイルの動かし方には大きく分けて 5 つある（**図 3**）．

ターンアンドプルは，正方向に 1/4 回転させ根管壁にファイルをわずかに食い込ま

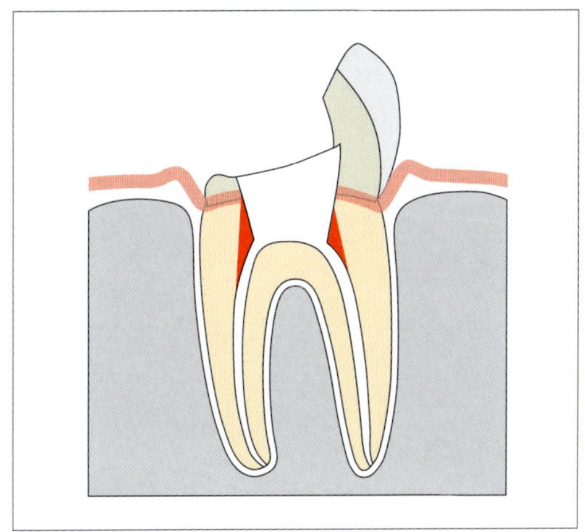

図 1　下顎大臼歯の模式図
根管上部拡大時の切削部分（赤く塗りつぶした部分）

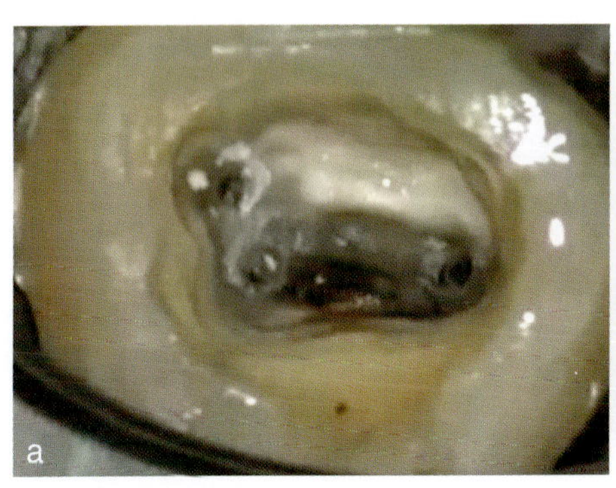

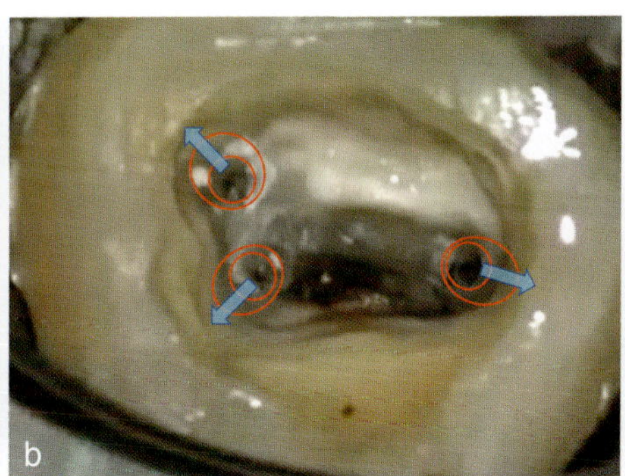

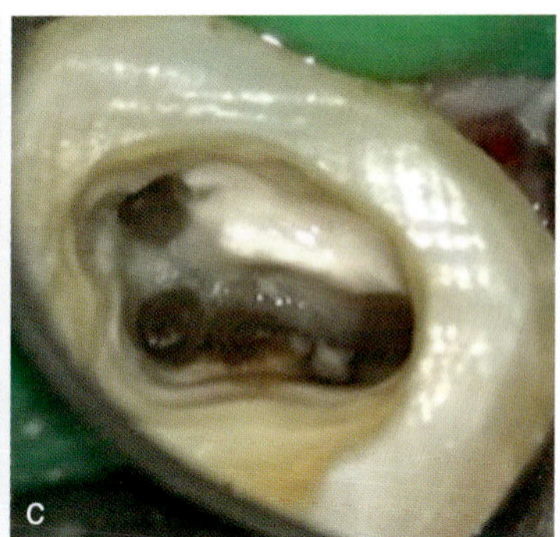

図 2　根管上部の拡大方向
a：根管上部未拡大の上顎大臼歯
b：根管上部の拡大方向．同心円状ではなく，外側に向けて広げていく
c：根管上部拡大終了後の上顎大臼歯．外側方向に上部拡大されている

ターンアンドプル（turn-and-pull）
①
②
時計回りに 1/4 回転し，引き抜く
a

ウォッチワインディング（watch-winding）
時計回りと反時計回りを繰り返しながら，軽圧にて根尖方向へ進める
b

リーミング（reaming）
反時計回りに回転させ，根尖方向へ進めていく
c

ファイリング（filing）
回転させず，押し引きを繰り返す
d

バランスドフォース（balanced force）
①
②
軽圧にて根尖方向へ進めながら時計回りに 90°回転させ，反時計回りに 120°程度回転させる
e

図 3　ファイルの動かし方

せた後，引き抜くファイルの操作方法である．強く食い込ませないようにすれば，レッジを形成することなく根管形成を行うことができる．

ウォッチワインディングは，正方向と逆方向に交互に60°程度回転させながら，ファイルを進めていく操作方法である.湾曲した根管でもレッジを形成しにくく,優れたファイル操作方法である．一気に進めすぎるとファイルが折れてしまうため，少し進めたら引き抜き切削片をきれいにすることが重要である．

リーミングは，正方向にファイルを回転させつづける方法である．レッジを生じやすく，そのまま根管を逸脱し穿孔してしまうこともあるため，絶対に避けるべき操作方法である．

ファイリングは，ファイルを上下に動かし根管形成する方法である．フィンやイスマスなどの円形ではない根管に対して根管形成を行う際に有効であるが，レッジを生じてしまうこともあるため注意が必要である[2]．挿入が難しい根管にプレカーブを付与してファイルがやっと入った場合，そのまま引き抜くのではなく，ファイリングである程度ファイルが通る道筋を付けてから引き抜くとよい．

バランスドフォースは，正回転でファイルを食い込ませた後に，根尖方向にファイルを押し込みながら逆回転させる操作方法である．根管から逸脱しにくく優れた操作方法である．

これらファイルの操作方法のうち，ウォッチワインディング，ターンアンドプル，バランスドフォースなどを用いて根管形成を行えば，湾曲根管でも逸脱しにくく，レッジを生じにくい．対してリーミングを多用すると，根管から逸脱したり，穿孔を生じたり，自ら新たな問題を作り出してしまう．穿通しなかったからといって，ファイルを進めようと一定方向に回転させつづけることは，避けなければならない．つまり，ファイルを根管内に入れる際には，ウォッチワインディング，ターンアンドプル，バランスドフォー

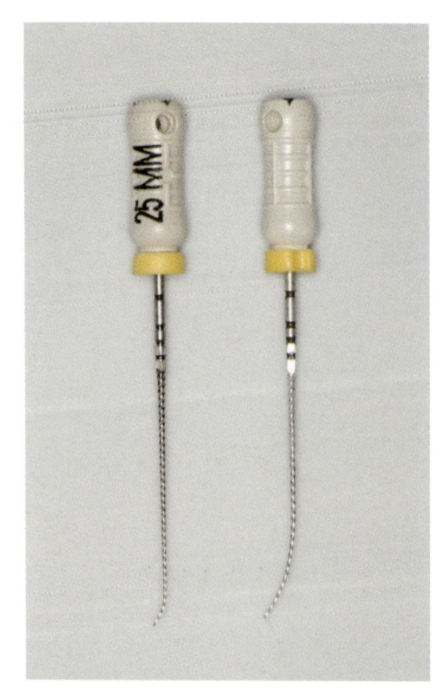

図4　2種類のプレカーブの付け方
左は先端2mm程度を鋭く曲げている．右は緩やかに5mm程度曲げている

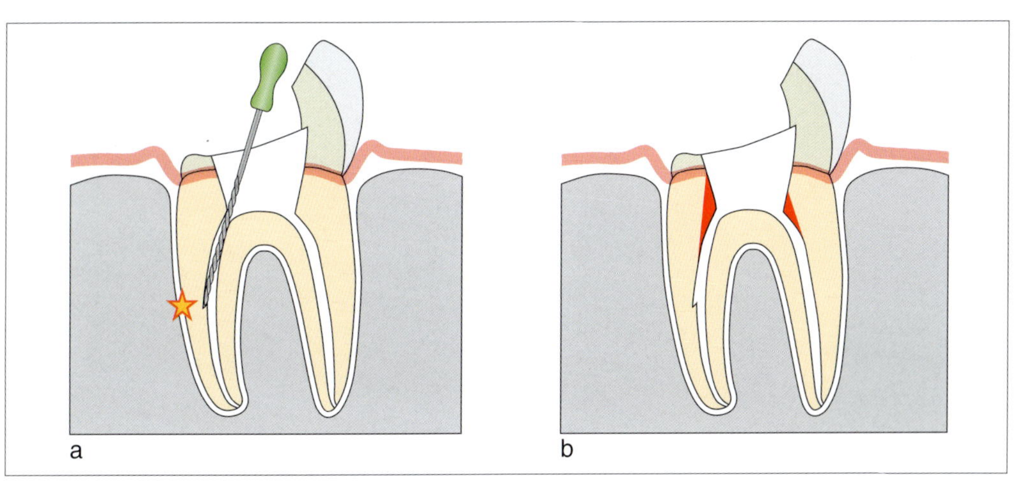

図 5　レッジを生じた根管の模式図
a：星印の部分でレッジを生じており，ファイルが先に進まない
b：赤く塗りつぶした部分を切削し，根管上部拡大を行う

スを用い，穿通しなかった場合には，まず根管の上部拡大を行い，ファイルの抵抗をなくして再度，アプローチする．

プレカーブの付け方

根管上部拡大を行ってもなお穿通が難しい場合には，プレカーブを付けてファイル操作する必要がある．プレカーブにはさまざまな付け方があるが，根管を探索し穿通を試みる場合には，ファイルの先端 1 〜 2mm のみを鋭く曲げると探索しやすい（**図 4 左**）．大きく緩やかなプレカーブは細い根管内において根管壁に拘束されてしまい，まっすぐになってしまう．そのようなプレカーブは，ストレートのファイルと同じところしかファイルが触れず，急な湾曲やレッジを乗り越えて穿通することはできない．鋭く短く曲げたファイルは湾曲部でもプレカーブを維持し，ストレートのファイルが触れない根管壁を探ることができ，湾曲やレッジを乗り越える．

レッジが生じている根管の探索の仕方

根管の湾曲に追従できずにファイルが根管壁に食い込んでしまい，根管に段差ができることをレッジが生じているという（**図 5a**）．ファイルが湾曲に追従できずに食い込んでしまっているのだから，ファイルが湾曲に追従できるようにしなければならない．そのためには最初に根管上部拡大を行うことが重要である（**図 5b**）．

上部拡大の後，鋭く短く曲げたファイルで根管壁を探りながらレッジの先を探っていくのだが，根管にファイルが入るとギュッと拘束される感覚がある．これをスティッキー感と呼ぶ（**図 6**）．スティッキー感がある方向に根管は存在するため，根管壁に対してプレカーブを付けたファイル先端をわずかに上下動させつつ，ファイルをわずかに回転

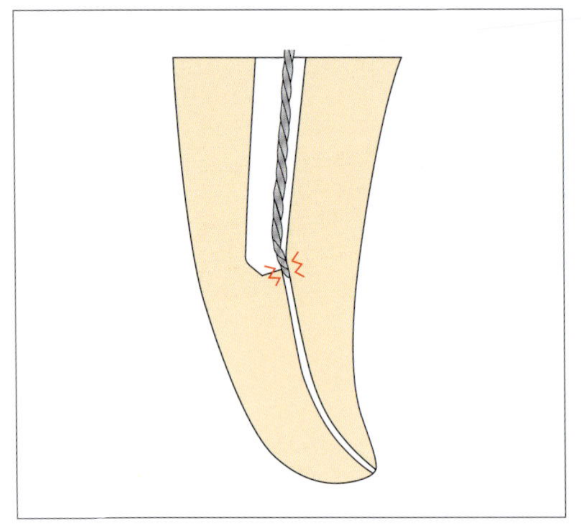

図 6　スティッキー感の模式図
根管がある方向にファイルが入ると，ファイル先端が拘束される

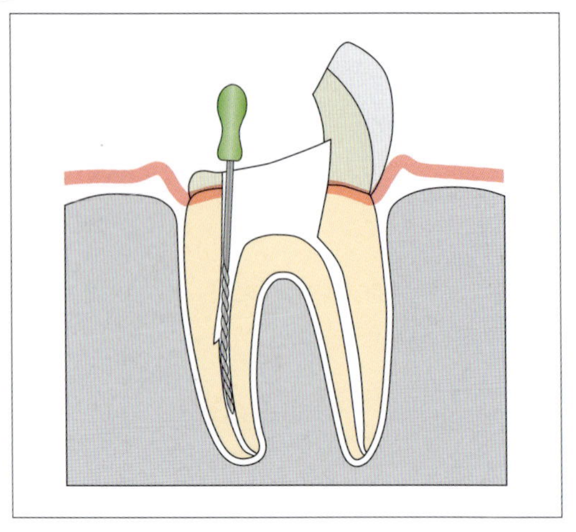

図 7　レッジを乗り越えてファイルが進んだ状態

させ，根管壁全体に触れるようにスティッキー感を探っていく．この際，根管の先端のみを探るのではなく，少しアンダーの部分の根管壁も探ると根管が見つかることがある．ファイルが食い込み，スティッキー感を感じる部分があれば，その位置で丁寧にウォッチワインディングなどの操作を行い，ファイルを進めていく（**図 7**）．

■ 根管を探索するときの注意点

ファイルにプレカーブを付けて根管を探索する際には，ファイル先端が自由に根管壁を探れるようにしたい．そのためには探索する位置まで，あらかじめ 40 号程度まで根管拡大を行っておく．十分な拡大をせずにいきなり細いファイルを入れても，探りたい根管壁を探ることは難しい．根管壁のあらゆる方向を探るには，ファイルを自由に動かせるスペースが必要なのである．また，根管洗浄のことを考慮しても，根管をある程度拡大しておき，洗浄液が循環するスペースを作っておくべきである．

■ 穿通できなかった場合の対応

根管上部拡大を行い，プレカーブを付けて丁寧に根管を探索しても，穿通できないこともある．そのような場合には十分，洗浄を行い，可能なかぎりそこまでの感染を除去するようにする．感染と宿主の免疫力とのバランスによって根尖病変は成立するので，穿通せずとも感染（細菌を含む汚染物質）をできるだけ除去することができれば，それによって根尖病変が改善することもある（**図 8**）．

根管を穿通できないと根管治療失敗のように考えてしまうことがあるが，根管治療の目的は感染源の除去であり，再感染の防止である．穿通できなくても焦る必要はなく，

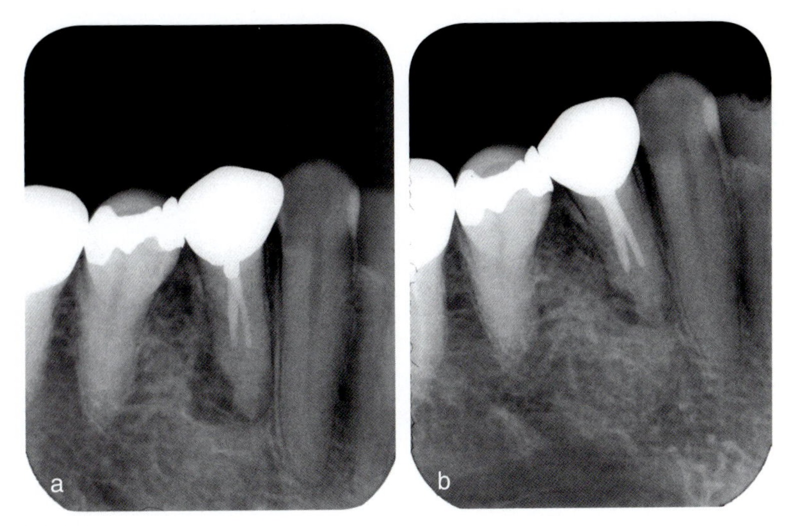

図 8 4|

a：術前のデンタルＸ線写真．根尖部透過像を認めた

b：術後６カ月のデンタルＸ線写真．根尖部透過像が改善してきているように見える

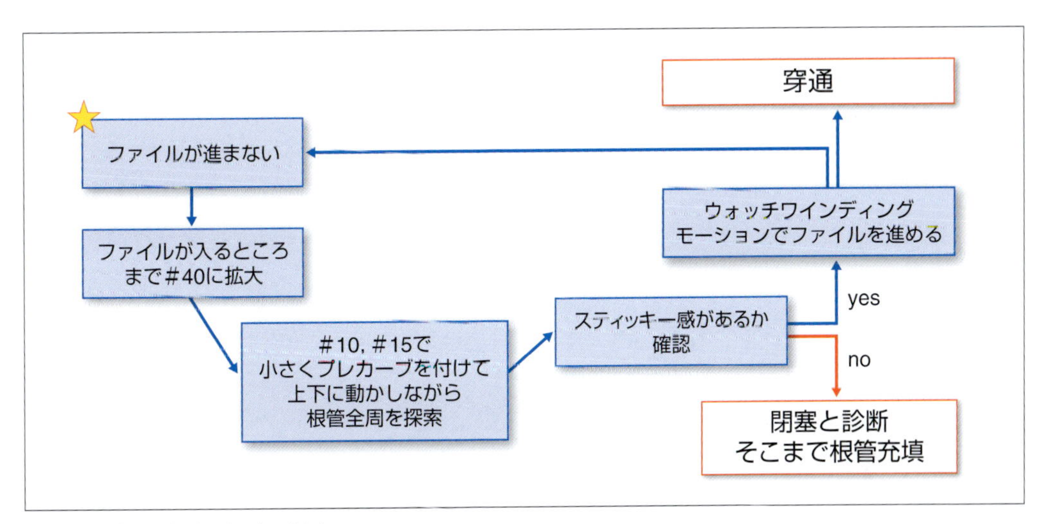

図 9 閉塞と判断した時の対応

丁寧に根管上部拡大を行い，プレカーブを付けて根管探索することにより穿通できることも多い．また，穿通できなくてもそこまで根管形成を行い，しっかりと根管洗浄を行うことにより多くの感染が除去できれば，根尖病変が改善する可能性はある（**図 9**）．また，術中に困ったならば，デンタルＸ線写真や CBCT を撮影し，落ち着いて診断し直すことも重要である．根管治療はファイルを動かすことが目的ではないことを思い返し，冷静に思考し各症例に対応していただきたい．

文献

1）Oishi A, et al. Electronic detection of root canal constrictions. J Endod. 2002; 28(5): 361-364.
2）Lim SS, Stock CJ. The risk of perforation in the curved canal: anticurvature filing compared with the stepback technique. Int Endod J. 1987; 20(1): 33-39.

根管洗浄

古畑和人

根管洗浄の必要性

根管治療では，次々と新しい材料やデザインのファイルが登場し，多くのセミナーを賑わしている．これはその分野の改善すべき問題点や伸びしろがソフト・ハードの面から大きく，また商業的にも規模をもつことの裏返しなのであろう．そのなかで，根管洗浄にフォーカスが当たる機会は，その臨床上の重要性に比べて少ないように思える．

近年では福元らが考案した根管内吸引洗浄法（Intracnanal Aspiration Technique：IAT），EndoVac や EndoVac pure（どちらも Kerr Dental，日本未発売）に代表される Apical Negative Pressure Irrigation Technique（ANPIT）や，音波振動させたチップで根管洗浄液を攪拌させる EndoActivator（デンツプライメルファー，日本未発売），歯内治療に特化してデザインされたコードレスの超音波ハンドピースである EndoUltra（Vista Dental，モリムラ），Non-Instrumentation Technology を掲げる GentleWave（Sonendo，Laguna Hills），レーザーや特殊な形状の NiTi ファイルを用いたものなどが根管洗浄の新しい機材やテクニックとしてやや話題になった程度である．実際，根管洗浄はその効果が術者にも患者にも見えにくそうであり，術後のデンタル X 線像の様子を大きく変えるわけではなさそうである．目に見える効果が期待できなければ術者のモチベーションの向上にもつながりにくいうえに，真面目に取り組んでもビジネスとしてのアピールに欠けると思うかもしれない．

ただし，根管洗浄の臨床上の意義は多くの研究でも述べられている通り疑いようがない[1]．手用またはロータリー用のファイルを用いて機械的に根管内を清掃しようとしたとき，おそらくイメージしているよりも多くの未清掃領域が残っている事実に驚くだろう．

Peters らの報告では，ロータリーファイルを用いた機械的清掃では 35％の根管壁面が触れられることがなかった[2]．また，Wu らの報告では楕円形根管に手用ファイルで円周ファイリングを行っても，61.4％の壁面が触れられていなかった[3]．元来複雑な地形を有する根管を，テーパーのついたファイルだけで機械的に全面郭清することは不可能だ．根管洗浄は，流動性のある根管洗浄液の働きをもって複雑な根管のより多くの部位へアプローチできる，現時点で唯一の現実的な方法なのである．そして，適切な情報を身に付けることで，根管洗浄のフィロソフィーは短期的に大きく向上させることができる．

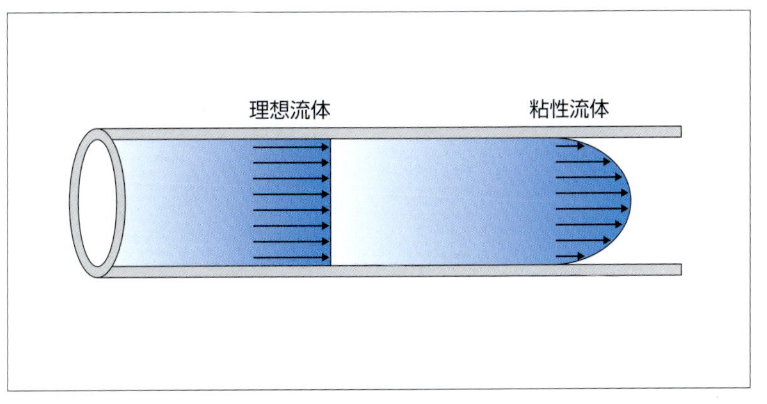

図 1　根管洗浄針の洗浄液の流れの模式図
粘性流体は壁に近付くにつれて，壁との摩擦で減速する

根管洗浄の効果

根管洗浄に期待する効果は，大きく以下の 2 つに分けられる．

・機械的洗浄効果…根管内の異物を洗浄液の液性や粘性で洗い流す
・化学的洗浄効果…根管洗浄液の化学的活性で異物を溶解する

いずれも適切に効果を期待するために，メカニズムをよく理解する必要がある．言葉通り，機械的洗浄効果は物理的な働きであり，化学的な洗浄効果は化学的な働きである．したがって，根管洗浄液に関わる物理と化学を学ぶことが，根管洗浄を深く知るためには不可欠である．

1）機械的洗浄効果

機械的洗浄効果について考察を深めるために，まず流体力学の基本を知る必要がある．洗浄液の流れを考えるうえで重要なポイントは，「粘性」と「圧力勾配」だ．現実世界のすべての液体には粘性が存在する（粘性がない流体を理想流体という）．粘性は液体の分子同士が引き合うことによって生じている．粘性をもつ液体が流れる際，壁に近い部位ほどその粘性による影響で流れは遅くなる．

図 1 は理想流体と粘性をもつ現実の流体が，細管を流れる際の速度分布を示したシェーマである．粘性を意識しなくてよいのであれば，流体は理想流体の流れのように細管内を一定の速度で流れていく様子を想像できるだろう．しかし粘性が働くと，流速は管の中心付近で最大となり，壁面に近付くにつれて流体と壁面が引き合いながら流速は小さくなる．この力が，壁面から汚れを剥がし取る洗浄効果となる．これを wall shear stress という．根管洗浄時の洗浄効果の重要な要素の一つである．これは流速に伴って大きくなることから[4]，根管洗浄液の液量を多く得ることが，高い機械的洗浄効果につながると期待される．

一方，根管洗浄針が細くなればなるほど粘性の影響は強くなり，流体が移動するためにはより大きな力が必要になる．根管洗浄針内を定常層流で流れる流体の流量は，下記に示すハーゲン・ポアズイユの式で示される（低いレイノルズ数，壁面での洗浄液のスリップはなし，などこの式は厳密にはいくつかの条件のもとで成り立つ）．

$$Q = \frac{\pi r^4 \Delta P}{128 \eta \ell}$$

（Q：流量（m3/s），r：根管洗浄針の内径（m），Δ P：差圧（Pa），η：粘性係数（m2/s），ℓ：針の長さ（m））

つまり，流量は根管洗浄針内径の4乗と，加えている圧力の大きさに比例する．根管洗浄針の内径が2倍になれば流量は16倍になり，内径が半分になると流量は1/16倍になる．根管も同様に細い根管ほど粘性の影響が強く現れる．

話は変わり，流体が流れること，すなわち物質が移動するということについて考えてみよう．風は空気が気圧の高いところから低いところへ流れる現象だし，リンゴが木から落ちるのはリンゴがもっている位置エネルギーが高いところから低いところへ移動する現象だ．1点だけ温度が高いところがあれば，徐々に周囲にその熱量は分散する．

根管洗浄液も同様に，圧力の高いところから低いところに流れる．根管洗浄は細い根管に洗浄液を意図した通りに流すことが求められる．どのような圧力分布がそこに存在しているのかを理解すると，根尖付近まで効果的に，かつ根尖孔外に漏らさぬよう根管洗浄を行うことがいかに難しいことかがわかる．

根管洗浄液をシリンジに用意し，根管洗浄針を根管口付近に設置して根管洗浄を行うシーンを想像してみよう．手指圧でシリンジのプランジャーを押し込むと，シリンジ内の圧力が高まったことで洗浄針先端から，シリンジ内よりも圧の低い根管内へと洗浄液が流れ込んでいく．洗浄針先端から飛び出た洗浄液は根尖方向への初速をもっているので根管内を根尖方向へ進んでいくが，ここで根管壁との間で生じる摩擦によって減速する．その間もシリンジからは続々と根管洗浄液が送り込まれてくるため，洗浄液は行き場を探して流れていく．問題はここで，洗浄液が根尖方向へ流れるのか，根管口方向へ流れるのかである．答えはほとんどの場合後者だ．

根尖方向は根尖孔外が閉じられた環境であれば，空気や浸出液などで満たされた体積が一定の閉鎖空間である．気体で満たされた密閉空間を押しつぶすように液体を流そうとしても，体積は大きく変化しないため洗浄液が入り込むことができない．この空気のトラップをvapor lockという[5]．洗浄液が根尖側まで到達できるとすれば，根尖側に存在する空気と洗浄液を交換する流れが生じた場合と，根尖側に存在するものを根尖孔外へ押し出すほど強い圧がかかった場合である．閉鎖された根尖付近を意図した位置まで洗浄することは想像以上に難しい．一方，根管口は大気に連続し，解放されているため，いくらでも洗浄液は出ていくことができる．

ではもっと根尖に近い位置を確実に洗うために，根尖付近まで洗浄針を挿入してみてはどうだろうか．たしかに，これはよいアイデアに見える．根尖から2～3mm程度の位置まで挿入した洗浄針から根管洗浄液を押し出せば，根尖付近まで洗浄液は還流する[6]．一方，洗浄針から出て根尖付近に溜まった根管洗浄液は，出口を探している．針内部とは違い，テーパーを付与して形成された根管は，根尖方向に近付くとより細くなるため，根管洗浄液は流れにくくなる．しかし，同じ理由で洗浄針外壁と根管壁の間のス

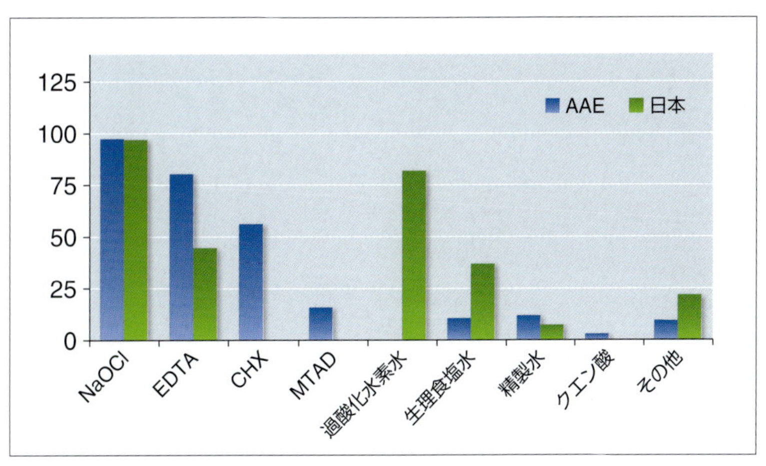

図2 AAE会員と日本の歯科大学付属病院で使用されている根管洗浄液に関するアンケートの結果

ペースも針先端に近いほど狭くなり，根管口方向へも洗浄液が流れにくくなり，根尖孔と根管口のどちらに流体が逃げるかが非常に危ういバランスになってくる．ニードル先端をかわして根管口方向へ流れるよりも，根尖孔外へ流れ出たほうが抵抗が少なければ，根管洗浄液は根尖孔を経由して根尖周囲の歯周組織に溢出する．確実性（根尖付近まで根管洗浄液を供給すること）と，安全性（根尖孔外への根管洗浄液の溢出を避けること）という，根管洗浄時の大きなジレンマがここに生じている．

2）化学的根管洗浄効果

もう一つの根管洗浄に期待する効果として，化学的洗浄効果があげられる．これは微生物を殺し，エンドトキシンを不活性化し，残存している歯髄組織やスメアー層を溶解することによって得られる効果である．次亜塩素酸ナトリウム（NaOCl）水溶液に代表される根管洗浄液の化学的作用は，機械的洗浄効果からは得ることができない根管治療に不可欠な要素である．

根管洗浄液の種類と選択

現在，根管治療ではさまざまな種類の根管洗浄液が用いられている．最も多く用いられているのは，NaOCl水溶液である．Savaniらが American Dental Association（ADA）会員2,000人に行った一般開業医向けのアンケートでも，93％がNaOCl水溶液が第一選択と回答している[7]．ほかにも根管洗浄液としてはEDTA，クエン酸，クロルヘキシジン，MTAD，機能水（強酸性水や強塩基性水），過酸化水素水，精製水，生理食塩水などがあげられるだろう．

図2は，根管洗浄液の使用についてDutnerらがAAE（American Association of

Endodontists，米国歯内療法専門医協会）の会員に向け，使用している根管洗浄液についてのアンケートをとった結果[8]と，斎藤らが日本の歯科大学病院にアンケートをとった結果[9]を載せたものである．クロルヘキシジンやMTADについては根管洗浄液として国内で承認がされているものは存在しないが，海外では用いられることも多い．一方，国内での根管洗浄液の使用で特徴的なのは，過酸化水素水の存在である．NaOCl水溶液と過酸化水素水の交互洗浄が行われることが多いようだが，酸素は発生するが塩素は発生しない，あるいは過酸化水素水がNaOCl水溶液を中和してその効果を減弱するという指摘[10]もあり，その有効性は確認されていない．

1）次亜塩素酸ナトリウム（NaOCl）水溶液

（1）洗浄作用と殺菌作用

根管洗浄液としてのNaOCl水溶液は，タンパク質分解能，抗菌性，優れた有機質溶解能，潤滑材といった役割をもっている．そのメカニズムは主成分である水酸化ナトリウムと次亜塩素酸によって引き起こされる．まずNaOCl水溶液は，脂肪酸を脂肪酸塩（いわゆる石鹸）とグリセロール（アルコール）に分解する鹸化反応を起こすことで，残りの溶液の表面張力を低下させる．これにより，薬剤の広がりを助けるとともに，根管壁面に吸着して根管内のデブリと置き換わって浮き上がらせる．また，水酸化物イオンはpHが高い領域でタンパク質や油脂類，多糖類などの広範囲の有機質に対して優れた溶解能を示し，次亜塩素酸イオンはこれに相補的に働き洗浄効果を増強させている．

細胞に対しての作用として，水酸化物イオンは細胞壁や形質膜を形成するムコ多糖やタンパク質，リン脂質，不飽和脂肪酸などを局所的に分解し，構造を変化させる．この部位から次亜塩素酸イオンが細胞内に介入し，必須酵素のSH基やアミノ基を酸化してその機能を阻害する．また，細胞内に侵入した次亜塩素酸は，DNAを損傷させDNA合成を阻害する[11]．

（2）温度と有機質溶解作用

NaOCl水溶液は温度上昇に伴い，その有機質溶解能を強める．Abou-Rassらは5.25%のNaOCl水溶液では，23℃のときよりも60℃のときのほうが，8.9倍壊死した有機質を融解したと報告している[12]．スメアー層も温度が高いほうが薄くなるという報告がある[13]．また，温度上昇に伴うもう一つのメリットは，水溶液自体の粘性の低下である．粘性が低下することで細い洗浄針や根管内を流れる根管洗浄液の液量は増大する．つまり，根管洗浄液の還流速度が大きくなるということであり，常に新鮮な根管洗浄液を継続的に供給したい根管洗浄ではメリットとして捉えられる．

一方，温度が高い状態で長期間保管すると，NaOCl水溶液の分解速度が大きくなり，有効塩素濃度の低下が早まる[14]ため，常時加温された状態での保管は勧められない．使用するNaOCl水溶液をシリンジに入れて温浴につけて加温する方法，あるいは口腔内写真撮影用ミラーのミラーウォーマーなどで短期間に使用する分だけを加温しながら保温する方法などが考えられる．次亜塩素酸のもつ洗浄作用が60℃を超えると減少するため[15]，加温する温度としては50～60℃程度がよいとされている．Ruddleらは家庭用のコーヒーウォーマーを用いて加温する方法を紹介している[16]．

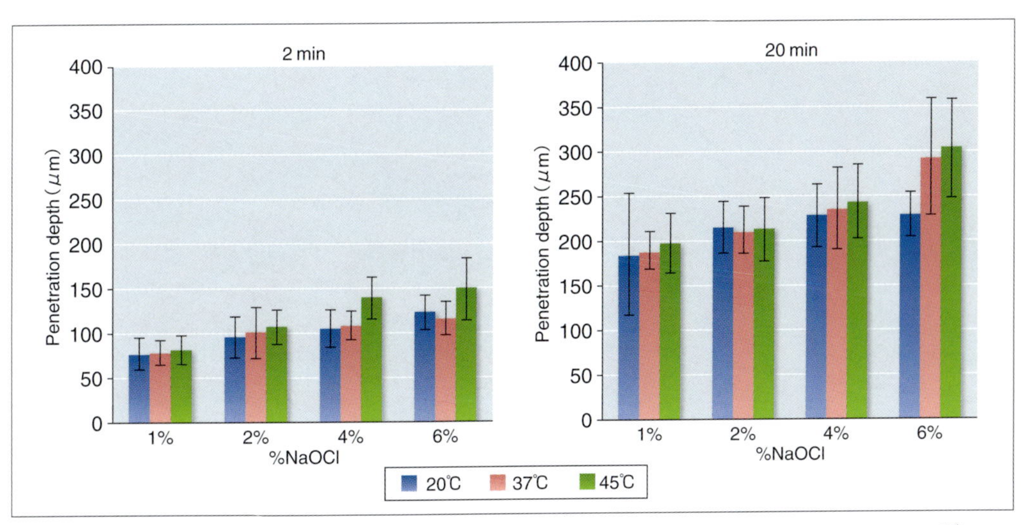

図 3 NaOCl 水溶液の濃度と温度が象牙細管への効果の浸透に及ぼす影響（Zou ほか，2010[17] をもとに作成）

(3) 濃度の低下と保存方法

NaOCl 水溶液の有効性の指標として，有効塩素濃度があげられる．NaOCl 水溶液の有効塩素濃度は時間経過とともに減少していく．それでは実際にどのくらいの速度でその有効塩素濃度は減少していくのだろうか．

まず，NaOCl 水溶液の分解速度は二次反応にあてはまり，初期の有効塩素濃度が大きいほど分解が速く進む．30℃で保存した 12%の次亜塩素酸ナトリウム水溶液は，30 日後にはおよそ 9.5%となる．一方，6%のものは 30 日後では 5.5%程度である．そして長期にわたり保存した場合，およそ 3%程度を限度に，分解はあまり進まなくなる．また，12%の NaOCl 水溶液の有効塩素濃度が 2%程度下がるまでの時間は，30℃でおよそ 20 日，20℃でおよそ 80 日となり，温度が高いほうが分解されやすい[14]．これらの結果から，NaOCl 水溶液は涼しいところに保管し，保存が長期にわたる場合は，およそ 3%の濃度の状態と考えればよさそうである．

(4) NaOCl の臨床での濃度・量・時間

NaOCl 水溶液の濃度は 0.5%から 6%までさまざまに用いられているが，殺菌作用という点では濃度にはあまり依存しないようである．一方，組織溶解作用は濃度が高いほど大きくなる．象牙細管への NaOCl 水溶液の浸透効果については，濃度・温度・時間に依存して効果がたしかに上がる．しかし，大きな期待を寄せるほどの差はない．たとえば NaOCl 水溶液への接触を 20 分間したものと 2 分間したものでは，象牙細管への効果は 10 倍ではなくおよそ 2 倍にとどまり，濃度や温度についても同様にあまり大きな差を示さない[17]（**図 3**）．

洗浄に用いる NaOCl の濃度よりも，殺菌作用を考慮すると洗浄液量のほうが重要である．たえず新鮮な根管洗浄液を供給することは，有効塩素濃度の低さを十分に補うことができ，洗浄効果の増強を望むことができる．

根管洗浄にかける時間については現在はまだ答えが出せないが，根管内に満たした NaOCl 水溶液は 3%程度の濃度があってもおよそ 2 分で組織溶解能は失われていく[18]

ため，継続した洗浄液の交換が必要である．NaOCl 水溶液はいわゆる根管洗浄液として，根管形成の合間にときどき流すというものではなく，根管形成の間，常に使用すべきである．歯髄腔に NaOCl 水溶液を常に満たして根管内への根管洗浄液の供給源として利用すべきであり，頻繁に薬液の交換することでその化学的効果を期待できる．

2）エチレンジアミン四酢酸（EDTA）

EDTA は金属イオンと結合することができるキレート剤であり，根管形成後に根管壁面に形成されるスメアー層の除去を目的として用いられる．17％濃度で用いられることが多いこの根管洗浄液は，通常 1 分ほどでスメアー層を除去することができる．一方で，効果的なスメアー層の除去には有機質へのアクションをもつ薬剤と併用することが望ましいとされる．臨床上最も有用と思われるのは，NaOCl 水溶液との併用である[19]．ただし，これらは相互に中和する性質があるため，あらかじめ混和してはいけない．

また，EDTA を用いることでスメアーを除去できることはわかっているが，スメアー層の有無が根管治療の予後にどのような影響があるかはまだわかっていない．また，EDTA を長時間作用させることは根管壁のエロージョンにつながるという報告[20]がある．根管形成時，根管内には NaOCl 水溶液を満たした状態で行い，形成後のスメアー除去に EDTA を 1 分程度行ったうえで，最後に NaOCl 水溶液で中和をする，という手順が取られることが多い．

根管洗浄用針のデザイン

1）ブラント針（ノンベベル針）

先端がフラットにカットされた，刃先をもたない洗浄用のニードルである．切断面の角が面取りされているものもある．一般的に最も多く用いられていると思われる．加工が単純なため，単価は他のデザインのものに比べて安価であり，ランニングコストを考えた場合最も使用しやすい．

ニードルの特性として，洗浄液の出入り口が針先端に，針の長軸に対して垂直な面として開いているため，開口部が根尖方向に向くことになる．圧をかけて洗浄液を根管内に流入させたとき，針先端部が根管壁と適合がよい状態になると，根管口方向への流出路が狭くなるため，針先端から根尖の領域に洗浄液が閉じ込められ，根尖孔外への漏洩のリスクを伴う．また，強圧で洗浄液を押し出すと，針先端から射出された洗浄液の速度は大きく，やはり根尖方向への強い流れを形成して根尖孔外への漏洩のリスクが付きまとう．洗浄圧と針の設置位置の丁寧なコントロールが必要である．

一般的に ISO 標準規格にあったサイズが記載されているが，NaviTip（ウルトラデントジャパン，**図 4**）のように ISO 規格とは異なる表記径をもつ根管洗浄針もある．

2）サイドベント針

サイドベント針は，針側面に切り欠きのように開口部が一つあるいは複数存在するデザインをもち，特徴として先端が閉じているため根尖方向への強い流れは生じにくい．

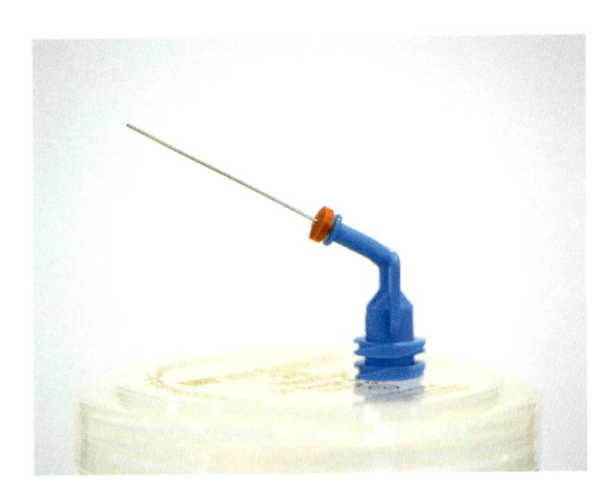

図 4 NaviTip 29G
29G との記載があるが，実際には外径が0.23mm と細い

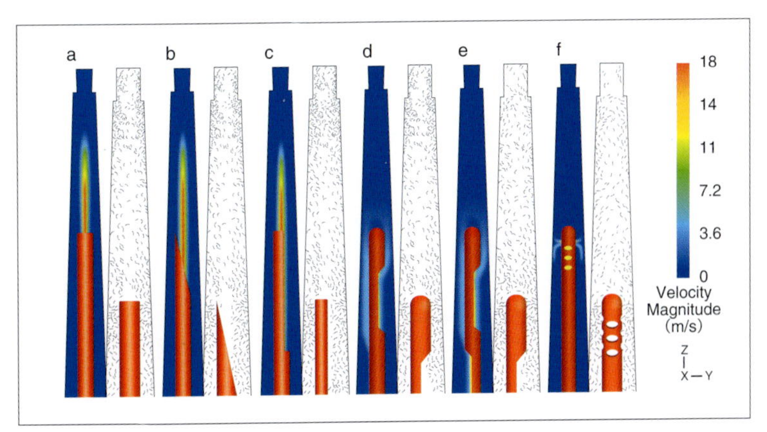

図 5 さまざまなデザインの根管洗浄針の，先端付近での根管洗浄液の流れ （Qian ほか，2011[20] をもとに作成）

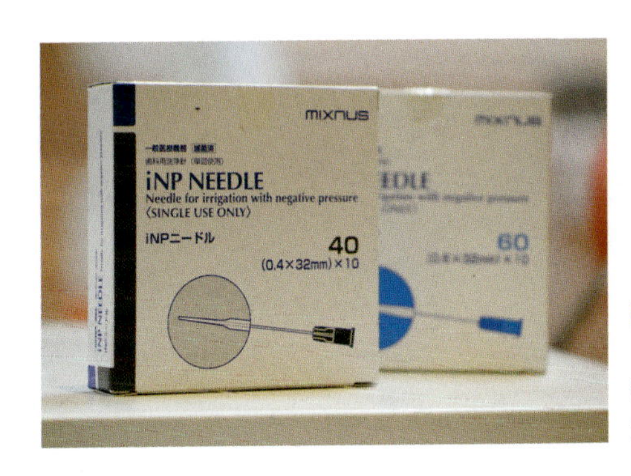

図 6 iNP ニードル
パッケージのように，先端部 3mm が先細りに加工されており，根尖付近までの到達性が高い

また，開口部が数 mm にわたって開いているニードルもあるが，長い開口部全体から一様に側方に洗浄液が流出するということはない[21]（**図 5**）.

手指圧によるシリンジでの洗浄の場合，サイドベントの開口部の根尖方向の末端から根尖方向に斜めに流れ出た根管洗浄液は，針の先端付近で根尖方向への流速を失い，根管口方向へ還流する．そのため，針の挿入位置から想像するものよりも，実際には洗浄液の到達範囲は狭いものになることに注意が必要である．一方，開口部は針の構造から断面 2 次モーメントが小さく，先端部がしなやかな性質をもつため，湾曲した根管にはやや挿入しやすいように感じる.

3）スウェージング針

非常に特殊な形態の洗浄針である．現在は iNP ニードル 40 および 60（モリタ，**図 6**）の 2 種類しか存在しない.

特徴として針先端数 mm（iNP ニードルは 3mm）が先端に向かって外径が少しずつ小さくなるスゥエージング加工がなされている．安全かつ確実な根管洗浄の実現のために特別にデザインされた洗浄針である．内径が保たれることから根管洗浄液量を増加させる効果が期待できる．また，ニードル自体が非常に柔らかく，湾曲した根管でもスムースに挿入することができる．根尖付近まで到達させやすい物性とデザインから，根管内吸引洗浄法に利用される．

ランニングコストはかかるが，根管洗浄針としては筆者が最もお勧めできる非常に優れた根管洗浄針である．

根管洗浄のテクニック

根管洗浄にはさまざまな方法がある．いずれも根管内で根管洗浄液を動かすことが求められるが，根管洗浄液を動かすための圧の置き方によって，根管洗浄法を分類することができる．

・陽圧（Positive Pressure）
　シリンジ洗浄
・陰圧（Negative Pressure）
　ANPIT（Apical Negative Pressure Irrigation Technique）
　　IAT
　　EndoVac
・無圧（non-Pressure）
　手指：MDA Technique（Manual Dynamic Activation Technique）
　超音波：PUI（Passive Ultrasonic Irrigation）
　音波：Vibringe，EndoActivator

1）陽圧（Positive Pressure）洗浄

おそらく臨床上最も多く用いられているのが，シリンジに根管洗浄液を満たし，根管洗浄針を根管内に挿入して手指圧で洗浄液を押し出す，いわゆるシリンジ洗浄である．この方法の利点は簡便であることに尽きる．一方，洗浄針の到達位置が浅いと，いくら大量に根管洗浄液を流そうとも，根管口付近を洗浄するにとどまる．

根管洗浄液は前述のように圧力勾配によって流れるものであり，陽圧洗浄では根管内において，針の先端部で最も圧力が高くなり，最も圧力の低い根管口外を目指して流れ出る．根管内に根尖付近から根管口まで圧力勾配を形成しなければ，洗浄針を通って根尖付近を通り根管口から流出するという経路は形成されない．そこで，より根尖部へ根管洗浄液をデリバリーするために根尖付近に洗浄針先端を留置すると，洗浄針先端よりも根尖方向のエリアに根管洗浄液がたまりやすく，根尖部の根管内圧が高まる結果として根尖孔外への薬液の漏洩リスクが上昇する．

このときのポイントは，洗浄針の外径と挿入位置，根尖孔の大きさと形成された根管のテーパーのバランスである．根管洗浄液が根管口から排出されるためには，根尖孔よりも針先端部を根管口方向に大きな流路が保たれていなければならない．太すぎる外径の洗浄針は根管内壁とのスペースが小さくなり，洗浄液の逃げ場が失われた結果として，根尖孔へ流出路を求めることになる．

陽圧での洗浄で，根管内では根管洗浄液はどの程度まで流れているのだろうか．さま

表1 針のゲージと内外径のISO規格（文献[22]をもとに作成）

ゲージ	21	22	23	24	25	26	27	28	29	30	31	32
外径（mm）	0.800～0.830	0.698～0.730	0.600～0.673	0.550～0.580	0.500～0.530	0.440～0.470	0.400～0.420	0.349～0.370	0.324～0.351	0.298～0.320	0.254～0.267	0.229～0.241
内径（mm）	0.490～0.645	0.390～0.522	0.317～0.460	0.280～0.343	0.232～0.292	0.232～0.292	0.184～0.241	0.133～0.190	0.133～0.265	0.133～0.240	0.114～0.176	0.089～0.146

ざまな研究から，おおよそ洗浄針先端より2mm程度と考えられている．根尖孔からの溢出を恐れ，根管口付近に洗浄針の先端を設置したり，パイロゾン針のような太いニードルを入るところまで入れる，という方法では，多くの場合根尖付近まで根管洗浄液を到達させることができない．そのため，陽圧での根管洗浄を適切に行うためには根尖から2mm程度の位置まで挿入でき，安全性の点から根管径に対して余裕のある洗浄針の選択が求められる．自身が用いている根管洗浄針の内外径は，押さえておいたほうがよいだろう．

代表的な洗浄針としては，27Gがおおよそ外径0.4mm，30Gがおおよそ0.3mmである．**表1**にその他のゲージに対してのISO規格での内外径を示す[22]．これは製品によってばらつきがあり[23]，また，メーカーによって異なることがあるので注意が必要である．

ここまで述べた内容を踏まえると，陽圧での根管洗浄では，根管洗浄を安全かつ適切に行うことは，実はきわめて難しいといえる．

【根管洗浄針のポジショニング】

根管洗浄針を選択する際，どのサイズを選択すればよいか，考えたことはあるだろうか．先に述べたように，根尖部付近まで根管洗浄液を到達させようとすると，根管洗浄針は根尖から2～3mmに設置することが求められる．そのためには，少なくともその位置の根管径よりも小さな外径の根管洗浄針を選択しなければならない．また，根尖部付近のエリアに押し出された根管洗浄液が根管口方向に逃げるだけの流路がない場合，根管洗浄液の行く先は根尖孔外になる．これは大きな事故につながるため避けなければならない．自身が形成した根管形態に合わせて考えねばならない．

根管洗浄針の外径と根管径が一致すると，針が根管にはまってしまう．これをテーパーロック（taper lock）という．ブラント針を用いている場合，この状態で根管洗浄液を押し出すことは，きわめて危険である．なぜなら根尖孔以外に根管洗浄液の行き場がない．根尖孔外への根管洗浄液の漏洩を避けるために，テーパーロックをさせずに根尖付近まで到達させることができる根管洗浄針を選択すべきである．選択したニードルがテーパーロックする根尖からのおおよその位置を算出する式を下に示す．

$$\chi = \frac{(r - a)}{t}$$

（x：根尖から針先端までの距離（mm），r：ニードル外径（mm），a：根尖孔径（mm），t：根管テーパー）

表 2　各根尖孔サイズ，テーパーの根管の根尖から 3mm の位置での根管径と，およそそこまで挿入できる ISO 規格の根管洗浄針の外径
テーパーロックを引き起こすので，自らの形成している根管径とテーパーから，根尖から 3mm まで根管洗浄針を挿入するためには，余裕をもった径の根管洗浄針を選択する

		根尖孔サイズ（mm）							
		0.25	0.3	0.35	0.4	0.45	0.5	0.55	0.6
根管テーパー	0.02	0.31	0.36	0.41	0.46	0.51	0.56	0.61	0.66
	0.04	0.37	0.42	0.47	0.52	0.57	0.62	0.67	0.72
	0.06	0.43	0.48	0.53	0.58	0.63	0.68	0.73	0.78
	0.08	0.49	0.54	0.59	0.64	0.69	0.74	0.79	0.84
	0.1	0.45	0.5	0.55	0.6	0.65	0.7	0.75	0.8

（■：30G，■：27G，■：25G，■：23G）

選択しているニードルと自身が形成した根管形態から，およそどの位置でテーパーロックするかがわかる（**表 2**）．これが 3mm よりも大きければ，もっと細いニードルにすべきだ．逆に根尖まで届いてしまいそうであれば，洗浄液量をさらに多く確保するために，より太いニードルを選択してもよいだろう．

2）陰圧（Negative Pressure）による洗浄

陰圧での根管洗浄が近年注目されている．これは根尖付近に洗浄針先端を挿入し，根尖付近を最も圧力の低い状態としたうえで，根管口から根管洗浄液を自動的に誘導する方法である．安全性が高く，筆者も多用する根管洗浄法である．陽圧での根管洗浄とどのように異なるのかを，実際に使用できる製品を見ながら考えてみよう．

（1）IAT による根管洗浄

福元らが考案した根管内吸引洗浄法（Intracanal Aspiration Technique：IAT）[24～26] は，バキュームに接続した根管吸引針を根尖付近まで挿入し，洗浄針に電気的根管長測定器を装着する（**図 7，8**）．これにより洗浄針の到達度をある程度確認できる．一度根尖指示値まで挿入後，1mm 程度引き戻すのがちょうどよい．

洗浄針の位置を決めたところで根管口に根管洗浄液を少量滴下する．根管口が根管洗浄液で封鎖されると根管内が陰圧になり，自動的に根管洗浄液が根管内を根尖方向へ移動していく．根管洗浄液が髄腔から吸引されて少なくなっていく様子を確認しながら，根管洗浄液を追加していく．根尖付近まで根管洗浄液が到達すると，電気的根管長測定器のメーター値は根尖付近を示すようになる．継続してメーター値が根尖指示値となるよう持続的に根管洗浄液を流しつづける．

この方法は，根尖付近の領域が最も圧力が低いエリアとなり，根尖孔外は根管内よりも圧力が大きいエリアとなるため，根管洗浄液が溢出するリスクはきわめて少ない．また，洗浄針先端を通過して根尖付近へ根管洗浄液が流れ込む際に，最も狭いエリアを通過するため，根尖方向への流速は小さく，吸引先端を通過した根管洗浄液はすみやかに吸引針に吸い込まれる．仮に根尖孔外に溢出が少量あったとしても，溢出した洗浄液は

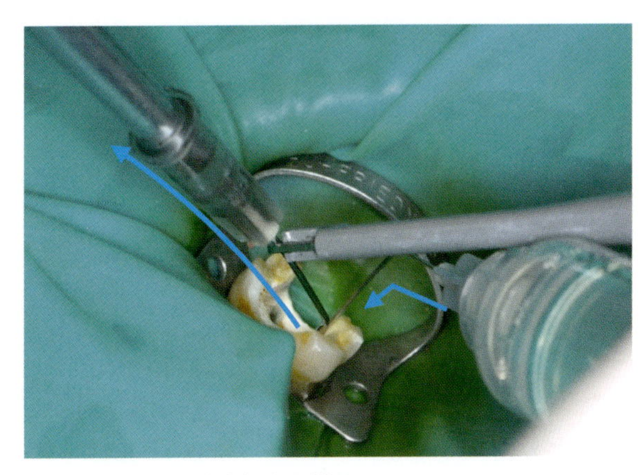

図7 根管内吸引洗浄法の様子
薬液の流れを青矢印で示す．シリンジから根管口付近に滴下された根管洗浄液が，根尖付近まで挿入された吸引針によって根管内を根尖まで誘導され，そこから吸引される

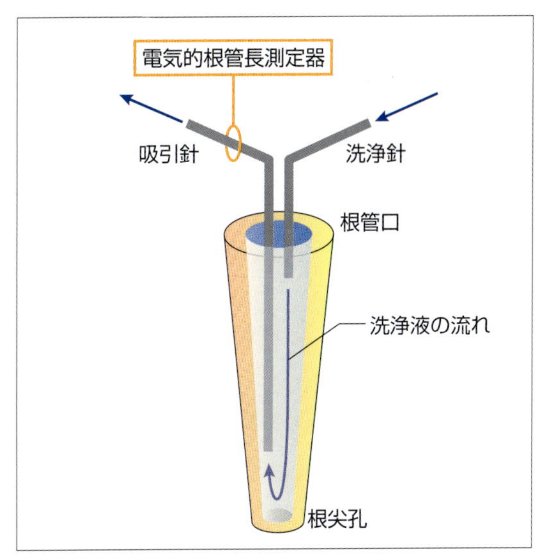

図8 根管内吸引洗浄法のシェーマ
図のように吸引針に電気的根管長測定器をつなぐことで，薬液や吸引針の到達度をモニタリングできる

広がらずに吸い戻されることも期待できる．

逆に陽圧でのシリンジ洗浄と異なって注意すべきなのは，吸引針がデブリで詰まることがある点と，洗浄液量が少ないことだ．特に根尖付近に吸引針を設置するため，吸引針には細いものが使用される．削片などの根管内残渣が詰まって吸引がストップすると，根管口あるいは髄腔開拡から根管洗浄液が溢れ出す．また，手指で洗浄用シリンジのプランジャーに陽圧をかける際にかかる圧は，バキュームでの吸引圧よりも大きいことが多い．時間あたりの吸引量は陽圧でのものよりも小さいため，陽圧での洗浄をイメージして根管洗浄液を供給すると，吸いきれずに溢れてしまう．根管洗浄時に根管口付近をよく観察し，洗浄液の挙動を確認しながら行う必要がある．

根尖孔が大きく開いていて根管洗浄液の溢出の恐れが強いケースでは，陰圧での根管洗浄法が非常に有用だと考えられる．吸引針の設置位置までが洗浄範囲のため，どれほど大きく根尖孔が開いていても安全に根管洗浄を行えることは，陽圧での洗浄では得られない利点である．電気的根管長測定をあわせて行っているため，吸引針が根尖孔よりも外に出ていないかを確認しながら行うこともセーフティーネットとして働いてくれる．

（2）EndoVac

国内ではまだ販売はないが，EndoVac（**図9**）やEndoVac pure（ともにKerr），EndoSafe plus（Vista Dental）といったANPITを用いた根管洗浄のシステムが複数存在する．

EndoVacのキットはバキュームに接続できるアダプター類で構成される．この方法が優れているのは，バキュームアダプターが根管内吸引チップに接続するサクション側と，根管口側から溢れ出した洗浄液を吸引するシリンジ側の2つに分岐していることだ．先に述べたように，ANPITでは吸引針の詰まりが吸引をストップさせるため，根管口

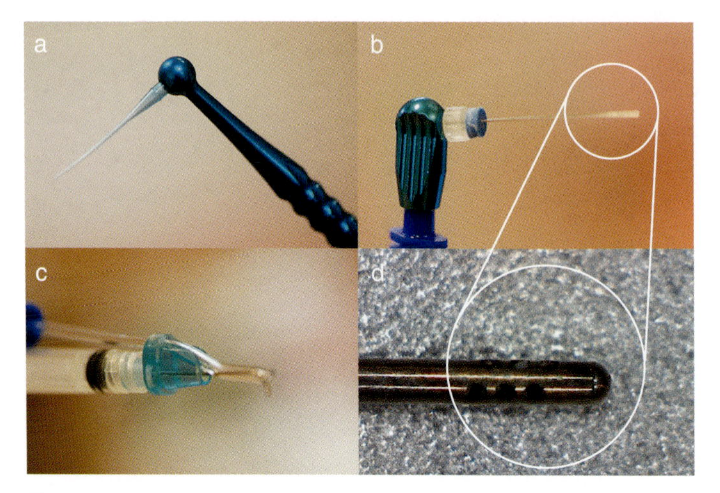

図 9　EndoVac
ANPIT で根管洗浄を行うためにデザインされた製品である．a：マクロカニューレで根管上部を吸引洗浄しながらデブリを除去する．b：その後マイクロカニューレで根尖まで ANPIT で洗浄を行う．c：根管洗浄液が根管口から溢れ出たときのために，シリンジに吸引用のチップがついている．d：マイクロカニューレの先端．0.3mm 径のニードル先端は閉じており，側面に 0.1mm 径の吸引孔が 12 個開けられている

からの根管洗浄液の漏洩のリスクヘッジになる．また，根管口側からの吸引は根管洗浄を行うシリンジと一体化されており，洗浄液を流しているポジションを崩さずにそのまま吸引できることもよく考えられている機構である．

吸引チップにはマクロカニューレとマイクロカニューレの 2 種類が存在し，初めにマクロカニューレで根管上部の洗浄を行い，大きなデブリを除去し，その後マイクロカニューレを作業長まで挿入し，根尖付近まで洗浄する．マクロカニューレはビニル素材で形成されておりしなやかであり，深くまで挿入する設定ではないため径が大きく詰まりにくい．一方，マイクロカニューレは，ニードル側面に 4 列 3 行に 12 個の吸引孔がレーザーによって開けられているステンレススチール製のニードルであり，直径がおよそ 0.3mm と非常に細い設計になっている．12 個の孔はいずれかが閉塞した際にも他の孔が補完的に働き，一様に詰まってしまうことはあまりない．

ただし，一つひとつの孔が小さいことがボトルネックになり，吸引量はあまり多くない．また，マイクロカニューレ側面に小孔が開いている構造上，マイクロカニューレの先端ではなく，先端から 0.8mm 程度離れた位置で吸引される．そのため，これを使用する際には作業長まできちんと挿入する点は IAT やマクロカニューレとは異なっている．EndoVac pure や EndoSafe plus はいずれも薬液の供給が電動で行われる点が EndoVac とは異なるが，メカニズムは同一である．

3）無圧（non-Pressure）での根管洗浄

陽圧，陰圧ともに根管内の根管洗浄液に差圧を与えて，圧の高いほうから低いほうへと洗浄液を誘導している．これらの方法とは別に，洗浄液を還流させずに根管内に満た

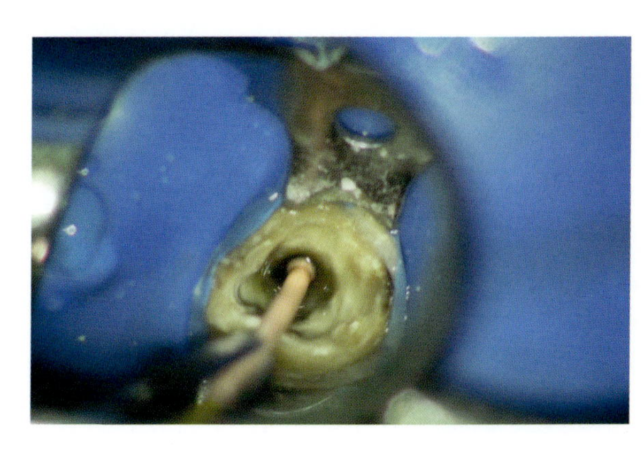

図 10 MDA Technique による根管洗浄
メインポイントを若干作業長よりも短く到達するよう，先端部を 1mm ほどカットして，ガッタパーチャコーンの先端が当たるところまで根管内に挿入し，2mm 程度の振幅で上下動させる

した根管洗浄液を攪拌させて洗浄を行う方法がある．

この方法のメリットは，洗浄液がきわめて少なくてすむこと，洗浄液を流さないので根尖から洗浄液を多量に溢出するリスクが小さいこと，術式がいずれも簡便であり，テクニックセンシティブではないことにある．一方，NaOCl 水溶液などは有機質と触れ合うことで，ただちにその活性が失われていくため，無圧での根管洗浄では根管洗浄液が新鮮な状態が保てないことが最も大きなデメリットとなる．また，どこまで洗浄が行われているかを把握することが非常に難しいことも，この方法の難しい点である．無圧での根管洗浄はマニュアルで行う方法，機械を使う方法に分けられる．また，機械を使う方法には音波振動および超音波振動による攪拌を行うものがある．

（1）マニュアルでの攪拌（Manual Dynamic Activation Technique：MDA Technique）

特別な機材を必要とせず，簡便に行うことができる無圧での根管洗浄として，MDA Techinique があげられる．この方法は，根管内に貯留した根管洗浄液を，根管に適合するファイルやブラシ，ポイントを用いて根管洗浄液を攪拌する方法である．導入コストや消耗品を必要としないため，治療中のいずれのタイミングにも気軽に行うことができる．

用いるポイント類は根尖でフィットする適合のよいものを使用する．ポイントを使用する場合はメインポイントになるサイズのものの先端を 1mm カットして使用する．ファイルを用いる場合は根尖部を形成しているファイルよりも 1 サイズ大きなサイズのものを選択する．

根管内を根管洗浄液で満たし，ファイルまたはポイントの先端が当たる位置まで挿入し，2mm 程度の幅で 1 分間に 100 回ほどのストロークで上下させ攪拌させる（**図 10**）．NaOCl 水溶液は最大 1 ～ 2 分程度でも有機質溶解能が低下し失われていく[18] ため，根管洗浄液を適宜交換して繰り返して行う．

（2）超音波振動での攪拌

根管内に満たした根管洗浄液を，超音波振動するチップを用いて攪拌させ，発生する強い流れで機械的に洗浄を行う方法である．Passive Ultrasonic Irrigation から PUI とも呼ばれる．

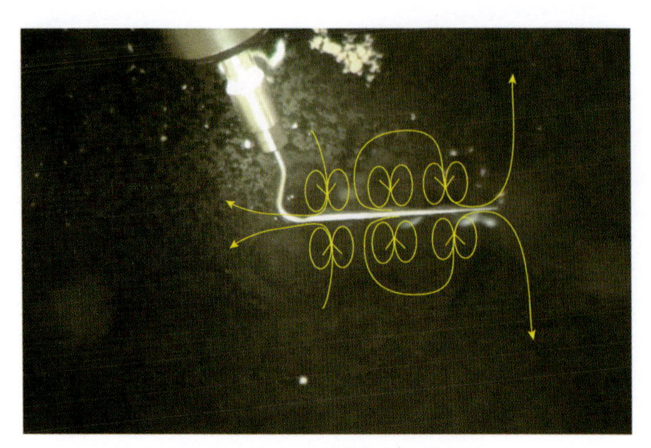
図 11　超音波振動で生じる音響流と随伴流

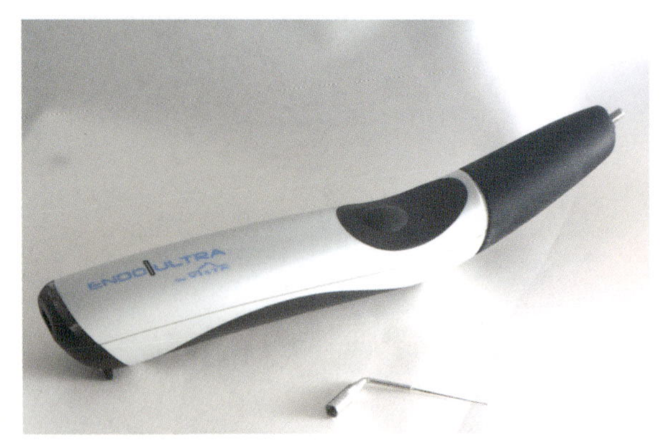
図 12　エンドウルトラ（Vista Dental，モリムラ）
コードレスの超音波ハンドピース．エンドに特化し注水ができない割り切ったデザインになっている

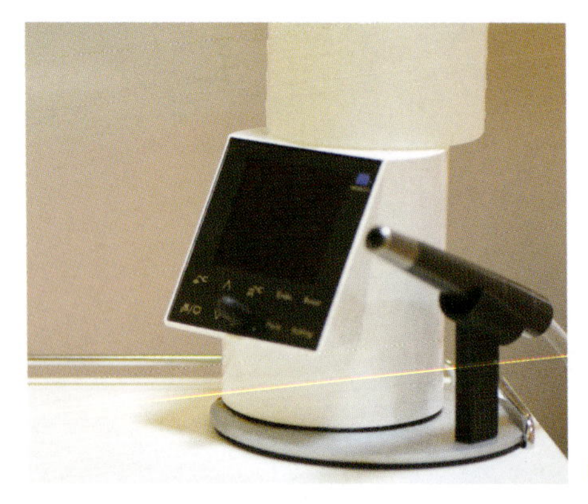
図 13　超音波スケーラー（ソルフィーF，モリタ）

超音波振動させるため，振動するチップ表面でキャビテーションが発生し，それらが自壊する際に発生するマイクロジェット流や，共鳴流（アコースティックストリーム）とその随伴流（**図 11**）によって効果的に洗浄を行うことを目的としている．一般的な超音波スケーラーで行われるが，コードレスの超音波ハンドピースも存在する（**図 12**）．こちらはパワーコントロールができず，やや強い出力なので使用に注意が必要であるが，注水機能などを省略させた割り切った機能で，据え置きの超音波スケーラー機器も必要ないため，簡便に導入できるメリットがある．

使用する超音波チップは，機器のメーカーにもよるがさまざまな種類がある．ソルフィーF（モリタ，**図 13**）はエンド用のチップが多数用意されており，なかでも細くて使用頻度が高いエンドファイルはシングル・ダブルともにファイル部のみを交換できるため，経済的である．また，刃部がないことも安心して使用できる理由の一つである．根管内を根管洗浄液で満たし，超音波チップを挿入すると，ソルフィーFの本体に内包された電気的根管長測定器の回路により，ファイル先端の到達位置をおおよそ把握することができる．

また，NaOCl 水溶液を使用するにあたり，温度が高いほうが有機質溶解能が高まる．超音波振動するチップが発熱することから，根管洗浄時に根管洗浄液の液温が上昇する[27]ことで，より高い根管洗浄液の効果も期待できる．一方，EDTA やクエン酸は加温により効果が減弱する[28]ため，こちらには長時間の超音波洗浄は向かないかもしれない．

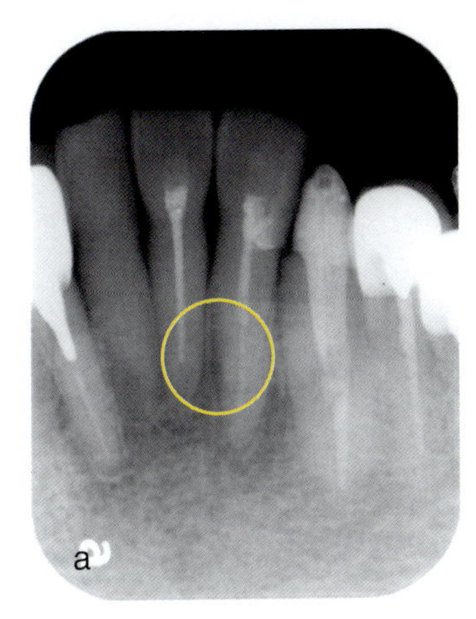

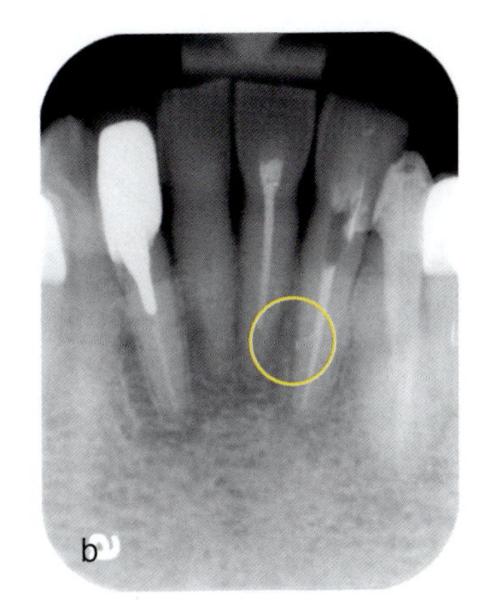

図 14 ⌈2
a：術前デンタルＸ線写真．歯根近心側面に歯根膜腔の拡大を認める
b：術後デンタルＸ線写真．近心側枝に根管充填材様の不透過像が認められる

図 14 は⌈2 の再根管治療症例である．既根管治療歯であり，根尖部の歯根膜腔の拡大はわずかに認められた（**図 14a**）．歯冠部にはレジン充填が行われており，根管充填の状態から根管治療は不十分と考えられた．根尖側 1/3 程度の位置に根側病変を認め，側枝の存在が疑われた．通法通りの根管治療を行うこととなった．側枝が病変の原因であれば，機械的な清掃だけでは不十分であり，根管洗浄によって側枝内への化学的清掃効果を期待したいところである．

根管内のガッタパーチャを除去し，歯根破折が認められないことを確認のうえ，NaOCl 水溶液と EDTA を交互に用い，超音波スケーラーを用いて PUI を行った．使用した超音波スケーラーはモリタのソルフィー F をエンドモードのパワー 7 で，使用したチップは超音波用エンドファイルダブルである．ソルフィー F は従来のソルフィーと比較して低出力での振動が安定しており，根管治療での使用に適している．また，EMR の回路をもっているため，チップの到達位置をメーター値で確認しながら洗浄や形成を行うことができる．根管内に貯留した NaOCl 水溶液は超音波振動を加えるとすぐに白濁する．気泡やスメアー，デブリが混在したものであるが，PUI 後の白濁があまり出なくなるところを一つの目安として，繰り返し行う．本症例でも，NaOCl 水溶液の発泡がほぼ認められなくなった時点で垂直加圧重点を行った．術後デンタルＸ線写真では，側枝への根管充填材様の不透過像の充填が認められた（**図 14b**）．

図 15 は 5⌉の抜髄症例である．来院時に強い自発痛と冷水痛，温熱痛を訴えていた．インレー装着されていたが，咬合面から二次齲蝕を生じており，抜髄となった（**図 15a**）．根管形成中は常に根管内を NaOCl 水溶液で満たし，適宜薬液の交換を行った．手用ステンレススチールファイルで根管形成終了後，NaOCl 水溶液と EDTA 溶液を交互に用いて PUI を行った．**図 14** と同様に，NaOCl 水溶液の発泡がほぼなくなるまで洗浄を繰り返し，根管充填を行った．術後のデンタルＸ線写真では，側枝に根管充填材かシーラーと思われる不透過像が認められた（**図 15b**）．

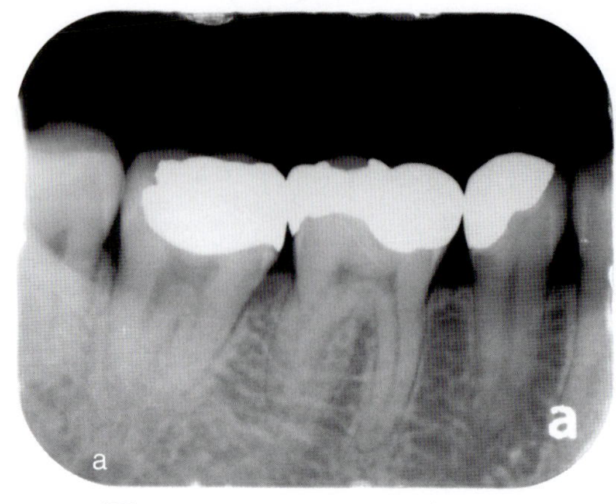
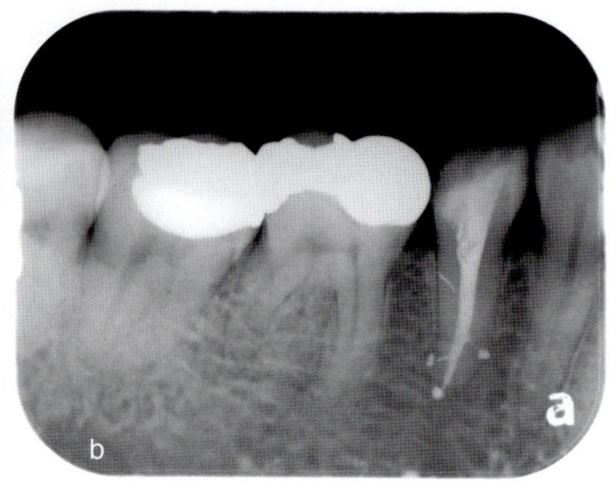

図 15　5|
　a：術前デンタル X 線写真．デンタルでは側枝の存在を認めることはできない
　b：術後デンタル X 線写真．明らかに側枝に根管充填材様の透過像が認められる

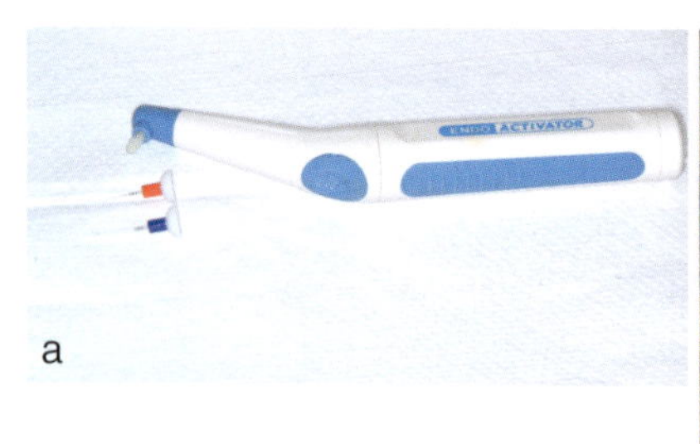

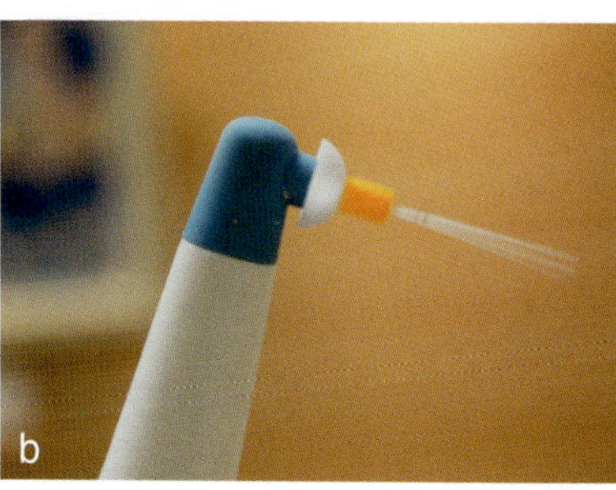
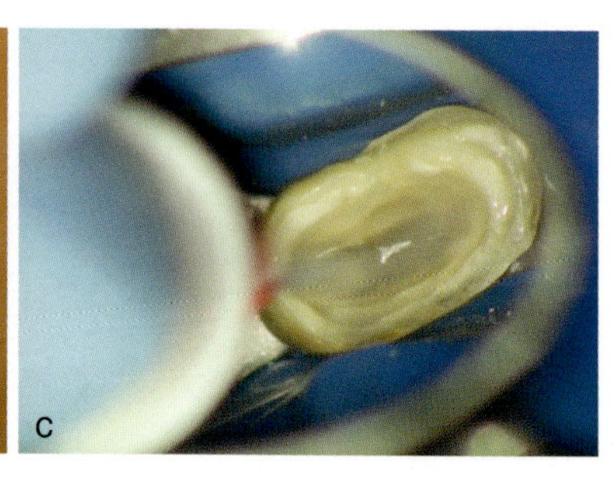

図 16　エンドアクチベーター
　a：駆動は乾電池での交換式で，簡単に交換できる
　b：駆動中のエンドアクチベーターの先端．超音波スケーラーと異なり，振幅が目に見えて大きい
　c：エンドアクチベーターでの根管洗浄の様子．根管内の NaOCl 水溶液が激しく攪拌されている

両症例とも，大きな側枝を残すことは再発のリスクを高める可能性があるが，機械的清掃が困難であるため，化学的洗浄の果たす役割は大きい．根管洗浄が適切でなければ形成によって生じたスメアーやデブリが側枝を埋めてしまい，充填材やシーラーは入りにくいだろう．側枝に根管充填材が入った X 線像が得られることが良好な予後のために必須である，というわけではないが，このような根管充填後の X 線像は，適切な根管洗浄の副産物であるともいえる．

（3）音波振動での攪拌

根管内の根管洗浄液を音波振動で攪拌させる機器も存在する．EndoActivator（デンツプライシロナ，国内未承認，**図 16a**）は，ハンドピースにグラスファイバー製のチップを根管内に挿入して振動させる（**図 16b**）．振動圧は強弱の 2 パターンが切り替えできる．チップはグラスファイバー強化型樹脂である．超音波振動での洗浄で用いられる金属製のチップと比較し，根管壁にダメージを与えないという点がメリットとして考えられるが，いわゆるキャビテーション効果といった超音波洗浄に特有の洗浄効果は期待できない（**図 16c**）．

チップには 20 号，25 号，30 号の 3 種類が存在し，根管の太さに合わせてチップを選択できる．スムースに形成された根管内を滑るように振動するため，NiTi ファイルでの形成とも親和性が高い．最終洗浄時に EDTA などでスメアーを除去する際に，超音波チップでは意図しない根管の切削が心配されるが，樹脂製のチップではその懸念が少なく，チップが根管壁を叩くようにして根管内の薬液を撹拌させる．

スメアー層の除去効果については，NaOCl 水溶液と EDTA の交互洗浄に EndoActivator を用いたものとそうでないものを比較した研究では差が認められず[29]，根管内のデブリや水酸化カルシウムの除去効率では超音波スケーラーよりも EndoActivator のほうが高いという報告[30]もある．しかし逆の結果の報告[31,32]もあり，超音波と音波のどちらがより優れているかについての結論は出ていない．音波での根管洗浄も PUI と同様に NaOCl 水溶液の白濁が少なくなることが，洗浄効果を確認する目安の一つとなるだろう．

安全性の担保

NaOCl 水溶液は，その有機質溶解能や洗浄能，殺菌能などから根管洗浄の第一選択として使用されている．実際，ほかの根管洗浄液には，現在はその効能を上回るものを見つけることが難しい．一方，有機質への作用が強いため，根尖孔外へ溢出させたときの反応は激烈である．根尖孔外へある程度の量の NaOCl 水溶液が溢出すると，患者は術中に強い痛みを訴える．そして根尖部から根管内に大量の出血をみる．

その量がわずかであれば術後にさほど問題にはならないが，多い場合には重篤な副作用を引き起こすことは覚えておかねばならない．ときには生命に危険を及ぼすこともある[33]．

仮に溢出させたときの対応として，溢出の事実の説明をきちんと患者へ行ったうえで，

・術後の皮下出血があること，その範囲は眼窩から首にまで至ることがあることを説明すること
・抗生物質と消炎鎮痛剤の投与を行うこと
・さらに強い症状が続く場合には連絡するように指示すること

を行い，経過観察する．

多くの場合，内出血の部位は上顎の場合は顔面静脈の走行に沿って中顔面部から眼窩・眼瞼に及ぶ[34]．色は初めは青紫色だが，徐々に黄色味を帯びてくる．下顎の場合は逸出部周囲の皮下出血を伴う．いずれも内出血部位は徐々に下方へ降りていく．

まれに溢出量が多いと腐骨の形成などを引き起こすことがあり，術後の慎重な経過観察が必要である．痛みがなくなれば，根管治療を再開しても差し支えないが，アクシデントの後の患者との信頼関係の再構築が不可欠である．

根管洗浄液同士の化学反応

根管洗浄液によって期待できる効果が異なり，さまざまな効果を得るために複数の根管洗浄液を組み合わせることは，よい考えのように思える．実際，NaOCl 水溶液と

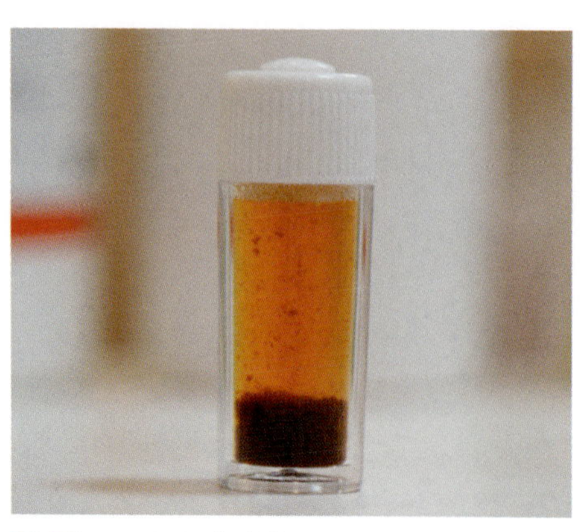

図 17 NaOCl 水溶液とクロルヘキシジン水溶液を混和してできた茶褐色の沈殿物（パラクロロアニリン）

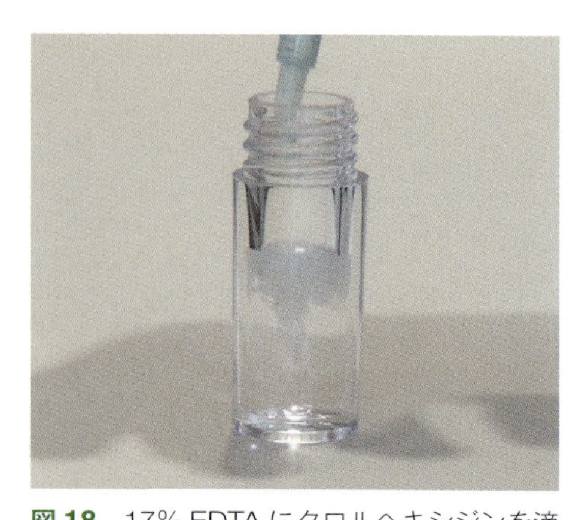

図 18 17% EDTA にクロルヘキシジンを滴下した様子
2 液が塩を形成して，白色沈殿物を形成する

EDTA やクエン酸を用いた洗浄は広く行われているが，あまり好ましくない洗浄液の組み合わせも存在する．

クロルヘキシジンと NaOCl 水溶液は混和すると，茶褐色の沈殿物であるパラクロロアニリンを生じる（**図 17**）．パラクロロアニリンは，WHO では「発がん性があるかもしれない」とする 2B に分類されている[35]．また，クロルヘキシジンは EDTA を混和すると，塩を形成して白色の沈殿物を生じる（**図 18**）．

推奨される根管洗浄の臨床指針とまとめ

根管洗浄液で現在最も有効性が高いと考えられているのが，NaOCl を用いた根管洗浄である．濃度は 0.5%から 6%までさまざまであるが，いずれも期待する洗浄効果を得ることができる[18]．その強い作用から使用を誤ると大変な事態に陥ることがある[36]が，根管洗浄液の挙動を理解しコントロールすることは，根管治療を成功に導くうえでこのうえなく強い味方になる．

根管洗浄法ごとに根尖付近まで根管洗浄液を供給するためのポイントは異なるが，それぞれの特性を理解して実施することが望まれる．いずれの方法をとるとしても，根管形成中は常に根管内を NaOCl で満たし，頻繁に薬液を交換することで化学的洗浄効果を常に作用させる．そのための安全性を考慮してもラバーダム防湿は欠かせない．最終洗浄のプロセスでは，EDTA と NaOCl を用いた交互洗浄が行われるが，現時点では良好な予後につながるというエビデンスは得られてはいない．根管充填前にスメアー層を除去するメリットと，根管表面のエロージョンを引き起こすデメリットを考えながら行うべきだろう．

根管治療の中で根管洗浄が果たす役割はとても大きい．そのなかで，「根管内を洗う」というとても簡単そうなことが実はとても難しいことを知ったうえで，根管洗浄の叡智を身に付けることでそのハードルを下げることができると，根管治療をもう一歩成功に近付けることができるだろう．

文献

1) Moser JB, Heuer MA. Forces and efficacy in endodontic irrigation systems. Oral Surg Oral Med Oral Pathol Oral Radiol Endod. 1982; 53(4): 425-428.
2) Peters OA, et al. Effects of four Ni-Ti preparation techniques on root canal geometry assessed by micro computed tomography. Int Endod J. 2001; 34(3): 221-230.
3) Wu MK, Wesselink PR. A primary observation on the preparation and obturation of oval canals. Int Endod J. 2001; 34(2): 137-141.
4) Gulabivala K, et al. The fluid mechanics of root canal irrigation. Physiol Meas. 2010; 31（12）: R49-84.
5) Gu LS, et al. Review of contemporary irrigant agitation techniques and devices. J Endod. 2009; 35(6): 791-804.
6) Boutsioukis C, et al. The effect of needle-insertion depth on the irrigant flow in the root canal: evaluation using an unsteady computational fluid dynamics model. J Endod. 2010; 36（10）: 1664-1668.
7) Savani GM, et al. Current trends in endodontic treatment by general dental practitioners: report of a United States national survey. J Endod. 2014; 40(5): 618-624.
8) Dutner J, et al. Irrigation trends among American Association of Endodontists members: a web-based survey. J Endod. 2012; 38(1): 37-40.
9) 斎藤達哉ほか．日本の歯科大学・歯学部附属病院における根管洗浄に関するアンケート調査．日歯保存誌．2004；47：744-751.
10) Baumgartner JC, Ibay AC. The chemical reactions of irrigants used for root canal debridement. J Endod. 1987; 13(2): 47-51.
11) Estrela C, et al. Mechanism of action of sodium hypochlorite. Braz Dent J. 2002; 13(2): 113-117.
12) Abou-Rass M, Oglesby SW. The effects of temperature, concentration, and tissue type on the solvent ability of sodium hypochlorite. J Endod. 1981; 7(8): 376-377.
13) Berutti E, Marini R. A scanning electron microscopic evaluation of the debridement capability of sodium hypochlorite at different temperatures. J Endod. 1996; 22(9): 467-470.
14) 日本水道協会．水道用次亜塩素酸ナトリウムの取扱い等の手引き(Q&A)．2008.
15) 福崎智司．次亜塩素酸ナトリウムを用いた洗浄・殺菌操作の理論と実際．調理食品と技術．2010；16(1)：1-14.
16) Advanced endodontics (http://www.endoruddle.com/).
17) Zou L, et al. Penetration of sodium hypochlorite into dentin. J Endod. 2010; 36(5): 793-796.
18) Moorer WR, Wesselink PR. Factors promoting the tissue dissolving capability of sodium hypochlorite. Int Endod J. 1982; 15(4): 187-196.
19) Goldman M, et al. The efficacy of several endodontic irrigating solutions: a scanning electron microscopic study: Part 2. J Endod. 1982; 8(11): 487-492.
20) Qian W, et al. Quantitative analysis of the effect of irrigant solution sequences on dentin erosion. J Endod. 2011; 37(10): 1437-1441.
21) Boutsioukis C, et al. Evaluation of irrigant flow in the root canal using different needle types by an unsteady computational fluid dynamics model. J Endod. 2010; 36(5): 875-879.
22) Standardization nOf. ISO 9626:2016 Stainless steel needle tubing for the manufacture of medical devices - Requirements and test methods. 2016.
23) Boutsioukis C, et al. Clinical relevance of standardization of endodontic irrigation needle dimensions according to the ISO 9,626:1991 and 9,626:1991/Amd 1:2001 specification. Int Endod J. 2007; 40(9): 700-706.
24) 福元康恵．根管内吸引を用いた根管洗浄法．口病誌．2005；72：13-18.
25) Fukumoto Y, et al. An ex vivo evaluation of a new root canal irrigation technique with intracanal aspiration. Int Endod J. 2006; 39(2): 93-99.
26) Fukumoto Y, et al. Development of new aspiration needles for root canal irrigation. J Endod. 2008; 34: 368.
27) Zeltner M, et al. Temperature changes during ultrasonic irrigation with different inserts and modes of activation. J Endod. 2009; 35(4): 573-577.
28) Zehnder M, Paque F. Disinfection of the root canal system during root canal re-treatment. Endodontic Topics. 2011; 19: 58-73.
29) Uroz-Torres D, et al. Effectiveness of the EndoActivator System in removing the smear layer after root canal instrumentation. J Endod. 2010; 36(2): 308-311.
30) Mancini M, et al. Smear layer removal and canal cleanliness using different irrigation systems

(EndoActivator, EndoVac, and passive ultrasonic irrigation) : field emission scanning electron microscopic evaluation in an in vitro study. J Endod. 2013; 39(11): 1456-1460.
31) Wiseman A, et al. Efficacy of sonic and ultrasonic activation for removal of calcium hydroxide from mesial canals of mandibular molars: a microtomographic study. J Endod. 2011; 37(2): 235-238.
32) Capar ID, et al. Effect of different final irrigation methods on the removal of calcium hydroxide from an artificial standardized groove in the apical third of root canals. J Endod. 2014; 40 (3) : 451-454.
33) Bowden JR, et al. Life-threatening airway obstruction secondary to hypochlorite extrusion during root canal treatment. Oral Surg Oral Med Oral Pathol Oral Radiol Endod. 2006; 101(3): 402-404.
34) Witton R, Brennan PA. Severe tissue damage and neurological deficit following extravasation of sodium hypochlorite solution during routine endodontic treatment. Br Dent J. 2005; 198 (12) : 749-750.
35) 環境省．化学物質の環境リスク評価　第5巻．2006.

根管貼薬，仮封

和達礼子

はじめに

根管貼薬について書かれた文章や講演は，たいていつまらない．著者や演者のせいとはいえない．ワクワクするような新しいインスツルメントが紹介されるわけでもなく，目が覚めるようなスマートな臨床経過の写真が出てくるわけでもないからだ．根管貼薬に必要な条件や根管貼薬剤の種類の列挙は，学生時代の教科書のようで目新しくもなく退屈する．読者や聴衆としては，「で，結局貼薬剤は何がいいの？」となる．

根管貼薬について述べることは，「私たちは何のために根管貼薬をするのか？　そもそも根管治療とは何なのか？」を明確にすることである．本稿では，根管治療の本質についても，あらためて考えたい．

根管貼薬の考え方の変遷

1）かつて根管貼薬は最重要だった

根管治療の本質を表現した言葉としては，「根管治療の三要諦」が有名である（**図 1**）．根管治療を成功に導く三つの重要な要素，すなわち「根管消毒」「根管形成（拡大清掃）」「根管充填（緊密な封鎖）」である．なかでも，歯髄炎，根尖性歯周炎の主たる原因は細菌であるから，細菌を殺す「根管消毒」は最も重要な要素と考えられていた．

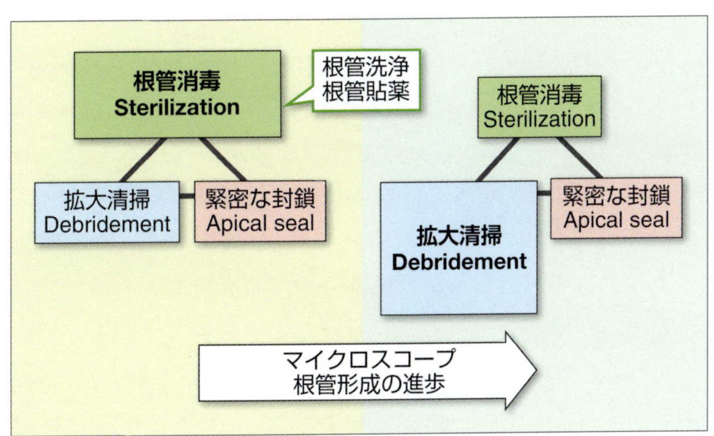

図 1　根管治療の三要諦の変遷
従来から根管治療には根管消毒，根管形成（拡大清掃），根管充填（緊密な封鎖）の３つが重要とされているが，マイクロスコープや根管形成の進歩により，機械的な拡大清掃が重要視されるようになった

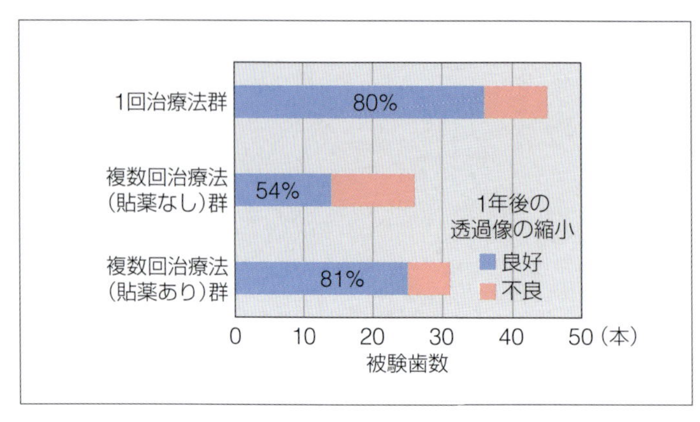

図 2　根管貼薬の必要性を示す研究（Trope ほか，1999[6]）

根管形成終了後に貼薬をせず次回根管充填を行った群は，貼薬を行った群あるいは 1 回治療法群と比較し，透過像の縮小が最も悪かった

2）根管貼薬は必須のものではなくなった

しかしながら，マイクロスコープの使用や根管形成の研究進展により根管清掃の確実性が高まり，三要諦のバランスが変化した．根管形成の時間が短縮し，マイクロスコープで根管清掃の状態を観察できるようになり，根管形成終了のその日のうちに根管充填まで行う，いわゆる 1 回治療法（即日根管充填法，1 回法）が行われるようになった．1 回治療法には「早い」「貼薬や仮封が不要」「次回まで漏洩の心配がない」といった利点がある．

2002 年に米国の歯内療法専門医を対象としたアンケート調査では，抜髄の 55.8％で，感染根管治療でも 34.4％で 1 回治療が行われていることが明らかになった（ただし，ここでの感染根管治療には再根管治療は含まれていないことに注意が必要である）[1]．しかも，多くの研究において，1 回治療法は複数回治療法と比較し，術後疼痛あるいは透過像の縮小に差がないことが示されている．根管貼薬は，もはや根管治療の成功に必要なものではなくなったといえる[2〜4]．

3）複数回治療では必要

しかし，常に 1 回治療法が行えるわけではない．歯冠修復物の除去が必要な症例，根管内破折器具や穿孔を伴う複雑な症例では，時間的に無理である．また，強い痛みや排膿を伴う症例にも不適切である．さらに，1 回治療法では前回の処置の正しさ，根管数，作業長の確認ができないことから，複数回治療法のほうが適切な症例がある．

複数回治療の場合，次回までの間に根管内に残存している細菌が増殖することが報告されており[5]，さらに仮封材からの漏洩も懸念されることから，根管貼薬が必要となる．Trope らは，1 回治療法群（根管形成終了後すみやかに根管充填），無貼薬群（根管形成終了後，貼薬をせずに次回根管充填），水酸化カルシウム貼薬群（根管形成終了後水酸化カルシウムを貼薬し，次回根管充填）の 3 群で 1 年後の状態を評価したところ，透過像の縮小は無貼薬群が最も悪かったことを報告している[6]（**図 2**）．

世界中の歯内療法専門医の多くが参考にする書，「Cohen's Pathway of the pulp Expert Consult」の根管治療に関する一文，「処置が 1 回で終了しない場合，根管内に

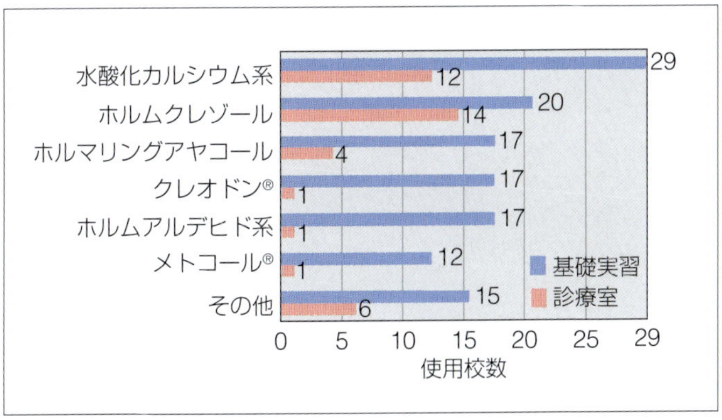

	基礎実習	診療室
水酸化カルシウム系	29	12
ホルムクレゾール	20	14
ホルマリングアヤコール	17	4
クレオドン®	17	1
ホルムアルデヒド系	17	1
メトコール®	12	1
その他	15	6

0 5 10 15 20 25 29
使用校数

図 3　日本の歯科大学における根管貼薬剤の使用状況（山内ほか，2010[8]）
29 校すべてで水酸化カルシウムが教えられている

残存した細菌が増殖してしまう．そのため，細菌の生育を抑止し，持続的な消毒作用を提供し，物理的なバリアとなる根管貼薬は有効であろう」は，現在の根管治療に対する考え方を最も よく表しているといえる[7]．

水酸化カルシウム

1）第一選択は水酸化カルシウム

現在のところ，世界的に根管貼薬の第一選択は水酸化カルシウムである．練和不要のプレミックスタイプのペーストは，国内ではカルシペックス（造影剤含有，日本歯科薬品），カルシペックスプレーンⅡ（造影剤含有せず，日本歯科薬品），ウルトラカル XSJ（ULTRADENT JAPAN），マルチカル（パルプデント）が販売されている．

わが国のすべての歯科大学においても，水酸化カルシウムが教えられている（**図 3**）[8]．しかし，全 29 校中 17 校の診療室では，水酸化カルシウム以外が使用されている．特に，ホルムクレゾールに代表されるホルムアルデヒド製剤は，一般臨床家に好まれている．その理由として，強力な殺菌力を有するうえ，「気化し象牙細管内まで到達することが期待される」「根管内の乾燥が保たれ，綿栓を除去すればすぐに根管充填を行うことができる」といった点が魅力的な薬剤だからである．しかしながら，強い組織為害性，発がん性，催奇形性，アレルギー反応を惹起するリスクを考えると，推奨はできない[9〜11]．

2）水酸化カルシウムの特徴

水酸化カルシウムは，**図 4** に示すような効果を有する一方で，**図 5** に示すような短所もある[12]．そもそも水酸化カルシウムを根管貼薬剤として使用するようになった背景は，ホルムアルデヒド製剤の問題点が指摘された際“古くから歯科治療で用いられており，安全性が示されていた水酸化カルシウムを根管貼薬剤に応用してみたところ，案外よかった”というのが実情である．それゆえ，作用機序が曖昧であったり，欠点があったりする．これらの短所が実際の臨床でどれだけの差をもたらすのかは不明であるが，今後短所を補うような術式の開発や，全く新たな根管貼薬剤の開発が期待される．

また，歯内療法の分野で最近注目されている治療法として，歯髄再生療法がある．歯

・殺菌作用
（強アルカリ環境（pH12）下では細菌は生育できない）
・浸出液を止める
（毛細血管の収縮作用，殺菌作用，根尖孔の封鎖）
・LPSの変性　・硬組織の誘導能　・有機質溶解能
・歯根吸収抑制作用　・根管内部の二酸化炭素を吸収する
・組織傷害性が少ない　・物理的なバリアになりうる

図4　水酸化カルシウムの効果
水酸化カルシウムは多くの効果を有する

・接触していないと効果がない
・殺菌効果には時間が必要
・*E. faecalis, E. sanguinis*には抵抗性あり
・根管壁に残りやすい
・長期の貼薬では象牙質が弱くなる

図5　水酸化カルシウムの短所
水酸化カルシウムには短所もある

髄再生療法では，根管壁に幹細胞が付着できるように，できるだけ象牙質をそのままに保ちつつ無菌化することが求められる．そのため，新たな貼薬剤の研究が進められるかもしれない．

根管治療の本質とは？

1）根管治療は特別な処置ではない

根管治療ばかりしている筆者からすると，レジン充填，冠の形成，義歯製作，抜歯と，毎日多様な処置を何症例もこなされている先生は，よくできるものだと感心する．ところが先生方は先生方で，根管治療に非常に苦手意識をもたれていることが多い．

しかし，根管治療は特別な処置ではない．みずから回復することのない感染部位を除去し，人工材料で代替し機能と審美性を回復させる，これはレジン充填と同じである．違いといえば，肉眼での直視とやり直しが難しいという点だろうか．

さらにいえば，これらの歯科保存的治療も特別なものではなく，医科におけるがんの治療と似ているとすら感じている．齲蝕も歯髄炎も根尖性歯周炎も，それらのほとんどは細菌感染症である．ほかの組織への感染症とは異なり，歯質への感染はがん細胞と同様に縮小することはなく，放置すれば増殖・拡大してしまうため，術者が患部を除去する必要がある．

2）根管治療と乳がんの治療を比較してみる

たとえば，乳がんの手術と根管治療を比較してみよう（**図6**）．乳房すべてではなく乳房の一部を除去するのが「部分切除」，いわゆる「乳房温存手術」であり，乳房すべてを切除するのがいわゆる「全摘」である．歯髄炎あるいは根尖性歯周炎の処置で「部分切除」に相応するのは，「根管治療」「逆根管治療」「ヘミセクション（トライセクション）」などである．逆根管治療は特別な処置のように思われるが，切除範囲が異なるだけで根管治療と同質な処置にすぎない．

そして，「全摘」に相応するのは，「抜歯」になる．ともすると，歯科医師も患者も根管治療に失敗し敗れ去ったような気持ちで抜歯を行うが，抜歯はより確実な患部の除去法にほかならない．根管貼薬は，さしずめがんの手術後の抗がん剤治療のようなものだ

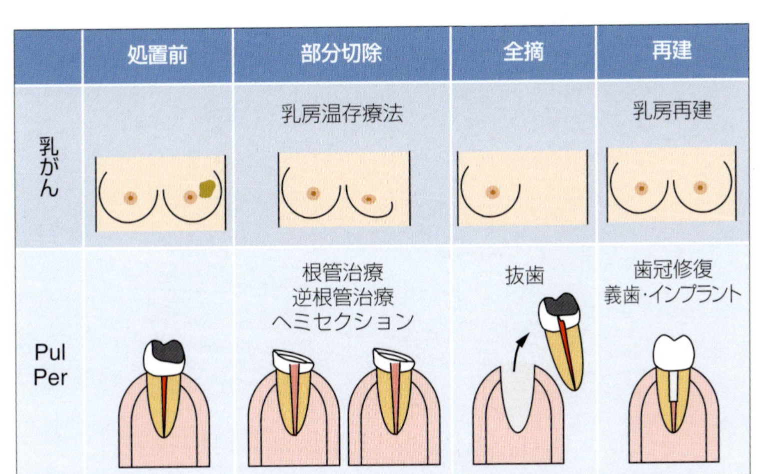

図 6 歯髄炎，根尖性歯周炎と乳がんの処置法の比較

歯髄炎あるいは根尖性歯周炎の処置で「部分切除」に相応するのは，「根管治療」「逆根管治療」「ヘミセクション（トライセクション）」である．「全摘」に相応するのは，「抜歯」である

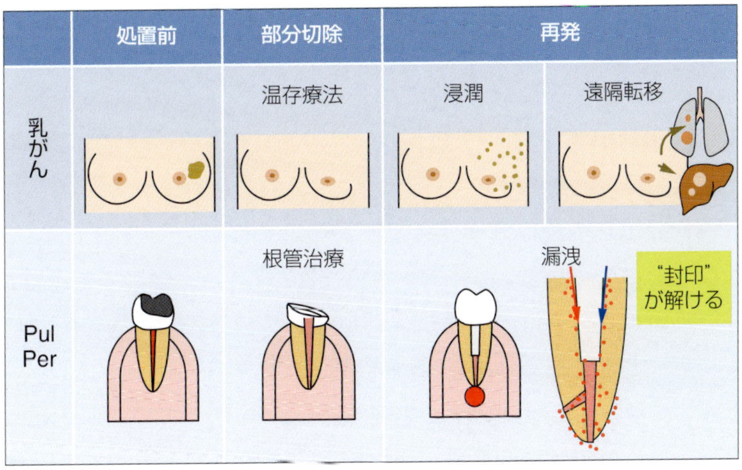

	処置前	部分切除	再発	
乳がん		温存療法	浸潤	遠隔転移
Pul Per		根管治療		漏洩　"封印"が解ける

図 7 歯髄炎，根尖性歯周炎と乳がんの再発の比較

がんは，取り残したがん細胞が浸潤あるいは遠隔転移する．一方，根管治療は漏洩により entomb されていた細菌が増殖したり，新たな細菌が侵入したりすることにより，慢性根尖性歯周炎になる

ろうか．それぞれの処置の緻密さが求められるのはもちろんだが，適切な検査法の選択，患歯の情報収集および解読，いずれの処置法が最適であるのかの判断，すなわち診断力が求められるのが根管治療なのだ．手術後には「再建」が行われる．これには，レジン充填や冠といった歯冠修復処置，あるいはブリッジや義歯やインプラントといった補綴処置が相応する．

では，再発という事象を考えてみよう（**図 7**）．がんの場合は，がん細胞を完全に除去したつもりであっても，残存していれば後に周囲組織への浸潤あるいは遠隔転移が生じる．一方，歯髄炎や根尖性歯周炎では，根管治療後にも根管象牙質には細菌が残存することが明らかにされている[13]．つまり，根管治療とは取り残しがあることが前提の処置なのである．根管充填材や歯冠修復材により根管内に残存した細菌を閉じ込めることで，細菌はいわば「眠ったまま」となり，炎症を惹起することは無くなる．しかし，歯冠修復物のマージンや根尖孔や側枝や破折線から漏洩が生じれば，眠っていた細菌は流入した水分や栄養分により再び増殖し，新たに細菌も侵入し，根尖性歯周炎が起きる．これが根管治療における「再発」である．

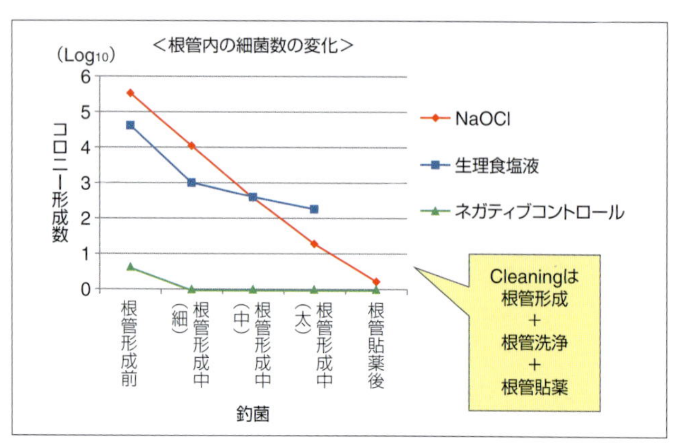

図 8　根管形成，根管洗浄，根管貼薬の相乗効果（Suping ほか，2000[14]）

グラフは根管治療中の根管内の細菌数を示す．根管形成を行うことで根管洗浄の効果が高まり，根管貼薬をすることで細菌数はさらに減少する

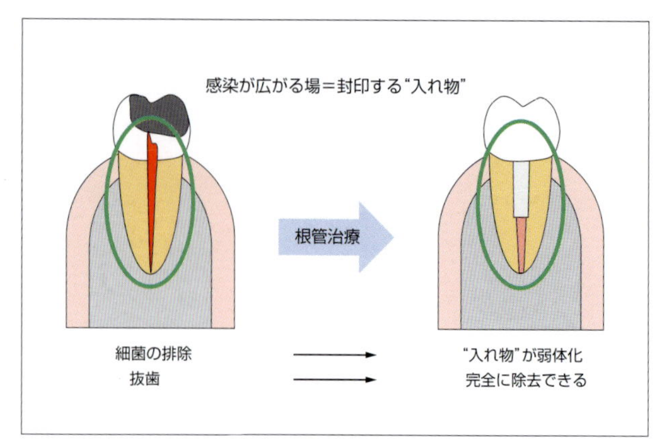

図 9　根管治療のジレンマ

細菌を除去しようとすればするほど歯根は弱体化する．完全に除去しようと思えば抜歯を選択するしかない

3）Entomb というゴール

現代の根管治療のゴールは，根管内の細菌数をできるかぎり減少させ，残存した細菌は根管充填材や歯冠修復材により封じ込めること（英語では「entomb（閉じ込めること）」）とされている．かつて，根管内の細菌の完全な消滅を目指し，「機械的除去のほうが重要だ」「いや根管貼薬のほうが重要だ」と論争し，機器や薬剤の開発に余念がなかった時代は過ぎ去った．根管治療の良否と歯冠修復の良否のどちらがより根尖性歯周炎の予後に重要か，という議論も不毛である．ラバーダム，髄腔開拡，根管形成，根管洗浄，根管貼薬，仮封，根管充填，歯冠修復，これらすべてのプロセスが根管内の細菌数を減少させ，entomb を完成させるものなのである．たとえば，Shuping らの研究では，根管内の細菌数の減少は，根管形成，根管洗浄，根管貼薬の相乗効果で達成されることが示されている（**図 8**）[14]．

歯髄炎と根尖性歯周炎およびがんは，どちらも原因を完全に除去できたかを確認することが困難な疾患であるが，前者はがんと異なり，取り残しがあっても entomb という逃げ道が許されている．ただし，これは取り残しがあってもよい，という意味ではない．知識や技術が不足しているために生じた取り残しは，entomb ではない．

しかし，entomb にはジレンマもある（**図 9**）．感染が広がる場，すなわち歯根が細菌を封印する入れ物でもあるからだ．細菌を除去しようとすればするほど歯根は弱体化する．完全に除去しようとすれば，抜歯を選択するしかない．

4）患者のゴールと歯科医師のゴール

外科医は，患部の摘出が完了し患者が生きて手術室を出ることができれば，「手術は成功しました」と家族に告げるだろう．根管治療ならば，根管形成が終了した時点で「根管治療は成功しました」というようなものだ．

だが，患者が思う成功，ゴールは異なる．治療すれば必ず治る，形も質も完全に元に戻る，未来永劫使えるものと信じている．この認識の違いもまた根管治療の難しさであ

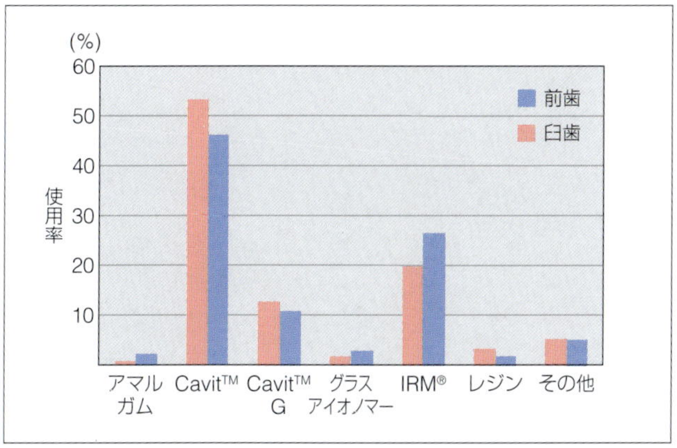

図 10　米国歯内療法学会会員が根管治療中に使用する仮封材（Vail ほか，2006[15]）
Cavit™, Cavit™G は水硬性セメント. IRM® は酸化亜鉛ユージノールセメント. 米国歯内療法学会会員は，過半数が水硬性セメントを使用している

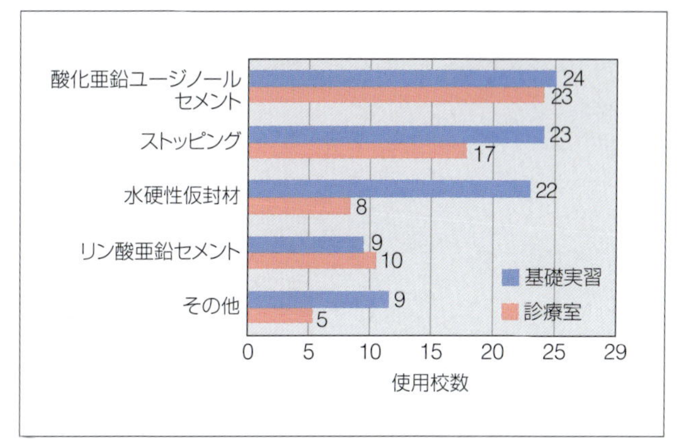

図 11　日本の歯科大学において根管治療中に使用される仮封材（山内ほか，2010[8]）
日本の歯科大学においては，学生実習室でも診療室でも，酸化亜鉛ユージノールセメントが最も多く使用されていた. 水硬性セメントについては，実習室と診療室で差があった

り，トラブルを引き起こす素となる. 治療のコンセプトはときに変化するが，自分が学ぶだけでなく患者にも伝えていく必要がある.

仮封について考えよう

1）仮封をないがしろにしていないか？

前述のように，仮封も entomb を完成させる重要な要素である. しかし，私たちは仮封について歯冠修復と同等の配慮をしているだろうか？　治療期間中の仮封に漏洩が生じれば，それまでの根管清掃処置が無駄になるばかりでなく，拡大された根管の象牙細管深部まで汚染してしまうのは明らかである. ストッピング単体で仮封されている症例を目にすると，理解に苦しむ.

仮封がないがしろにされやすい最大の理由は，仮封が予約時間の最後に行われる処置であるためかもしれない. 次の患者がお待ちで時間が押しているときに，入念に仮封を行うことは難しい. それでも，たった今やった根管清掃の努力が無に帰すと思えば，いつもより 1 分だけでも早めに切り上げて，仮封に着手することができるようになるかもしれない.

2）どのような材料を用いるか

では，仮封材としては何が適切だろうか. 最も重要な要件は封鎖性と強度である. 理想をいえば毎回接着性レジンで封鎖することになるわけだが，充填ならびに除去にかかる時間，手間，費用の面で現実的ではない. 2006 年の米国歯内療法学会の調査では，水硬性セメントが最も使用されている（**図 10**）[15]. 2010 年の報告から日本の歯科教育現場では，昔ながらの酸化亜鉛ユージノールセメントと水硬性セメントが多く使用されている（**図 11**）[8]. 象牙質の壁が十分でない場合は，より強度や接着性を有する材料が望ましい.

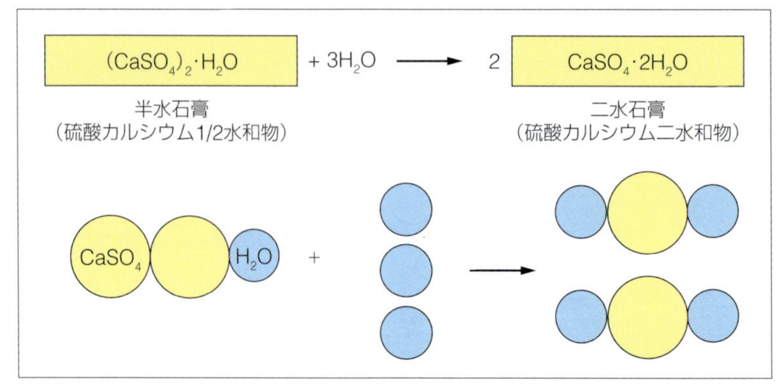

図 12　水硬性セメントの硬化機構
水硬性セメントの硬化機構は石膏と同じである

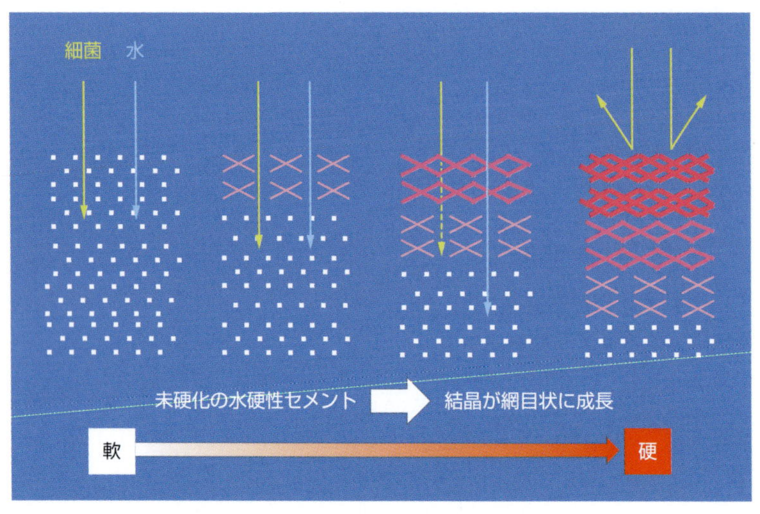

図 13　水硬性セメントが硬化するイメージ
水硬性セメントは，石膏同様水と反応すると結晶が成長，集積することで硬化する．髄室まで細菌が侵入することを阻止するためには，厚みが必要である

3）水硬性セメントは不潔ではないのか？

水硬性セメントは，封鎖性と簡便さを併せもつ．水硬性セメントは石膏と同様で水と反応し硬化する（**図 12**）．湿潤した口腔内では，水硬性セメントは有利であると誰もが納得する．しかし，これに対し疑問を感じないだろうか？　口腔内の水分で硬化するということは，唾液がセメント本体に侵入している，すなわち根管内に唾液が到達しているということではないだろうか？

石膏は，水と練和すると針状の結晶が形成され，やがてこれが網目状に成長，集積することで硬化していく．水硬性セメントの硬化も同様である．このため，セメントが柔らかいうちは水分とともにほかの物質も内部に侵入していくが，結晶が形成されるにつれ，ほかの物質はトラップされ，内部には水分しか入らなくなる（**図 13**）．このことは，細菌や汚物が髄室内に侵入するのを阻止するために，水硬性セメントにはある程度の厚みが必要ということを意味している．

たとえば，Cavit™ は 3.5mm の厚みが必要とされている[16]．しかし，実際の臨床では歯質が大きく崩壊していることが多く，仮封材に 3.5mm の厚みをもたせることは容易ではない．その場合は，「綿球はできるだけ小さくして厚みを確保する」「簡便さよりも封鎖性を優先し，ほかの材料を選択する」といった対応が必要になる．

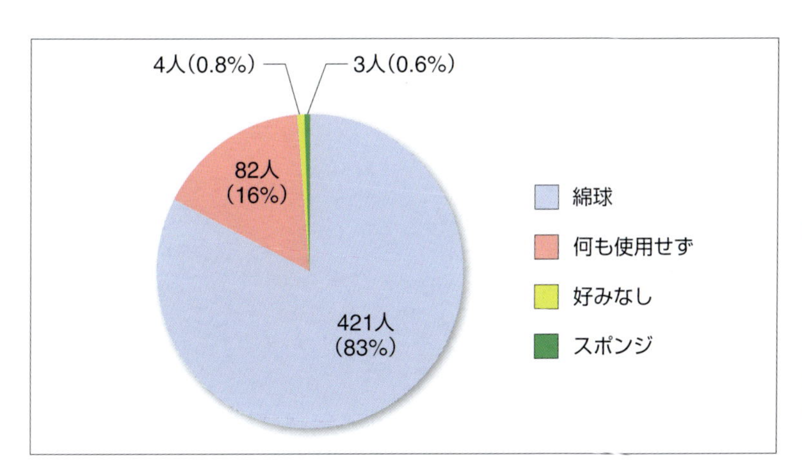

図 14 米国歯内療法学会会員が仮封時に髄室に置く材料（Vail ほか，2006[15]）
米国の歯内療法専門医も，83%が仮封時に髄室に綿球を置いている

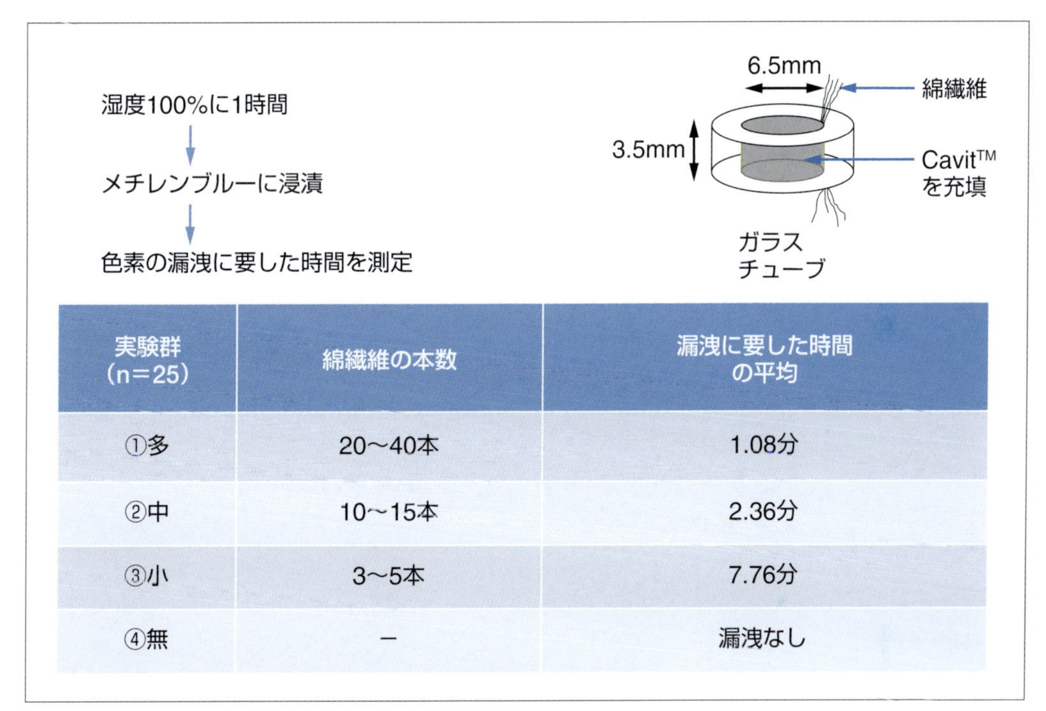

実験群（n=25）	綿繊維の本数	漏洩に要した時間の平均
①多	20～40本	1.08分
②中	10～15本	2.36分
③小	3～5本	7.76分
④無	－	漏洩なし

図 15 仮封時の綿繊維が封鎖性に及ぼす影響（Newcomb ほか，2001[17]）
綿繊維を挟んだ状態でガラスチューブに水硬性セメントを填入し，色素漏洩を観察した．その結果，綿繊維のはみ出しにより，それを経由して数分で色素が侵入することを示した

4）たかが綿球，されど…

一般的に，仮封材を充填する前には，髄室内に綿球を置く[15]（**図 14**）．綿花は歯科医師にとってあまりにも無害であり，見慣れた空気のような存在だが，この綿球にも注意が必要である．

Newcomb らは，綿繊維を挟んだ状態でガラスチューブに水硬性セメントを填入し，色素漏洩を観察した．その結果，はみ出した綿繊維を経由して数分で色素が侵入することが示された（**図 15**）[17]．このことは，わずか数本の綿繊維のはみ出しもゆるがせに

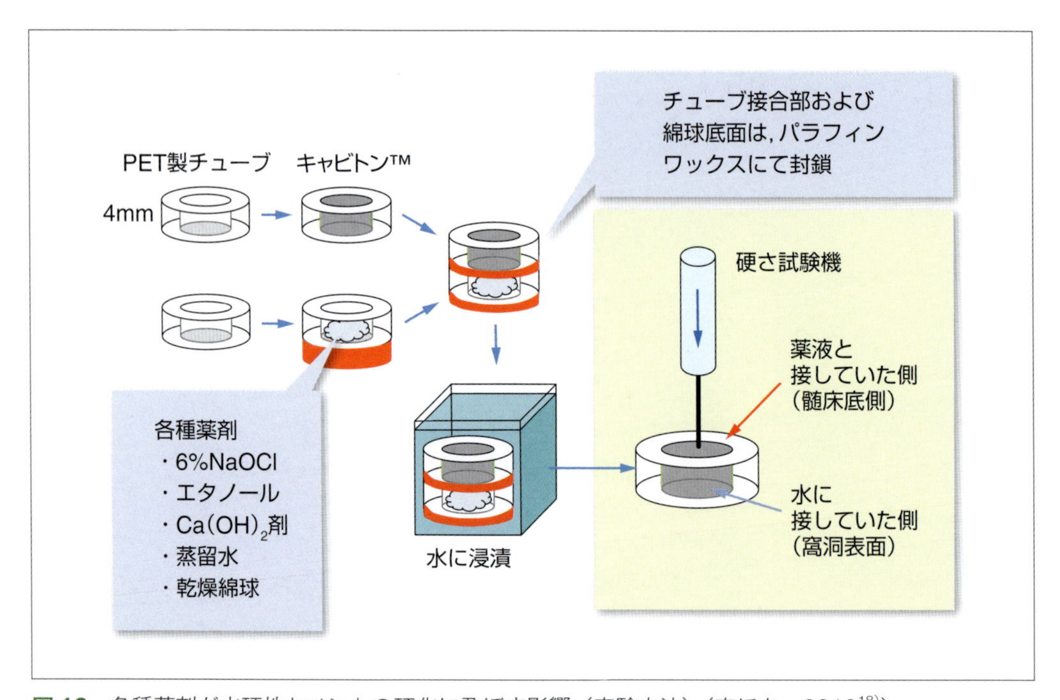

図 16　各種薬剤が水硬性セメントの硬化に及ぼす影響（実験方法）（東ほか，2010[18]）
　髄室を模したチューブに各種薬剤を付与した綿球とキャビトン ™ を填入し，硬さ試験機の測定針の刺入距離を測定した

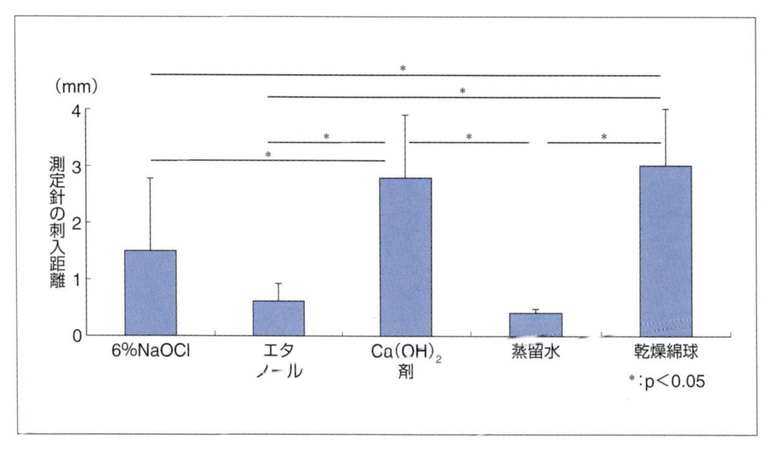

図 17　各種薬剤が水硬性セメントの硬化に及ぼす影響（結果）（東ほか，2010[18]）
　測定針の刺入距離が短いほど，キャビトン ™ が硬いことを意味する．綿球に 6％次亜塩素酸ナトリウム水溶液（NaOCl），エタノール，蒸留水を付与すると，水硬性セメントの硬化が促進されることが示された

できないことを意味している．やはり，時間をかけて丁寧に仮封をすることは重要なのである．

5）そもそも綿球は必要なのか？

　インレー窩洞の仮封では綿球を置くことは稀である．では，なぜ根管治療では綿球を置くのだろうか．

　筆者の推測では第一に，窩洞が深くすべてを仮封材で充填してしまうと仮封材の量ならびに除去の時間が必要になるので，綿球で“底上げ”するため．第二に，貼薬剤の影響が仮封材に及ばないようにするため．第三に，ホルムアルデヒド製剤を貼薬し，ユージノールセメントで仮封を行っていた時代の名残りではないだろうか．

ユージノールセメントは，超音波ではなく熱したエキスカベータで除去する．ホルムアルデヒド系製剤の貼薬は，根管洗浄により除去する必要がなく，根管内が乾燥している．除去した仮封材のかけらが根管内に落ち込まぬよう髄室に綿球を置いておけば，綿栓除去後すみやかに根管充填を行うことができる．

綿球を置くデメリットは，仮封材充填時の加圧により沈み込む，すなわちバックプレッシャーが得られないことにより仮封材の緊密性が損なわれる恐れがあることである．ストッピングや軟質レジン系仮封材は封鎖性が悪く，単体では根管治療時の仮封材には不適切であるが，沈み込みが少ないという点では，綿球に代わる物として適当かもしれない．

6）綿球にさらなる役割を与える

では，髄室に置く綿球を湿らせておくのはどうだろうか．髄室内からも硬化が進むことが期待できそうだ．では，これを消毒剤にすれば，さらに根管内を清潔に保てるのではないだろうか．

東らは，各種薬剤を付与した綿球を使用し，水硬性セメントの硬化に及ぼす影響を調査した（**図 16**）[18]．その結果，綿球に 6％次亜塩素酸ナトリウム水溶液，エタノール，蒸留水を貼付すると，水硬性セメントの硬化が促進されることが示された（**図 17**）．消毒剤が水硬性セメントの硬化を阻害しないのであれば，消毒剤を付与した綿球を置き，内部から硬化させるのも一考である．

強い薬は諸刃の剣

抜髄後の痛みに対し，パラホルムアルデヒド含有の薬剤が貼付されることがある．たしかに，添付文書には効能・効果として「根管消毒および残存歯髄の失活」と記載されている．しかし，パラホルムアルデヒドは軟組織への刺激性が強く，根尖周囲組織に作用すればかえって痛みを増す諸刃の剣である．また，抜髄後の痛みの理由は残髄だけではない．もし原因が残髄であるのならば，作用範囲が不確かな薬剤での失活を期待するよりは，再度局所麻酔を行いて確実な抜髄を行うべきである．

このような薬剤は抜髄後にとどまらず，感染根管治療，再根管治療後にも使用されることがある．正しい使い方は，歯冠部歯髄を除去後，根管を触らずに髄腔に貼付する．次回しっかり抜髄処置をしなければならない．もし使用するのであれば，適応を見極め，正しい用法を守るようにする．

まとめ

現時点で推奨される根管貼薬は，水酸化カルシウム剤である．根管治療とは，根管内の起炎物質の量を減らし entomb することである．根管貼薬はそれを達成する手段の一つであり，仮封も重要な要素である．

文献

1) Inamoto K, et al. A survey of the incidence of single-visit endodontics. J Endod. 2002; 28（5）: 371-374.
2) Figini L, et al. Single versus multiple visits for endodontic treatment of permanent teeth: a Cochrane systematic review. J Endod. 2008; 34(9): 1041-1047.
3) Su Y, et al. Healing rate and post-obturation pain of single- versus multiple-visit endodontic treatment for infected root canals: a systematic review. J Endod. 2011; 37(2): 125-132.
4) Sathorn C, et al. The prevalence of postoperative pain and flare-up in single- and multiple-visit endodontic treatment: a systematic review. Int Endod J. 2008; 41(2): 91-99.
5) Bystrom A, Sundqvist G. The antibacterial action of sodium hypochlorite and EDTA in 60 cases of endodontic therapy. Int Endod J. 1985; 18(1): 35-40.
6) Trope M, et al. Endodontic treatment of teeth with apical periodontitis: single vs. multivisit treatment. J Endod. 1999; 25(5): 345-350.
7) Peters CI, et al. Cleaning and shaping the root canal system. Cohen's Pathways of the pulp. 11th ed. Elsevier, 2016; 209-279.
8) 山内由美ほか．歯学教育機関における歯内療法に使用する器具・材料・薬剤の調査．日歯保存誌．2010；53(5)：525-533.
9) Lewis BB, Chestner SB. Formaldehyde in dentistry: a review of mutagenic and carcinogenic potential. J Am Dent Assoc. 1981; 103(3): 429-434.
10) Friedberg BH, Gartner LP. Embryotoxicity and teratogenicity of formocresol on developing chick embryos. J Endod. 1990; 16(9): 434-437.
11) Block RM, et al. Antibody formation to dog pulp tissue altered by formocresol uithin the root canal. Oral Surg Oral Med Oral Pathol Oral Radiol Endod. 1978; 45(2): 282-292.
12) 前田英史．根管貼薬における水酸化カルシウムの応用について．日歯内療誌．2016；37(3)：137-143.
13) Peters LB, et al. Viable bacteria in root dentinal tubules of teeth with apical periodontitis. J Endod. 2001; 27(2): 76-81.
14) Shuping GB, et al. Reduction of intracanal bacteria using nickel-titanium rotary instrumentation and various medications. J Endod. 2000; 26(12): 751-755.
15) Vail MM, Steffel CL. Preference of temporary restorations and spacers: a survey of Diplomates of the American Board of Endodontists. J Endod. 2006; 32(6): 513-515.
16) Webber RT, et al. Sealing quality of a temporary filling material. Oral Surg Oral Med Oral Pathol Oral Radiol Endod. 1978; 46(1): 123-130.
17) Newcomb BE, et al. Degradation of the sealing properties of a zinc oxide-calcium sulfate-based temporary filling material by entrapped cotton fibers. J Endod. 2001; 27(12): 789-790.
18) 東　春生ほか．水硬性仮封材の硬化に及ぼす消毒液の影響について．日歯保存誌．2010；53(3)：304-309.

根管充填

吉岡俊彦

根管充填の意義

Entomb…近年，根管充填の目的の一つとして Entomb（包埋）があるといわれている．根管内を完全な無菌にすることは現実的には不可能であり，象牙細管などに存在する細菌は残存してしまう[1]．残存している細菌も，適切な根管充填によって Entomb することで，増殖不可能な状態にすることができると考えられている

リーケージ（漏洩）…充填材内もしくは充填材と根管壁の境目に起きる細菌漏洩のことを指す．根管充填後に根尖性歯周炎が発生する機序として，リーケージが考えられている．以前は根尖部付近で発生するアピカルリーケージが主原因と考えられていたが，Ray らによって補綴物の質と根管治療の成功率に関連があると報告され[2]，歯冠側からのコロナルリーケージも原因の一つとして考えられるようなってきた

根管充填は根管治療の最終段階として，歯髄が存在した根管系の空間および根管形成した空間を充填材で満たす処置である．根管形成・洗浄で無菌的にした根管内の状態を維持するために行う．

根管充填自体が根尖周囲組織の炎症を改善させるのではなく，あくまで形成・洗浄による感染除去によって治癒する，と考えるべきである．しかしながら，死腔を残した不十分な根管充填では，死腔部に細菌感染が発生し，根尖性歯周炎の原因となる．

1）根管充填のタイミング

臨床において多くの先生の悩みは，根管充填のタイミングではないだろうか．根管充填のタイミングとしては，以下の条件を満たしたときに行うべきである．

（1）根管形成，根管洗浄が終了している

根管内の感染除去が完了した後に根管充填を行う．

（2）根尖部から出血や滲出液が出ていない

ペーパーポイントを用いて根尖の乾燥状態が保てるか確認を行う．

（3）根管充填を行うのに十分な治療時間がある

簡単にはやり直しができない処置なので，焦らずに処置を行う．

（4）臨床症状の改善傾向が確認されている

改善が認められない場合には，未処置の根管の有無や歯根破折の見逃しなどを再検討しなくてはならない．1 回法を選択する場合には，この条件は除外される．

2）1 回法（1 回治療）の是非

1 回法とは，髄腔開拡から根管充填までを 1 回の治療で行うことをいう．

（1）メリット

- 治療間に設置する仮封からの細菌感染を防ぐことができる
- 貼薬，2 回目以降のラバーダム防湿や仮封除去などの時間を短縮できる
- 1 回の通院で根管治療を終了することができる

(2) デメリット

・十分な治療時間を確保しなくてはいけない
・長時間の開口が必要となる
・根管治療による症状の改善を確認できないまま治療を終了しなければならない
・未処置の根管を探索する時間が短くなってしまう
・貼薬による効果が期待できない

予後に関しては，1回法と複数回法に差がないとの報告が多い[3)]．上記のデメリットを許容できる場合には1回法を選択してもよい．しかしながら日本の多くの歯科診療所において，1回法に十分な診療時間を確保するのは困難な場合が多いと考えられる．

根管充填材の選択

根管充填材に求められる要件を以下に示す．
・根管壁に密着または接着して長期間漏洩を起こさない
・象牙質に着色や脆弱化などの悪影響を与えない
・操作性がよい
・抗菌性がある
・根尖部歯周組織に対して為害性がない（治癒促進を促す）
・安価である
・保管しやすい
・変性しにくい
・組織液に溶解しない
・X線造影性がある
・必要に応じて除去が可能である

現在，すべての要件を満たす根管充填材は存在しない．それぞれの根管充填材の特性を理解したうえで，選択する必要がある．

1）コアとなる根管充填材の選択

根管充填材のコア材として，かつてはシルバーポイントが使われていたが，腐食してしまう点や除去が困難である点などにより，現在は使用が推奨されない．ガッタパーチャポイントは操作性がよく，除去性も他の材料に比べると優れており，現在使用されることが多い．

2）シーラーの選択

・ユージノール系
・非ユージノール系
・レジン系
・接着性レジン系
・ケイ酸カルシウム系（MTA系）

以前はシーラーの違いで予後に影響が及ばないとの考え方が主流であったが，2017年に接着性レジン系シーラーであるレジロンの予後がエポキシレジン系シーラーのAHプラスに比べて有意に悪かったことが報告された[4]．やはり一定の臨床データが存在するシーラーを選択すべきである．

また，ユージノール系シーラーを使用した場合，レジンの重合阻害を生じる[5]．レジン系材料を用いた築造を行う場合には，ユージノール系以外のシーラーを選択したほうがよい．

根管充填法の選択

1）シングルポイント法（マッチドコーン法，テーパードコーン法）

- 1根管に対し，1本のガッタパーチャポイントとシーラーのみを用いた方法
- シーラー層が厚くなるので，シーラーの収縮や物性の影響を受けやすい
- シーラーの収縮や亀裂などによる漏洩が心配される

根管形成に用いたファイルと同じ形状のガッタパーチャポイントを用いた方法を，マッチドコーン法という．完全に同じ形状な場合，根管中央付近でガッタパーチャポイントが根管壁と嵌合してしまい，根尖部での到達度や充填率が不十分となる可能性がある．

シングルポイント法では，過不足ないシーラーの塗布が非常に重要となる．

2）側方加圧法

メインポイントとアクセサリーポイントおよびシーラーを用いる方法．

メインポイントを決定，挿入後にスプレッダーをメインポイントと根管壁の間に入れ，メインポイントを根管壁に押し付け加圧する．スプレッダーを側方に動かすのではなく，垂直方向に入れることでテーパーにより側方に加圧される．スプレッダーとアクセサリーポイントの形状が類似した組み合わせで用いる（**図1**）．

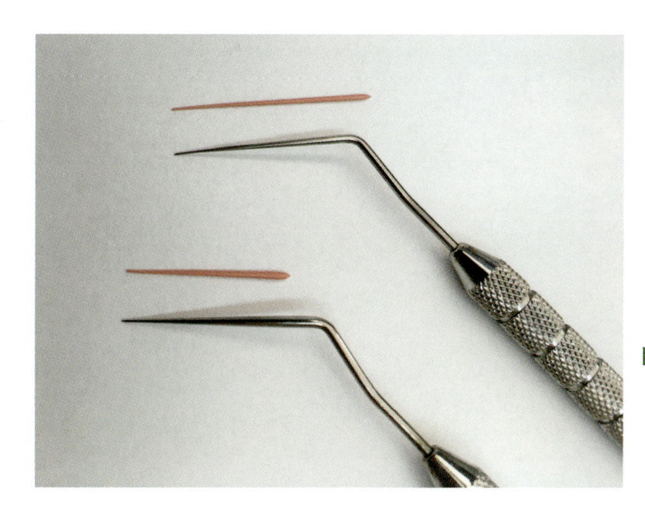

図1　上：NiTiスプレッダーREEND11T（ヨシダ）とアクセサリーポイント特（ジーシー）．下：NiTiスプレッダーREEN4SP（ヨシダ）とアクセサリーポイント中（ジーシー）

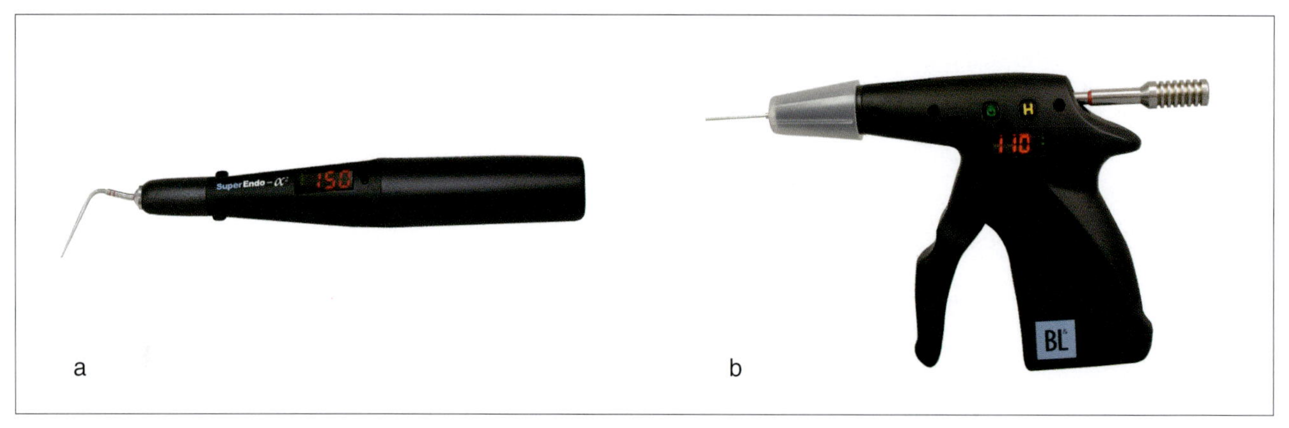

図 2　a：スーパーエンド α^2（ペントロンジャパン），b：スーパーエンド β（ペントロンジャパン）

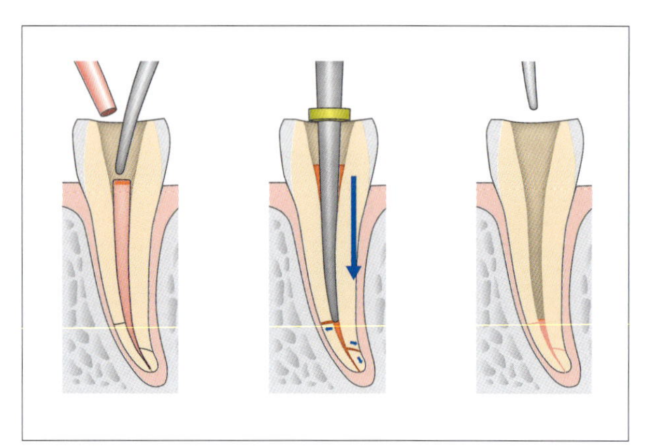

図 3　ダウンパック

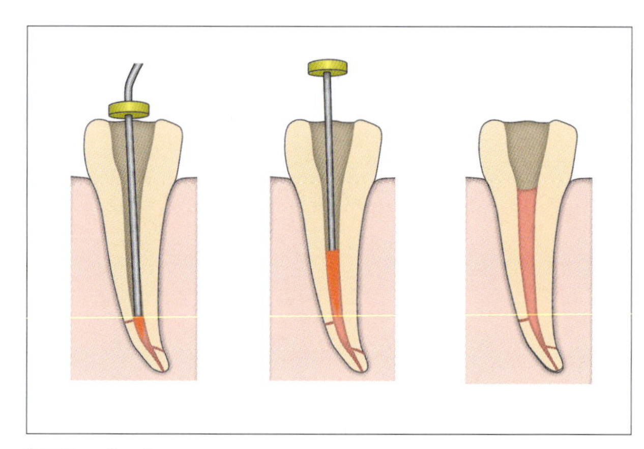

図 4　バックフィル

3）垂直加圧法

垂直加圧法には，シルダー法，コンティニュアスウェーブコンデンセーション法（Continuous wave of condensation technique，CWCT），インジェクション法などがある．

シルダー法を簡略化したのがCWCTであり，アメリカの歯内療法専門医のなかで最も選択されている方法である[6)]．

CWCTはメインポイントを使用する方法で，ダウンパックとバックフィルの2段階で充填を行う．根尖部4～6mmの位置でメインポイントを電熱式の加熱プラガー（**図 2a**）で焼き切り，アピカルプラグを作り（ダウンパック，**図 3**），その後，加熱ガッタパーチャ注入器（**図 2b**）を用いて，軟化ガッタパーチャを根管中部～上部に充填する（バックフィル，**図 4**）．

作業長の管理が容易であり，充填率が高く，時間も比較的短く行える方法である．根尖部付近はシングルポイントとなるため，側方加圧と併用したり，テーパードコーンを使用したりしてもよい．

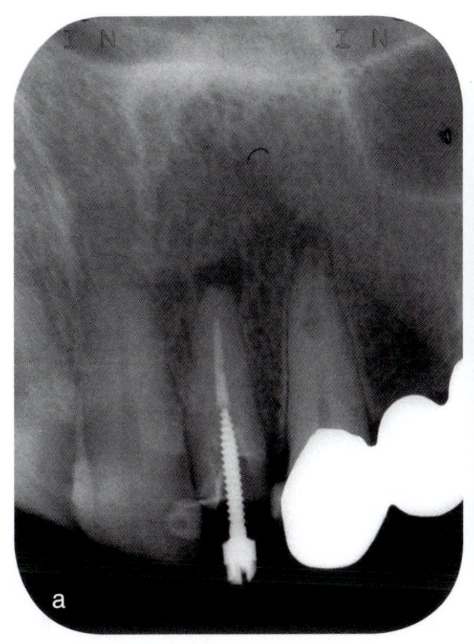

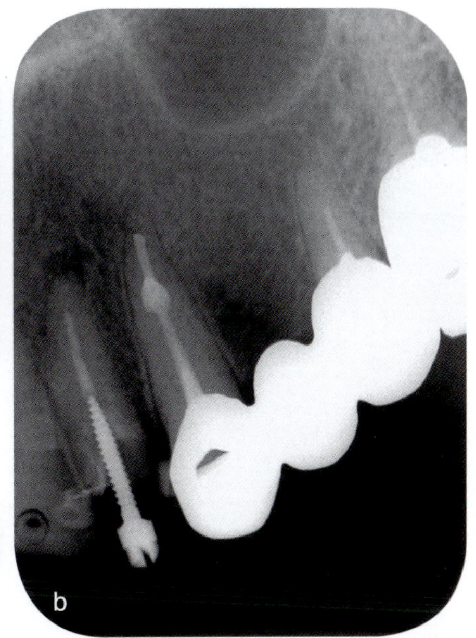

図5 ⌊3
a：内部吸収が認められる（術前）
b：内部吸収歯の根管充填後

4）コアキャリア法（サーマフィル，ガッタコアピンク）

コア材の周りにガッタパーチャを付与してあるポイントを一定時間加熱して用いる方法である．熱で軟化した周りのガッタパーチャによって，過不足ない根管充填になることを期待している．

5）MTA などの水硬性ケイ酸カルシウムセメントを用いたセメント充填法

根尖孔が著しく大きかったり，逆テーパー状に開いている場合には，ガッタパーチャポイントでの根管充填が困難な場合が多い．

そのような根管においては，生体親和性および封鎖性が優れている水硬性ケイ酸カルシウムセメントを使用したセメント充填を選択してもよい．しかしながら，除去が困難なため，使用には考慮が必要である．

予後に関して

各根管充填法の違いによって成功率に差があるとの報告は少なく，どの方法であっても過不足ない根管充填が達成できれば，問題ないと考えられる．

しかしながら，根管形態によって向き不向きがある．たとえば内部吸収歯のように根管内にアンダーカットがある場合（**図5a**），側方加圧での充填は困難で，軟化ガッタパー

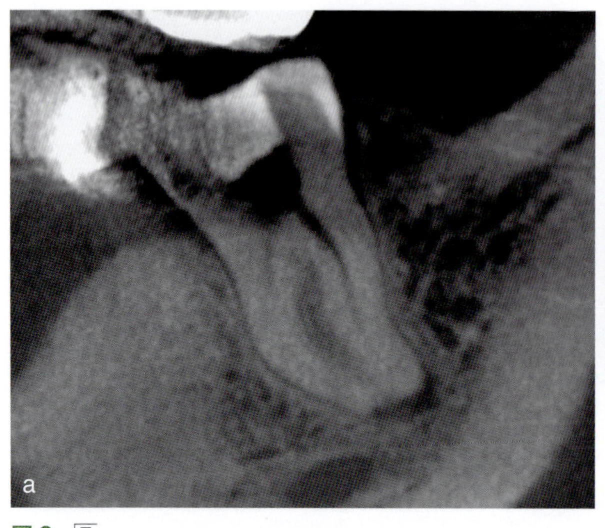

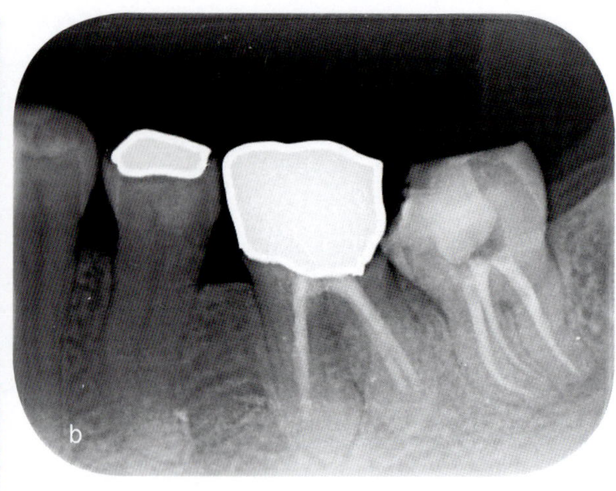

図 6 ⌈7
a：術前 CBCT 画像．近心根は狭窄しており湾曲も強い
b：近心根管はシングルポイント法となっている

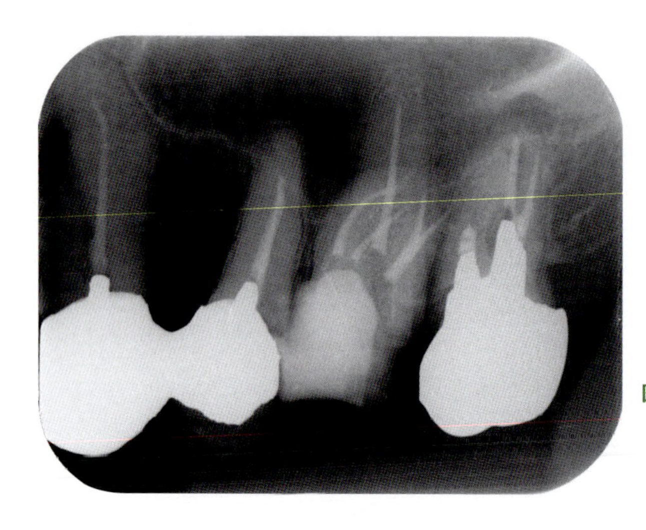

図 7 ⌊6 の遠心頬側根が根管内で分岐していた．CWCT を選択し，片方ずつダウンパックを行い，バックフィルを行った

チャを用いる方法が推奨される（**図 5b**）．また，上顎前歯のような断面が丸く，細長い根管では側方加圧が推奨される．湾曲が強く細い根管の場合（**図 6a**），側方加圧のスプレッダーや CWCT のヒートプラガーを理想的な位置まで挿入するのは困難なため，結果的にシングルポイントとなっていると考えられる（**図 6b**）．根管内で分岐しているような場合には CWCT を用いると容易に根管充填が可能である（**図 7**）．根管形態に合わせて，数種類の方法を習得しておくとよい．

X 線的な根尖と根管充填材の先端の位置関係によって，アンダー（2mm 以上不足），フラッシュ（0 ～ 2mm），オーバー（過剰）と分類して多くの予後研究がなされている．システマティックレビューによるとオーバーがアンダーやフラッシュと比較して成功率が低いと報告されている[7]．しかしながら，CBCT と比較した論文では，デンタル X 線写真におけるアンダーの判定は，三次元的な到達度評価とは大きく異なることが示されている(デンタルでアンダーと判定された25本中20本が，CBCTではフラッシュであった)．その報告[8]では，成功率は到達度には影響されず，根管充填の緊密度に影響されるという結果であった．

また，シーラーの溢出に関しては，各種シーラーにおいて意図しない少量の溢出であれば，予後が悪くなることはないと報告されている[9,10]．

まとめ

根管充填において重要なのは，根管形態をしっかりと把握することである．どのように過不足なく根管充填を行うかをその都度イメージして行う必要がある．

テクニカルエラーの少ない方法を選択し，一つひとつの手順を適切に行い，過不足ない緊密な根管充填を行っていただきたい．

文献

1) Ricucci D, et al. Wound healing of apical tissues after root canal therapy: a long-term clinical, radiographic, and histopathologic observation study. Oral Surg Oral Med Oral Pathol Oral Radiol Endod. 2009; 108(4): 609-621.
2) Ray HA, Trope M. Periapical status of endodontically treated teeth in relation to the technical quality of the root filling and the coronal restoration. Int Endod J. 1995; 28(1): 12-18.
3) Manfredi M, et al. Single versus multiple visits for endodontic treatment of permanent teeth. Cochrane Database Syst Rev. 2016; 12: CD005296.
4) Barborka BJ, et al. Long-term clinical outcome of teeth obturated with resilon. J Endod. 2017; 43(4): 556-560.
5) Altmann AS, et al. Influence of eugenol-based sealers on push-out bond strength of fiber post luted with resin cement: systematic review and meta-analysis. J Endod. 2015; 41(9): 1418-1423.
6) Lee M, et al. Current trends in endodontic practice: emergency treatments and technological armamentarium. J Endod. 2009; 35(1): 35-39.
7) Ng YL, et al. Outcome of primary root canal treatment: systematic review of the literature – Part 2. Influence of clinical factors. Int Endod J. 2008; 41(1): 6-31.
8) Liang YH, et al. Endodontic outcome predictors identified with periapical radiographs and cone-beam computed tomography scans. J Endod. 2011; 37(3): 326-331.
9) Ricucci D, et al. Apically extruded sealers: fate and influence on treatment outcome. J Endod. 2016; 42(2): 243-249.
10) Chybowski EA, et al. Clinical outcome of non-surgical root canal treatment using a single-cone technique with endosequence bioceramic sealer: a retrospective analysis. J Endod. 2018; 44 (6) : 941-945.

支台築造

須藤　享

支台築造の目的

支台築造の目的は，根管治療完了後の歯冠修復に先立ち，治療により失った歯冠部の歯質を何らかの材料を用いて回復させることである．支台築造の構成要素にはコアとポストがあり（図1），コアとポストの目的は以下の通りである．

・コア…失った歯冠部歯質を補い，歯冠補綴のために適切な支台歯形態に回復させる
・ポスト…残存歯質が少ない等の理由で，コアだけでは保持力が小さく，脱離・破折の可能性が高い場合のみ，歯根部に維持を求める

したがって，ポストは必ず付与すべきものではなく，必要に応じて設置する．

支台築造に何を期待するのか

支台築造に期待することは，補綴的観点と歯内療法的観点では異なる．補綴的には，歯冠修復物が外れない・壊れないということを期待している．

一方，歯内療法的には，歯冠修復物だけでなく歯根も破折しないでほしい，また歯根が破折したとしても修復可能な程度で済んでほしい，さらには病変出現・再発の原因となってもらいたくもない（図2）．過剰な期待と感じるかもしれないが，歯の保存を目的とするのであれば，そこまで期待せざるをえない．ある意味，**支台築造は歯内療法的には「歯の喪失リスクを増大させる処置である」**ということになる．

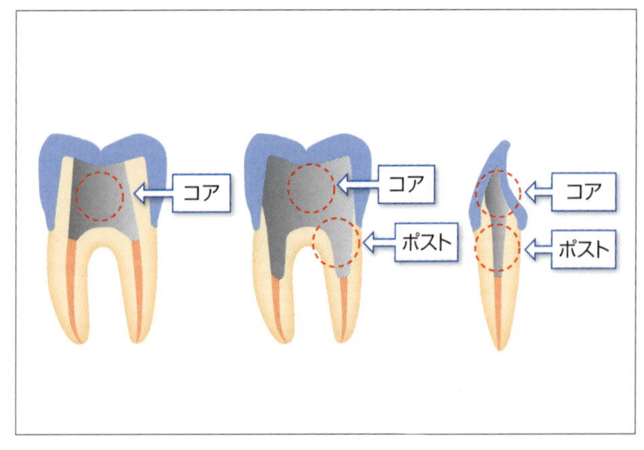

図1　コアとポスト

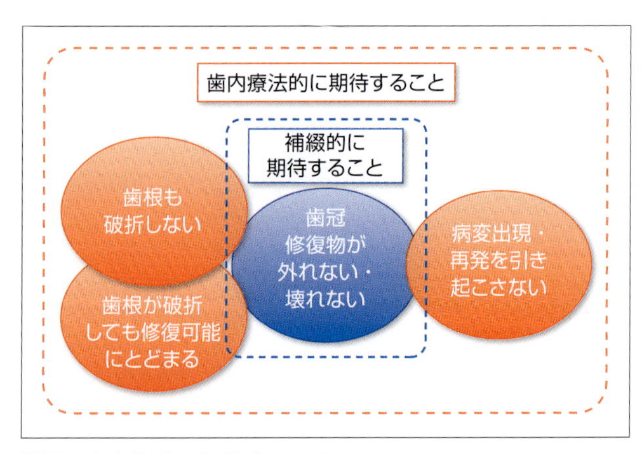

図2　支台築造に期待すること

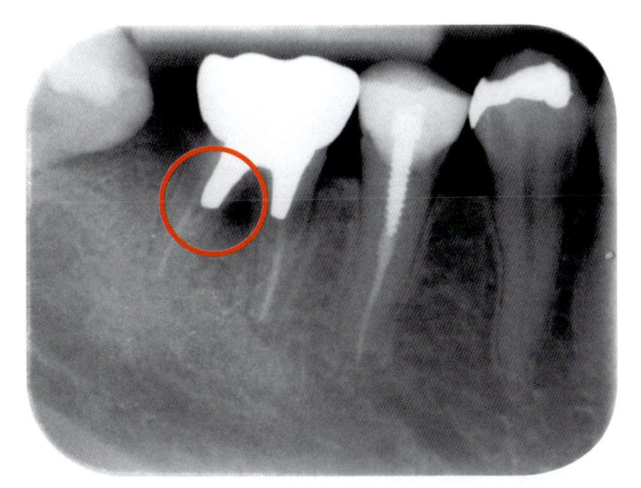

図 3　ポスト孔形成に伴うストリッピング（赤丸部）

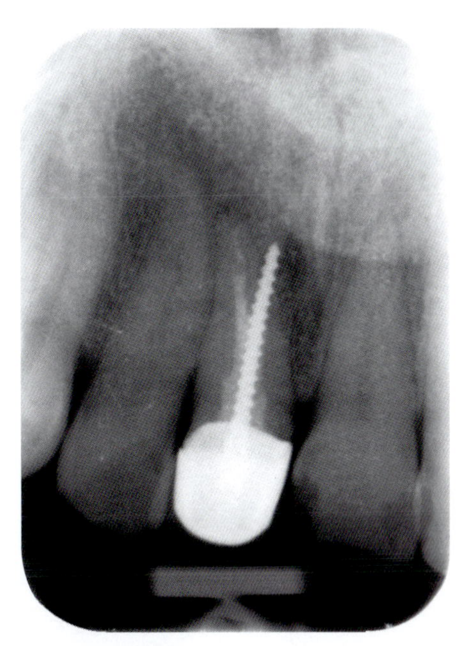

図 4　湾曲歯根におけるポスト穿孔

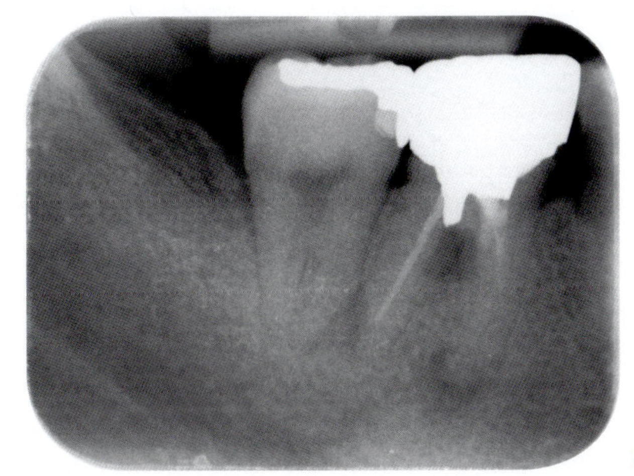

図 5　根分岐部へのポスト穿孔

■ 支台築造における歯内療法的リスク

支台築造において，歯内療法的に問題が発生しうるポイントを確認したい．

1）ポスト孔形成

ポスト孔を形成すれば，歯根の残存歯質は少なくなる．根管に沿って形成したとしても，根管周囲の残存歯質の厚みは均一ではないため，もともと薄い部分の穿孔（ストリッピング）リスクは高まる（図 3）．歯根が湾曲していると，根管に沿って形成を始めたつもりでも，先端では穿孔してしまう（図 4）．

間接法でポストを設置する場合，ポスト孔にアンダーカットが存在したり，複根歯でそれぞれの歯根が平行でなかったり，歯軸が大きく傾斜していたりすると，印象採得や装着を行えるようにするため便宜的に歯質を削除する必要がある．そのため歯質が菲薄となり，穿孔を引き起こすことがある（図 5）．

ポスト設置は歯の喪失リスクを高める可能性があるということを認識すべきであり，

表 1　支台築造時のラバーダム装着の有無による根管治療の予後成績（Goldfein ほか，2013[1] をもとに作成）

	症例数	病変あり	病変なし	成功率（%）
ラバーダムなし	174	46	128	73.6
ラバーダムあり	30	2	28	93.3

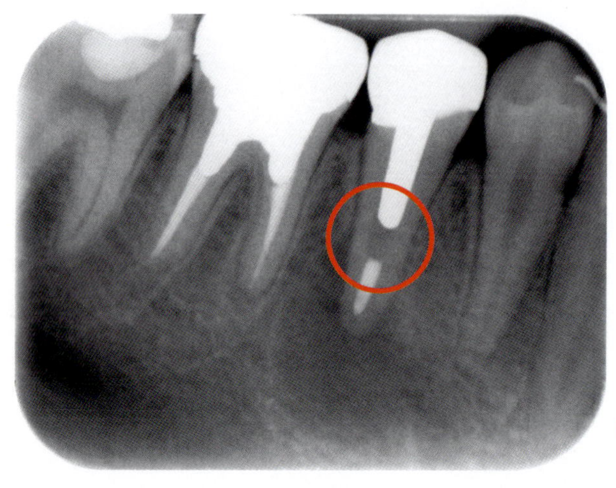

図 6　ポストとガッタパーチャとの隙間（赤丸部）

表 2　ポストとガッタパーチャとの隙間が予後に与える影響（Moshonov ほか，2005[2] をもとに作成）

	隙間なし	隙間 0 〜 2mm	隙間 2mm 以上
病変あり	6（16.7%）	19（46.4%）	12（70.6%）
病変なし	20（83.3%）	22（53.6%）	5（29.4%）

本当に必要なのかをよく検討する必要がある．必要だとしても，ポスト孔形成は根管充填材の除去にとどめ，直接法で支台築造するなど，歯質の削除を必要最小限にとどめるよう，努力すべきである．

2）唾液による汚染

直接法にて支台築造を行った際のラバーダム装着の有無が予後に影響を与えるかを調べた研究によると，ラバーダムなしで成功率が低かった（**表 1**）[1]．支台築造時の唾液による汚染が予後に悪影響を与える可能性が示唆されている．

間接法の場合，直接法よりもステップが多く，装着までの期間が長くなるため，より唾液による汚染のリスクが高まる．**根管治療のみならず，支台築造もラバーダム装着下で行うべき**である．

3）ポストと根管充填材との隙間

イスラエルの大学にて根管治療後にポスト装着を行った症例で，ポスト先端とガッタパーチャとの隙間（**図 6**）が予後に影響を与えるかを調べた研究では，隙間があると有

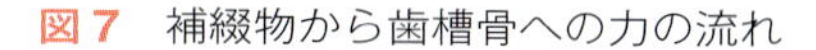

図7　補綴物から歯槽骨への力の流れ

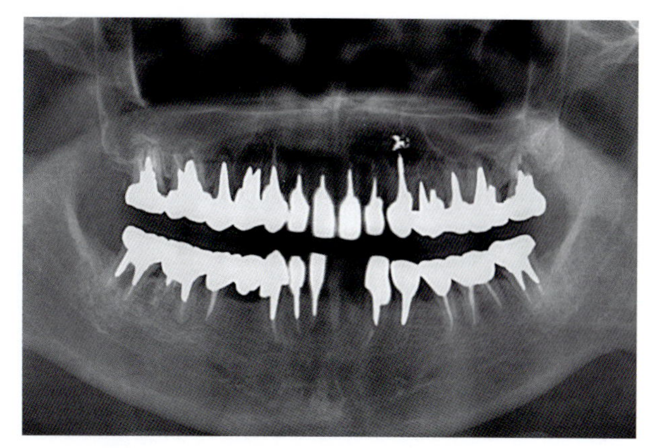

図8　過剰なメタルポスト

意に成功率が低かった（表2）[2]．根管内に空隙が存在すると，細菌が増殖できるスペースを与えることとなる．支台築造において空隙が発生しないよう，注意深く処置を行う必要がある．

残存歯質の量と歯の破折強度

根管治療を行ううえで，歯質の削除は避けられない．またコアやポスト設置において，追加の歯質削除を必要とする場合がある．ここでは，残存歯質の量と歯の破折強度との関係を考察したい．ここでの破折強度とは，歯冠部に歯軸に対して30°～45°の方向でゆっくり荷重をかけ（研究により荷重のかけ方は異なる），支台装置ないしは歯が破折するときの荷重のことである．

上顎小臼歯の抜去歯に対し，根管充填後の口蓋側の残存歯質の厚み，ファイバーポストの有無，咬頭被覆の有無（コンポジットレジンによる歯冠修復）をパラメータとして，破折強度と破折様相（破折がセメント - エナメル境を越えていなければ修復可能と判断）を調べた研究がある．破折強度は，残存歯質が厚いほど大きかった．また，ファイバーポストあり・咬頭被覆ありも破折強度を大きくする要因であった．ただし破折様相は，残存歯質の量では大きく変わらず，ファイバーポストあり・咬頭被覆なしの組み合わせで，修復可能な破折にとどまる割合が有意に高かった[3]．この結果は，破折強度が大きいからといって，その破折が修復可能な程度にとどまるわけではなく，かえって重篤な破折につながる可能性を示唆している．**「破折強度が大きい≠生存率が高い」**ともいえるだろう．

模式図（図7）で示すように，歯冠部（修復物）に作用した力は，各要素を経由して歯根から歯槽骨へと伝達されていく．したがって，いくら支台装置が堅強であっても，残っている歯質が薄ければ，支台装置は壊れなくとも歯が破折する．必要以上に太く・深いメタルポストが装着されているケースに遭遇することがある（図8）．「外れてほしくない」の一心なのであろうが，かえって歯の脆弱性を高める可能性があるという認識をもち，歯質の保存に努めていただきたい．

表3　異なるフェルール高さとファイバーポスト長による破折強度（N）の違い（Abdulrazzak ほか, 2014[4] をもとに作成）

	ポスト長 10mm	ポスト長 7.5mm	ポスト長 5mm	フェルール高さ別平均値
フェルール 4mm	558.9（N）	528.3	522.8	536.7[a]
フェルール 2mm	493.7	383.6	366.4	414.6[b]
フェルールなし	348.8	325.4	285	319.8[c]
ポスト長別平均値	467.1[A]	412.4[A]	391.4[A]	-

右肩のアルファベットが異なるものは有意差あり（$P < 0.05$）．大文字の違いは横列に対して，小文字の違いは縦列に対して有意差の有無を示す

表4　フェルールの残存壁数と成功率ないしは生存率（Sarkis-Onofre ほか, 2017[6] をもとに作成）

フェルールの残存壁数	成功率ないしは生存率（%）
フェルールなし	0 ～ 97
1 壁	29.4 ～ 95
2 壁	52.9 ～ 100
3 ～ 4 壁	66.7 ～ 100
フェルールあり（残存壁数の記述なし）	11 ～ 100

このシステマティックレビューでは，採用している論文間の成功率と生存率の定義は一定ではない．また，成功率と生存率を分けずに解析を行っている

フェルールの有効性

前述の残存歯質の量と関連することになるが，フェルールの有効性についても検討してみたい．

フェルール高さ３パターン，ファイバーポスト長３パターンの９つの組み合わせに対して，ヒト上顎中切歯の全部鋳造冠装着後の破折強度を調べた研究がある．その結果，フェルールが高いほど破折強度が有意に大きくなったが，ファイバーポスト長に有意差はなかった（**表3**）[4]．

また，フェルールの有効性について調べたレビューによると，検索した膨大な文献のほとんどが，ポストの種類によらず，フェルールの存在が破折強度を改善させる有意な要素であることを示している，と述べている．さらに，より良好な予後は，補綴物のマージン周囲に 1.5 ～ 2.0mm の健全象牙質が残存していることでもたらされる，としている[5]．また，単独歯のクラウンにおけるポストとフェルールの影響を調べたシステマティックレビューによると，フェルールの残存壁数が多くなるほど成功率ないしは生存率が高くなる傾向にあるとしている（**表4**）[6]．

フェルールがより多く確保されていることで歯の破折強度と生存率が高くなることに間違いはないようである．支台築造においてのみならず，根管治療を行う時点から歯質保存に努めることが重要であろう．

表5　ポスト設置の有効性（Aurélio ほか, 2016[8] をもとに作成）

大臼歯部	全部被覆	歯冠部歯質が半分以上残存	ポストは不要
		歯冠部歯質が半分以上欠損	状況に応じて
	咬頭被覆なし	ポストは有効	
小臼歯部	ポストは有効		
前歯部	ポスト設置について議論の余地あり		

ポストは必要か？

コアのみでは保持力が不十分な場合にポストを設けるわけであるが，ではどういった場合にポストが必要なのであろうか．

根管治療後にランダムに選択された4種類の支台装置により補綴を行い，その5年生存率を調査した研究では，コアのみ（ポストなし）とポストありで有意差は認められなかった．ただし，コアのみとしたのは臼歯部だけであり，前歯部についてはすべてポストありであった．その理由として，残存歯質が2mm以上かつ髄室が大きい歯でなければコアのみでは保持力が不十分と考えた，と述べている[7]．

ポストの必要性を検討したレビューでは，さまざまな歯種に対する長期予後調査を含む臨床研究から得られたエビデンスのほとんどが，歯質が十分残存している歯の生存はポストの有無の影響を受けない，と述べている．ただし残存歯質の量や歯種によってはポスト設置の有効性もあるとしている（**表5**）[8]．また，フェルールとポストの有効性を検討したシステマティックレビューでは，フェルールと歯質の残存は根管治療歯の生存率に対し有効であるものの，ポストの有効性は低い，としている[9]．

はっきりとしたクライテリアは示せないが，歯冠部歯質がある程度残っていれば，ポストは不要と考えてよいようである．ただし，小臼歯や前歯部はポスト設置により生存率が高まる可能性がある．

メタルポスト VS. ファイバーポスト

ファイバーポストも保険適用となり，今後，より普及していくものと思われるが，ここではメタルポストとの比較を行ってみたい．

メタルポストとファイバーポストの破折抵抗性についてのメタアナリシスによると，静的載荷試験（徐々に作用荷重を大きくしていく試験）では，そのほとんどでメタルポスト群のほうがファイバーポスト群よりも有意に破折強度が大きかったが，動的載荷試験（一定の荷重を繰り返し載荷する試験）では，ポストの違いによる有意差が認められない研究もあった，としている．またメタルポストのほうが重篤な破折となり，ファイバーポストでは修復可能な破折にとどまる傾向にあった，と述べている[10]．ちなみに，破折強度は静的載荷試験のみで求められるものであり，動的載荷試験では破折に至るま

表6　メタルポストとファイバーポストについてのメタアナリシスの結果（Figueiredo ほか，2015[11] をもとに作成）

	メタルポスト	ファイバーポスト
歯根破折の発生率	5.13%	4.78%
修復可能な破折にとどまる割合	12.69%	19.39%
生存率	90.00%	83.90%

での繰り返し載荷回数（サイクル数）が求められる．また，動的載荷試験では破折に至らないということもありうる．この結果から，破折強度が大きいからといって，咬合力のような繰り返し載荷に対する抵抗性が高いとはいえない，ということがわかる．

メタルポストとファイバーポストについての臨床研究あるいはコホート研究に対するメタアナリシスによると，歯根破折の発生率はメタルポストとファイバーポストで有意差はないものの，修復可能な破折にとどまる確率はファイバーポストのほうが高かった．しかし生存率については，メタルポストのほうがファイバーポストより高かった，としている（表6）[11]．ただし，このメタアナリシスにおいては，歯そのものの生存率と支台装置の生存率が混在しているため，メタルポストのほうが歯の保存に対して有効とはいい切れない．

フェルールのない歯に対し，ランダムにメタルポストとファイバーポスト設置を振り分け，3年予後を調べた研究では，メタルポストとファイバーポストで生存率に有意差はなかった[12]．歯質が少ないとメタルコアのほうが有効だという意見も聞かれるが，実際のところそれを裏付けるエビデンスはない．

以上より，破折強度という点からはメタルポストのほうが優位といえるが，生存率についてはどちらが優位とははっきりいい切れない．しかし，破折様相に関しては，ファイバーポストのほうが修復可能な破折にとどまる可能性が高いようである．つまり，ポストの優位性を破折強度の大きさで決めることはできない．そもそも，必要十分な破折強度というものは示せない．**歯の保存という観点からすると，修復可能な破折にとどまるという点を重視し，ファイバーポストのほうがメタルポストよりも有益である**と考えていいのではないだろうか．

ポストの長さ

ポストを設置するにあたり，その長さはどうすべきなのであろうか．

ウシ前歯に鋳造ポスト，スクリューポストおよびファイバーポストを3種類の長さで設置し（フェルールはすべて2mm），全部鋳造冠装着後の破折強度を調べた研究がある．鋳造ポストとスクリューポストではポスト長が大きくなるほど破折強度も大きくなったが，ファイバーポストはポスト長に有意差はなかった．また破折様相は，ファイバーポストではすべて歯頚部までにとどまったが，鋳造ポストとスクリューポストではポスト

表7　異なるポストの種類と長さに対する破折強度（N）

		ポスト径	ポスト長 10mm	ポスト長 7.5mm	ポスト長 5mm
Santos-Filho ほか，2008[13]（フェルール高さ 2mm）	鋳造ポスト	2.0mm	769.85[Aa]（N）	540.01[Bab]	399.23[Cb]
	スクリューポスト	1.5mm	698.76[Aab]	502.77[Bb]	390.16[Cb]
	ファイバーポスト	1.5mm	618.46[Ab]	615.76[Aa]	607.18[Aa]
Chuang ほか，2010[14]（フェルール高さ 1.5mm）	金属ポスト	1.44mm	973.27[A]	-	1338.79[B]
	カーボンファイバーポスト	1.40mm	1248.81	-	1253.76
	グラスファイバーポスト	1.40mm	1292.33	-	1247.17
Franco ほか，2014[15]（フェルールなし）	鋳造ポスト	記載なし	634.94[a]	-	-
	ファイバーポスト	1.25mm	236.08[Ab]	212.17[A]	200.01[A]

右肩のアルファベットが異なるものは有意差あり（$P < 0.05$）．大文字の違いは横列に対して，小文字の違いは縦列に対して有意差の有無を示す．

長が 7.5mm 以上では歯根に及ぶ破折のほうが多かった[13]．

また，ヒト上顎前歯に金属ポスト，カーボンファイバーポストおよびグラスファイバーポストをポスト長 5mm と 10mm で設置し（フェルールはすべて 1.5mm），陶材焼付鋳造冠装着後の破折強度を調べた研究では，ポスト種類間に有意差はなく，金属ポストではポスト長が長いほうが破折強度が有意に小さかった．破折様相は，ポスト種類に関係なく斜め方向の破折が主であったが，金属ポストではポスト先端まで破折が及んでいる割合が，ほかのポストよりも有意に多かった[14]．

以上はフェルールが存在し，鋳造冠で補綴された場合の実験であったが，フェルールのない条件での実験を見てみよう．ヒト上顎犬歯の歯冠部を切断してフェルールのない状態とし，鋳造ポストとファイバーポストを設置後にクラウンで被覆せず，コアのままの状態で破折強度を調べた研究がある．その結果，鋳造ポストはファイバーポストに対し有意に破折強度が大きかった．ファイバーポストのみポスト長を 3 種類としたが，破折強度はポスト長の影響を受けなかった．破折様相は，鋳造ポストでは重篤な歯根破折が発生した（表7）[15]．

どうやらフェルールが確保されていれば，破折強度に対してポスト種類の違いはあまり影響せず，かえって剛性の高い金属をポストとして用いることで，破折が発生した場合により重篤な状況に陥る可能性が高いようである．さらに，ファイバーポストの場合は，ポストを深くしても破折強度は大きくならないようである．「最低限必要なポスト長は何 mm」などと値で示すことはできないが，極端に深くまでファイバーポストを入れる必要はないといえる．

ここでポスト長を検討するうえでの目安として，「ポストから先の根尖を 6mm 残す」ということを提示したい．逆根管治療の際の根尖切除量は，側枝の出現率から 3mm を目安としている[16]．また，ProRoot MTA（DENTSPLY Tulsa，デンツプライシロナ）を逆根管充填材として使用した際の漏洩試験によると，逆根管窩洞深さが 3mm あれば有意に漏洩が抑えられた[17]．以上より，「根尖切除量 3mm」＋「逆根管充填深さ 3mm」＝「ポストから先の根尖を 6mm 残す」ということになる．ただし，歯根長の制

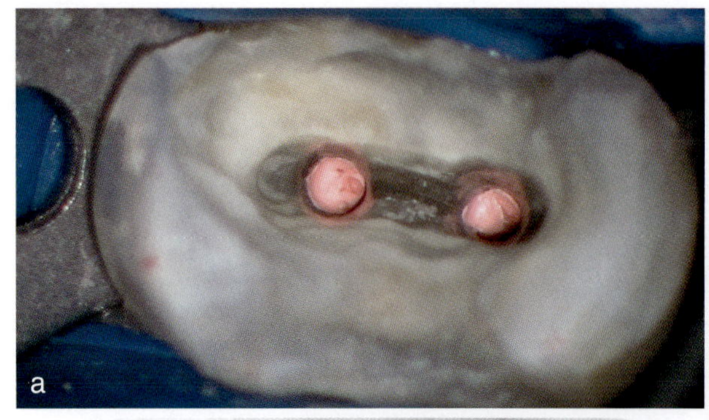

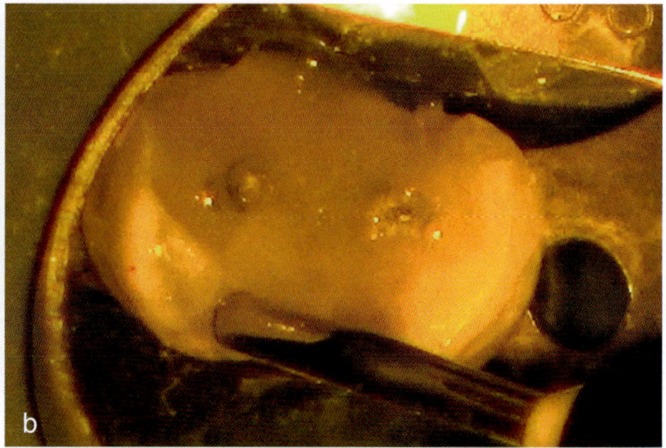

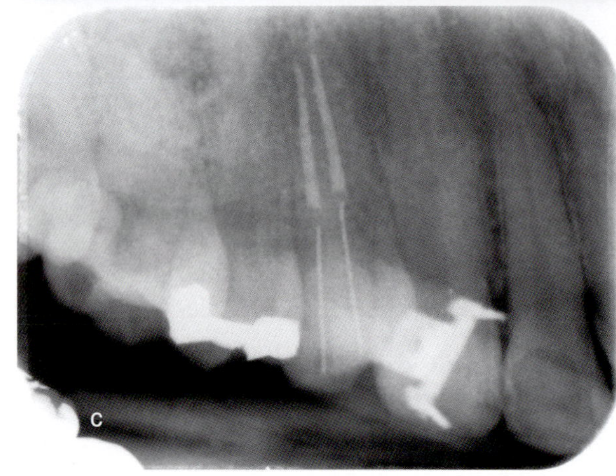

図9　4|の支台築造
a：根管充填後．ガッタパーチャ除去のみでポスト孔形成は行わなかった
b：ファイバーポスト（i-TFC ファイバーポスト，サンメディカル）築盛
c：支台築造後のデンタルＸ線写真

約から 6mm 残すことが困難な例も多いであろう．あくまでも目安と考えてほしい．

各メーカーからさまざまな太さ・形態のファイバーポストが販売されており，専用のポスト孔形成バーが用意されていたり，そのファイバーポストを入れるためのピーソーリーマーの号数が指定されていたりする．これだとそもそもの考え方が，ファイバーポストの太さ優先となってしまっているように思われる．**歯質保存の観点からは，根管充填後の根管の形態に応じた可及的に細いファイバーポストを用いるべき**である．ポスト孔を設ける場合，追加の根管削除を行わず，ただ根管充填材を除去するだけとし，そのスペースに相当するファイバーポストを選択すべきである．それに従えば，極端に深くまでファイバーポストを挿入することもできないであろう（図9）．

ポストの配置

複根歯ではすべての根管にポストが配置されていないケースを多く目にするが，問題はないのだろうか．

ファイバーポストの有無と異なる歯冠修復法（コンポジットレジンによる直接修復と全部被覆冠）による予後の違いを長期（平均 8.7 年）に観察した研究がある．症例数にばらつきがあるものの，生存率はファイバーポストあり（94.3%）がファイバーポストなし（76.3%）に対し有意に高かった．また，垂直性歯根破折の発生率もファイバーポストありのほうが低かった．ここで，ファイバーポストありでの垂直性歯根破折の内訳

表 8 ファイバーポストの有無による予後の違い（Guldener ほか, 2017[18] をもとに作成）

		ファイバーポストあり		ファイバーポストなし	合計
症例数		106（73.6%）		38（26.4%）	144（100%）
生存		100（94.3%）		29（76.3%）	129（89.6%）
歯の喪失		6（5.7%）		9（23.7%）	15（10.4%）
垂直性歯根破折		ポストありの歯根	ポストなしの歯根	ポストなしの歯根	
歯種	切歯	0	0	2（5.3%）	2（1.4%）
	犬歯	0	0	0	0
	小臼歯	1（0.9%）	1（0.9%）	2（5.3%）	4（2.8%）
	上顎大臼歯	0	0	4（10.5%）	4（2.8%）
	下顎大臼歯	0	10（9.4%）	1（2.6%）	11（7.6%）
	小計	1（0.9%）	11（10.3%）	9（23.7%）	21（14.6%）

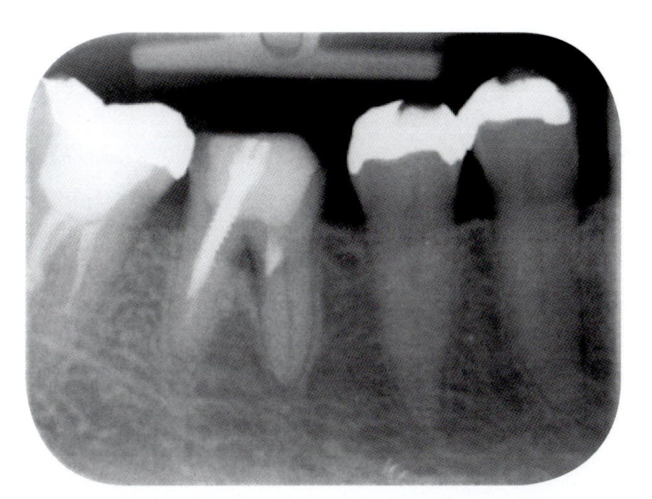

図 10 遠心根のみにスクリューポストが設置された 6⏌

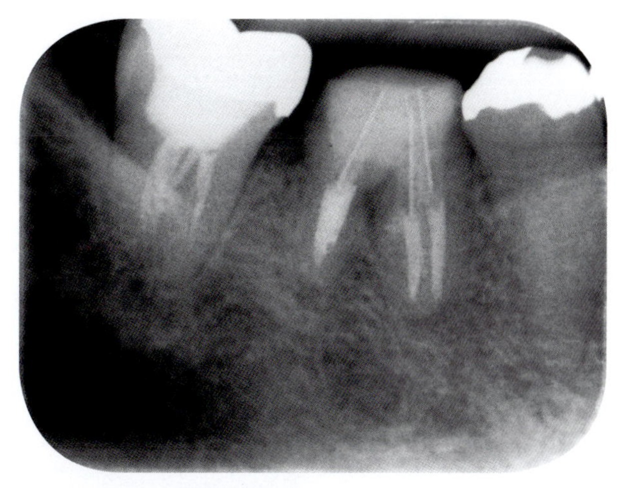

図 11 図 10 の再根管治療後
すべての歯根に対して直接法でファイバーポスト（i-TFC ファイバーポスト, サンメディカル）を設置した

を見てみると，複根歯のポストありの歯根では 1 症例しか破折していないのに対し，ポストなしの歯根は 11 症例で破折が発生した（**表 8**）．この研究では，複根歯の場合，より大きな根管にのみファイバーポストを設置したとしている[18]．

つまり，単根であっても複根であっても，歯根ごとのポストの有無で予後に差が出るということになる．歯根が大きいからという理由だけで，その歯根のみポストを設置するというのは，歯根ごとの強度差をより大きくしてしまうことになる．大規模な橋梁などではあえて弱点となる部分をつくり，地震などの大きな力が作用した際に弱点部分から壊れるように計画する「ヒューズ」という考え方がある．歯根ごとの強度に差が出れば，歯冠から歯根，さらに歯根から歯槽骨への力の流れ方が変化し，どこかに弱点を作ってしまう可能性がある．

基本的に**大臼歯にはポストは不要であると思われるが，設置するのであればすべての**

歯根に対してポストを設置し，治療前の歯根ごとの力の分担割合を大きく変化させないようにすべきであろう（図 10，11）．その際，平行性が問題となり歯質削除量も大きい間接法よりも，直接法がより有効である．

まとめ

支台築造を，「外れないように」という視点だけで考えるのではなく，「歯を保存する」という観点から再考していただきたい．

過剰な歯質削除が歯の喪失につながることを認識し，いかに歯質保存に努めるか，そこを第一に考えていただきたい．ポストが本当に必要なのかをよく検討し，設置する場合は直接法でファイバーポストを用いることを勧めたい．もちろん，ラバーダム装着は大前提である．

文献

1) Goldfein J, et al. Rubber dam use during post placement influences the success of root canal-treated teeth. J Endod. 2013; 39(12): 1481-1484.
2) Moshonov J, et al. The effect of the distance between post and residual gutta-percha on the clinical outcome of endodontic treatment. J Endod. 2005; 31(3): 177-179.
3) Scotti N, et al. Influence of adhesive techniques on fracture resistance of endodontically treated premolars with various residual wall thicknesses. J Prosthet Dent. 2013; 110(5): 376-382.
4) Abdulrazzak SS, et al. Effect of ferrule height and glass fibre post length on fracture resistance and failure mode of endodontically treated teeth. Aust Endod J. 2014; 40(2): 81-86.
5) Juloski J, et al. Ferrule effect: a literature review. J Endod. 2012; 38(1): 11-19.
6) Sarkis-Onofre R, et al. Performance of post-retained single crowns: a systematic review of related risk factors. J Endod. 2017; 43(2): 175-183.
7) Cloet E, et al. Controlled clinical trial on the outcome of glass fiber composite cores versus wrought posts and cast cores for the restoration of endodontically treated teeth: a 5-year follow-up study. Int J Prosthodont. 2017; 30(1): 71-79.
8) Aurélio IL, et al. Are posts necessary for the restoration of root filled teeth with limited tissue loss? A structured review of laboratory and clinical studies. Int Endod J. 2016; 49(9): 827-835.
9) Naumann M, et al. "Ferrule comes first. Post is second!" Fake news and alternative facts? A systematic review. J Endod. 2018; 44(2): 212-219.
10) Zhou L, Wang Q. Comparison of fracture resistance between cast posts and fiber posts: a meta-analysis of literature. J Endod. 2013; 39(1): 11-15.
11) Figueiredo FE, et al. Do metal post-retained restorations result in more root fractures than fiber post-retained restorations? A systematic review and meta-analysis. J Endod. 2015; 41(3): 309-316.
12) Sarkis-Onofre R, et al. Cast metal vs. glass fibre posts: a randomized controlled trial with up to 3 years of follow up. J Dent. 2014; 42(5): 582-587.
13) Santos-Filho PC, et al. Effects of post system and length on the strain and fracture resistance of root filled bovine teeth. Int Endod J. 2008; 41(6): 493-501.
14) Chuang SF, et al. Influence of post material and length on endodontically treated incisors: an in vitro and finite element study. J Prosthet Dent. 2010; 104(6): 379-388.
15) Franco EB, et al. Fracture resistance of endodontically treated teeth restored with glass fiber posts of different lengths. J Prosthet Dent. 2014; 111(1): 30-34.
16) Kim S, Kratchman S. Modern endodontic surgery concepts and practice: a review. J Endod. 2006; 32(7): 601-623.
17) Lamb EL, et al. Effect of root resection on the apical sealing ability of mineral trioxide aggregate. Oral Surg Oral Med Oral Pathol Oral Radiol Endod. 2003; 95(6): 732-735.
18) Guldener KA, et al. Long-term clinical outcomes of endodontically treated teeth restored with or without fiber post-retained single-unit restorations. J Endod. 2017; 43(2): 188-193.

補綴装置の除去，ガッタパーチャの除去

坂上　斉

根管治療の目的は，根管系の感染の除去と再感染の防止である．その目的を果たすための処置として最初に行われるのが，補綴装置の除去である．あらゆる症例で補綴装置をすべて除去する必要はないが，補綴装置を残したことによって根管治療がしづらく感染が残存するなら，根管治療を行う意味はない．よって本稿では，補綴装置すべてを除去することを前提として，解説していく．

クラウンの除去

大臼歯におけるクラウンの除去方法は，頬側面から咬合面にかけてスリットを入れ，スリットにドライバー状のものを差し込み，スリットを広げて除去する方法が一般的である（図 1）．スリットを入れる際，金属部分の切削には除去バー（カーバイドバー，図 2）を用いると切削効率がよく，セラミックやジルコニアの切削にはダイヤモンドバー（図 3）を用いる．

スリットを入れる際に，クラウンから内部のセメント層まできちんと切断できていないと，スリットを広げることができない．セメント層まで切断できているかを確認するには，拡大視野下でセメントラインを視認することが重要である．視認できない場合，切削量が足りない，保持孔が形成されていた，支台継続歯であったなどの理由が考えられる．セメントラインが確認できなければ切削量を増やしたり切削方向を変えたりする

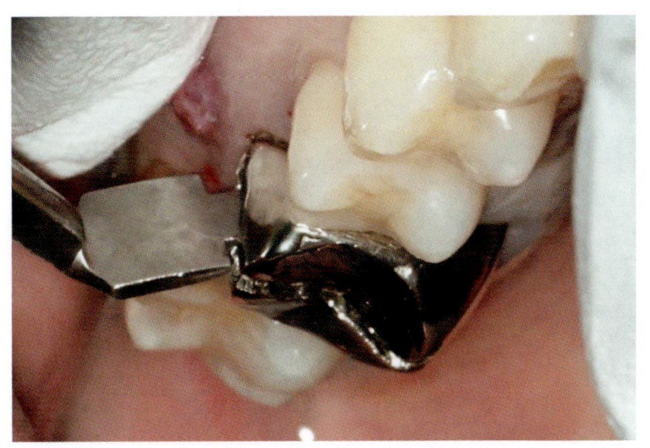

図 1　スリットにドライバー（リムービングドライバー C，YDM）を入れたところ

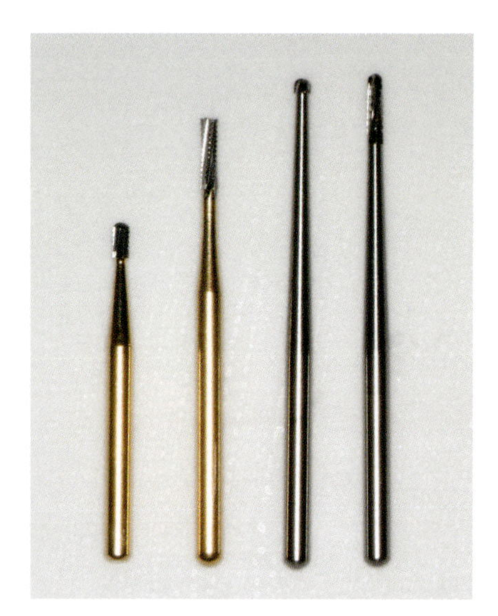

図 2　カーバイドバー．右の 3 本はポスト除去用のロングネック

左からブルーホワイトカーバイドバー リムーバブル用 FG1931（カボデンタルシステムズジャパン），S.S. ホワイトカーバイドバー GW557SL（S.S. ホワイト），マニーカーバイドバーサージカルバー 28mm#2（マニー），マニーカーバイドバーサージカルバー 28mm#1557（マニー）

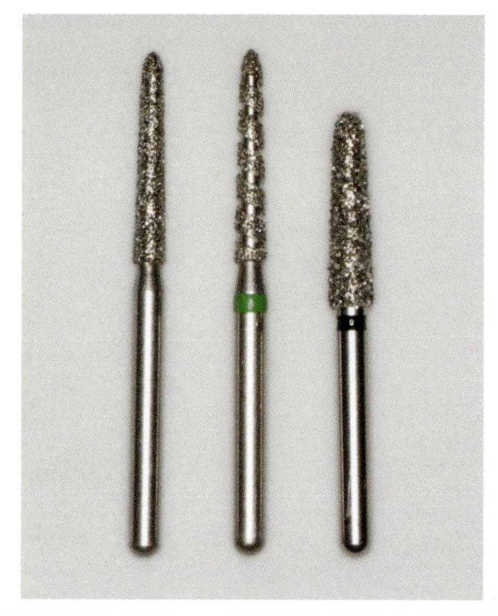

図 3　ダイヤモンドバー．右の 2 本はスパイラル形状により目詰まりを防いだり，粒径が大きく切削効率を上げたりしている

左から，JM ステリダイヤ M102R（モリタ），JM ステリダイヤターボ 879K6（モリタ），メリーダイヤスーパーコース RA-12LL（日向和田精密製作所）

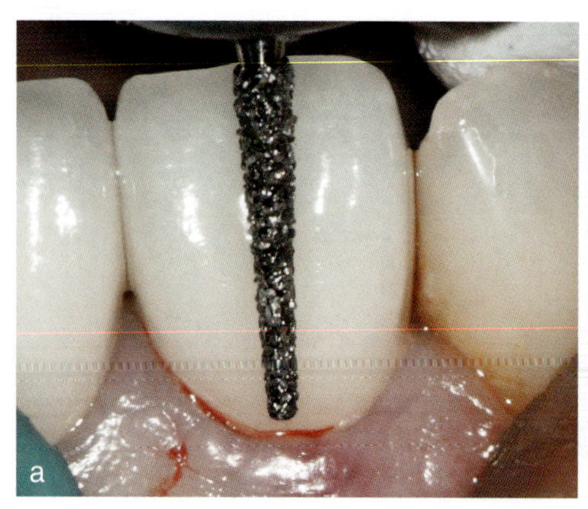

図 4　陶材焼付鋳造冠の除去
a：ダイヤモンドバーによるセラミック部分の切削
b：カーバイドバーによる金属部分の切削

必要がある．再根管治療を行う歯は残存歯質が少ないことが多いため，補綴装置は切削してもできるだけ歯質は残したい．余分な切削を避けるためには拡大視野下で処置し，補綴装置のみを切削することが望まれる．

陶材焼付鋳造冠などの前装部を伴うクラウンでは，前装部はダイヤモンドバーなどで先に切削してから，内部の金属部は除去バー（カーバイドバー）にて除去する（**図 4**）．前歯部のクラウンは歯肉縁下まで形成されていることが多いので，歯肉縁下のマージン部まで確実に切断することが重要である．

術前にクラウンなどの補綴装置の形態や厚みを予測すべきである．審美領域での補綴

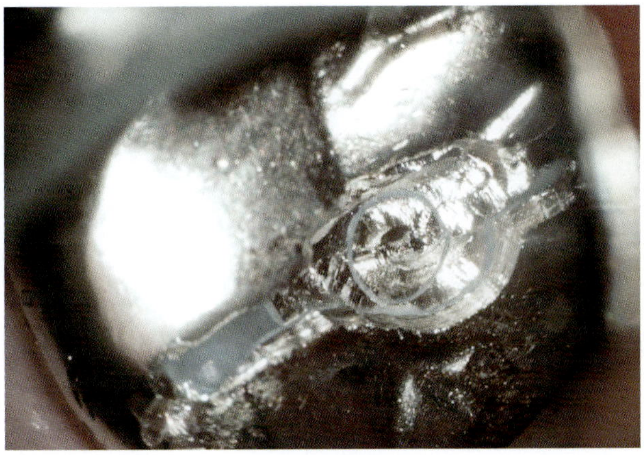

図 5 保持孔の周囲を切削したところ

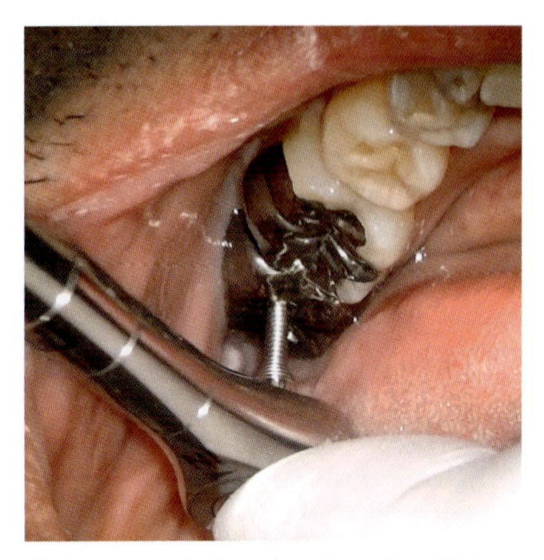

図 6 ECR（イージークラウンリムーバー，和田精密歯研）を用いたクラウン除去

装置ならば唇側面の切削量が多くなっていることが予測できるし，クリアランスの少ない場合にはコアに保持孔が形成されていたり，クラウンとポストコアが一体となった支台継続歯の可能性が予測できる．また，歯の位置や角度の異常を補綴装置にて修正している場合には，そのぶん補綴装置が厚くなっていると予測できる．

大臼歯では保持孔が形成された補綴装置をよく見かける．保持孔形成を視認できた場合には保持孔部を広く切削し，保持孔が形成されていない部分まで広げる必要がある（**図 5**）．多くの場合，セメントラインを視認できるので，そのラインをもとに広げていけばよい．

スリットを入れてもドライバーで広げられない場合，コンタクトを切削すると広げられる場合もある．また補綴装置が厚い場合には，舌側面（口蓋側）にもスリットを入れることもある．また，連結された補綴装置を除去する際には，連結部は切断しておいたほうがよい．

クラウン除去用の特殊な器具もいくつかあり，そのような器具を使うと，素早く除去できたり，切削量を少なくできたり，除去したクラウンをそのまま，テンポラリークラウンとして使用したりすることができる（**図 6**）．しかし，一つの器具ですべてのクラウンが除去できるわけではなく，逆に時間がかかったり，多くの切削が必要となったりすることもある．まずは一般的な除去方法を学び，その精度や作業効率を高めることが肝要であろう．

クラウンを除去すると，支台歯にセメントが付着している．セメントを除去し，支台歯の状態を確認する．セメント除去により，クラウンが装着されていたときには気付かなかった支台歯の齲蝕，歯根破折線，歯肉縁下の齲蝕など，歯の保存に関わる重要な要素を確認することができるようになる（**図 7**）．

セメントを除去し，支台歯の状態を確認したら，歯肉縁上に残存歯質がどれくらい残っているか確認する．残存歯質の高さを確認し，残存歯質にクランプの爪（ビーク）がかかるようにクランプを設置することにより，コア除去後にクランプが外れることなく，スムースに根管治療に移行することができる．

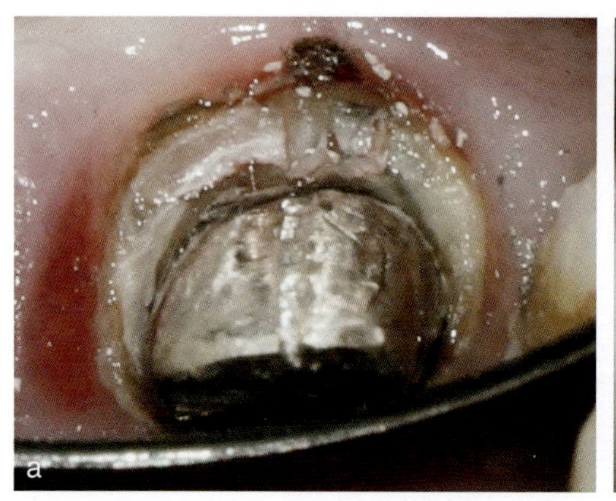

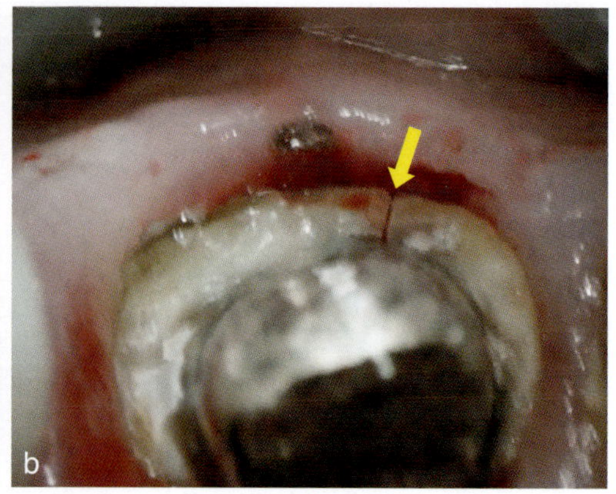

図 7　支台歯に残存するセメントの除去
　a：セメントが残存している支台歯
　b：セメントを除去した支台歯．破折線を視認できる（黄色矢印）

ポストコアの除去

鋳造コアやポスト除去の際にも，いろいろな除去器具が存在する．一塊でポストが除去できると，素早く，歯質を残して除去することができる．しかし，器具を設置するために余計な歯質切削の必要が生じたり，ポストを引き抜く方向を間違え歯根破折を生じたりする可能性がある．歯根破折を生じたり残存歯質が少なくなったりすると，歯の保存に重大な影響を与える．すべてのポストを一塊で除去できるわけではないので，ここではポスト除去に広く用いることができる，切削と超音波チップを用いたポストの除去方法について解説する．

鋳造メタルポストコアは，歯質との識別がしやすい．コアのみや深くないポストであれば，切削のみですべてを削り取ることもできる．しかし，ポストが深く入っているような場合には，マージンの金属部分を切削し振動が伝わりやすい状態にした後に，超音波チップを当てる．ポストコアに振動をしっかり伝え，ポストと歯質の間のセメントを振動により破壊することによってポストコアを緩め，除去することができる．根管ごとにポストが入っている場合には，根管ごとに切削，分割し，超音波チップにより振動を加え，根管ごとに除去していく．デンタルX線写真のみでは判別できないポストの位置や方向も，CBCT画像を調整することにより判断できることがある（**図 8**）．

根管ごとに分割する際には，ロングネックのカーバイドバーを5倍速マイクロモーターに付け，拡大視野下にて切削していく（**図 9a**）．金属部分を切断した後，いろいろな場所から超音波チップにて振動を加え，セメントの破壊が確認できる場所を探していく（**図 9b,c**）．セメントの破壊が認められれば，その部分から重点的に振動を加えていく．この際に無注水で超音波チップを当てつづけると，振動を加えた部分の温度が上昇し，歯槽骨壊死など歯周組織に不可逆的な障害を引き起こすことがあるので，無注水での長時間の連続使用（20秒以上）には注意が必要である[1]．

既製の金属スクリューポストを使用したポストコア除去の際には，スクリューポスト

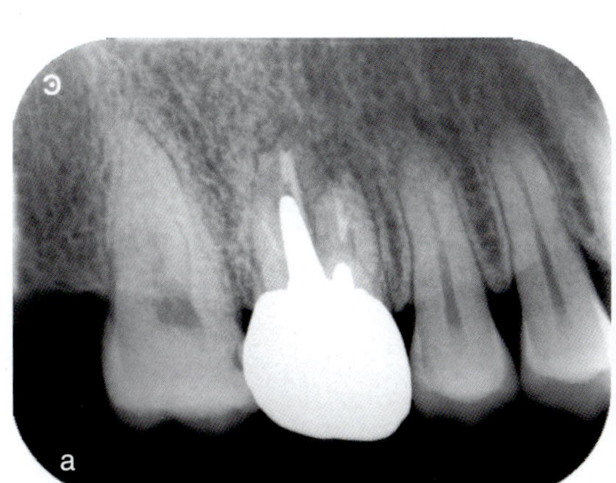
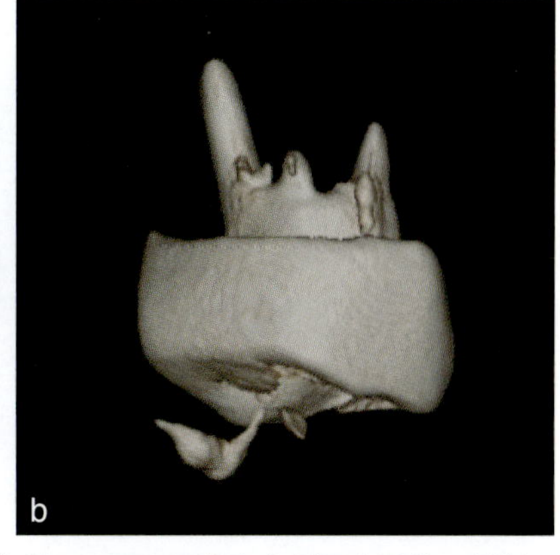

図8 デンタルX線写真でわかりづらいポストの方向が，CBCT画像ならば三次元的に判断できる（ベラビューX800，モリタ）

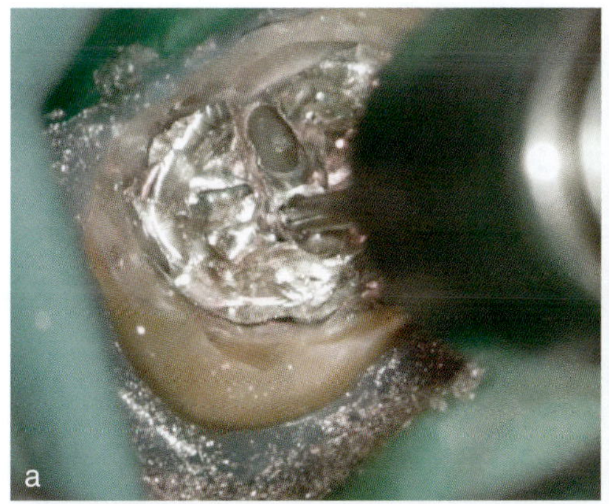
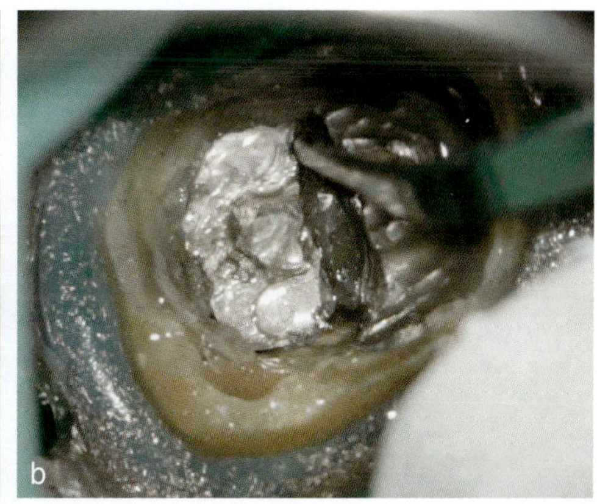
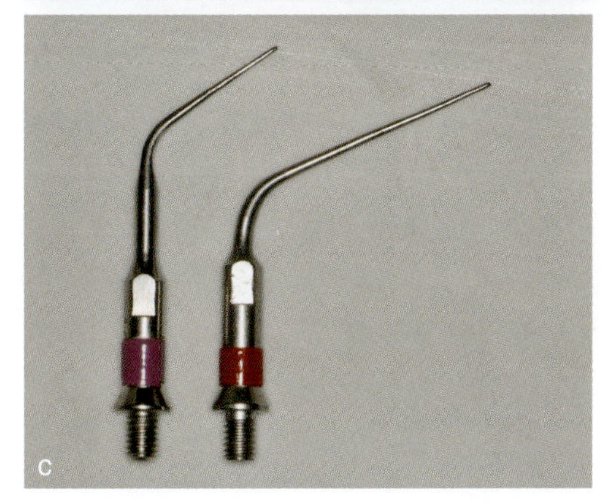

図9 ポストコアの切削
a：拡大視野下にて切削することにより，金属部分のみを切削できる
b：いろいろな方向から超音波チップにて振動を加えていく．拡大視野下にてセメントの破壊を確認する
c：使用する超音波チップ．太さ，長さ，形状で数種類あるため，振動が加わりやすいものを選択する（左から，エナックチップST109C，エナックチップST21；長田電機工業）

の頭部をホープライヤー等にて把持し，反時計回りさせて除去する（**図10a,b**）．周囲のレジンが強固にスクリューポスト周囲に残存していると，スクリューポストを回しづらく，頭部のみ回転してしまうこともある．スクリューポスト周囲のレジンを切削し，反時計回りに回転させてみて回転しなければ，さらにレジンを切削する必要がある．その際には，細いダイヤモンドバーや超音波チップを用いて，スクリューポスト周囲のレジンのみを除去するようにする（**図10c**）．またスクリューポストに直接，超音波チップを当て振動を加えることにより，スクリューポスト周囲のレジンを選択的に除去することができる．この際にも超音波チップの無注水下での連続使用は避け，適宜注水を行う．

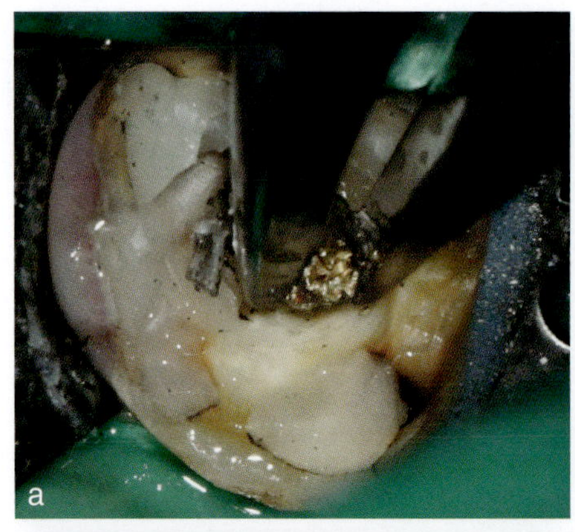
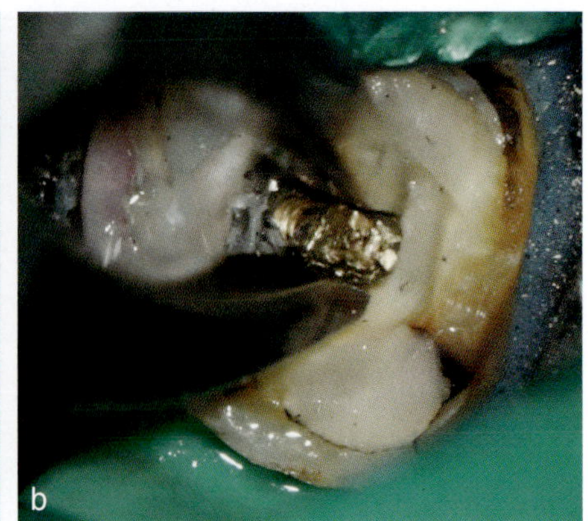
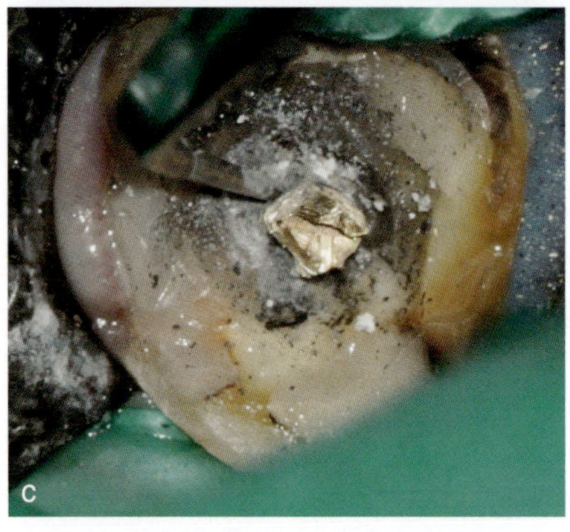

図 10　スクリューポストの除去
　a,b：スクリューポストの頭部をホーのプライヤー（矯正プライヤー ND-502S ホー，YDM）で把持し，反時計回りに回転させる
　c：超音波チップにてスクリューポスト周囲のレジンを除去する．

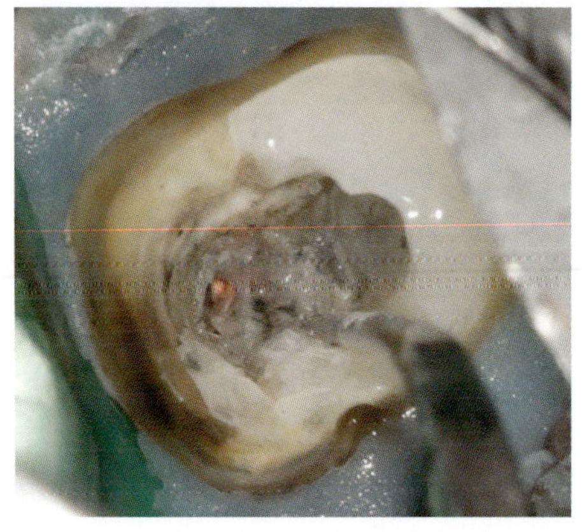

図 11　レジンコア部分に超音波チップを当てると黒変するため，レジンと歯質を識別することができる

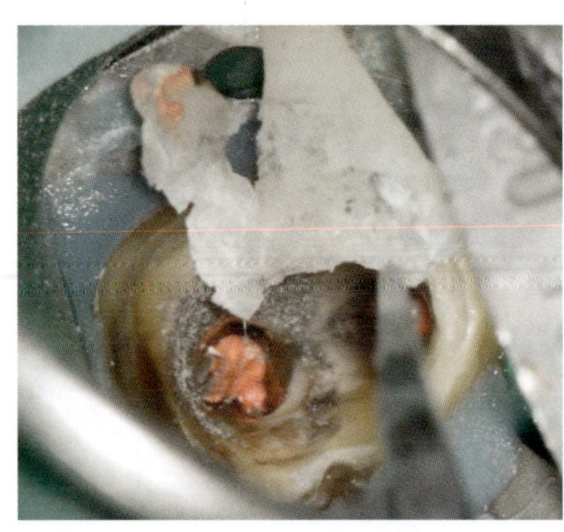

図 12　レジン部分が歯質と接着していなければ，一塊で除去することができる場合もある

スクリューポストを除去した後には，残っているレジンコアを除去する．レジン材料は乾燥させると歯質と異なる色調を示すので，選択的な除去が可能である．また，レジンに超音波チップを接触させるとレジンは黒く変色し，歯質に超音波チップを当てると歯質は茶色く焦げたような色調になる．この色の違いでレジン部分を確認し，選択的に除去することができる（**図 11**）．また，歯質と接着していないレジンコア材料であれば超音波チップを当て振動させることにより，一塊として除去することができる．臨床では歯質とレジンコアが強固に接着していることは少ないためであろう（**図 12**）．

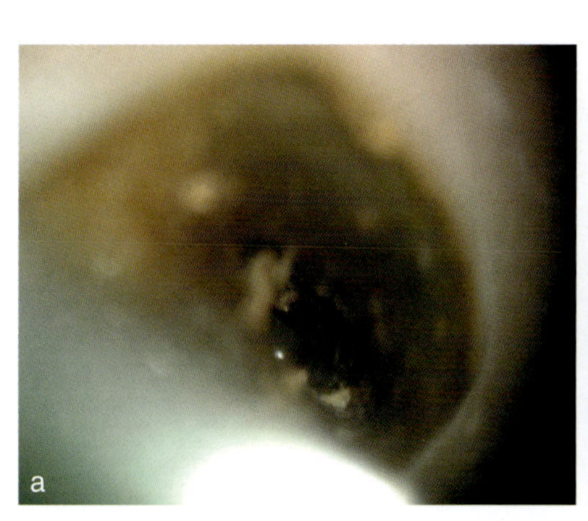

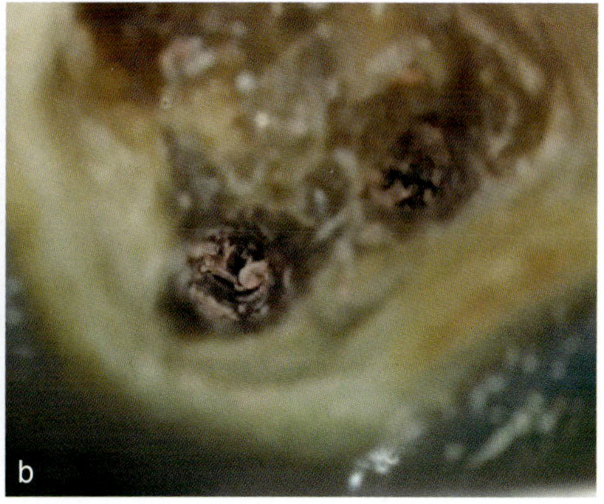

図 13　ガッタパーチャの残存
a：下顎大臼歯遠心根管のフィンに残存したガッタパーチャ
b：下顎大臼歯近心根のイスマスや根管壁に残存したガッタパーチャ．穿通したとしても，ガッタパーチャは多く残存している

ファイバーポストを用いたポストコアの除去の際にも，超音波チップは有効である．ファイバーポスト部分とレジンコア部分は色調が異なり，乾燥させると確実に識別できる．また，ファイバーポストはレジンコアよりも柔らかいので，超音波チップでの切削感が異なり，選択的にファイバーポストを切削，除去することができる．さらに切削しているときに細かなファイバーが飛び散るので，視覚的にもファイバーポスト部分を識別することができる．

ファイバーポスト部分を除去した後あるいは同時に，レジンコア部分を除去する．乾燥させるとファイバーポスト部分もレジンコア部分も歯質とは色調が異なり，硬さも異なるので，ファイバーポストとレジンコア部分は歯質を余分に切削することなく除去することができる．

ガッタパーチャの除去

根管内の感染を除去する際に，ガッタパーチャやシーラーを除去する必要がある．ガッタパーチャを除去する際に，ガッタパーチャ除去用のロータリーファイルを用いる場合もあれば，ハンドファイルを用いる場合もある．ガッタパーチャ除去用のロータリーファイルは除去効率がよいが，ファイル破折や新たなレッジを作り出すリスクを伴う[2)]．

ハンドファイルのほうがファイル破折やレッジを作り出すリスクは少ないが，時間がかかる．よって，先に根管上部～中部のガッタパーチャはゲーツグリッデンドリルを用いて除去し，次いで根管中部～根尖付近のガッタパーチャはハンドファイルにて除去すると，効率と安全性を両立できる．この方法は，根尖部の形態を維持したまま，再根管治療を行う際には非常に重要であり，根尖部の形態を維持できずに再根管治療を行うことは治療成績の低下を招く[3)]．また，ガッタパーチャ溶解材の使用は象牙細管内にガッタパーチャを押し込み，洗浄効果が落ちる可能性があるため，特に硬いガッタパーチャ

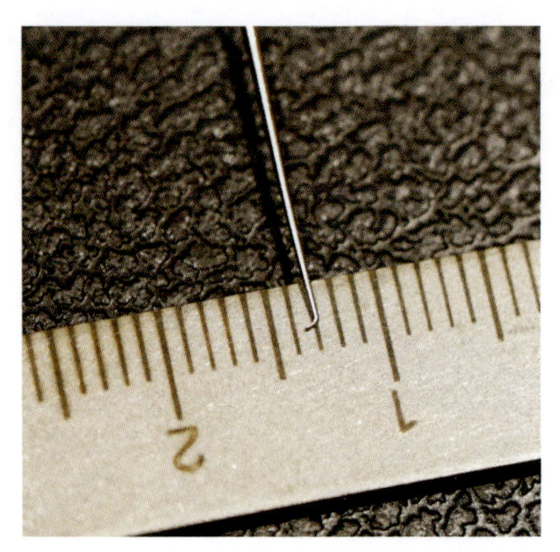

図14　拡大視野下での使用を前提とした治療器具．目盛りは1mm（O・Kマイクロエキスカ UL0.3-80°，サンデンタル）

の除去に際して使用するようにしたほうがよいかもしれない[4]．

ガッタパーチャを除去し根尖に到達しても，根管壁にはガッタパーチャが残存していることが多い．特にフィンやイスマスを伴った根管や湾曲根管の内湾には，多く残存している（図13）．この部分のガッタパーチャを肉眼で除去することは困難である．拡大視野下にて専用の器具（図14）を用いると除去できるが，そのような器具がない場合には，プレカーブを付けたファイルで選択的に切削するか，十分な洗浄にて対応するしかない．残存したガッタパーチャ周囲に感染が残ることもあるが，現実的にはガッタパーチャを完全に除去することは非常に困難である．

根管治療の目的は，根管系の感染の除去と再感染の防止である．その過程で，補綴装置の除去やガッタパーチャの除去が必要となる．臨床では全く同じ症例は一つもない．症例ごとに思考し対処していく必要がある．今回紹介した除去方法を参考にして，それぞれの症例に対して取り組んでいただけたら幸いである．

文献

1）Davis S, et al. Analysis of temperature rise and the use of coolants in the dissipation of ultrasonic heat buildup during post removal. J Endod. 2010; 36(11): 1892-1896.

2）Gu LS, et al. Efficacy of ProTaper Universal rotary retreatment system for gutta-percha removal from root canals. Int Endod J. 2008; 41(4): 288-295.

3）Gorni FG, Gagliani MM. The outcome of endodontic retreatment: a 2-yr follow-up. J Endod. 2004; 30(1): 1-4.

4）Horvath SD, et al. Cleanliness of dentinal tubules following gutta-percha removal with and without solvents: a scanning electron microscopic study. Int Endod J. 2009; 42(11): 1032-1038.

応急処置，偶発症

山内隆守

はじめに

急患や偶発症は前触れなく現れ，患者にとってそれは緊急性が高いため，早急の対応が求められる．

歯科医師には歯髄，根尖歯周組織，辺縁歯周組織，咬合など，どこに原因があるのか鑑別するための的確な診断力と対応能力が求められる．とりわけ歯内療法は，「痛み」や「腫れ」を伴うことが多く，より高い診断力と適切な処置が必要となる．

急性症状の場合

痛みや腫れを伴う急性症状の場合，原因の特定が重要になる．必要な検査（**表 1**）を行って診断し，それに対して応急的な処置を行う（**図 1**）．

急性症状は痛みを伴うことが多く，痛みに対する閾値が低下している．加えて不安やストレスをかかえていることが多い．そのなかで，無理に処置を行うと痛みや不安，ストレスを助長させ，かえって症状を悪化させてしまう．十分な問診，必要な検査を行って診断した後で，今の状況（どのような病態である可能性が高いか）を患者に説明し，咬合調整や投薬など応急処置にとどめておき，日をあらため，できれば急性症状が治まったのを確認したうえで十分な時間を確保し，処置を行うことが望ましい．

Raquel ら[1)]は，急性症状を起こしている歯に，根管治療をして鎮痛薬を投薬するグルー

表 1　急性症状の場合の必要な検査

診査項目	診査内容	注意項目
問診	現病歴，既往歴，全身状態	時期や程度などの聴取
触診	打診，根尖部，動揺度，咬合診	他歯との鑑別
視診	破折線や瘻孔の有無	染色やガッタパーチャを入れてデンタルを撮る
電気診，温度診	生活反応の有無	根尖部に透過像があっても反応する可能性も
ポケット診査	限局的に存在すると歯根破折の可能性	ペリオや急性期でも深く入る場合がある
X 線診査	パノラマやデンタル	透過像の有無や位置

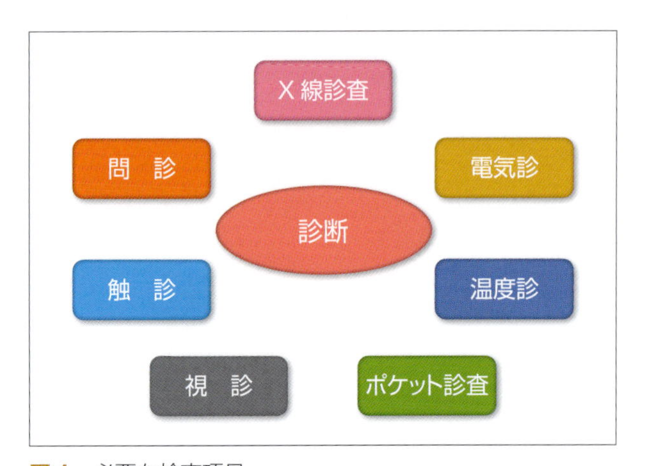

図1　必要な検査項目
問診を含めた検査を行うことで，診断をつける．その後，患者にしっかりと説明したうえで必要な応急処置を行う

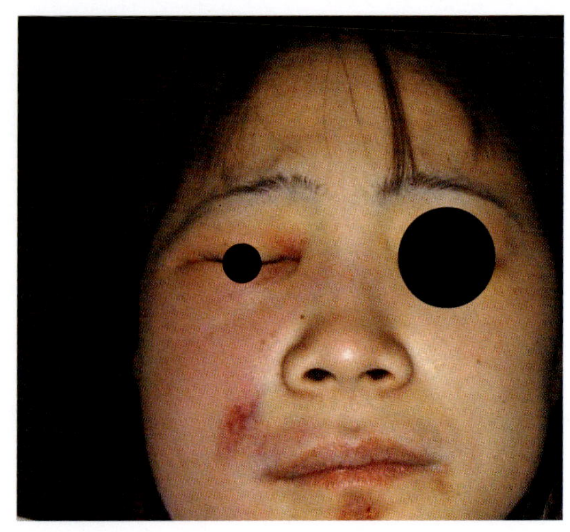

図2　NaOCl 漏洩
患側は発赤・腫脹し，内出血斑が現れている

プと鎮痛薬を処方するだけのグループとで分けて経過を追ったところ，両群とも5日後には痛みは落ち着いていたと報告している．

歯科医師は患者が来院すると，とかく歯を治療しがちである．急性症状があると，さらにその傾向は強い．急性症状がある場合は症状を軽減させるための対症療法にとどめることが，患者にとっても益があるし，時間がない歯科医師にも助かることなのである．

次亜塩素酸ナトリウム漏洩事故（ヒポクロアクシデント）

根管治療を行う以上，必ず起こる可能性があるのがヒポクロアクシデントである（**図2**）．次亜塩素酸ナトリウム（NaOCl）は強い有機質溶解性，高い抗菌・抗ウイルス作用・消毒力を備えているため，根管洗浄に最もよいとされている[2]．一方で，その強力な消毒作用の影響で根尖孔外に溢出すると重篤な事故を招く可能性がある[3]．根尖孔が大きく破壊されてしまっているケースや穿孔がある症例は，注意が必要である．洗浄時に激痛を訴えた場合や，患部付近の腫脹，内出血，根管内からの急激な出血があった場合，根尖孔外や根管外に NaOCl が漏洩した可能性が高い．

ただちに根管内を生理食塩水で洗浄時，痛みからの解放のため浸潤麻酔を打つ．患者に現在の状況，これから起こりうること（患部ならびに周囲組織の一時的な腫脹や内出血斑の出現）を説明する．その後，抗生剤・鎮痛薬を処方し，経過観察を行う．ラバーダム下で処置していると周囲組織（歯肉や顔面の腫脹）の変化に気付きにくい．処置中は患者の容態を気にすることも大事である．

根管洗浄には，常に漏洩のリスクは伴うものと認識すべきである．そのリスクを低くするためには，洗浄時に根尖方向に過度な圧力をかけないことや，洗浄針をロックさせないようにする．また，安全なかつ効果的な洗浄法として，根管内吸引洗浄法[4]を用

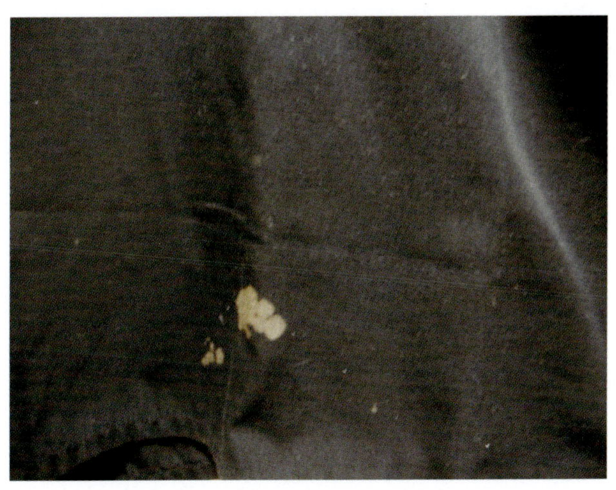

図 3　衣服に NaOCl を付着させてしまった．一度，脱色してしまうと戻ることはないので注意する

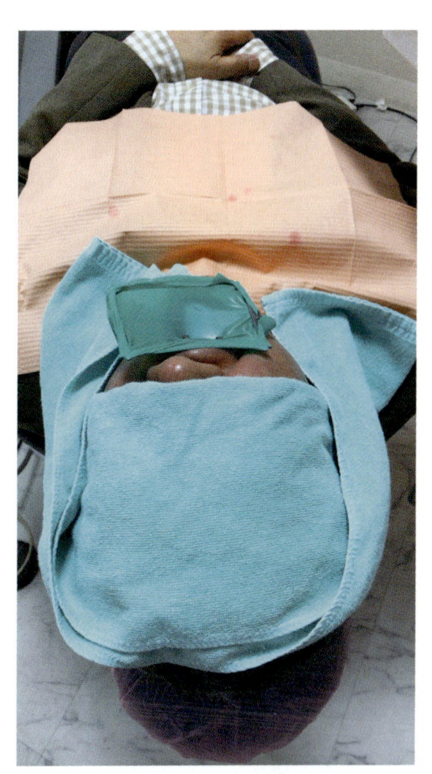

図 4　患者の肩や目元をタオルで保護している

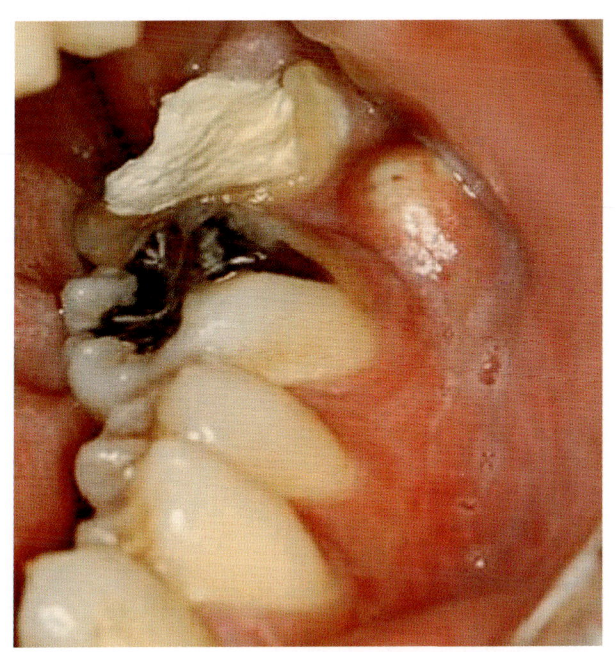

図 5　フレアアップが起こっている状態

いることも対策としてあげられる．

患者の皮膚に漏洩した場合，ただれたりする場合があるため，時折，異変がないか確かめるのも必要である．また，衣服に付着してしまうと脱色してしまうため，患者の首や肩，目元にはタオルや保護用のゴーグルを装着させておくことが望ましい（図 3, 4）．

フレアアップ

フレアアップとは，無症状であったにもかかわらず，根管治療後に疼痛や腫脹などの急性症状が起こることをいう（図 5）．原因は細菌学的・化学的・物理的刺激に加えて，患者自身の免疫能力が複合的に関与して生じると考えられている．

Tsesis[5]らはフレアアップについてメタ解析を行って報告している．それによると，起こる頻度は8.4％と算出している．根管治療の術後は多かれ少なかれ，程度はさまざまではあるがフレアアップは起こると考えたほうがよい．根管治療開始前に抗菌薬を投与してもフレアアップの発生率は非投与と比べ有意差はないとされている[6]．そのため，治療開始前，遅くても処置後には説明しておくとトラブルは少なくなる．

また，フレアアップ時に仮封せず根管開放にしたままにするという処置を聞くが，好ましくない処置方法である．根管の開放は根管内にさまざまな細菌などを入れることになり，結果，難治化する可能性が高くなる．1975年に抜髄症例後の開放処置は仮封した場合に比べて症状は増悪し，治療回数は増えたという報告がある[7]．

先にも述べているが，患者への説明は徹底したほうがよい．できれば説明の書式を用意し，同意の署名をしてもらうくらいの慎重さが必要である．術者側は日常に起こることとわかっていても，患者側はそうでない．特に症状もなく始め，痛みが出てしまった場合は不信感を招く恐れもある．それが若手の歯科医師であれば，なおさらである．フレアアップ自体，確率は高くないが根管治療後に起こる可能性があることを，患者に理解してもらうことが大切である．

まとめ

本稿で述べた内容は，一人の患者に対しては日常臨床で起こる可能性は低いかもしれない．しかし，毎日多くの患者に対応する歯科医師にとっては，少なからず経験することである．そのときに，どれだけ冷静に対応し，患者に説明できるかがポイントとなる．きちんと知識をもったうえで，誠実に対応できるようにしておくことが，患者のみならず自分のためにもなる．

文献

1) Sebastian R, et al. What is the effect of no endodontic debridement on postoperative pain for symptomatic teeth with pulpal necrosis? J Endod. 2016; 42(3): 378-382.
2) Zehnder M. Root canal irrigants. J Endod. 2006; 32(5): 389-398.
3) Gernhardt CR, et al. Toxicity of concentrated sodium hypochlorite used as an endodontic irrigant. Int Endod J. 2004; 37(4): 272-280.
4) Fukumoto Y, et al. An ex vivo evaluation of a new root canal irrigation technique with intracanal aspiration. Int Endod J. 2006; 39(2): 93-99.
5) Tsesis I, et al. Flare-ups after endodontic treatment: a meta-analysis of literature. J Endod. 2008; 34(10): 1177-1181.
6) Akbar I. Efficacy of prophylactic use of antibiotics to avoid flare up during root canal treatment of nonvital teeth: a randomized clinical trial. J Clin Diagn Res. 2015; 9(3): ZC08-11.
7) Weine FS, et al. Endodontic emergency dilemma: leave tooth open or keep it closed? Oral Surg Oral Med Oral Pathol Oral Radiol Endod. 1975; 40(4): 531-536.

穿孔への対応

須藤　享

穿孔とは

歯内療法における穿孔は，「機械的あるいは医原的な要因により，根管系が歯の外部環境と交通した状態」と定義される[1]．その発生要因の主なものとして以下があげられる．

1）根管口探索

歯髄腔の狭窄などにより根管口を見つけることが困難な場合，切削方向を誤り穿孔させてしまう（図 1）．

2）不用意な根管拡大

不用意な根管拡大により，湾曲根管の内湾側や，樋状根の内側など歯質の薄い部分で根管壁に穿孔させてしまう．穿孔部周辺の歯質も菲薄化する（図 2）．

3）ポスト孔形成

複根歯の全根管でポストの平行性を確保しようとしたり，歯軸傾斜を考慮しないでポ

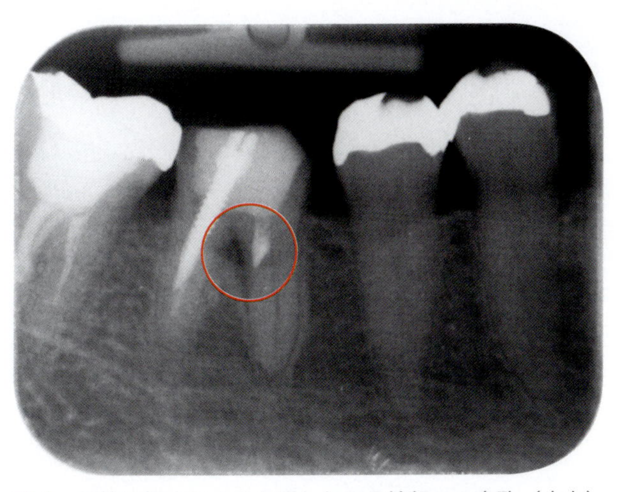

図 1　根管口探索によると思われる分岐部への穿孔（赤丸）

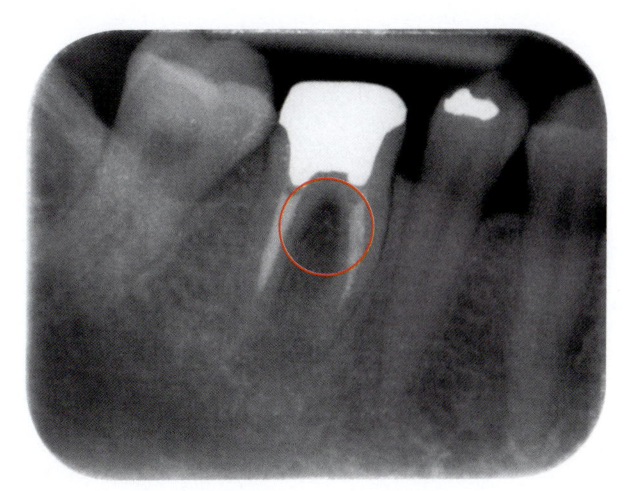

図 2　近心根内湾側の穿孔による分岐部病変（赤丸）

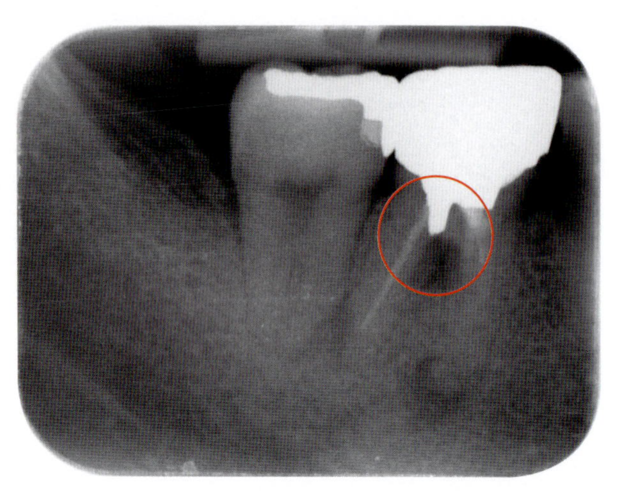

図 3　ポスト先端部分の分岐部への穿孔（赤丸）

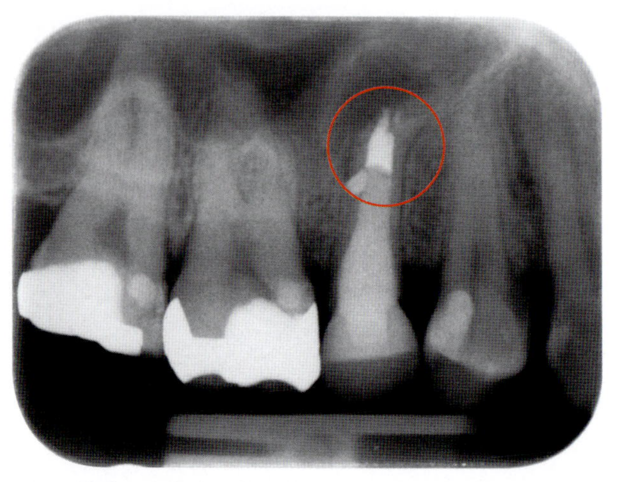

図 4　湾曲した根尖に対し直線的な根管形成が行われたことによる穿孔（赤丸）

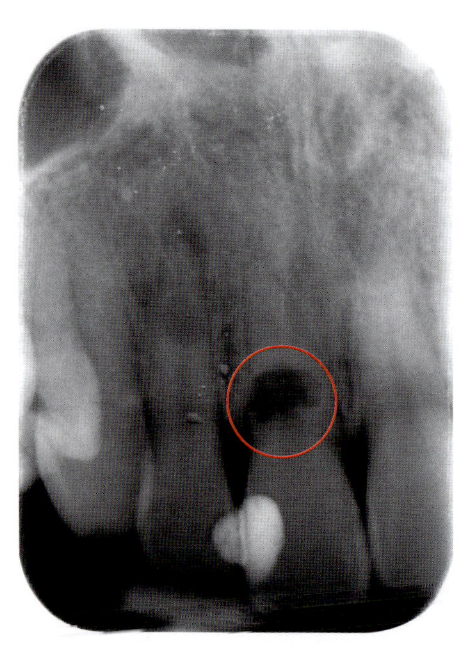

図 5　歯根吸収により穿孔を呈している（赤丸）

スト孔形成を行ったりすると，ポスト孔先端付近で穿孔してしまうことがある．不用意な根管拡大と同様，穿孔部周辺の歯質も菲薄化する（**図 3**）．

4）無理な穿通

根管系の複雑さや強い湾曲によって，穿通が困難な状況にもかかわらず無理に穿通させようとすると，根尖付近で穿孔を生じさせてしまう（**図 4**）．

5）歯根吸収

歯根吸収によっても穿孔を呈することがある．穿孔の位置や程度はバラエティに富む（**図 5**）．

表 1　歯種別の穿孔頻度および割合（Tsesis ほか，2010[2]）

	上顎前歯	下顎前歯	上顎小臼歯	下顎小臼歯	上顎大臼歯	下顎大臼歯	合計
既根管治療歯数	959	177	1019	696	1000	1197	5048
穿孔歯数	15	1	18	7	12	63	116
穿孔の頻度（%）	1.6	0.6	1.8	1	1.2	5.3	2.3
歯種別割合（%）	12.9	0.9	15.5	6	10.3	54.3	100

表 2　再根管治療前の歯の状態（Gorni ほか，2004[3]）

再根管治療前の状態		再根管治療歯数	割合（%）
根管形態維持	石灰化	32	7.1
	根尖閉塞	71	15.7
	器具破折	61	13.5
	アンダー根充	81	17.9
	小計	245	54.2
根管形態変化	トランスポーテーション	90	19.9
	根尖吸収	42	9.3
	穿孔	43	9.5
	ストリッピング	25	5.5
	内部吸収	7	1.5
	小計	207	45.8
合計		452	100

穿孔の発見頻度

穿孔はさまざまな要因で発生するが，実際にどの程度発生しているのだろうか．

イスラエルの大学の歯科を 1990 年から 2008 年までの間に受診した患者の X 線写真を網羅的に検索し，歯種別に穿孔を調べた論文がある[2]．それによると，既根管治療歯の 2.3％に穿孔が認められた．歯種別の穿孔頻度と歯種別割合は，ともに下顎大臼歯が最も高く，穿孔の好発歯種となっている（**表 1**）．

イタリアの大学での再根管治療歯の予後調査[3]によると，再根管治療を行った歯の 15％で穿孔（ストリッピングを含む）が認められた（**表 2**）．穿孔が再根管治療の主要な原因の一つとなっていることがうかがわれる．

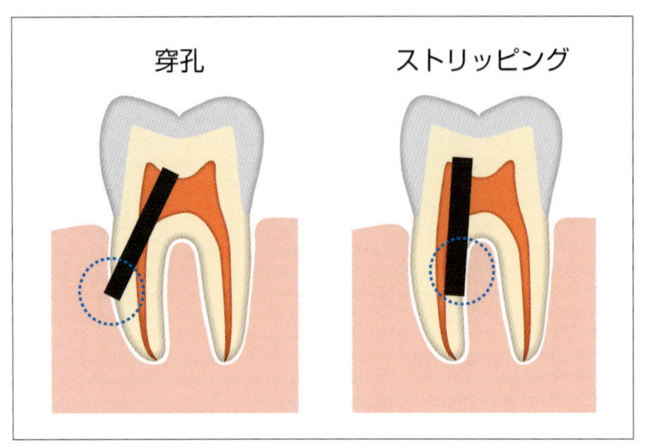

図 6　人為的穿孔とストリッピング概略図（Shemesh ほか, 2011[4)]）

穿孔は根管から外側に大きく逸脱する方向に開口させ，ストリッピングは根管内壁を過剰に削合し分岐部側に開口させている

表 3　穿孔およびストリッピングの診断精度（Shemesh ほか, 2011[4)]）

		感度	特異度	正確度
CBCT	穿孔	0.86	0.7	0.76
	ストリッピング	0.5	0.96	0.8
イメージングプレート（偏近心および偏遠心撮影）	穿孔	0.66	0.9	0.82
	ストリッピング	0.13	0.96	0.69

		検査	
		陽性	陰性
疾患	あり	a	b
	なし	c	d

感度 Sensitivity = a /（a+b）
特異度 Specifcity = d /（c+d）
正確度 Accuracy = （a+d）/（a+b+c+d）

- 感度が高いということは，その疾患の患者の大部分が検査陽性になることを意味する
- 感度が高ければ，疾患罹患者のなかで検査陰性になるもの，すなわち偽陰性者（b）が少ない
- 特異度が高いということは，その疾患に罹患していないものの大部分が検査陰性になることを意味する
- 特異度が高ければ偽陽性者（c）が少ない
- 感度が高い検査で検査陰性となれば，その疾患に罹患している確率は低い
- 特異度が高い検査で検査陽性となれば，その疾患に罹患している確率が高い
- 感度，特異度がともに高い（1 に近い）検査では，その検査を行うだけで疾患の有無を判定できる

図 7　検査における感度，特異度および正確度

感度が高いということは疾患の見逃し（偽陰性）が少ないということになる．また，特異度が高いということは疾患があると見誤ること（偽陽性）が少ないということになる

穿孔の画像診断

穿孔の有無や状況を，画像診断でどの程度把握できるのであろう．

人為的に穿孔あるいはストリッピングさせた抜去歯をドライスカルに入れ，CBCT 撮像とイメージングプレート（IP）を用いた X 線偏心投影での穿孔の診断精度を比較した研究がある（**図 6**）[4)]．その結果，感度は，穿孔およびストリッピングとも CBCT のほうが IP よりも高かった．特異度は，穿孔では IP のほうが CBCT よりも高かったが，ストリッピングでは同じであった（**表 3**）．これは，CBCT のほうが穿孔を見逃す割合が少なく，IP のほうが穿孔ありと見誤る割合が少ないということを示している（感度と特異度については**図 7** を参照いただきたい）．つまり，診断精度を高めるには，デンタル X 線写真と CBCT を併用することが有効といえる．

表 4 根管充填の穿孔の診断精度への影響（Haghanifar ほか，2014[5)]）

		感度	特異度
CBCT	根充あり	79	96
	根充なし	92	100
	全体	85	98
IP 正放線＆偏遠心	根充あり	92	100
	根充なし	50	96
	全体	71	98

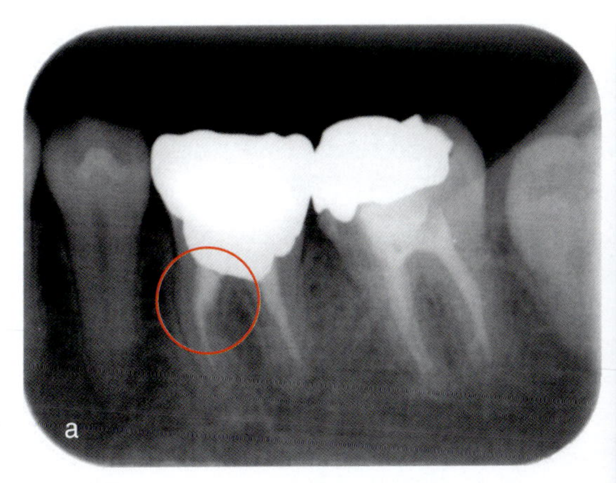

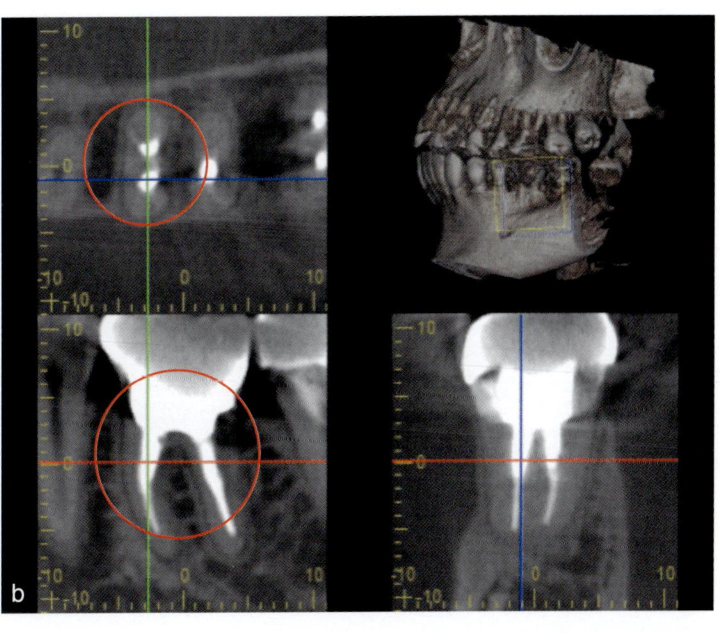

図 8 ⌈6

a：デンタル X 線写真．根管充填材が歯根膜と近接していた（赤円部）．実際，近心根の根分岐部側に穿孔していた

b：CBCT 像．根管充填材のアーチファクトにより穿孔の有無は判別できない

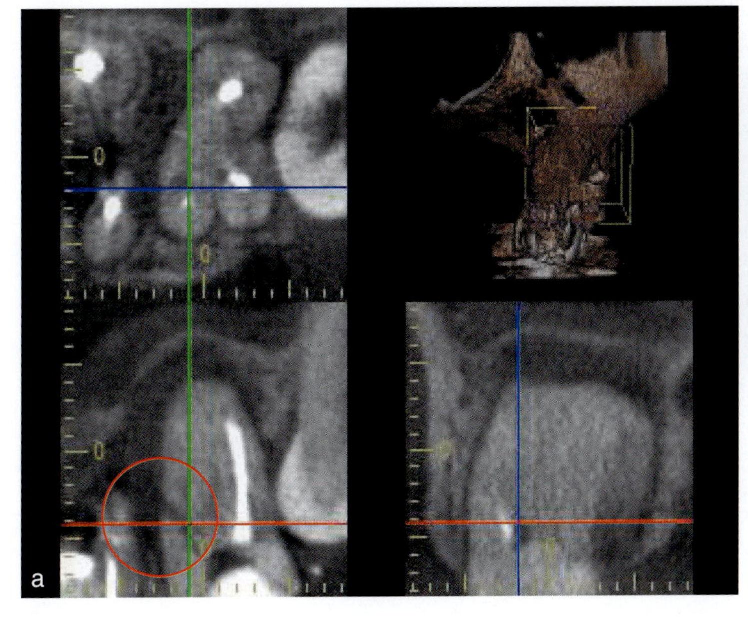

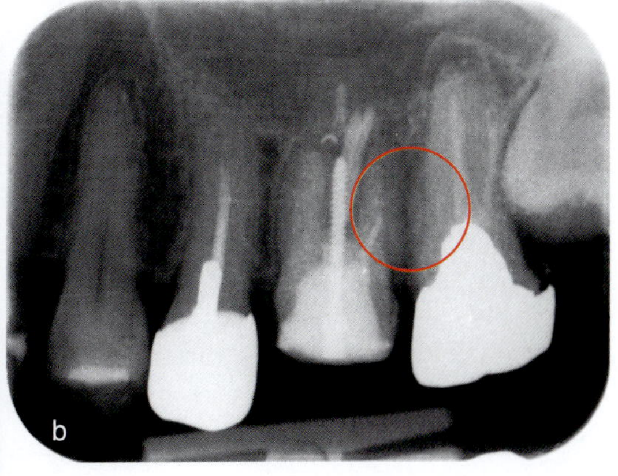

図 9 ⌊7

a：CBCT 像．近心頬側根の近心側に穿孔が認められた（赤円部）

b：デンタル X 線写真．穿孔部（赤円部）を判別できない

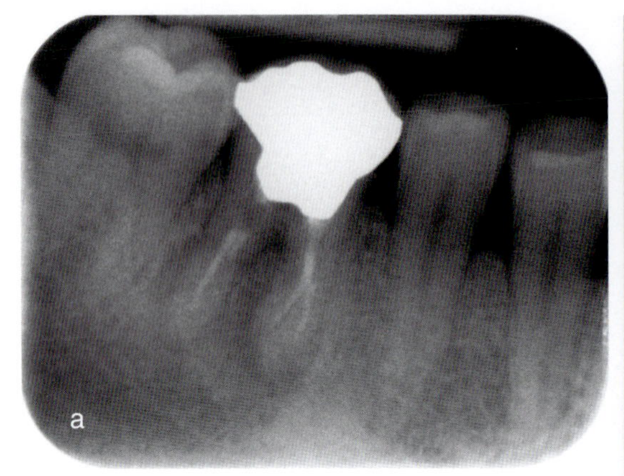

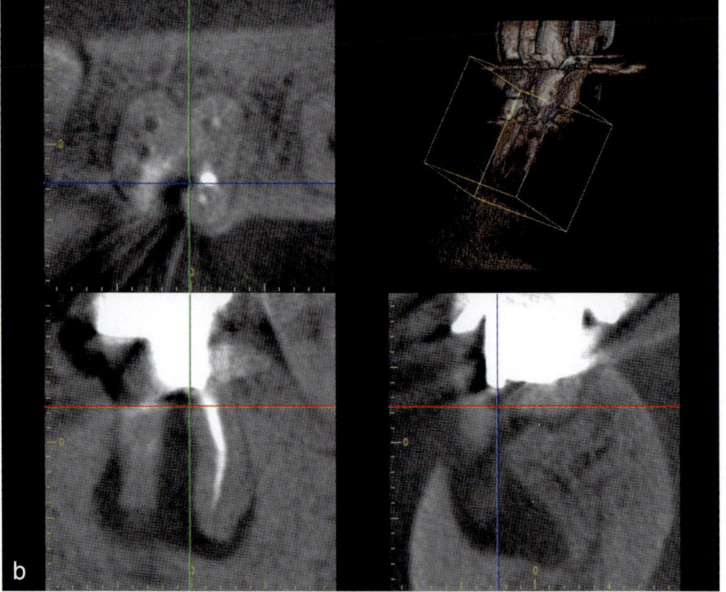

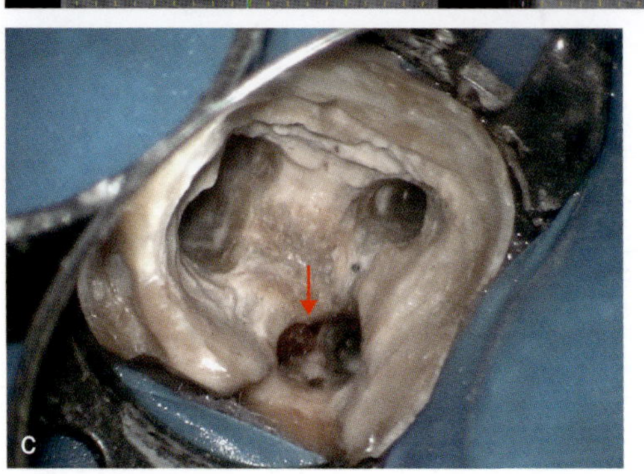

図 10　6|
　a：デンタル X 線写真．根分岐部に透過像が認められた
　b：CBCT 像．メタルコアのアーチファクトにより根分岐部の状態が把握できない
　c：マイクロスコープ画像．近心頬側根管口の根分岐部側に穿孔していた．根分岐部の透過像の原因は穿孔であった（赤矢印部）

また，根管充填の穿孔の診断精度への影響の有無を調べた研究によると，CBCT は根管充填ありで感度が低く，IP は根管充填なしで感度が低くなった[5]（**表 4**）．根管充填ありでは，根管充填材によるアーチファクトのため CBCT での穿孔の判別が困難となる場合がある（**図 8**）．逆に，デンタル X 線写真では根管充填により削合されている部位を推察することができるが，根管充填なしだと削合部位が判別しづらい（**図 9**）．やはり，CBCT ではアーチファクトが読影の障害となる．穿孔部近傍に金属築造体があると，アーチファクトのため穿孔部の状態が把握できない（**図 10**）．できれば，金属築造体を除去後に CBCT を撮像することが望まれる．

デンタルX線写真でも偏心投影を行うことで穿孔に対する診断精度が高まる．しかし，CBCT ほどの空間診断能は期待できない．穿孔部位が根管口付近であればマイクロスコープで直接観察できるため，デンタル X 線写真での情報の不足を補うことができる．しかし，根尖付近の穿孔の場合，マイクロスコープでの直視も困難となる．やはり，CBCT でないと状態を把握できないケースもある（**図 11**）．

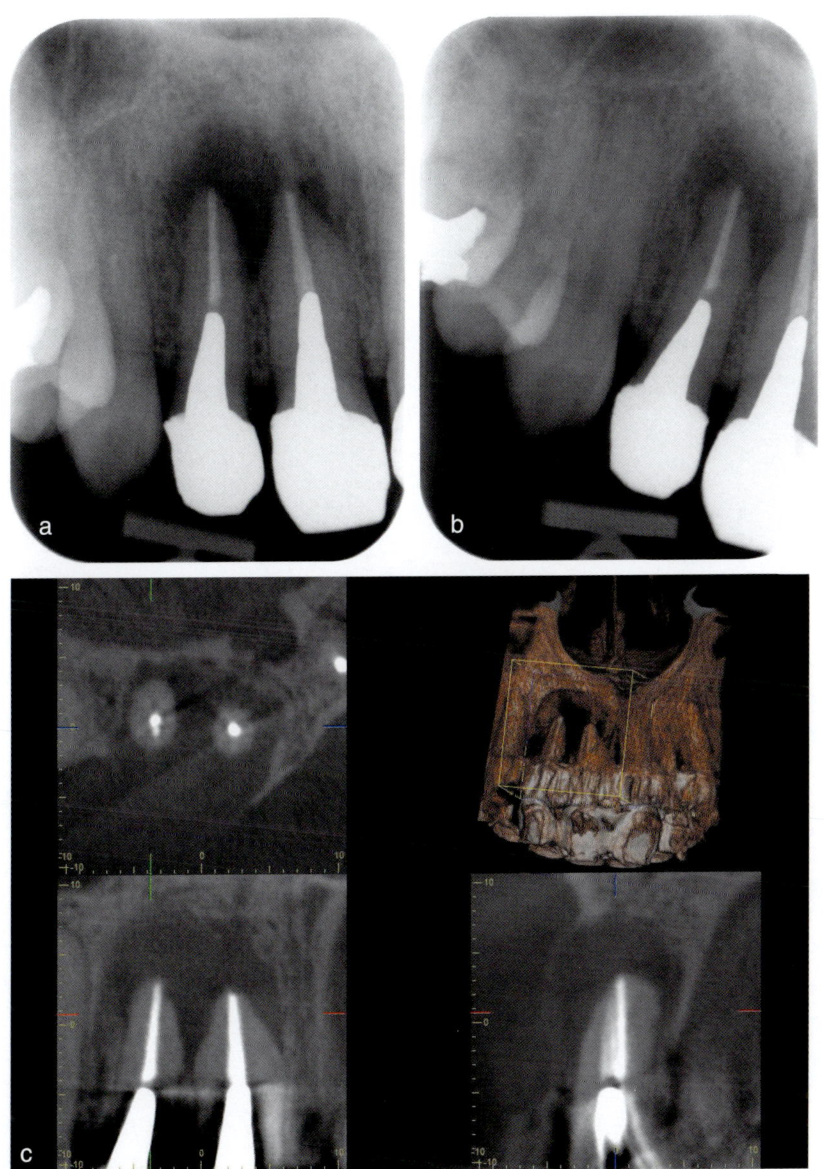

図11 21|
a：正放線デンタルX線写真．根尖部に透過像が認められた
b：偏遠心デンタルX線写真．2|の根管充填材先端が根尖よりわずかに近心にずれている
c：CBCT像．2|は根尖が口蓋側に湾曲しているにもかかわらず，根管形成が直線的に行われたため，根尖で唇側寄りに穿孔していた

しかし，CBCTはデンタルX線写真に比べ，被曝量が多い（**表5**）[6]．CBCTが有用であることに間違いはないが，ALARAの原則に則り，その撮像の必要性を十分検討する必要がある．

穿孔封鎖の治療成績

穿孔封鎖の治療成績について考察してみる．

穿孔封鎖の長期予後報告（マイクロスコープ下にて，ProRoot MTA（DENTSPLY Tulsa，デンツプライシロナ）を用いて穿孔封鎖，予後観察期間は平均27.5カ月）によると，正常に機能しているものは92%，治癒率は86%であった[7]．術前要因に対する分析では，治癒率に有意差をもたらす要因は認められなかった（**表6**）．穿孔の位置や

表5 各X線撮影機器の実効線量（Venskutonis ほか，2014[6]）

X線撮影機器	実効線量（μ Sv）
デンタル	＜1.5
パノラマ	2.7 ～ 24.3
セファロ	＜6
医科用 CT	280 ～ 1,410
CBCT（FOV：小 or 中）	11 ～ 674
CBCT（FOV：大）	30 ～ 1,073

表6 穿孔封鎖の治癒率に対する術前要因分析結果（Mente ほか，2014[7]）

		歯数	治癒歯数	治癒率（%）	P value
年齢	≦45	37	34	92	0.11
	＞45	27	21	78	
性別	女性	37	31	84	0.56
	男性	27	24	89	
歯根数	単根	22	17	77	0.15
	複根	42	38	90	
歯種	前歯	14	12	86	0.98
	臼歯	50	43	86	
上顎 / 下顎	上顎	37	34	92	0.11
	下顎	27	21	78	
穿孔位置	骨縁上	10	9	90	0.27
	歯冠側 1/3	13	13	100	
	根中央 1/3	15	11	73	
	根尖側 1/3	8	6	75	
	分岐部	18	16	89	
発生～治療	≦1day	13	11	85	0.58
	＞1～31d	16	15	94	
	＞1month	35	29	83	
穿孔の大きさ	≦1mm	17	15	88	0.5
	1～3mm	40	35	88	
	＞3mm	7	5	71	
穿孔部の透過像	あり	56	48	86	0.89
	なし	8	7	88	
術前の症状	あり	29	24	83	0.51
	なし	35	31	89	
歯髄診	反応あり	11	10	91	0.27
	反応なし	53	45	85	
根尖病変	あり	31	25	81	0.24
	なし	33	30	91	
初回治療 / 再治療	初回治療	34	30	88	0.32
	再治療	30	25	83	
合計		64	55	86	

表 7　穿孔封鎖の治癒率に対する術中および術後要因分析結果（Mente ほか，2014[7)]）

		歯数	治癒歯数	治癒率（%）	P value
治療回数	≦ 2	11	11	100	0.14
	＞ 2	53	44	83	
根管充填法	ラテラル	20	15	75	0.35
	バーティカル	22	20	91	
	MTA のみ	6	5	83	
	MTA ＋ CR	16	15	94	
術者の専門性	歯内療法専門医の指導下の卒後研修医	8	7	88	＜ 0.01
	一般歯科医	34	28	82	
	歯内療法専門医	22	20	91	
歯冠修復の質	適切	51	47	92	0.24
	不適切	10	8	80	
歯冠修復法	TeC	1	1	100	0.11
	CR	29	28	97	
	クラウン＋レジンコア	16	14	88	
	クラウン or 部分被覆	15	12	80	
ポストの有無	ポストなし	54	50	93	＜ 0.01
	ポストあり	7	5	71	

表 8　穿孔封鎖後の再発に対する術前要因分析結果（Gorni ほか，2016[8)]）

		全体歯数	再発歯数	再発率（%）	P value
年齢	≦ 50	87	15	17	0.16
	＞ 50	14	3	21	
性別	女性	46	12	26	0.03
	男性	55	6	11	
歯種	前歯＆小臼歯	26	2	8	-
	大臼歯	75	16	21	
歯周ポケット	≦ 4mm	65	2	3	＜ 0.001
	＞ 4mm	36	16	44	
穿孔位置	歯冠側 1/3	50	5	10	0.04
	根中央 1/3 〜根尖側 1/3	51	13	25	
穿孔の大きさ	≦ 3mm	75	9	12	0.01
	＞ 3mm	26	9	35	

大きさ，透過像の有無など，治癒に影響が出ると思われる要因についても有意差が認められなかったことが興味深い．また，術中および術後要因に対する分析では，術者の専門性とポストの有無について有意差が認められた（**表 7**）．術者については，歯内療法専門医と一般歯科医，さらに歯内療法専門医の指導を受けた卒後研修医の三者間で，治

療プロトコールが共通であったにもかかわらず，有意差が認められた．術者の専門性によって治癒に差が出るということは，穿孔はマイクロスコープを使ってMTAで埋めればいい，という単純なことではない，といえる．

別の穿孔封鎖の長期予後報告（ルーペあるいはマイクロスコープ下にて，ProRoot MTAにより穿孔封鎖，予後観察期間は平均4年）によると，1年後の治癒率は92％であったが，その後の再発率は5年後で18％，8年後で33％となり，治癒率は徐々に低下した[8]．前出の報告では，治癒に対し術前要因に有意差は認められなかったが，この報告では，治癒後の再発に対する術前要因分析の結果，性別，歯周ポケット深さ，穿孔位置，および穿孔の大きさに対して再発率に有意差が認められた（**表8**）．

この二つの報告から，穿孔封鎖後に経過不良となりやすい要因を以下にまとめる．

- **術者の専門性：一般歯科医＞歯内療法専門医**
- **ポストの有無：ポストあり＞ポストなし**
- **性別：女性＞男性**
- **PPD：4mm以上＞4mm未満**
- **穿孔位置：根中央から根尖側＞歯冠側**
- **穿孔の大きさ：3mm超＞3mm以下**

これらのリスク要因は，診断および治療計画立案時の参考となる．患者へのコンサルテーションを行う際，自身の歯の状態を理解していただくために（治療に過剰な期待を抱かせないために），これらのリスク要因を伝えることが有効かと思われる．

穿孔封鎖の手順

穿孔封鎖を行ううえで，まず大切なことは治療環境の整備である．穿孔封鎖のみならず，根管治療を行う場合，ラバーダムの使用は大前提である．アドバンスなことに取り組む前に，まずはラバーダムを準備していただきたい．また，マイクロスコープも必要である．穿孔部位の状態の把握，確実な封鎖を行ううえで，拡大視野下での観察・処置は必須であろう．このような環境を整えられないのであれば，無理に自身で対応しようとせず，歯内療法専門医への紹介を検討していただきたい．

具体的な穿孔封鎖の手順を，実際の症例を参考にしながら提示していく．

1）不良充填物，溢出物の除去

穿孔部がすでに充填されていたとしても，ほとんどはきちんと封鎖できていないため，まずは充填物を完全に除去する．未処置根管が充填物により見つけられない状態になっていることもある．穿孔部の大きさや位置を把握するためにも充填物の除去は必要である（**図12a,b,f～h**）．

病変内に異物が溢出している場合，O・Kマイクロエキスカ（サンデンタル）等を用いて，可及的に異物を除去する（**図13～15**）．感染源である可能性があるものは，穿孔封鎖前に極力除去すべきである．除去しておかないと，穿孔部からの出血や浸出液が持続し，確実な封鎖を達成できない可能性がある．

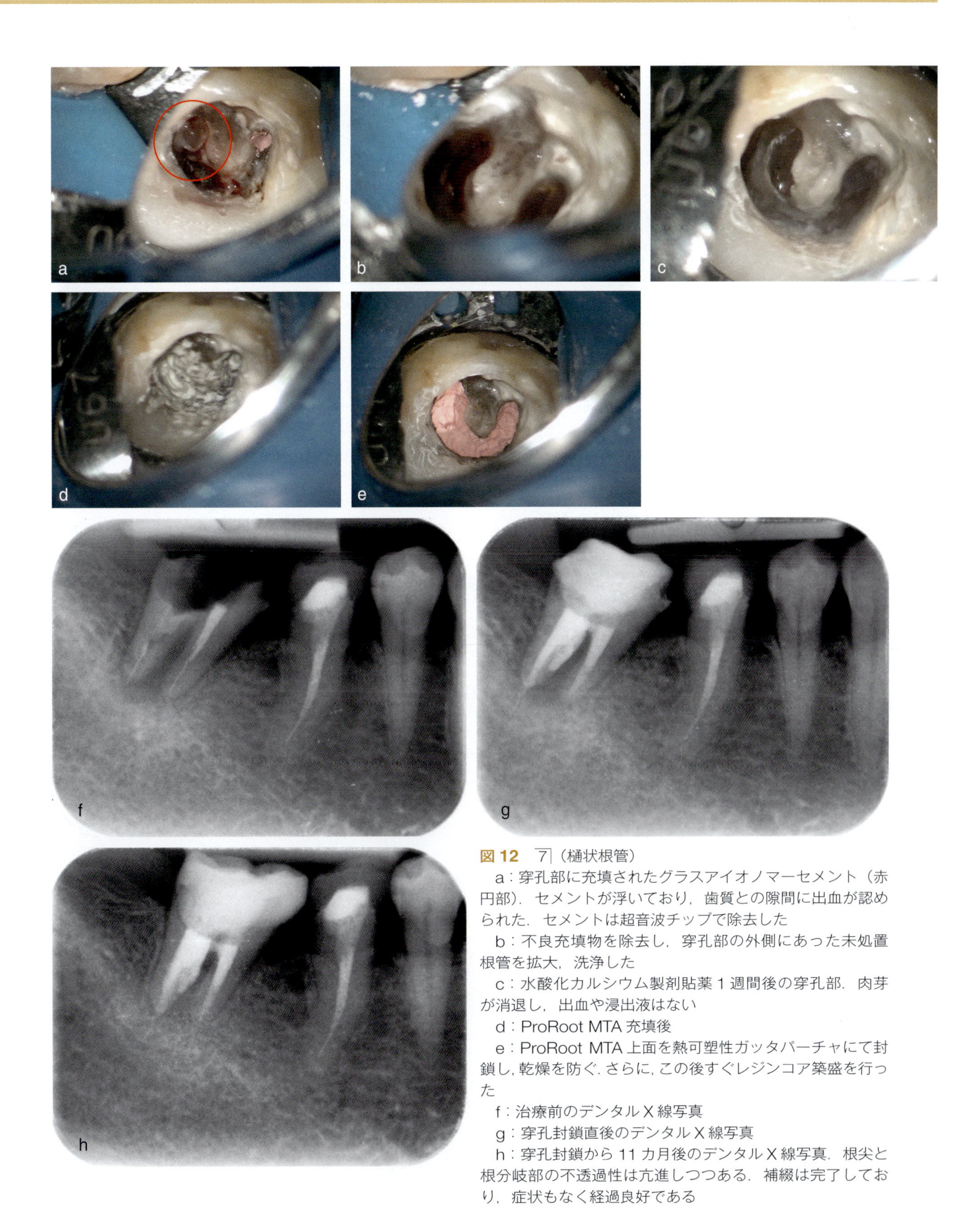

図 12 7|（樋状根管）
a：穿孔部に充填されたグラスアイオノマーセメント（赤円部）．セメントが浮いており，歯質との隙間に出血が認められた．セメントは超音波チップで除去した
b：不良充填物を除去し，穿孔部の外側にあった未処置根管を拡大，洗浄した
c：水酸化カルシウム製剤貼薬 1 週間後の穿孔部．肉芽が消退し，出血や浸出液はない
d：ProRoot MTA 充填後
e：ProRoot MTA 上面を熱可塑性ガッタパーチャにて封鎖し，乾燥を防ぐ．さらに，この後すぐレジンコア築盛を行った
f：治療前のデンタル X 線写真
g：穿孔封鎖直後のデンタル X 線写真
h：穿孔封鎖から 11 カ月後のデンタル X 線写真．根尖と根分岐部の不透過性は亢進しつつある．補綴は完了しており，症状もなく経過良好である

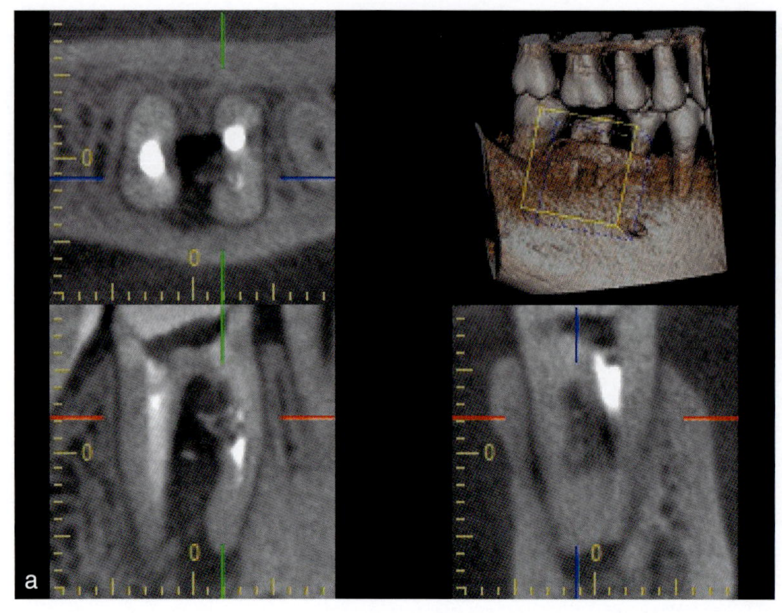

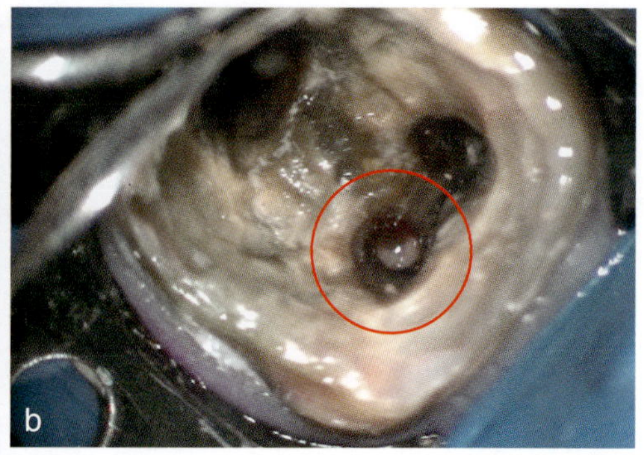

図 13　6|
a：CBCT 像．近心頬側根分岐部側への穿孔と，根分岐部への不透過物の溢出が認められた
b：穿孔部の確認．穿孔部は白っぽく見える

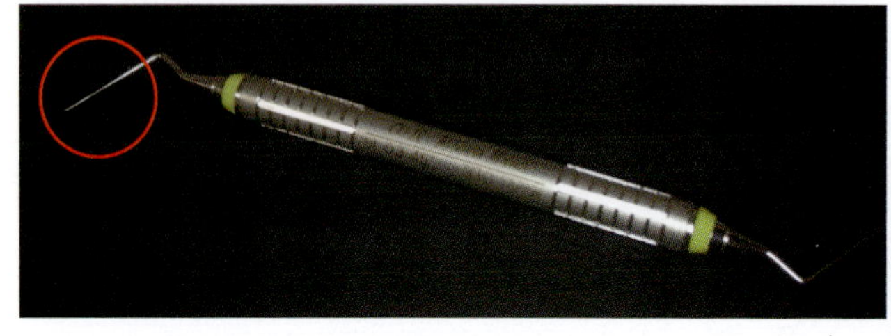

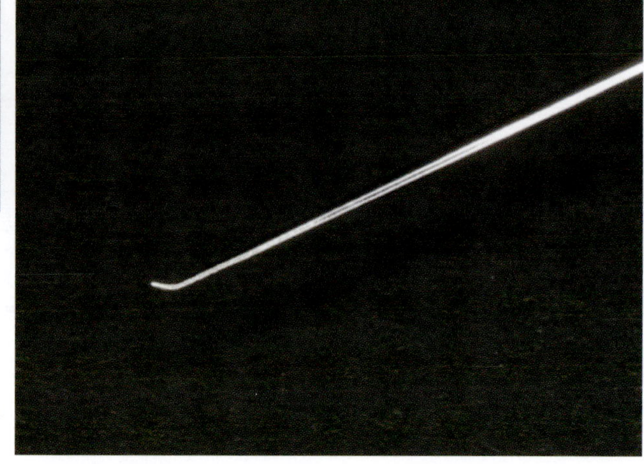

図 14　O・K マイクロエキスカ．さまざまなタイプが販売されている

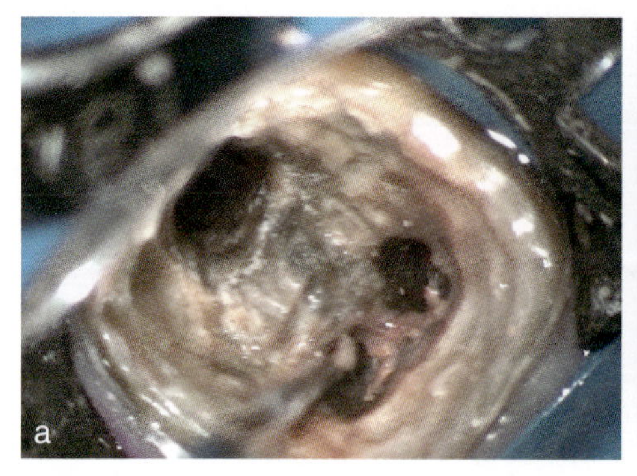

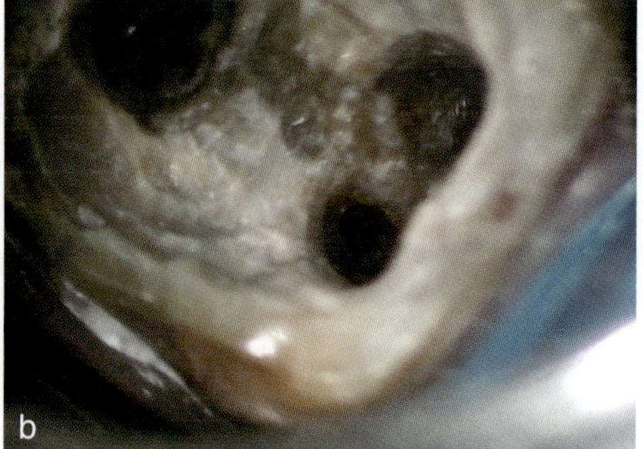

図 15　O・K マイクロエキスカでの溢出物除去
a：ガッタパーチャの破片らしきものや，ペースト状のものが出てきた
b：溢出物の可及的な除去後．白っぽさはなくなったが出血が見られる

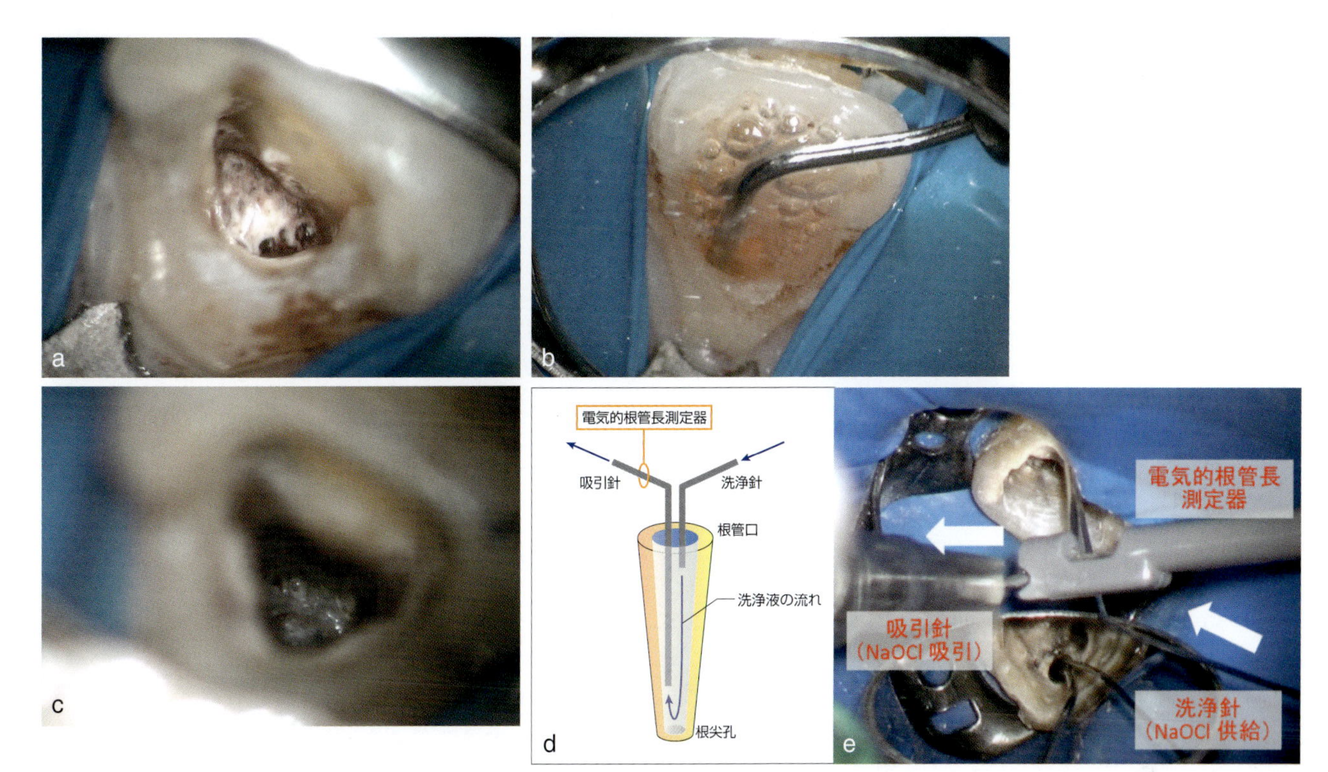

図 16 水酸化カルシウム製剤の貼薬

a：歯根吸収のため根管内に侵入した肉芽への水酸化カルシウム製剤貼薬から 1 週間後

b：クエン酸と超音波チップによる根管洗浄

c：根管内吸引洗浄後．水酸化カルシウム製剤が除去され，根尖孔外の炎症のない組織が確認できた

d,e：根管内吸引洗浄法模式図（156 ページ参照）

2）根管拡大および根管洗浄

穿孔している場合，未処置根管が存在していることが多い．未処置根管はなくとも，根管拡大および根管洗浄が十分でないことも多い．ただ，単に穿孔部を封鎖すればいいということではなく，根管治療の目的としての「感染源の可及的除去」が穿孔封鎖前になされていることが必要である．

3）水酸化カルシウム製剤の貼薬

穿孔部の肉芽からの出血や浸出液が持続していると，確実な封鎖は果たせない．封鎖前に，穿孔部の肉芽の炎症を抑えるために，水酸化カルシウム製剤の貼薬を行う．1 週間程度の貼薬により，肉芽が消退し，出血や浸出液が抑えられる（**図 12c**）．歯根吸収により根管内に多量の肉芽が侵入している場合は，2 回程度の貼薬が必要となることもある．

水酸化カルシウム製剤は有効であるが，その除去が困難となる場合もある．超音波チップによる根管洗浄に加えて，クエン酸による水酸化カルシウム溶解を併せると効率化が図れる．さらに，根尖孔付近まで確実に洗浄するには，根管内吸引洗浄法が有効である[9]（**図 16**）．

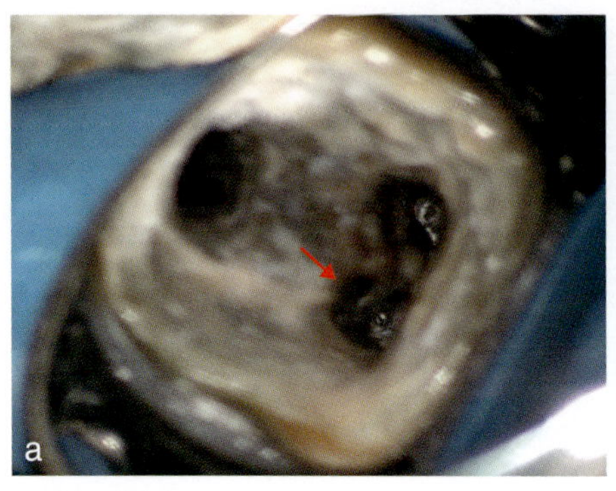

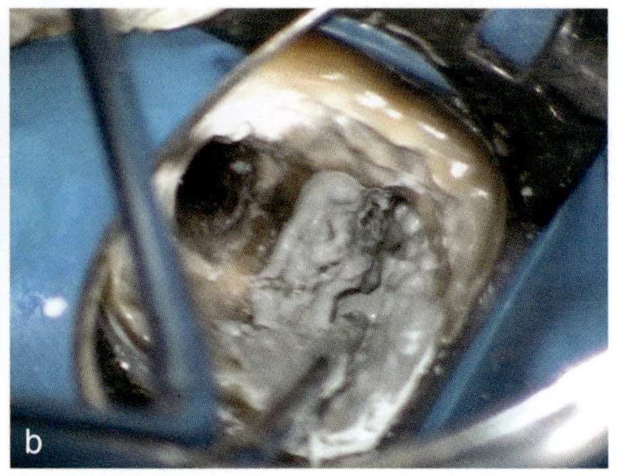

図 17　6|

a：近心頬側根の根管口付近の穿孔（赤矢印部）．根管が大きく拡大されており，根尖孔が観察できる

b：MTA セメントによる根管充填および穿孔封鎖

4）MTA による穿孔封鎖

穿孔封鎖に用いる材料は，MTA 以外にもコンポジットレジンやグラスアイオノマーセメントなどがある．穿孔封鎖の治療成績に対するレビューおよびメタアナリシスによると，MTA 以外の材料を含めた全体で 72.5％の治癒率であったのに対し，MTA を用いた場合は治癒率が 80.9％であったとしている[10]．

水和反応で硬化する MTA は親水性材料であり，充填部が少しくらい湿潤状態であっても使用することができる．したがって，完全に乾燥させることが困難な穿孔部でも問題なく充填できる．ProRoot MTA での逆根管充填における漏洩試験によると，逆根管窩洞内を血液と生理食塩液に触れさせてから MTA を充填した場合，汚染のない窩洞に MTA を充填した場合と比較して漏洩数に有意差はなかった．しかし，唾液に触れさせてから MTA を充填した場合，有意に漏洩数が多かった[11]．もちろんのことながら，ラバーダムを装着し唾液の混入防止について十分に留意すべきである．

穿孔部への MTA 充填には，2 通りの方法がある．

一つは，MTA で根管充填と穿孔封鎖を同時に行う方法．根未完成や過剰拡大などにより根管が大きく，根尖孔が直接観察できる場合は，MTA での根管充填が比較的確実に行える．根管充填および穿孔部充填はプラガーで行う（**図 17**）．複数の先端径が用意されている BL コンデンサー（ペントロンジャパン）であれば，根尖孔や穿孔部の大きさに合わせたプラガーを選択しやすい（**図 18**）．

もう一つは，ガッタパーチャで根管充填を行ってから，MTA で穿孔封鎖を行う方法．根管があまり大きくなく，MTA での根管充填よりもガッタパーチャによる根管充填のほうが確実であると判断された場合に用いる．この際，穿孔封鎖に用いる MTA をシーラーとすることで，根管充填時に穿孔部にシーラーとしての MTA が混入したとしても，除去する必要がなくなる（**図 19**）．

抜去歯を NiTi ファイルで根管形成後，異なる 3 つの方法で根管充填を行い，マイクロ CT で根管充填材中の空洞（体積）を計測した実験によると，垂直加圧根管充填より

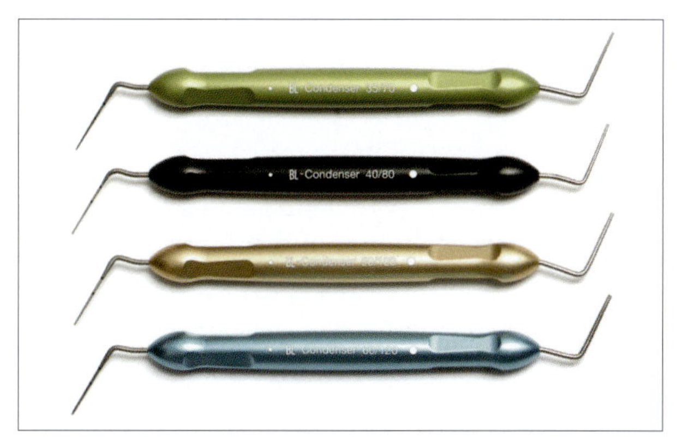

図 18 BL コンデンサー（ペントロンジャパン）

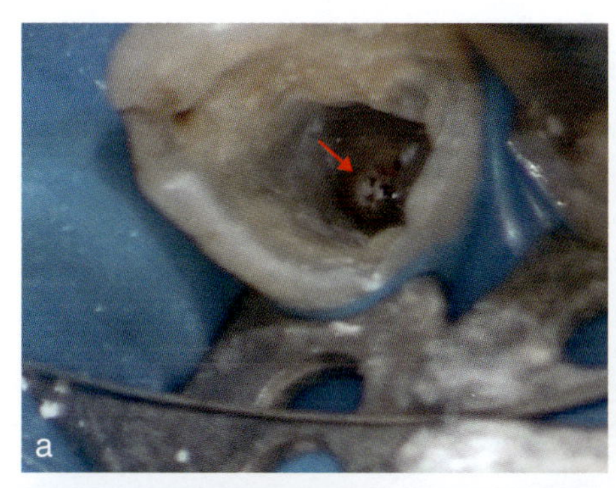

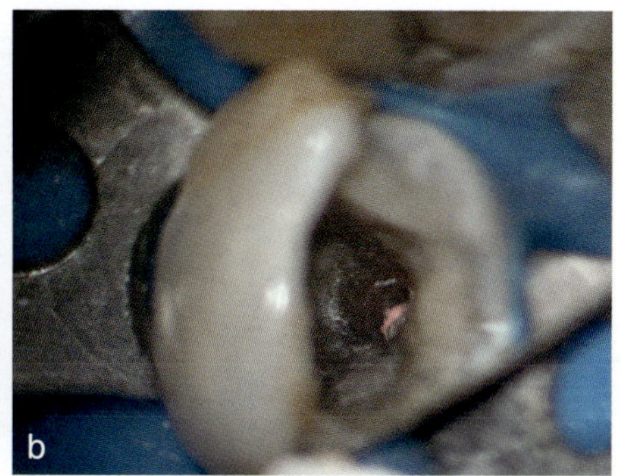

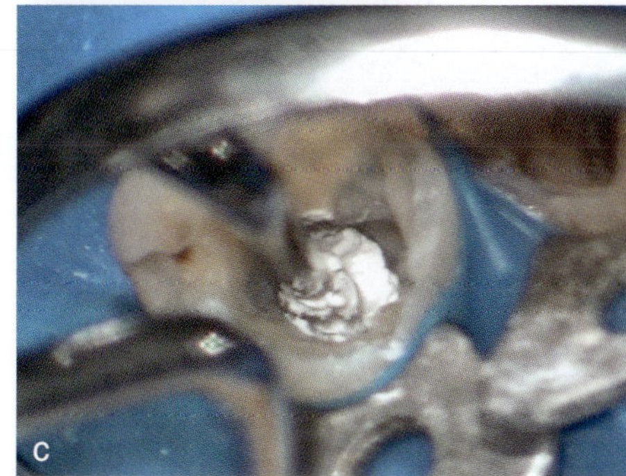

図 19 2|
a：遠心歯頚部付近の穿孔（赤矢印部）．根管は大きくない
b：MTA をシーラーとしてガッタパーチャで根管充填を行った
c：根管充填後に，穿孔部を同じ MTA で封鎖した

表 9 根管充填材中の空洞（Keleş ほか，2018[12]）

	空洞の体積	
	根尖部 3mm	歯冠側 1/2
垂直加圧根管充填	1.4 ± 1.3	2.6 ± 2.6
MTA 根充（超音波振動あり）	2.3 ± 1.9	7.1 ± 6.1
MTA 根充（超音波振動なし）	2.3 ± 2.1	10.2 ± 4.7

も MTA での根管充填で空洞が多かった（**表 9**）[12]．MTA での根管充填は，より欠陥が多くなる可能性があることを，正しく認識すべきである．やみくもに MTA を用いるのではなく，より確実な方法の選択をお勧めする．

MTA 充填後，硬化するまでは乾燥させないようにすることが重要である[13]．MTA 硬化確認のためのリエントリーを予定しているのであれば，MTA 上面に湿綿球を留置

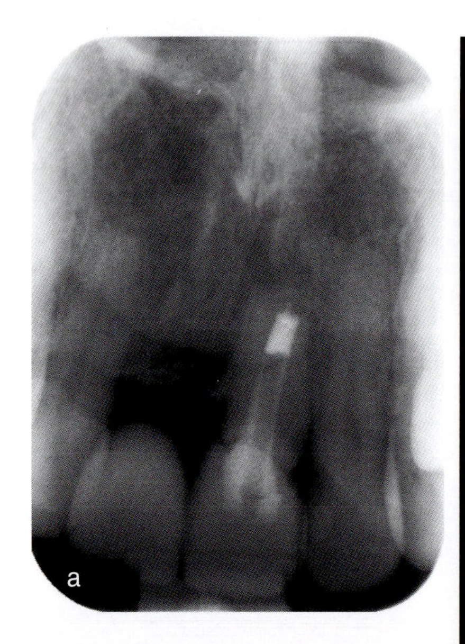

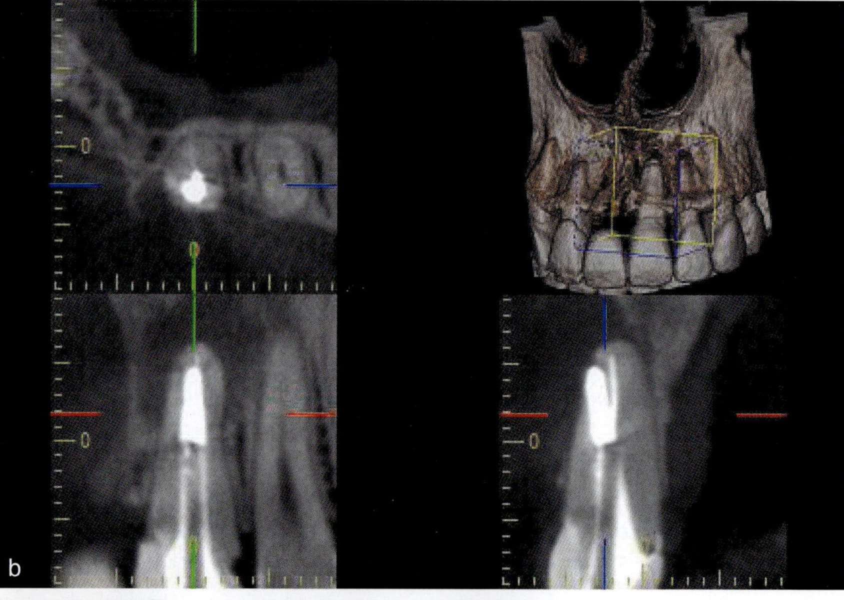

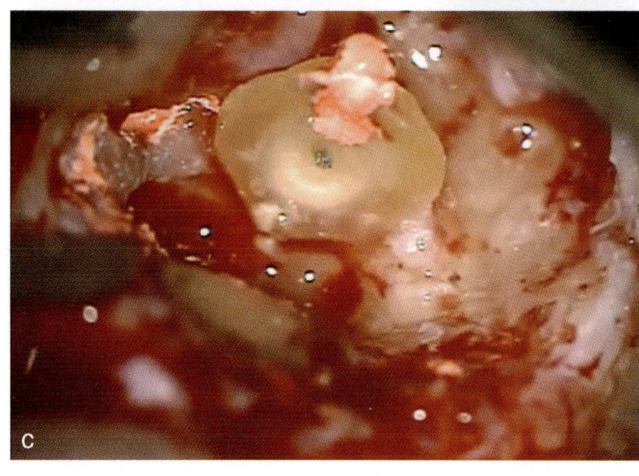

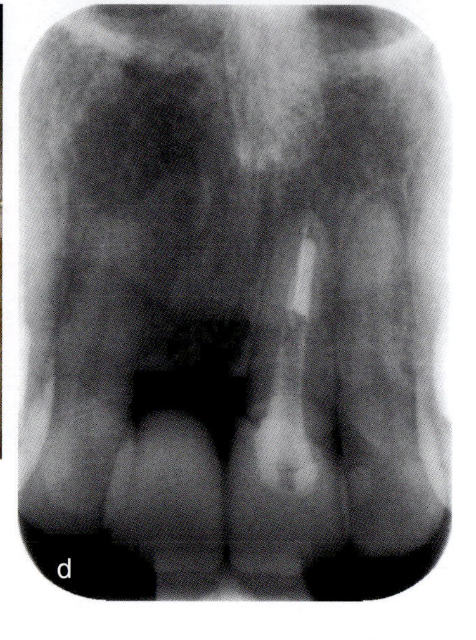

図 20 ⌊1

a：デンタルＸ線写真．根尖部圧痛が主訴であった

b：CBCT 像．本来の根管には破折ファイルらしき不透過物が認められ，その唇側に誤って根管形成および根管充填がなされていた

c：切断した根尖部の断面．本来の根管の破折ファイルと，その唇側にガッタパーチャが認められた

d：術後２年半のデンタルＸ線写真．根尖部に歯槽硬線が確認でき，症状もなく経過良好

し，さらに水硬性セメントなどで確実に仮封する．あるいは，MTA 充填後ただちに，MTA 上面を熱可塑性ガッタパーチャにすることも，乾燥防止に有効である[14]（図 12e）．

逆根管治療による穿孔への対応

穿孔位置が根尖付近の場合，歯冠側からの穿孔封鎖が困難な場合がある．このような場合，逆根管治療での対応が有効である．

本来の根管から逸脱した穿孔部は，それだけであれば歯冠側からの封鎖も可能であろう．しかし，本来の根管に破折ファイルが存在していたり，湾曲のため本来の根管に軌道修正することが困難だったりする場合は，当該根尖部を外科的に除去し，穿孔部と本来の根管ともども，MTA にて逆根管充填を行うことで対応する（**図 20**）．歯冠側からの穿孔封鎖よりも，より予知性が高い方法であろう．穿孔封鎖のオプションとして，逆根管治療も用意しておくべきである．

まとめ

根管治療では，穿孔のリスクはゼロにはならない．自分で穿孔してしまうこともあれば，穿孔してしまっている症例に出くわすこともあるだろう．よく考えず，慌てて蓋をするだけでは状況は改善せず，より悪化する．まずは，その事実をきちんと患者に説明することが大切である．そして冷静に状況を分析し，対応策を検討してから穿孔封鎖に取り組むべきである．対応に困った際には，歯内療法専門医に相談していただくことも，一つの方法である．

文献

1) Glossary of endodontic terms. American Association of Endodontists, 2016.
2) Tsesis I, et al. Prevalence and associated periodontal status of teeth with root perforation: a retrospective study of 2,002 patients' medical records. J Endod. 2010; 36(5): 797-800.
3) Gorni FG, Gagliani MM. The outcome of endodontic retreatment: a 2-yr follow-up. J Endod. 2004; 30(1): 1-4.
4) Shemesh H, et al. The use of cone-beam computed tomography and digital periapical radiographs to diagnose root perforations. J Endod. 2011; 37(4): 513-516.
5) Haghanifar S, et al. A comparative study of cone-beam computed tomography and digital periapical radiography in detecting mandibular molars root perforations. Imaging Sci Dent. 2014; 44(2): 115-119.
6) Venskutonis T, et al. The importance of cone-beam computed tomography in the management of endodontic problems: a review of the literature. J Endod. 2014; 40(12): 1895-1901.
7) Mente J, et al. Treatment outcome of mineral trioxide aggregate: repair of root perforations-long-term results. J Endod. 2014; 40(6): 790-796.
8) Gorni FG, et al. Patient and clinical characteristics associated with primary healing of iatrogenic perforations after root canal treatment: results of a long-term Italian study. J Endod. 2016; 42 (2) : 211-215.
9) Fukumoto Y, et al. An ex vivo evaluation of a new root canal irrigation technique with intracanal aspiration. Int Endod J. 2006; 39(2): 93-99.
10) Siew K, et al. Treatment outcome of repaired root perforation: a systematic review and meta-analysis. J Endod. 2015; 41(11): 1795-1804.
11) Montellano AM, et al. Contamination of tooth-colored mineral trioxide aggregate used as a root-end filling material: a bacterial leakage study. J Endod. 2006; 32(5): 452-455.
12) Keleş A, et al. Micro-CT evaluation of voids using two root filling techniques in the placement of MTA in mesial root canals of Vertucci type II configuration. Clin Oral Investig. 2018; 22 (5) : 1907-1913.
13) Shokouhinejad N, et al. Surface microhardness of three thicknesses of mineral trioxide aggregate in different setting conditions. Restor Dent Endod. 2014; 39(4): 253-257.
14) Caronna V, et al. Comparison of the surface hardness among 3 materials used in an experimental apexification model under moist and dry environments. J Endod. 2014; 40(7): 986-989.

根管内器具破折の考え方

辺見浩一

ファイル破折を再考する

根管治療を行ううえで，ファイルは欠かすことのできないインスツルメントである．現代歯内療法では，根管形成により機械的な感染源除去を行い，根管洗浄液が行き渡る形作りを行ったうえで，次亜塩素酸ナトリウムにより徹底的な洗浄を行う，いわゆる「Cleaning & Shaping」が基本的なメソッドになっている．スムースな根管形成は，その後の十分な時間をかけた洗浄につながり，治療の成功に大きく関わっている．

ファイルは根管形成を担うものであり，根管象牙質の切削を行うという特徴から，基本的に金属製である．そのため，ファイルは「破折」というトラブルを免れることができない．金属に作用する力学的な外力は，形状を変化させ，また場合によって破壊を引き起こす．金属からなる製品は，すべてこの原則に従っている[1)]．このような背景から，われわれは根管治療をする際に，常にファイル破折を起こす，またはファイル破折片に遭遇する可能性を考え，治療にのぞまなければならない．

ファイル破折は，その除去方法がさまざまな文献で大きく取り上げられる分野である．本稿では，まず基本に立ち返り，なぜファイル破折が起こるのか？　起こさないためにどのようなことに気を付ければよいのか？　また，起こしてしまった，もしくは遭遇したファイル破折片に対し，どのように考え，どのような治療方法を選択すればよいのか？　症例を通し考察したい．

ファイル破折が起こる理由

根管形成時に使用しているファイルが折れる原因は「疲労」である．疲労とは，金属が力学的応力を継続的に，あるいは繰り返し受けた場合に，その物体の機械材料としての強度が低下する現象である．そして，その蓄積した疲労が破壊強度を超える場合，器具は折れる[1)]．ファイルに過剰な力がかかりつづければ，必ず破折に至る．

ファイルにかかる疲労は「周期疲労」（Cyclic fatigue）と「ねじれ疲労」（Torsional fatigue）の2つに分類できる．周期疲労は，湾曲根管でファイルを回転させつづけると，内湾側が圧縮され，外湾側が伸長する応力がかかる．この伸びと縮みを繰り返すことで金属疲労が蓄積し，縦方向に破折する．一方で，ねじれ疲労は，ファイル先端が根管の閉塞などでロックされている状態でファイルを回しつづけると，応力がかかりつづける

表１　ファイル破折を防ぐために必要なこと

1. 適切なファイル管理
2. ファイルを入れるその前に準備しておくこと
3. 根管形成での適切なファイル操作

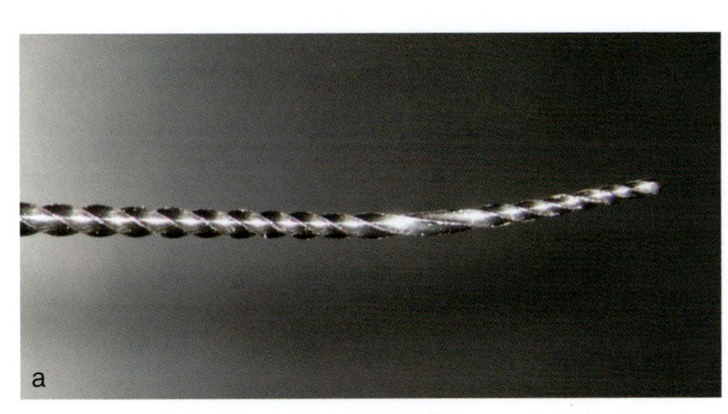
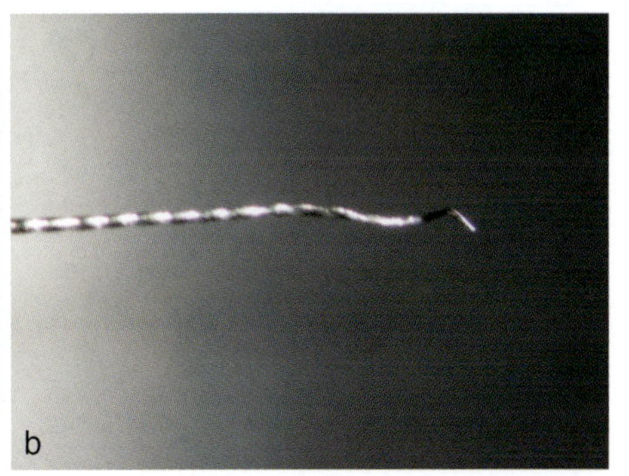

図１　ステンレススチールファイルの管理
a：過度なファイル操作によりSSファイルに伸展が生じた
b：SSファイルは，こまめにファイルのチェックを行うことで破折予防が可能である

ねじれ部が水平的に破折に至る．さらに，ファイル破折は，どちらか一方の疲労破折だけでなく両方が併発して起こることもある．いずれにしても，ファイル破折はファイルに過度な応力，蓄積した疲労が加わることが最も大きな原因である．

ファイル破折を起こさないために

ファイルを破折させないために重要なことは，ファイルに過度な応力をかけない，蓄積した疲労を与えないことが重要となる．そのために臨床上注意すべき点を**表１**にあげる．

1）適切なファイル管理

（1）ステンレススチールファイルの管理

適切なファイル管理とは，定期的にファイルの刃部のチェックをすることである．ステンレススチールファイル（以下，SSファイル）は金属疲労により，破折に先立って応力がかかっている部位に「ねじれ」や「伸展」といった塑性変形を起こす[2)]（**図１**）．そういった状態でファイルを使いつづければ，容易に破折をきたす．ファイルを反復使用することも，金属疲労を蓄積させる原因となる．

SSファイルには一定間隔でピッチに捻れが加わっており，反射光の変化を見ることで小さな塑性変形も漏らさずチェックすることが可能である．ファイル破折に先立って刃部の塑性変形が起こることは，後述するNiTiファイルに比べ，破折を予想し，予防

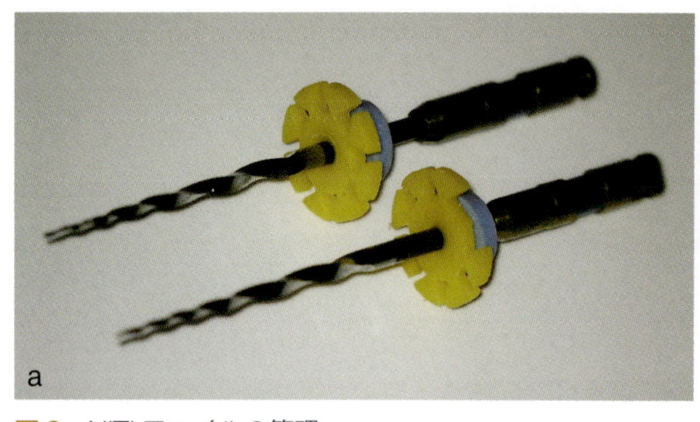
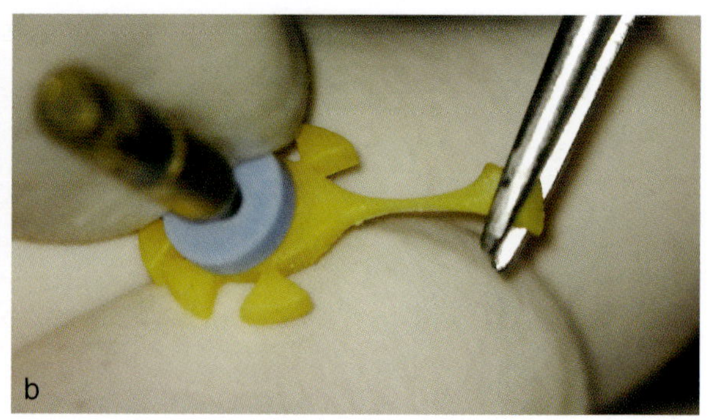

図 2　NiTi ファイルの管理
a：セーフティメモディスク（モリタ）
b：ファイルを使用するごとにチップをちぎり管理する

しやすいという大きなメリットである．定期的にファイルをチェックし，形状に問題があれば捨てる勇気をもつことが重要である．

さらに，ファイルの使用期限を設け，使用回数の制限を行うと，破折に対する予防効果が上がることも報告されている[3)]．

（2）NiTi ファイルの管理

ファイルの塑性変形を観察でき，破折予防が比較的容易な SS ファイルに対し，NiTi ファイルは，破折に先立つ変形がほとんど起こらないため，予防や予測が非常に困難である．そのため，破折に対してより慎重な操作が要求される．

まず，使用回数の管理が必要である．管理できずに多くの回数で使用したファイルは，気付かないうちに疲労が蓄積し，容易に破折する可能性がある．最も安全な使用方法は 1 回のみの使用で廃棄することである．それが難しい場合，セーフティメモディスク（モリタ）を使用すると，使用回数が管理しやすい（**図 2**）．セーフティメモディスクは 8 枚のチップが付いており，使用するたびに 1 枚ずつピンセットなどでちぎって使用する．ファイルの種類や，どんな根管に使ったか，回転数，トルクなど，さまざまな因子でファイルに疲労が蓄積するため，8 回という使用制限にエビデンスはないが，一つの目安として考える．湾曲根管に使用したなど，ファイルに過度な応力がかかったときは，2 枚ちぎるなどの工夫も必要である．

2）ファイルを使用する前に準備しておくこと

（1）ラバーダムで術野の視野と余裕のある操作スペースの確保

ファイルに過度な力をかけず，ストレスのない操作を行うための環境づくりとしては，ラバーダム防湿があげられる．ラバーダムをして，唾液などの感染源から隔離し，頬粘膜の排除を行い患歯が孤立化することで，ファイル操作は格段にしやすくなる（**図 3**）．

（2）ストレートラインアクセス

ストレートラインアクセスは，根管形成において最も重要な処置である．根管口上部の規制をフレア形成で削除することにより，根管の湾曲半径が大きくなり，ファイルに

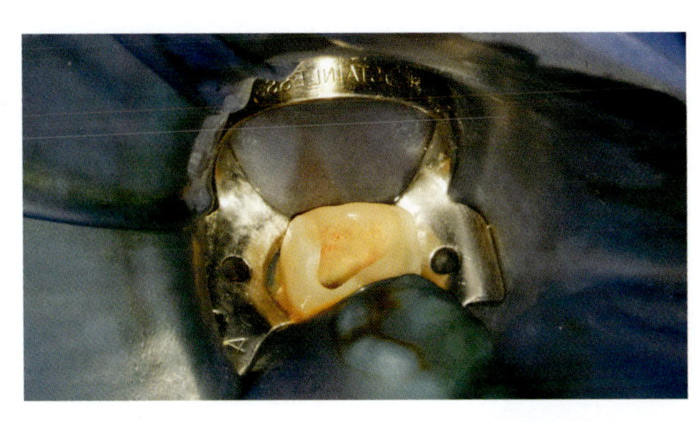

図3　ラバーダムを行うことでスムースにファイルを根管に運ぶことが可能となる

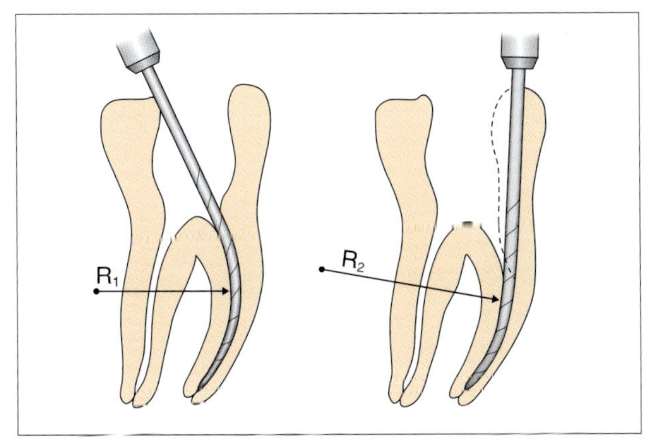

図4　ストレートラインアクセスにより，根管の湾曲半径を大きくすることでファイルにかかるストレスは軽減される（Hargreaves ほか，2015[4] をもとに作成）

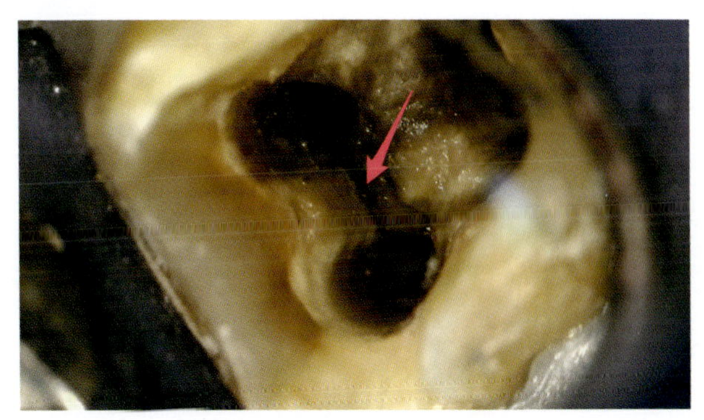

図5　イスマスなどの狭隘な空間に上部拡大を行わず，不用意にファイルを挿入すると危険である

かかる応力を減少することが可能となる[4]（**図4**）．SS ファイルにおいても NiTi ファイルにおいても，ファイル破折を予防するにあたって効果的な方法である．ストレートラインアクセスは，ゲーツグリッデンドリルで行う．複根歯においては，菲薄な内湾側であるデンジャーゾーンを切削せず，厚みのある外湾のセーフティゾーンを意識すると，安全である．

3）根管形成での適切なファイル操作

（1）ファイルは強い力で押し込まない

根管探索や閉塞根管へのネゴシエーションなどの際に，細いファイルを強い力で根管に押し込むと破折のリスクが高くなる．ネゴシエーションは，細すぎるファイルよりも少しコシのある #15, #20 のファイルで行うと安全である．また，イスマスやフィンといった狭いスペースの中にファイルを押し込むことも危険である（**図5**）．

（2）手用 SS ファイルの回転は禁忌

SS ファイルを根管内に挿入し，リーミングなどの回転運動を行うとファイルに咬み込みが起こり，ねじれ疲労破折のリスクが非常に高くなる．いかなるファイル操作においてもリーミングは行わない．根管内にファイルを挿入し，先に進めるときはウォッチワインディングを行い，ファイルが進まなくなったら，ターンアンドプル，もしくはバ

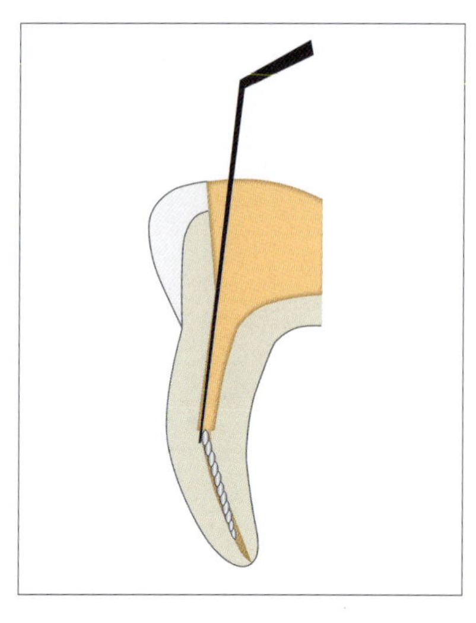

図 6 破折ファイルの上端側面に細い超音波チップで振動を当て，咬み込みを緩め除去する

ランスドフォースを使用する（ファイル操作についての詳細は，140 〜 143 ページを参照）．

破折ファイルの除去方法

根管内破折ファイルは，可能であれば除去を行う．除去方法は，従来裸眼の治療においてバイパス形成が主に行われていた．しかし，バイパス形成は根尖部に近付くほど周囲根管壁が菲薄になり，難易度が高くなる．アテネ大学で行われた調査では，破折器具除去にバイパス形成を行った際の成功率は，根管口部では 100%，根管中部では 45.4% に対し，根尖部では 37.5% と非常に低い[5]．そのため，現在ではマイクロスコープを用いた拡大視野下で，破折片を実際に見ながら除去する方法が推奨される．

マイクロスコープ下で破折ファイルを除去するための手順として，CBCT で破折ファイルの位置を三次元的に確認しておく．次いで歯科用マイクロスコープを用いて実際に破折ファイルを視認しながら，細い超音波チップを用いて除去する[6,7]．破折ファイルの上端が見えるところまで根管を拡大し，明視野下でファイルの側面に超音波チップの振動を間欠的に当て，根管に咬み込んだファイルを緩めていく（**図 6**）．ファイルが緩んだら，根管内に EDTA や生理食塩水などの液体を満たし，弱めのパワーで超音波チップを上下させると，ファイルを引き上げることができる．破折ファイルの上端が見えている場合，見えない場合に比べ有意に成功率が高い[8]．破折片を実際に見ながら除去することは安全面でも非常にメリットが大きい．除去成功率は，破折片が見えずバイパス形成を行った群では 47.7% だったのに対し，マイクロスコープの可視群は 85.3% と倍近くの差があった[9]．

破折ファイルが長く，咬み込みが強い場合，超音波チップで振動させても緩んでこないケースもある．そういった際には，ループデバイス[7]をマイクロスコープ下で使用し，引き抜く方法も報告されている．ループデバイスは 0.2mm の矯正用結紮線を根管内吸引洗浄用の iNP ニードル（iNP60，モリタ）に通し，先端に輪を作ることで自作が可能

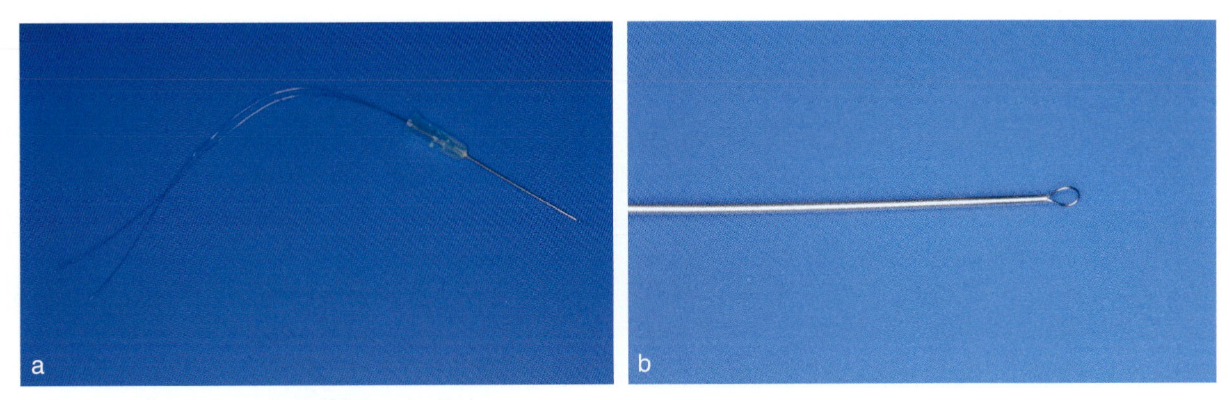

図7　ループデバイスによる破折ファイル除去
a：自作したループデバイス
b：先端の輪に破折ファイル先端が入るように調整し，使用する

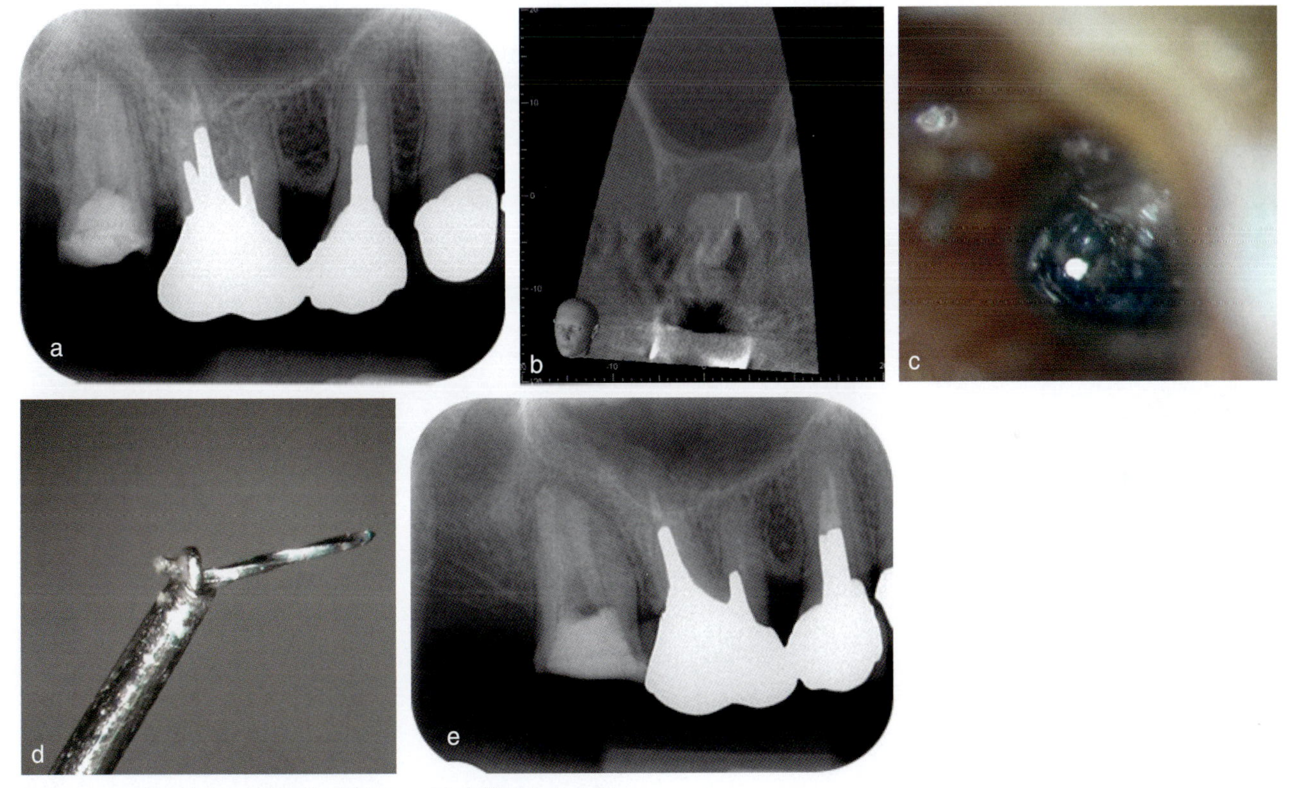

図8　ループデバイスを使用し破折ファイルを除去した症例
a：7| 口蓋根根尖部に破折ファイル様の不透過像を認める
b：CBCT では口蓋根管に咬み込んだ状態が確認できる
c：マイクロスコープ下で口蓋根根尖部の破折ファイル上端までアプローチした
d：ループデバイスを根管内に挿入し，輪の中に破折ファイル上端が入ったところで結紮線を引いて，破折片を把持し慎重に引き抜く
e：破折ファイル除去後のデンタルＸ線写真

である（図7）．ループデバイスを用いることで，押し出しの危険がある根尖部の破折ファイルも一塊で安全に除去することが可能である（図8）．このように，ケースに応じて最適な方法で，安全に除去にのぞめるよう，さまざまな方法でアプローチすることが必要である．

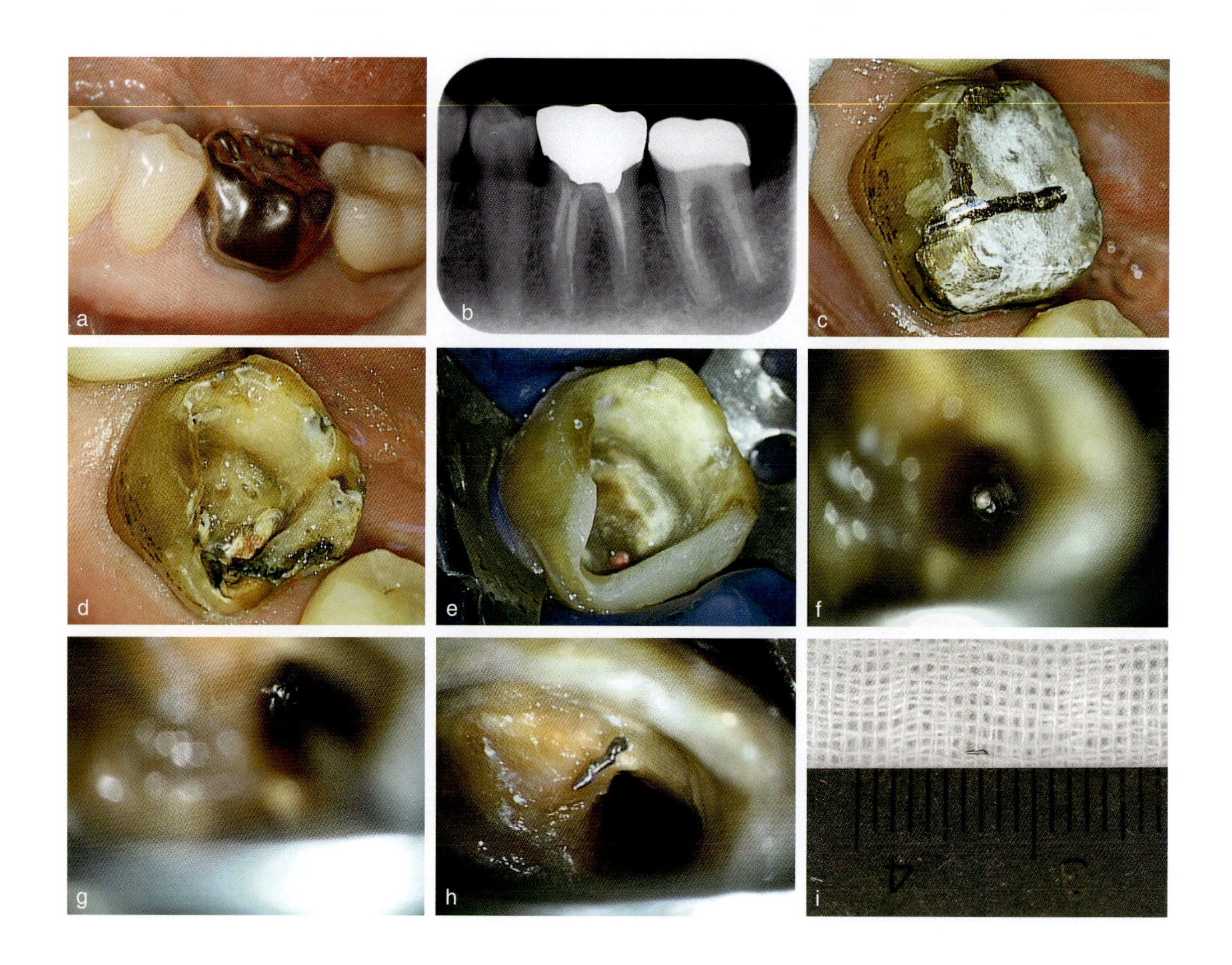

破折ファイル除去の考え方ー破折片をどう捉えるかー

ファイルが破折することは，ある程度予防はできても，金属材料であるかぎり免れることはできない．また，これから治療を行う歯に破折片が入っていることも，臨床では多く遭遇するだろう．このように根管治療を行うにあたって，破折片が存在するさまざまな場面が考えられる．

たとえば，感染の少ない抜髄と，根尖に透過像を有する感染根管治療とでは，その意味合いは大きく変わってくる．根管内のどこにどのように破折しているか，破折片の先に除去すべき感染源があるのかどうか，本当に破折片を除去するべきなのかどうか，それぞれの場面のなかで，破折片除去に対する考え方は変わってくる．本項では，症例を通しさまざまな場面での根管内ファイル破折片除去について，考察していきたい．

1）根管内破折片除去症例①

患者は，43 歳男性．⌈6 のメタルクラウンがマージン不適で汚れが溜まりやすく，また，審美的な改善を求めて来院した（図 9a）．術前に臨床症状は認められなかった．術前デ

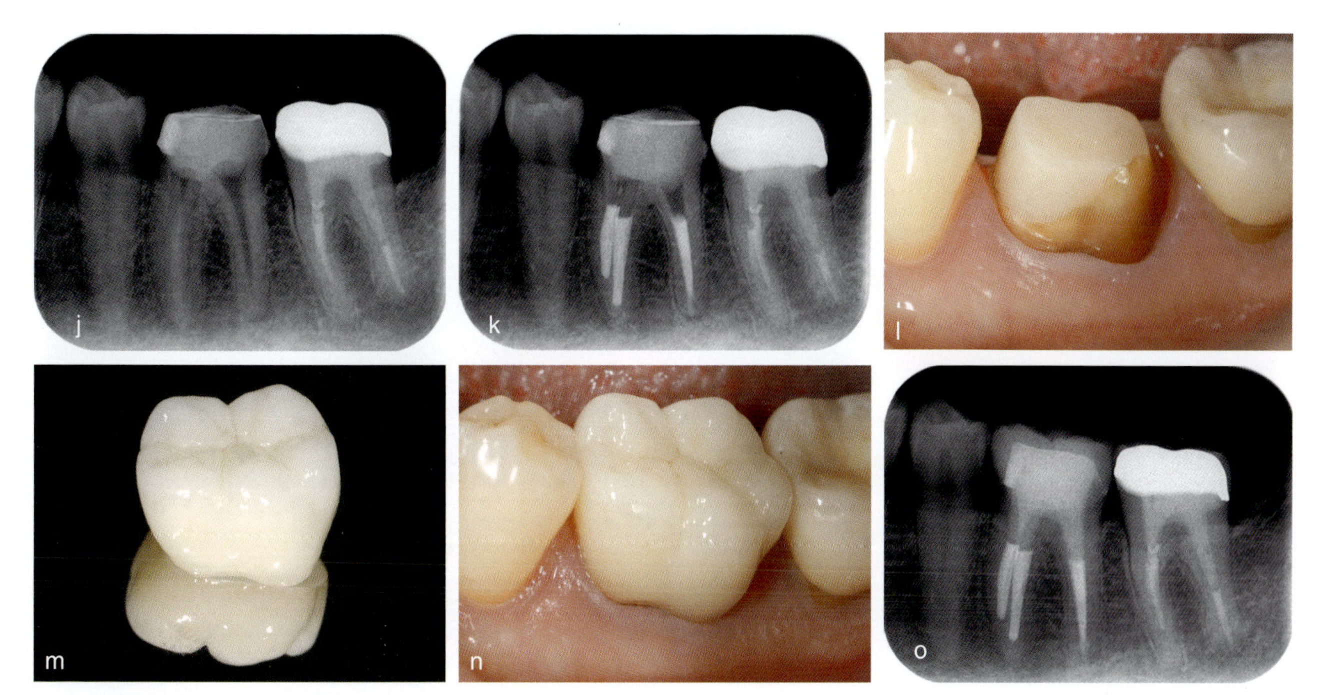

図9　根管内破折片除去症例①
a：術前口腔内写真．自発痛（－），打診痛（－），根尖部圧痛（－），瘻孔（－），歯周ポケット（全周3mm以下）．修復物の審美的改善を主訴に来院
b：術前デンタルX線写真．近心根根尖部付近に破折ファイル様の不透過像を認める
c：感染根管治療を開始，FMCを除去
d：メタルコア，二次齲蝕を除去していく
e：隔壁を築盛，ラバーダム下でガッタパーチャを除去を開始
f：近心舌側根に破折ファイルを発見
g：超音波チップを用いて根管に咬み込んだファイルを緩めていく
h：破折ファイルを除去
i：除去したファイルは1.5mmほどで，Hファイルの先端部だと思われる
j：破折ファイル除去をデンタルX線写真で確認
k：根管充填時のデンタルX線写真
l：レジンにより支台築造を行う
m：ジルコニアフレームのセラミッククラウンにて最終修復を行った
n：最終修復時の口腔内写真
o：術後2年1カ月経過のデンタルX線写真

ンタルX線写真では，補綴物と残存歯質に一層の隙間を認め，遠心根根尖部にやや歯根膜腔の拡大を認めた．また，近心根根尖部付近に破折ファイルと思われる不透過像が確認できる（**図9b**）．診断は，既根管治療歯および無症候性根尖性歯周炎として治療を開始した．

メタルクラウン，コアを除去，残存歯質の齲蝕を徹底的に除去した後に，ラバーダム下で根管内にアプローチし，ガッタパーチャを除去した（**図9c～e**）．近心舌側根に破折ファイルを認め（**図9f**），マイクロスコープ下で超音波チップを使用し，除去した（**図9g，h**）．破折ファイルは約2mmで，形状からHファイルであり，閉塞した根管に無理なファイル操作をしたために咬み込み，折れ込んだものと考えられる（**図9i**）．その後，臨床症状がないことを確認し，根管充填を行った（**図9j, k**）．グラスファイバーコアにて支台築造を行い（**図9l**），ジルコニアフレームのセラミッククラウンで最終

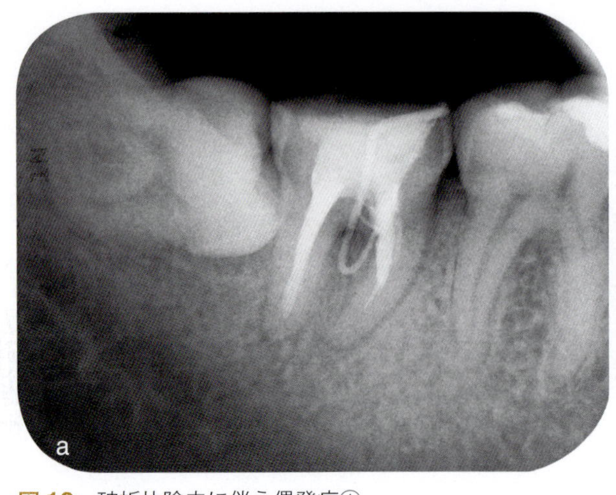
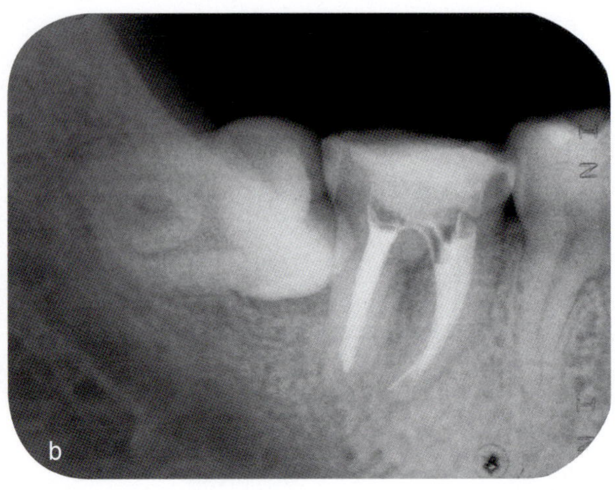

図 10　破折片除去に伴う偶発症①
7⏌近心根に破折ファイル様の不透過像を認める．ファイル除去を試みたが視認することができなかったため，症状がないことを確認し根管充塡を行った．ファイルは術前のデンタル X 線写真よりも根尖方向に移動し，押し出しの危険性があった

修復を行った（**図 9m，n**）．2 年 1 カ月後，臨床症状なく安定して経過している（**図 9o**）．

本ケースでは，術前に大きな症状がなく，破折ファイルの認められた近心根根尖部の歯周組織は透過像もなく正常であった．つまり，破折片が根管内の感染源にはなっておらず，また破折片の先の根管も閉塞し，大きな問題がないと考えられる．破折片除去が，必要ではなかったかもしれないケースである．

破折片が根管内にあることがわかると，ついそこに目が行ってしまい，除去を最優先に考えてしまいがちである．しかし，破折片除去には除去ばかりに目を向けてしまうと大きなリスクが伴う．**図 10** では，7⏌近心根に破折ファイルが存在し，除去を試みても破折片は除去できず，臨床症状がないためそのまま根管充塡した．根管充塡後のデンタル X 線写真ではファイルは大きく根尖方向に進んでいた．除去にこだわり，しつこく続けていたら根尖孔外に溢出させてしまったかもしれない．

図 11 は⎾6 の近心根根尖部の破折ファイルを，時間をかけて何とか除去し，術後にデンタル X 線写真を撮影した．すると，二次偶発症として，破折片は遠心根管に移動していた．さらに，破折ファイルを視認するために近心根根管壁を大きく切削し，菲薄になってしまっている．Madarati らは，イヌ歯根に意図的にファイル破折を起こし，除去後の破折抵抗性を術前と比較する調査を行った[10]．その結果，根管中央より深い位置に破折ファイルが存在するときは，除去時の超音波切削により，垂直性歯根破折に対する抵抗性が減少することが明らかになった．

超音波チップ使用により，過加熱による歯周組織へのダメージや，破折片の二次破折，根尖孔からの押し出しなどの偶発症が考えられる（**表 2**）．破折片ばかりに目を向けてしまうと，除去を試みることで，さまざまなリスクを抱えてしまう可能性があることを十分考慮する必要があるだろう．

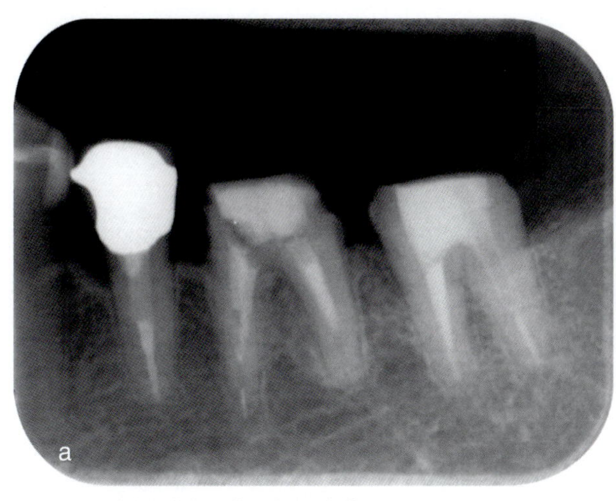

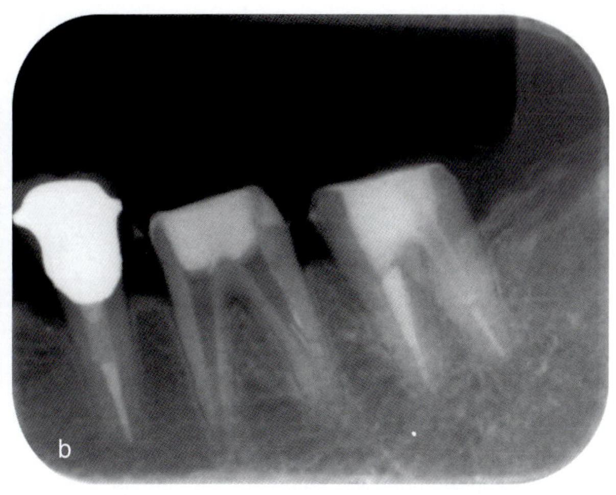

図 11 破折片除去に伴う偶発症②
⌈6 近心根根尖部の破折ファイルを除去した（a）．破折ファイル除去後にデンタルX線写真を撮影すると，近心根から除去したファイルが遠心根に移動し，さらに近心根内湾側の根管壁を過剰切削していることがわかった（b）

表 2 破折ファイル除去に伴うリスク

1. 破折片の二次破折
2. 超音波器具の過度な使用による歯周組織への熱ダメージ
3. 破折ファイルの根尖方向へのさらなる押し出し
4. 歯質菲薄化・穿孔

ファイル破折片の考え方 POINT1

- 術前に症状なく，根尖部透過像もない，破折片が存在することが大きな問題になっていなかった可能性が高い
- 症例①は「破折片の除去が必要でなかった可能性のあるケース」
- 除去を試みることで起こるリスクにも目を向けよう

2）根管内破折片除去症例②

患者は42歳女性，患歯は6⌉．鈍痛と咬合痛を訴え来院した（**図 12a**）．現症としては，鈍い自発痛と，強い打診痛がみられた．術前のデンタルX線写真では，近心根および遠心根の根尖部に透過像を認めた（**図 12b**）．診断を既根管治療歯および症候性根尖性歯周炎とし，再根管治療を開始した．まず上部メタルクラウン，メタルコアを除去し（**図 12c**），徹底的に齲蝕を除去した後に隔壁を築盛し，ラバーダム下で根管へアクセスした．近心根のガッタパーチャを除去していくと，イスマス内に咬み込んだファイル破折

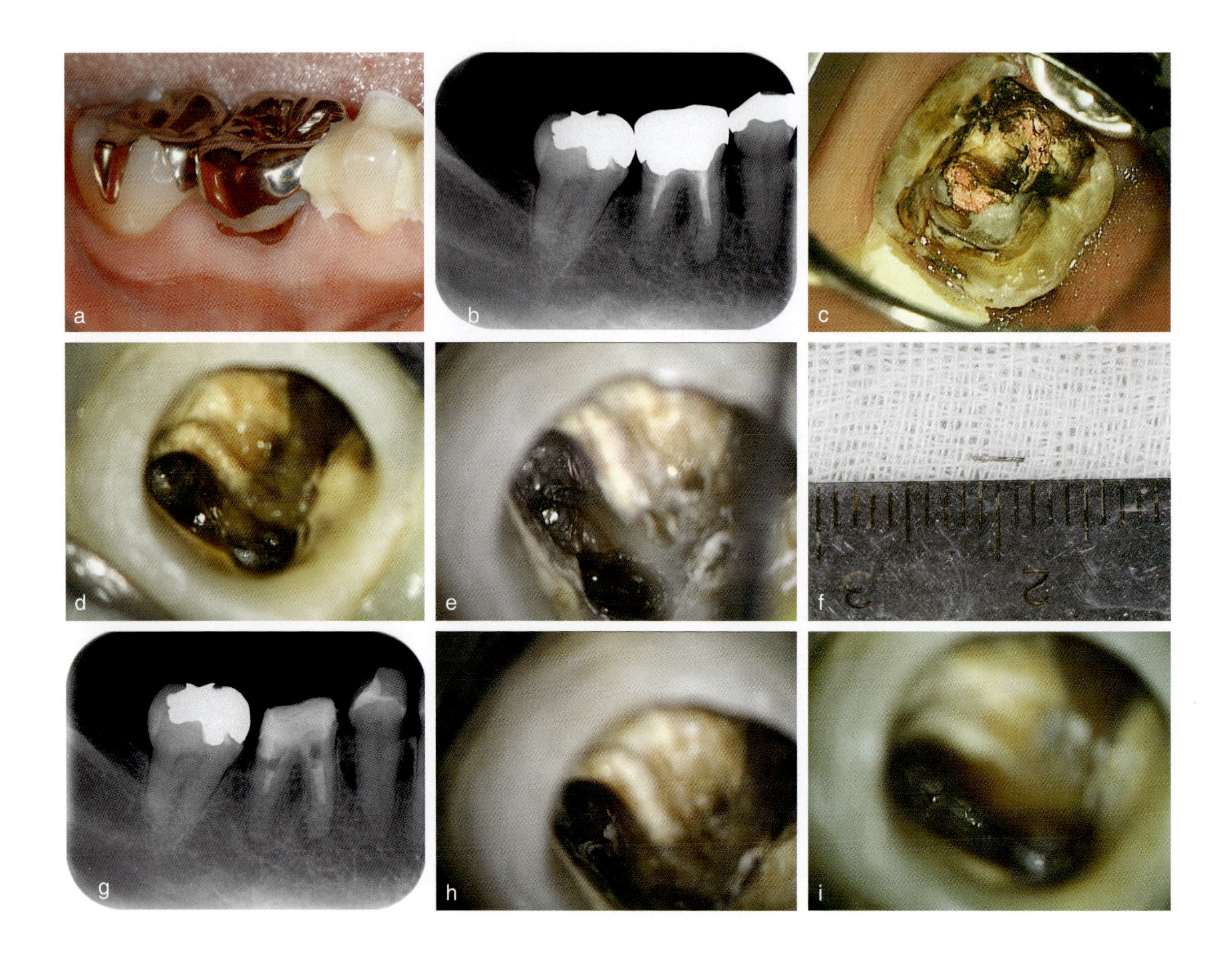

片を発見，超音波振動で除去した（**図 12d～g**）．

本ケースでは，ファイル破折片を除去すると，その先のイスマス内部に歯髄残渣，劣化したガッタパーチャ，シーラーといった汚染物質が存在していることがわかり，O・Kマイクロエキスカ（サンデンタル）にて，それらを掻爬した（**図 12h，i**）．近心根は閉塞しており穿通しなかったが，臨床症状は消退した．根尖透過像が縮小傾向にあるため，MTAにて根管充填し（**図 12j**），ファイバーコア，ジルコニアフレームのセラミッククラウンで最終修復を行った（**図 12k～m**）．現在，術後4年8カ月まで経過観察を続けているが，臨床症状なく安定した経過をたどっている（**図 12n，o**）．

本症例は，ファイル破折片が感染源除去の阻害因子になっていたケースである．ファイル自体はステンレスやNiTiといった金属であるから，それ自体が感染源になることは少ないと考えられる．しかし，根管内に破折片があることで，洗浄液を隅々まで還流させることができないケースや，破折片の先にある根管やイスマスのような構造の中に感染源があるケースでは，多少のリスクを考えてもそれを除去しなければ治癒に導くことができない．このようなケースでは，除去を前提とした治療計画の立案が必要となる．

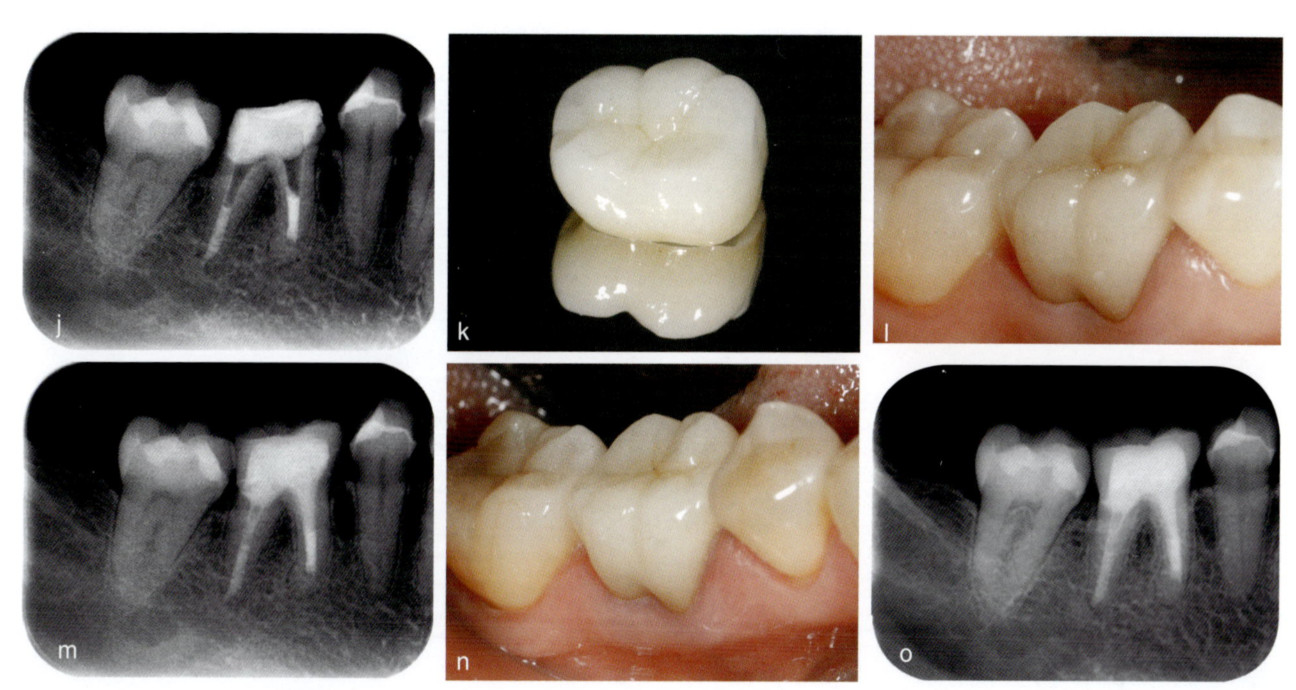

図 12　根管内破折片除去症例②

a：術前口腔内写真．自発痛（＋），打診痛（＋），根尖部圧痛（＋），瘻孔（－），歯周ポケット（全周 3mm 以下）．何もしなくても常に鈍痛があり，打診に強く反応した
b：術前デンタル X 線写真．近心根，遠心根ともに根尖部に透過像が確認できる．近心根には破折ファイル様の不透過像が認められる
c：感染根管治療を開始，歯冠継続歯を除去すると残存歯は広範囲に二次齲蝕が広がっていた
d：近心根のガッタパーチャを除去すると，イスマスに破折ファイルが咬み込んでいた
e：超音波チップを使用し，咬み込んだ破折ファイルを緩めていく
f：除去した破折片は 3mm 程度であった
g：破折ファイル除去直後のデンタル X 線写真
h：ファイル破折片を除去すると，その周囲や根尖方向にガッタパーチャやシーラー，歯髄の残渣が大量に存在していた
j：近心根は閉塞していたが，臨床症状の消退，根尖部透過像の縮小を認めたため，根管充填を行った
k：IPS e.max（Ivoclar Vivadent）にて最終修復を行った
l：最終修復時の口腔内写真
m：最終修復時のデンタル X 線写真．根尖部透過像は縮小傾向にある
n：術後 4 年 8 カ月経過の口腔内写真
0：術後 4 年 8 カ月経過のデンタル X 線写真．臨床症状なく安定した経過をたどっている

ファイル破折片の考え方　POINT2

- 破折片を除去して初めて感染源にアプローチすることが可能となった
- 症例②は「破折片が感染源除去の阻害因子になっているケース，除去は必要である」

3）根管内器具破折症例③

患者は 18 歳男性，患歯は 6|．他院にて 1 年前に歯髄炎のために神経を抜いたが，治療が終わらないうえに歯肉が腫れて膿が出てきたため転院してきた（図 13a）．いつも

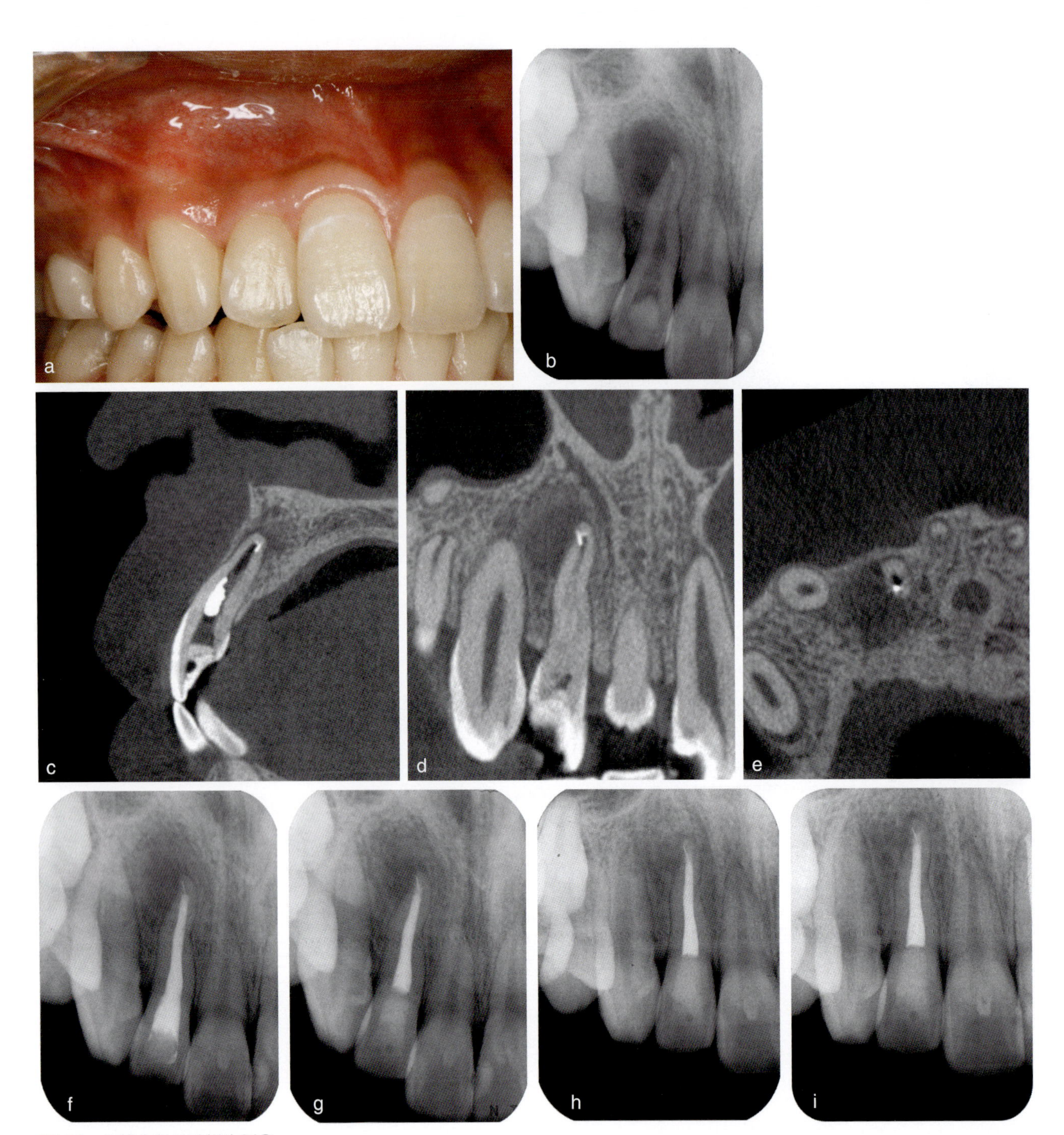

図 13　根管内器具破折症例③

a：|2 初診時口腔内写真．いつも膿が出ているような嫌な匂いがする．自発痛（＋），打診（＋＋），根尖部圧痛（＋），サイナストラクト（－）．打診痛，根尖部圧痛に強く反応した．修復物はなく，プロービングデプスは全周 3mm 以下であった

b：術前デンタル X 線写真．患歯の 2| は非常に長く，2 回湾曲している．根尖部にファイル破折片様の不透過像が確認できる．また根尖から遠心方向に透過像が広がっている

c ～ e：術前 CBCT 画像（Finecube）．破折片様の不透過像は，遠心に開口した根尖孔に咬み込んでいる．病変は 3| 根尖方向まで大きく広がっている

f：根管充填時のデンタル X 線写真．3 回の治療を行い，臨床症状は消退したため，ガッタパーチャを用いて側方加圧根管充填した

g：4 カ月経過のデンタル X 線写真．根尖透過像は徐々に縮小傾向にある

h：10 カ月経過のデンタル X 線写真．根尖透過像はさらに縮小している

i：1 年 10 カ月経過のデンタル X 線写真．根尖透過像はやや残っているが，さらに縮小した．臨床症状もなく安定している

重い感じがあり，強い自発痛と根尖部圧痛を認め，歯肉はやや腫脹していた．デンタルX線写真では，2回ほど湾曲した根管の先端にファイル破折片と思われる不透過像および根尖から遠心方向に広がる透過像を確認できる（**図13b**）．術前CBCT（**図13c～e**）では，破折片様の不透過像は根尖孔に咬み込んでいることがわかった．診断を，根管治療開始歯および症候性根尖性歯周炎とし，ファイル破折片にアプローチできない場合，逆根管治療に移行することに同意をいただき，感染根管治療を開始した．

根尖管内にアクセスしマイクロスコープ下で根管内を観察しても破折片を視認することができかかったため，除去は不可能と判断した．破折片までを根管形成し，根管内吸引洗浄法を用いて根管洗浄を行った．徹底的な根管洗浄が効果的だったのか，症状は消退したため，ファイル破折片直前まで側方加圧で根管充填を行った（**図13f**）．

最終修復はコンポジットレジンで髄腔開拡の充填を行い，経過観察を行った．すると，ファイル破折片は残存しているにもかかわらず，術後4カ月ぐらいから，徐々に根尖透過像が縮小してきた．患者が進学で遠方に引っ越してしまう1年10カ月まで経過を見ることができたが，そのころには根尖透過像はほぼ消退しつつあった（**図13g～i**）．不快な臨床症状は完全に消失し，患者は非常に喜んでいた．

本症例では，術前に強い症状があり，強い感染が疑われたケースであったが，ファイル除去を行わず，通常の感染根管治療を行うことで，治癒に導くことができた．このようなケースではついファイル除去に目が行ってしまい，除去だけに注力してしまいがちである．しかし，治療の本質はファイル除去ではない．

Panitvisaiらは，成人の非外科的根管治療において根管内器具残存症例と通常の症例の成功率に差があるかメタアナリシスを行い，調査した[11]．包含基準に合った論文は2題だったが，その2題のうち1題はCrumpらのもので1970年に報告されていた[12]，またもう一題はSpilらが2005年に報告している文献だった[13]．2題の文献は35年という年代の差があり，テクニックやマテリアルも異なるが，どちらの文献も根管内器具破折片の有無が成功率に影響しないという結論であった．

また，Meifuらは，根管内に器具破折片を有する102症例の後ろ向き研究を行い，成功率に影響する因子を調べた[14]．その結果，全体の成功率は84.4%で根管内の破折器具の有無で成功率に有意差はなく，成功率に影響する因子は根管充填の質のみであった．

このように，ファイル破折片が根管内にあることだけが治癒を妨げるのではない．起きている症状の改善は根管系全体を感染の総量と捉え，破折片の有無にかかわらず，私たちは常に質の高い根管治療を行うべきである．そして，患者の免疫力が許容できるまで感染源を減らすことができたら，緊密な根管充填および歯冠修復によってその状態をできるだけ長い期間固定すること，これが何よりも重要である．本症例は，筆者に経過観察のなかでこのようなことを教えてくれた，示唆に溢れた症例であった．

ファイル破折した，破折片を発見した

除去する必要があるかどうかの見極め

1. 除去しない，する必要がない
・できるところまで適切に根管治療して経過観察
・二次災害が起こらないように注意

2. 除去する必要がある
・除去できる環境があるか？
・テクニックはあるか？
・残存歯質の厚みは？
・外科のオプションはあるか？
・スムースに紹介できる専門医はいるか？

破折ファイル除去に際してのリスクとベネフィットを十分に考慮する必要がある

図 14 ファイルが破折した，破折片を発見した際の対処法

ファイル破折片の考え方 POINT3

・ファイル破折片ばかりに目を向けずに，感染の総量を減らすことにも全力を尽くそう
・「どんなケースでも，まずは質の高い根管治療を行うことをいつも心がけることが重要」

ファイル破折片に遭遇したら

ファイル破折を起こした，または破折片のある症例に遭遇したときに，どのように考え治療にあたるべきか，3つの症例から考察した．まずは，その破折片を除去するべきかどうかの見極めを行う．そのうえで，除去する必要がない症例であれば，できるところまで適切に根管治療を行い，長期的な経過観察を行う．その際には，ファイルのさらなる押し込みや，根尖孔外への溢出などに注意が必要である．一方で，ファイル破折片除去を行う必要があると考えられる症例は，まず，自分にその破折片を除去できる環境があるか，およびテクニックがあるかを見極めたうえで，残存歯質の厚み，外科処置の必要性など考慮し治療計画を立てていく．その際に，自分にできないと考える症例については，専門医への紹介という選択肢をもっておくことも非常に重要である．そして，除去を行うにしても，行わないにしても，なぜそのような治療を行うのかということを患者にわかりやすく説明し，責任をもって長期的な経過観察をすることが必要である．

本稿では，根管内の器具破折片に対して，除去の方法だけではなく，その前に行う適

切な治療方針の立て方について考察した．対峙している眼の前の歯にとって最良の選択肢が取れるよう，根管内ファイル破折片についての「リスクとベネフィット」を常に考えて治療にのぞんでほしい（**図 14**）．

文献

1）C.R. バレットほか著，岡村弘之ほか訳．材料科学 2 －材料の強度特性．培風館，1980；27-32.
2）Sotokawa T. An analysis of clinical breakage of root canal instruments. J Endod. 1988; 14（2）: 75-82.
3）外川　正．歯内療法用器具の根管内破折防止方法．日歯保誌．1993；36：868-873.
4）Hargreaves KM, Berman LH. Cohen's Pathways of the Pulp, 10th Edition. Mosby, 2015.
5）Tzanetakis GN, et al. Prevalence and management of instrument fracture in the postgraduate endodontic program at the Dental School of Athens: a five-year retrospective clinical study. J Endod. 2008; 34(6): 675-678.
6）Madarati AA, et al. Endodontists experience using ultrasonics for removal of intra-canal fractured instruments. Int Endod J. 2010; 43(4): 301-305.
7）Madarati AA, et al. Management of intracanal separated instruments. J Endod. 2013; 39（5）: 569-581.
8）Shahabinejad H, et al. Success of ultrasonic technique in removing fractured rotary nickel-titanium endodontic instruments from root canals and its effect on the required force for root fracture. J Endod. 2013; 39(6): 824-828.
9）Nevares G, et al. Success rates for removing or bypassing fractured instruments: a prospective clinical study. J Endod. 2012; 38(4): 442-444.
10）Madarati AA, et al. Vertical fracture resistance of roots after ultrasonic removal of fractured instruments. Int Endod J. 2010; 43(5): 424-429.
11）Panitvisai P, et al. Impact of a retained instrument on treatment outcome: a systematic review and meta-analysis. J Endod. 2010; 36(5): 775-780.
12）Crump MC, Natkin E. Relationship of broken root canal instruments to endodontic case prognosis: a clinical investigation. J Am Dent Assoc. 1970; 80(6): 1341-1347.
13）Spili P, et al. The impact of instrument fracture on outcome of endodontic treatment. J Endod. 2005; 31(12): 845-850.
14）Fu M, et al. Removal of broken files from root canals by using ultrasonic techniques combined with dental microscope: a retrospective analysis of treatment outcome. J Endod. 2011; 37（5）: 619-622.

グライドパス

古畑和人

グライドパスとは?

グライドパスとは，もともと航空用語で，航空機を安全に着陸させるために，着陸経路を規定する支援システムの一つを指している．これを受けて飛行機は，一定の降下角度の範囲を保って，安全性の確保された経路をたどり着陸をすることができる．たとえば悪天候で視界が妨げられているときにも，自機が滑走路に対して正しい角度で侵入しているのかを判断できるのである．空港へ着陸する飛行機の軌跡を長時間カメラで記録してみると，その軌跡は美しく重なり，空路を安全に利用できる目に見えない技術がそこにあるのを感じることができる．図 1 は筆者が羽田空港で夜間の飛行機の着陸経路を撮影した光跡写真である．着陸に向けた飛行機の光跡が美しく重なっていることがわかる．

歯内療法におけるグライドパス（Endodontic Gridepath）とは，何を指しているのだろうか．グライドパスという用語自体は，歯内療法では 2000 年ごろを境に文献上で使用され始めている．West は 2006 年の文献にグライドパスについて，“a smooth, though perhaps narrow, tunnel from the orifice to the electronic portal of exit or the radiographic terminus.” と記述している[1]．また，同じ著者による 2010 年の文献では，やや表現を変えて “a smooth radicular tunnel from canal orifice to physiologic terminus (foraminal constriction)” と記載している[2]．いずれにしても，「根管口から根尖孔までスムースにつなぐ，細い通り道」ということである．

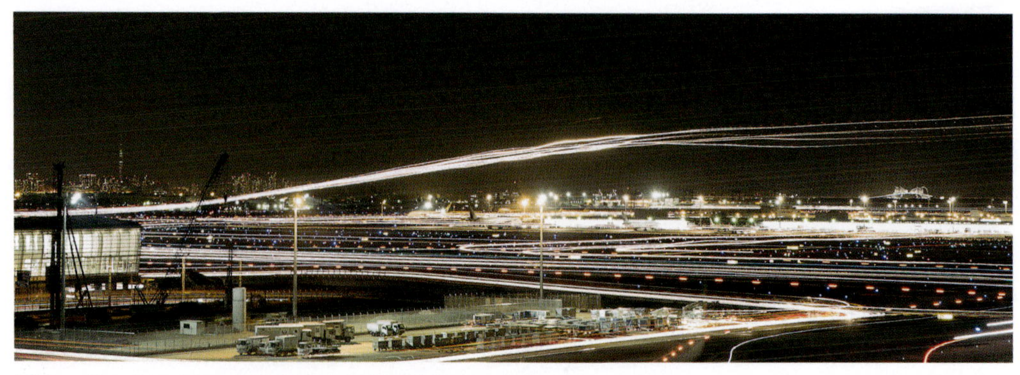

図 1　グライドパスの支援を受けた飛行機降下の光跡写真

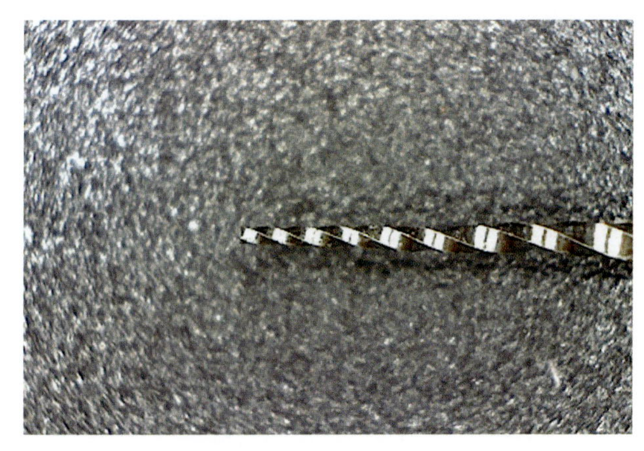

図2 破折したファイル（ProTaper Next X1）の先端

グライドパスの存在意義

1）グライドパスは必要か

まず，そもそもグライドパスは必要なものなのだろうか．つまり，グライドパスの形成を行わずに，ファイルを回転あるいはレシプロケーションモーションさせるハンドピースとNiTiファイルを用い根管形成を開始してよいか，という点を考える必要がある．

グライドパスを付与することで，根管治療の初期のステップでスムースな根管の通り道を付与することにより，根管形成の際のファイルを根管形態に沿わせて安全に根尖孔までガイドすることが期待される．根管内をファイルが安全に滑空し，根尖に適切にランディングすることを補助する，まさに歯内療法におけるグライドパスである．

NiTiファイルの使用が一般臨床家に広がりを見せている．それとともに，ファイルの破折や根管からの逸脱など，避けなければならない，そして避けることが難しい課題が，一般臨床家に突き付けられている．

次々と新しいNiTiファイルが研究，開発，発売されて，われわれ臨床医はその情報収集やトレーニングに多くの時間を割くことが求められている．そこでは材料や設計，表面処理などの改善を計り，「速い」「折れない」「ファイル本数が少ない」などの効果がアピールされている．

一方で，新たな製品に期待を寄せて使用してみると，折れにくくなっているという実感はあるが，「折れない」ファイルは存在していないことがわかる（図2）．スピーディかつ安全で適切な根管形成のために，高価なNiTiファイルシステムを導入するにあたって，グライドパスの存在意義を考える必要がある．

2）グライドパス形成とファイル破折

グライドパス形成の目的の一つは「ファイルの破折を減らす」ことである．Jonkerらはグライドパスの形成の有無で，WaveOneファイル（デンツプライシロナ）が何本

表1 WaveOneファイルが破折までに形成できた模擬根管模型の根管数（異なるアルファベット間で有意差あり）

Group	ファイル破折までの根管数（本）		形成に要した時間（秒）	
	平均値	標準偏差	平均値	標準偏差
グライドパスなし	7.4[b]	0.89	21.2[c]	0.2
手用ファイルでグライドパス形成	17.6[a]	1.14	15.0[d]	0.47
ロータリーファイルでグライドパス形成	19.2[a]	0.84	12.7[e]	0.22

グライドパスの形成がある群が有意にファイルが折れにくく，WaveOneファイルを使用する時間が短い

まで破折せずに形成できるかを比較した[3]．15号，0.02テーパーの湾曲根管を模したトレーニングブロック300個を用意し，グライドパス形成なし，手用ステンレススチールKファイルを用いたグライドパス形成あり，ロータリーファイル（PathFiles，デンツプライシロナ）を用いたグライドパス形成あり，の3群にブロックを100個ずつ割り振り，さらにそれを20個ずつのサブグループに分けてWaveOneファイル（25/.08）で作業長まで根管形成を行った．形成終了後はファイルを交換せずに新たなブロックの形成を行い，ファイル破折に至るまでに形成終了できたブロック数を記録した．また，この研究では形成に要した時間も計測している．それらの結果は**表1**の通りであった．

この結果からは，グライドパスが形成されていない根管ではWaveOneファイルが破折に至るまでの根管数が少なく，破折しやすいという結果になった．一方，グライドパスの形成に手用ファイルとロータリーファイルのいずれを用いた場合も根管数に差はなかった．このことから，グライドパスの形成は，マニュアルか電動かにかかわらずWaveOneファイルにかかる負荷を軽減している可能性が考えられる．またWaveOneファイルでの根管形成に要した時間は，グライドパス形成をしていない群のほうが長くかかり，グライドパスの存在がWaveOneファイルの使用時間を短くしていることがわかる．NiTiファイルの破折の原因は「疲労破折」と「ねじれ破折」に分類される．WaveOneファイルの使用時間が短いことは，ファイルの「疲労」を軽減させる一つの要因かもしれない．

また，NiTiファイルの使用に際し，ファイルが根管にガッチリと食い込んでしまう「テーパーロック」と呼ばれる状況が，NiTiファイルの破折のもう一つの原因であるファイルのねじれ破折を引き起こす．グライドパスの形成を行わずにNiTiファイルを使用すると，ファイルと根管内壁の接触領域が増加し，それに伴いロータリーファイルのねじれ応力が急激に増大する[4,5]．あらかじめテーパーロックを引き起こしにくい環境を付与することで，ファイル破折のリスクを小さくすることが期待できる．

Rolandら[6]やBeruttiら[7]はロータリーNiTiファイルを使用する前にプレフレアリングを行うことが，ファイル破折を減少させうることを報告し，ロータリーNiTiファイルを用いた根管形成の手技で重要なステップであることを示した．グライドパスという用語自体は2000年ごろから登場し，RuddleらがProTaperシステムの安全な使用法について記載した際にその手技として紹介している．ここではロータリーNiTiファイ

ルである ProTaper を使用する前にグライドパスを形成することが勧められている．また，ロータリー NiTi ファイルの破折について調査した同じグループによる2つの研究[5,8]で，湾曲根管においてグライドパスの形成がファイル破折の発生率を低下させることも述べられている．

訓練された歯内療法専門医だけでなく，一般臨床家に広くロータリー NiTi ファイルが使用されるようになり，安全性を確保するためにグライドパス形成を根管形成の手技に加えることは有用である．

3）グライドパス形成とトランスポーテーション

グライドパスの形成によって得られる可能性があるもう一つのメリットは，「トランスポーテーション」の減少である．トランスポーテーションは，ファイルの弾性によって根管本来の形態に追随できずに，根管が偏位してしまうことである．NiTi ファイルはそのしなやかさからトランスポーテーションの抑制が期待されているが，現実にはいずれのファイルにも復元力が存在するため，トランスポーテーションの発生をできるかぎり減少させることが求められ，グライドパスの形成がこれに寄与する可能性が考えられている．

（1）手用ファイルとロータリーファイルの比較

S 字上に湾曲する根管で手用ステンレススチール K ファイルと 2 種類のロータリー NiTi ファイル（PathFiles（デンツプライシロナ），ScoutRace（FKG，日本未発売））を用いてグライドパスの形成を行った研究では，ScoutRace が最ももともとの根管形態を維持しており，PathFiles がそれに続く．手用ファイルは最も変位が大きかった[9]．

一方，湾曲した下顎大臼歯の近心根に対して，手用ステンレススチール K ファイルと 2 種類のロータリー NiTi ファイル（PathFiles，Mtwo（松風））を用いてグライドパスの形成を行った研究では，いずれのファイルでもトランスポーテーションに有意差がないという結果であった[10]．

グライドパス形成用のロータリーファイルを用いて形成を行ったものは，手用ファイルに比較して，グライドパス形成終了時のトランスポーテーションは両者は同等，またはロータリーファイルのほうが良好な結果を示すようだ．

（2）ロータリーファイル間での比較

2 つのロータリー用グライドパス形成ファイル（PathFiles と V Glide path2（SS White，日本未発売））を比較した Dhingra & Manchanda の報告では，両者のトランスポーテーションには差がなかった[11]．また，D'Amario らも同様に G File（Micro-Mega，日本未発売）と PathFiles でのグライドパス形成でトランスポーテーションには差がなかったと報告している[12]．

一方，Ajuz らは S 字状根管へ ScoutRace（FKG，国内名 Race，白水貿易）と PathFiles を用いたグライドパス形成時のトランスポーテーションを比較した結果，ScoutRace のほうが優れていたことを報告している[9]．

ロータリーファイル間ではあまり大きな違いは出ないという報告が多いが，ファイルによって得手不得手があるようである．

(3) グライドパス形成の有無と根管形成終了時のトランスポーテーション

グライドパスの有無が，ロータリーファイルシステムを用いて根管形成を終了させた後のトランスポーテーションに与える影響を調べた報告では，Mtwo（松風）を用いたUroz-Torres らによると両者には差がなく[13]，Elnaghy らは ProTaper Next（デンツプライシロナ）を用いた根管形成において，ProGlider（デンツプライシロナ）を用いてグライドパスを形成したほうが，しなかったものよりもトランスポーテーションが少なく，グライドパスの形成が有効であるとしている[14]．Mtwo は一番小さい番手のファイルが #10/.04 であり，ややテーパーが大きいが他のグライドパス形成用ファイルに近い形状をもつこのファイルを初めに用いるため，グライドパスの形成に近い役割を果たしている可能性がある．トランスポーテーションを抑えて根管形成を行うということを考えた場合，グライドパスの形成はなされているほうがやや好ましいといえる．

グライドパス形成の準備

グライドパスの形成は根管形成のための準備の手順であるが，グライドパスの形成にも準備の手順がある．

まず，グライドパスの形成の前段階として，根管口明示ののちに，根管上部の形成（プレフレアリング）を行う．根管上部を適切に処理してストレートラインアクセス（図 3）を得ることができれば，より容易かつ安全に最初のファイルを根尖まで進めることができるようになる[6,7]．また，細い番手のファイルで形成するエリアを縮小できるため，ファイルの疲労を避けることにもつながる．根管の最終形成を安全に進めるために有効なグライドパスだが，そのグライドパスを安全に形成するために必要な前準備がプレフレアリングになる．つまりプレフレアリングによってストレートラインアクセスを得ることが根管形成を成功に導くためのスタートポイントである．

具体的な手順として，まず根管口を明示する．必要があれば象牙質の根管口付近の三角形の張り出しを削合し，超音波スケーラーなどを用いて根管口部を開拡し，次亜塩素酸ナトリウム水溶液を髄室に貯留して根管上部のデブリを超音波スケーラーなどを用いて洗浄し除去する．その後，根管内へ次亜塩素酸ナトリウム水溶液を根管上部に満たした状態でファイルを挿入する．手用ファイルを用いて行う場合，35 号のファイルが根

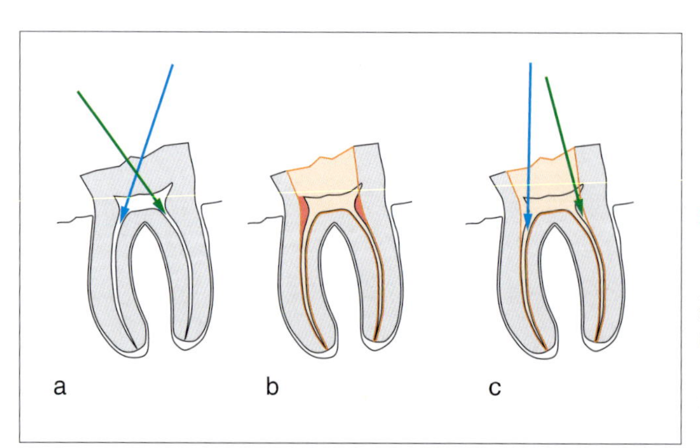

図 3　ストレートラインアクセス
a：もともとの根管のままではファイルの挿入が難しい．b：歯頚部の赤網掛け部を削除し，直線的なインスツルメントの挿入方向を確保する．c：ファイルの挿入が容易になり，根管の湾曲度も小さくなる

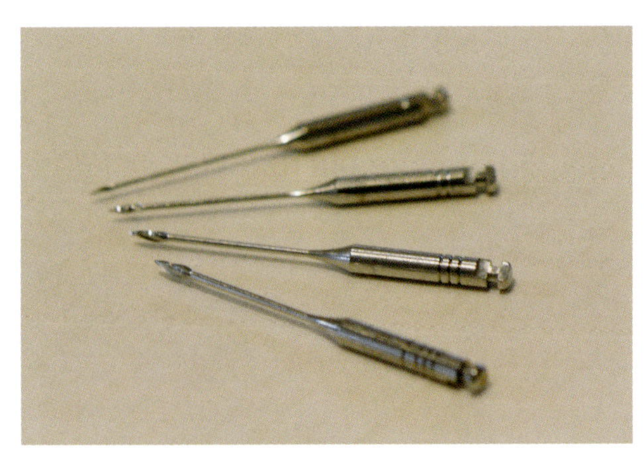

図 4　ゲーツグリッデンドリル

管中央付近に入るまでクランダウン法で根管上部の形成を行い，ゲーツグリッデンドリル（図 4）や根管上部形成用のロータリーファイルなどでさらに上部の形成を進める．

適切に髄腔開拡が形成されおり，ストレートラインアクセスが得られているならば，#35 の手用 K ファイルを根管内に挿入して指を離しても窩洞の内壁にファイルが当たらずに，根管で維持された状態でファイルが自立する．根管上部形成用のロータリーファイルを用いて行う場合も，同様の状態を目指して行い，ストレートラインアクセスが得られた段階で次のステップ，すなわちグライドパスの形成に移行する．

手用ファイルを用いたグライドパス形成

手用ファイルでもロータリーファイルでも，まず根管口を発見し，ストレートラインアクセスを得るために根管上部の形成を行ったうえでグライドパスの形成を行うということは変わりがない．根管上部の形成は超音波スケーラーや根管上部形成用のロータリーファイル，ゲーツグリッデンドリルなどが適している．ここで述べるグライドパスの形成は，根管上部の形成が終了した後の手順となる．

先に紹介した West は，文献[2] のなかでグライドパスのあり方について，“The glidepath must be discovered if already present in the endodontic anatomy or prepared if it is not present. The glide path can be short or long, narrow or wide, essentially straight or curved” と記載している．「長かろうと短かろうと，細かろうと太かろうと，曲がっていようとまっすぐであろうと，とにかくグライドパスは見つけるなり形成するなりすべきである」ということだ．さらに同じ文献のなかで，グライドパスの形成の一つの目安として，“Its minimal size should be a “super loose No. 10” endodontic file” と述べている．つまり，10 号のファイルが根尖まで抵抗なく挿入でき，15 号のファイルを作業長まで挿入できる状態を目標とする．これがこの後に続くロータリーファイルを安全に根尖まで導いてくれる．そのために「根管の解剖を知ること」「X 線写真上の根尖へのファイルの到達を目標とすること」「ファイルの挿入を妨げる要因を知ること」「適切なグライドパス形成のためのスキルを身に付けること」の 4 つのスキルが必要であると West は述べている．

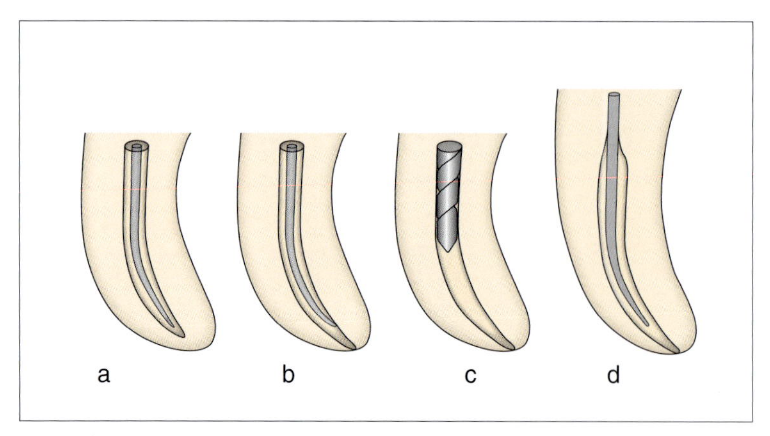

図 5　穿通しない要因
a：根管が閉塞している，b：ファイルと根管の湾曲が一致していない，c：ファイル先端が太すぎて根尖まで届かない，d：ファイルが根管中腹にロックしている

すべての根管は異なる形態をもっているが，根管口が見つかりにくい場合などに闇雲に根管を探すことは困難である．典型的な解剖学的形態を知り，探索するポイントを押さえることは，根管内にインスツルメントを挿入するうえでの有益な準備となり，健全な歯質の不必要な喪失を避けることにもつながる．適切に見つけられた根管にファイルを挿入し，根尖を目指してネゴシエーションを行う際，X線写真上の根尖は解剖学的根尖とは多くの場合で異なるが，穿通を試みる際の基準となる位置であることは間違いない．このポジションを目標にプレカーブを付与したファイルを丁寧に根尖まで運んでいく．

このとき，ファイルが思ったように穿通しないことがある．なぜ穿通しないのか，その理由を切り分けることで問題解決につなげることができるかもしれない．根尖までファイルが通らない場合，「根管が閉塞している」「ファイルと根管の湾曲が一致していない」「ファイル先端が太すぎて根尖まで届かない」「ファイルの軸が根管中腹にロックしている」といったものがあげられる（図 5）．現実にはこのなかの複数の要素が複合的に現れたものであることが多い．このような穿通を妨げる障壁を回避するための手技として，West は「Follow」「Smooth」「Envelope」「Balance」と呼ばれる 4 つの手技を提唱している．

1）Follow

まず 10 号や 15 号のファイルを用いて根尖への到達を試みる．この際，ストレートな根管であれば問題ないが，デンタルX線写真では頬舌的な湾曲が把握できないため，湾曲があるものと考えてプレカーブをあらかじめ付与したファイルを挿入することが多い．

AAE（米国歯内療法専門医協会）に所属する歯内療法専門医にアンケートを取った結果を見ると，84％の専門医がプレカーブを付けたファイルでネゴシエーションを行うと答えていた．プレカーブは根管の湾曲に合わせて付与するが，ファイルの先端にプレカーブを付与する場合はピンセットの先端を用いてファイルの先端を把持し，ファイルの先端 1mm 程度がなめらかな湾曲となるように曲げて行う（図 6）．

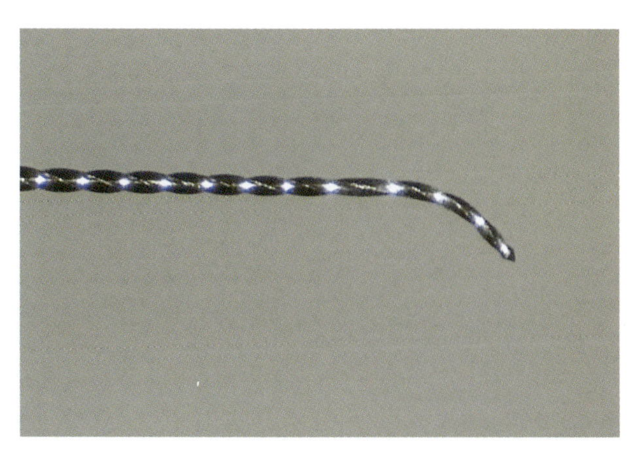

図6　ファイル先端に付与したプレカーブ
根尖部の湾曲に合わせてファイルの先端部にも湾曲を付ける．折り曲げているわけではないことに注意

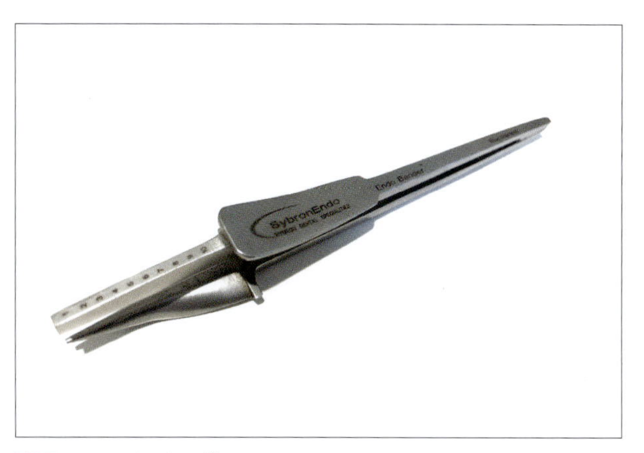

図7　エンドベンダー
ファイルの先端部をつまむことで，任意の曲率の一様な湾曲のプレカーブをファイル先端に付与することができる

この際，ファイルの先端を「折り曲げる」ことでファイル先端の方向を変えるのではなく，あくまで根管形態に沿うように「湾曲を付ける」ということに注意が必要である．また，ファイル先端にプレカーブを付与することを目的としたインスツルメント（エンドベンダー，ヨシダ，図7）も存在する．把持する位置によって異なる曲率の湾曲を付与することができる．

2）Smooth

レッジを形成しないよう，ファイルを微細に上下に動かしてスムースな経路を形成する．ファイルは振幅が1mm以内のごく小さなファイリングモーションで穿通性を失わないよう注意して行っていくが，根管が細いとファイルと根管がバインディングして動かしにくいことが多い．その場合は小さいクロックワイズローテーション（時計回り）でバインドを緩めて進めていく．

3）Envelope

ファイルが根管の途中でバインディングしてしまい，X線写真上での根尖までファイルが到達しない場合でも，先を急いで根尖方向に力を入れてファイルを操作してはいけない．

Westは手用ファイルを用いてこれを解決しようとするならば“Envelope of Motion”といわれるファイル操作が適しているとしている．これはファイルを大きく湾曲させてリーミング，またはクロックワイズローテーションでファイルを動かし，根管内壁をそぐようにして形成する．ファイル操作によって削合されるのはファイル側面が触れている部位であり，根管中腹を形成してファイルのバインディングを弱め，根管に対して同心円状に形成することができる．

4）Balance

細い根管にファイルを追随させることを目的としたファイル操作として，バランスド

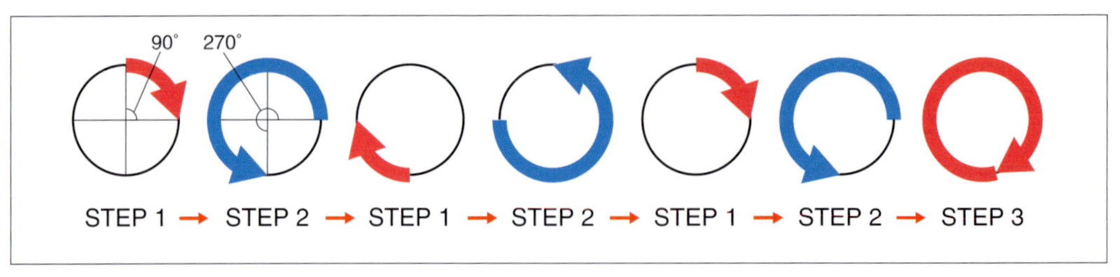

図 8　バランスドフォーステクニック
STEP1：90°時計回りに回転，STEP2：ファイルの挿入位置を保ちながら 270°反時計回りに回転，STEP1 と STEP2 を 2 ～ 3 回繰り返し，STEP3：360°から 720°時計回りに回転させて，根管から引き抜く

フォーステクニックがあげられる（図 8）．これはファイルを 90° 時計回りに正回転させたのち，ファイルの深度を保ちながら 180 ～ 270° 反時計回りに逆回転させて，数回繰り返したのちに時計回りに 1 ～ 2 回転させて引き抜く方法である．

この方法は，ファイルを逆回転させている間は，ファイルが根管壁から反発される動きとなり，レッジが形成されにくいことが特徴的で，とくに湾曲のある根管に有効である．

これらの 4 つのテクニックに基づいて，10 号または 15 号のファイルがスムースに根尖まで到達できるようになった時点，あるいは 1 つ上の番手のファイルが根尖まで到達できるようになるまで形成ができた時点で，手用ファイルを用いたグライドパスの形成は終了する．

ロータリーファイルを用いたグライドパス形成

前項と同様，根管上部の形成がなされているという前提でロータリーファイルを用いたグライドパスの形成について見ていく．

各社から NiTi 製のグライドパス形成用ファイルが数多く販売されている（表 2, 図 9, 10）．この NiTi 製のロータリーファイルを用いてグライドパスを形成する際にも，手用ファイルでの形成と同じく，基本的には細い番手（10 号程度）の手用ファイルでネゴシエーションし，穿通の確認をしてから使用すべきである．

NiTi ファイルは材料と設計において穿通性が優れているファイルではない．細い番手のステンレススチールファイルを根尖まで到達させ，そこをガイドにして形成を行う．これについては各メーカー推奨の手順が定められているため，参照されたい．ここではグライドパス形成用のファイル，あるいはグライドパス形成に使用できると考えられるいくつかのファイルを例として紹介する．

1）HyFlex EDM GPF（東京歯科産業）

HyFlex EDM シリーズのなかのグライドパス形成用ファイルである．HyFlex EDM ファイルの特徴としては，表面が放電加工により処理されており，ファイルの機械的加工上どうしても残ってしまう表面の傷などを除去して，変形時の意図しない応力の集中

表2 主なグライドパス形成用ファイルのテーパー設計

	手用 Kファイル		HyFlex EDM GPF	スーパーファイル	EndoWave MGP Kit			ProGlider	NEX NiTi ファイル				Race ISO 10		
メーカー	各社		コルテン	マニー	モリタ			デンツプライシロナ	ジーシー				白水貿易		
先端径	10	15	10	10	10	15	20	16	10	10	10	15	10	15	20
テーパー	Fixed		Fixed	Fixed	Fixed			progressive	Fixed				Fixed		
	0.02		0.05	0.02	0.02			0.02～0.085	0.02	0.04	0.06	0.02	0.02		
D0	10	15	10	10	10	15	20	16	10	10	10	15	10	15	20
D4	18	23	30	18	18	23	28	24	18	26	34	23	18	23	28
D8	26	31	50	26	26	31	36	36	26	42	58	31	26	31	36
D12	34	39	70	34	34	39	44	55	34	58	82	39	34	39	44
D16	42	47	90	42	42	47	52	82	42	74	106	47	42	47	52

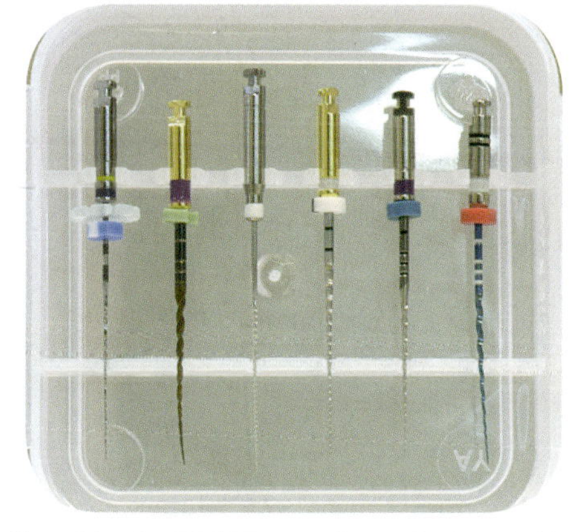

図9 グライドパス形成用ファイル，あるいはグライドパス形成にも用いることができるファイルの例
左から，Race ISO 10（10/.02），HyFlexEDM GPF，スーパーファイル，プログライダー，Mtwo（10/.04），ボルテックスブルー（15/.04，デンツプライシロナ）

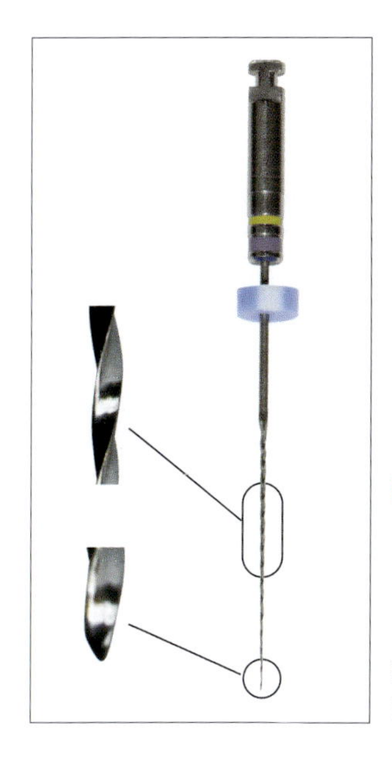

図10 グライドパス形成用ファイル（NEX NiTi ファイル）
NiTi ファイル全般にいえることだが，先端部には刃がなく安全な設計である一方，穿通性に優れているとはいえない

を避けることができ，破折抵抗性が高まるとされている．プレカーブの付与が可能であり，レッジ形成がある根管などでも使用しやすい．滅菌をしての再使用が可能であり，加熱によってファイルの形状が元に戻る性質がある．メーカーは加熱後も変形が戻らなくなったときがファイル交換の時期としている．グライドパス形成用ファイルとして10号で0.05テーパーのものが用意されている．

グライドパスの形成手順としては，必要があれば根管の上部形成を行い，その後10号のステンレススチール製手用Kファイルを用いて穿通させる．根管内を洗浄し，次亜塩素酸ナトリウム水溶液を満たした状態で本製品を300rpm，1.8Ncmで形成を行う．

2）スーパーファイル（マニー）

.02テーパーをもっているロータリー用ステンレススチールファイルである．このうち10号と15号がグライドパス形成に適している．10号のステンレススチールKファイルはもともとNiTiファイルと比較して根管追随性や穿通性が高く，グライドパス形成に優れている．ステンレススチールファイルなので形態の付与がしやすく，ファイルの先端にプレカーブを付与してトライオートZX2のOGPモードでのグライドパス形成を行う．

他のロータリーNiTiファイルと異なり，手用ファイルでのネゴシエーションに置き換えることができるため，形成時間の短縮につながるかもしれない．基本的には単回使用とされている．10号と15号のセットがMGPキットとして販売されている．MGPはMechanical Glide Pathの略である．プレカーブを付与し，反復回転運動するハンドピースで使用して未穿通の根管に対するネゴシエーションを行う方法が，澤田らによって紹介されている[15)]．

3）エンドウェーブ（モリタ）

Endowaveのラインナップのなかで，グライドパス形成用のファイルがEndowave MGP Kitとして販売されている．こちらもスーパーファイルMGPキットと同様に単回使用が推奨されている．ステンレススチールファイルでのネゴシエーションの後に使用する．

4）ProGlider（デンツプライシロナ）

NiTi製ロータリーファイルであり，1本でグライドパスの形成を終了できる．先端は16号相当で，0.02～0.085のマルチプルテーパーとなっている．10号Kファイルでの穿通後に300rpm，2Ncmで使用する．

5）NEX NiTiファイル（ジーシー）

NEX NiTiファイルのラインナップのなかで，#10/.02，#10/.04，#10/.06，#15/.02の細い番手のファイルがグライドパス形成用に使用できる．湾曲が強い場合は#10/.02，#15/.02の順で，石灰化が強い場合は#10/.02，#10/.04，#10/.06の順で使用することが推奨されている．

6）Mtwo（松風）

NiTi製のロータリーファイルで，ややテーパーが大きいが，#10/.04がグライドパス形成用ファイルとして使用できる．手用の10号Kファイルなどでネゴシエーション，グライドパスの初期の形成を行った後に使用することで，ファイルが強くバインディングされることを避けることができる．Mtwoファイルはブラッシングモーションでの使用が推奨されている．

7）Race ISO 10（白水貿易）

Raceのラインナップのなかの#10/.02, #10/.04, #10/.06のファイルである．カッティングエッジがストレートに伸びる領域とスパイラルの領域が交互に配置された独特の設計のファイルである．ステンレススチールファイルでのネゴシエーション後にPre

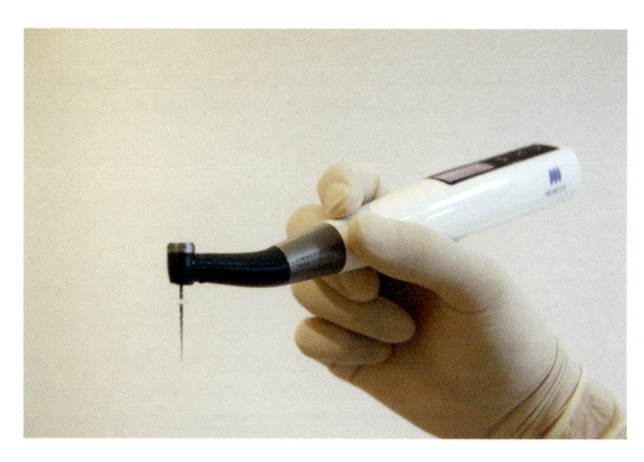

図 11　トライオート ZX2
トルクや回転数，回転方向が設定できるため，一部を除いた多くの NiTi ファイルに対応することができる

Race（白水貿易）などで上部形成を行い，本製品を用いてグライドパスの形成を行う．#10/.02，#15/.02，#20/.02 の組み合わせが販売されている．Race によるグライドパスの形成は，手用ファイルや PathFiles よりも根管形態が維持しやすかったという報告がある[9]．

【エンド用モーターを用いたグライドパスの形成】

モリタから販売されているトライオート ZX2（図 11）には，OGP（Optimun Glide Path）モードが搭載されている．トルクや角度をコントロールした反復回転運動が可能である，ファイルのバインディングによるグライドパス形成時のファイルのねじれ破折のリスクを軽減している．回転角は 90° または 180° に設定できる．通常の根管では 180°，湾曲根管ではファイルの負担を軽減させるために 90° に設定することが推奨されている．

レシプロケーションモーションでは NiTi ファイルの破折率が大きく下がることが報告されており[16]，特にグライドパスに用いるような細いファイルを使用する際には有用かもしれない．このような動きをもつトライオート ZX2 以外にも，同様の，あるいは類似した動作をもつモーターが他社からも販売されているため，ファイルとモーターの組み合わせを考えて選択すればよい．

ファイルによるグライドパス形成に必要な時間

Jonker らの研究[3]では湾曲根管を模した練習用ブロックを，手用 K ファイルのみでグライドパスを形成した群と手用 K ファイルとロータリーファイル（PathFiles）を併用してグライドパスを形成した群で，要した時間を比較した結果，ロータリーファイル併用のほうが有意に形成に必要な時間が短かった．

また，湾曲した下顎大臼歯の近心根管の形成に手用 K ファイルと，ロータリーファイルである G-File，ProGlider のそれぞれを用いてグライドパスの形成を行った 3 群の，形成に要した時間を比較した Paleker らの報告[17]では，K ファイルよりも G File，ProGlider のほうが形成に要した時間が有意に短かかった．

D'Amario らは G-File，PathFiles，手用ステンレススチール製 K ファイルを用いたグ

表3　グライドパス形成時の根尖孔外へのデブリの押し出し量

デブリの押し出し量	ステンレススチールファイル	One G	ProGlider	ScoutRace
平均値	0.177[c]	0.118[b]	0.061[a]	0.117[b]
標準偏差	0.078	0.041	0.036	0.068

異なるアルファベット間で平均値に有意差あり（$P < 0.05$）.

ライドパス形成の時間を比較した．2本のファイルで構成されるG-Fileは，3本のファイルで構成されるPathFilesや，手用ファイルよりもグライドパス形成時間が短かった[12]．

Van der VyverらはProGlider，PathFiles，X-Plorer Canal Navigation File（Clinician's Choice Dental Products，日本未発売），手用ステンレススチールKファイルを用いたグライドパス形成にかかる時間を比較し，ProGliderが有意に他のファイルよりも形成が速かった[18]．これらのロータリーファイルのなかで，ProGliderのみがシングルファイルでの形成となり，他の2製品は3本のファイルで構成されるシステムである．D'Amarioらの研究と類似するのは，ファイルの本数が少ないシステムの形成時間が短いということである．

グライドパスの形成において，手用ファイルよりもロータリーファイルのほうが，またロータリーファイルのなかでは形成に必要なファイルの本数が少ない製品を使用することが，形成時間の短縮につながるといえる．

グライドパス形成と根尖孔外へデブリの押し出し

ステンレススチール製Kファイル，One G（Micro-Mega，日本未発売），ProGlider，ScoutRaceを用いてグライドパスを形成したときに，根尖孔外へ押し出すデブリの量を比較調査した研究[19]を見ると，これらのファイルのなかではProGliderが溢出したデブリの量が最も少なく，One G，ScoutRaceがそれに続き，ステンレススチールファイルは最も根尖孔外に押し出すデブリの量が多かった（**表3**）．

また，グライドパス用のファイルとしてKファイル，G-File，One G，ProGlider，PathFilesのいずれかを用いたグライドパス形成後に，WaveOne Goldを用いて根管形成を行った際に，根尖孔外へのデブリの押し出し量を比較した研究[20]では，One G群はKファイル群よりも有意にデブリの押し出し量が少なく，他のファイル間では押し出されたデブリの量に差はなかった．

これらのことから，グライドパスの形成にロータリーファイルを用いたとき，手用ファイルと比較して根尖孔外へのデブリの押し出しは同程度か，あるいは減少することが考えられる．

グライドパスの有無と術後疼痛

Pasqualiniらは手用のステンレススチール製Kファイルと，ロータリー用NiTiファイルであるPathFilesを用いてグライドパスの形成を行った2群について，フレアアップの有無と術後疼痛の程度の変化を比較した（**図12**）．フレアアップの発生については

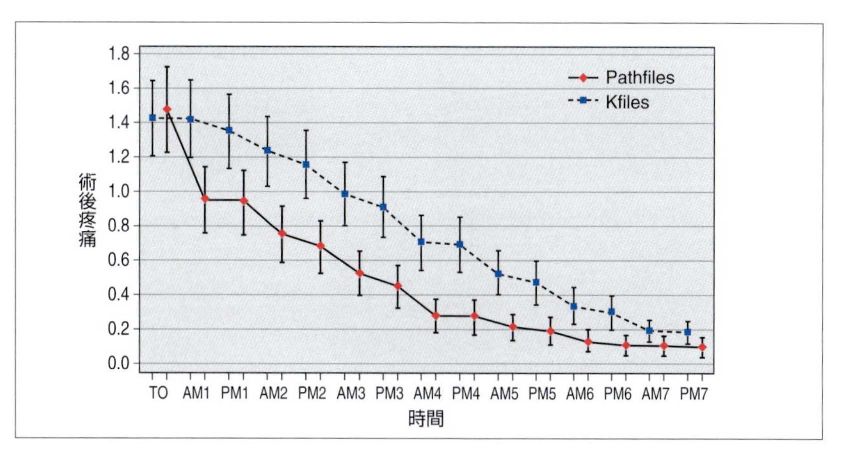

図 12 手用 K ファイルとロータリー NiTi ファイルである Pathfile を用いた根管治療後 7 日間の痛みの程度の推移
3 日目以降は，Pathfile 群のほうが有意に疼痛が少ないと患者が評価している

両者に有意差はなかった．一方，術後痛については，**図 12** に示すように PathFiles 群は K ファイル群よりも痛みが少ない状態で推移し，痛みが消失するまでの期間も短かかった[21)]．ロータリーファイルのほうが，根尖孔外へのデブリの押し出しが少ないことが影響しているのかもしれない．

グライドパスの形成にロータリー用 NiTi ファイルを使用することは，患者の術後疼痛の軽減が期待できる．

手用ファイルを用いたグライドパス形成の実際

6|が齲蝕により歯髄壊死し，根尖部には X 線写真上で透過像を認める（**図 13a**）．ラバーダム防湿下で齲蝕除去，髄腔開拡を行い，根管口を明示した（**図 13b**）．この段階で近心頬側根舌側根管（MB2）の存在も確認でき，根管口からインスツルメントをスムースに挿入するため，超音波スケーラーを用いて歯質を整理した．

30 号の手用ステンレススチール K ファイルが根管中央まで挿入できること，適切なストレートラインアクセスが得られていることを確認し，口蓋，近心頬側，遠心頬側根管を 10 号の手用 K ファイルで，MB2 を 8 号の手用 K ファイルでネゴシエーションを行い，穿通が得られたため，口蓋根管を 20 号，近心頬側根管と遠心頬側根管を 15 号，MB2 を 10 号のファイルがスムースに作業長まで挿入できるようグライドパスを形成した（**図 13c**）．

この際，口蓋根以外の根管にファイルを挿入する際にプレカーブを付与し，1mm 程度の振幅の上下ストロークをさせながら少しずつ根尖までファイルを進めた．ファイルが根管にやや食い込むような感触があれば小さくクロックワイズローテーション，あるいはバランスドフォーステクニックでバインディングを緩めながら，電気的根管長測定器が根尖を示す位置までファイルを挿入した．根管洗浄を行いながら，4 根管ともスムースに根尖までファイルが滑り込むようにグライドパスを付与した時点で，ファイルを試適したデンタルを撮影した（**図 13d**）．X 線写真上の根尖とファイルの到達位置が

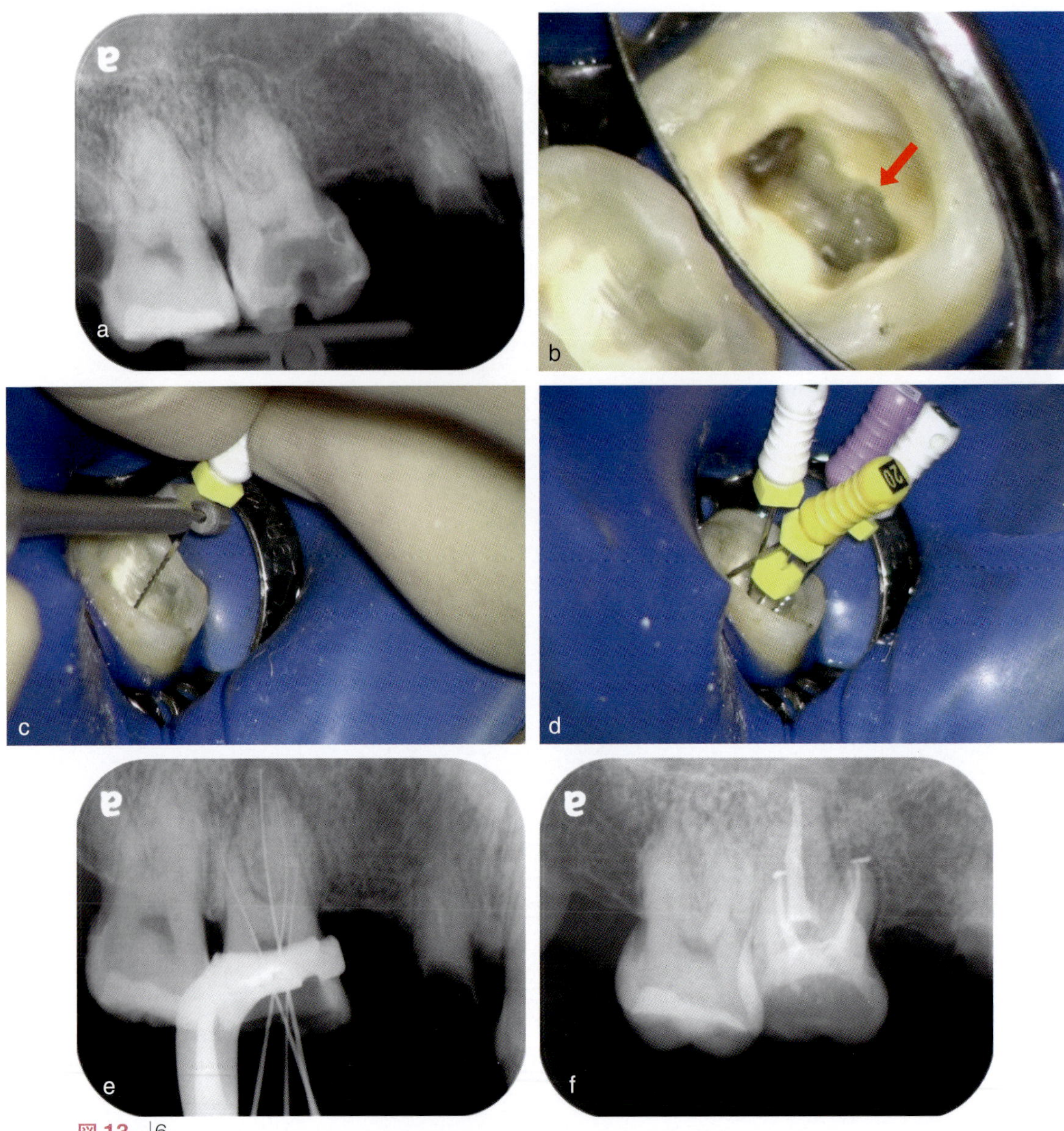

図 13 ⌊6
a：術前Ｘ線写真．歯髄まで及ぶ齲蝕様透過像，根尖部の歯根膜腔の拡大を認める
b：髄腔開拡終了時．近心頬側第二根管の根管口も明らかに認められる（赤矢印）
c：近心頬側根管の 15 号のファイルでグライドパスを形成
d：4 根管すべてグライドパスを形成し，ファイルを試適させた
e：デンタルＸ線写真でＸ線上の根尖とファイルの先端が一致していることを確認
f：根管充填後のデンタルＸ線写真

おおむね一致していることを確認し（**図 13e**），グライドパスの形成を終了とした．

その後は ProTaper Gold を用いて根管形成を行い，垂直加圧充填法にて根管充填を行った（**図 13f**）．

ロータリーファイルを用いたグライドパスの形成

患者は 82 歳，女性，⌊4 の口蓋咬頭が歯肉縁下 2mm で歯冠破折し，大きく露髄して

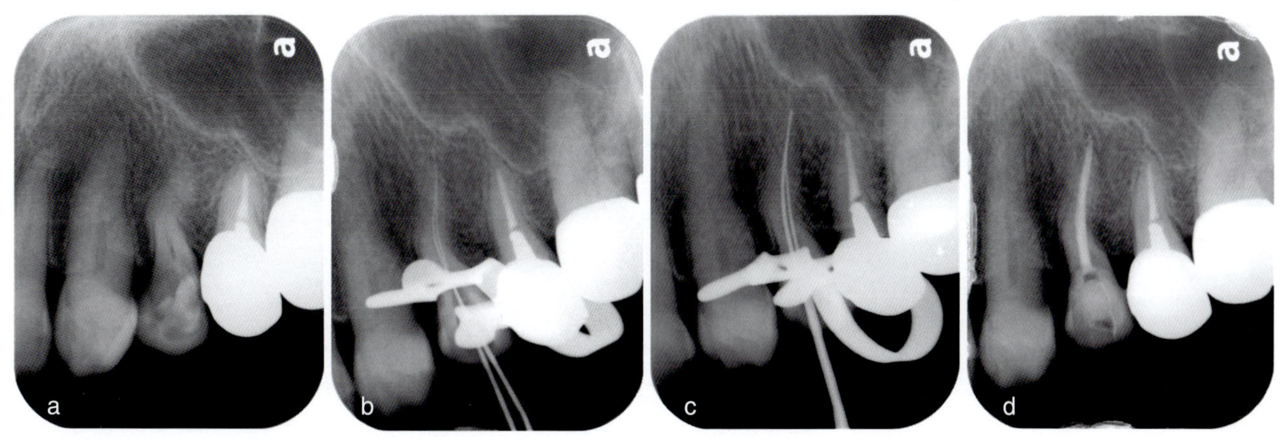

図 14　⌊4
a：銃剣状に湾曲した根形態であることがわかる
b：8 号のステンレススチール K ファイルでの穿通の確認
c：形成終了後のメインポイントの試適．根中央部で根管が合流している
d：根管充填後．術後経過は良好である

冷温痛を訴え来院した（図 14a）．露髄が大きいこと，誘発痛の消失時間が遅延していること，術後は全部被覆冠になることを考慮し，抜髄を行った．デンタル X 線写真では，根管は 2 度湾曲する，いわゆる銃剣状の根形態であった．

浸潤麻酔，隔壁形成のうえでラバーダム防湿を行い，髄腔開拡および根管上部の形成を終了させた．プレカーブを付与した 8 号のステンレススチール製 K ファイルを，1mm 程度の小さいストロークのファイリングとクロックワイズローテーションでファイルのバインディングを緩めながら根尖方向へ進み，頬側根管，口蓋根管ともに穿通を確認した（図 14b）．

10 号のステンレススチール K ファイルを同様に根尖まで強い抵抗なく挿入できるまで形成し，HyFlex EDM グライドパスファイルをトライオート ZX2 の OGP モードを用いて機械的にグライドパスの形成を行った．根尖までの形成が問題なく終了したことを確認し，ProTaper Gold を S1，S2，F1，F2 の順で使用して根管を形成した．30 号のメインポイントを指摘し，X 線写真上で根尖部へメインポイントが届いていること，また根尖付近で根管が合流していることを確認し（図 14c），垂直加圧根管充填法で根管充填を行った（図 14d）．

このように，三次元的に複雑な湾曲がある根管も，適切な根管上部の形成とグライドパスの付与を通して，NiTi ファイルを用いての根管形成をより安全に行うことができる．

まとめ

グライドパスには現在のところ，包括的なものだけでなく，各ファイルシステムに個別に設定されたものにおいても，明確なコンセンサスは存在していないが，ファイル破折予防の観点からは，根管形成に主に用いようと考えているファイルシステムの最も細い番手の先端がバインディングしにくいグライドパスのデザインがよいと考えられる．また，手用ファイルとロータリーファイルによるグライドパスの形成のどちらが優れているのかという点においては，形成時間やトランスポーテーションの大きさなどからロータリーファイルのほうにやや分があるかもしれない．しかし，NiTi製ロータリーファイルでのグライドパスの形成においても，手用ステンレススチールファイルを用いたネゴシエーションが推奨され，不要なものではない．

グライドパス形成にあたって，適切に根管洗浄を行いながら，プレカーブを付与したファイルを用いて，根管に逆らわず，ファイルに無理を強いることなく，丁寧に進めていくことがその後の根管形成をスムースかつ安全に進めるための重要なポイントとなる．グライドパス形成への心構えについてWestは「母なる自然に従え」と述べている．これはグライドパス形成にのぞむ姿勢を，最も端的に表現したものであろう．

文献

1) West J. Endodontic update 2006. J Esthet Restor Dent. 2006; 18(5): 280-300.
2) West JD. The endodontic Glidepath: "Secret to rotary safety". Dent Today. 2010; 29(9): 86, 88, 90-93.
3) Jonker CH, et al. The influence of glide path preparation on the failure rate of WaveOne reciprocating instruments. SADJ. 2014; 69(6): 266-269.
4) Peters OA, et al. ProTaper rotary root canal preparation: assessment of torque and force in relation to canal anatomy. Int Endod J. 2003; 36(2): 93-99.
5) Patiño PV, et al. The influence of a manual glide path on the separation rate of NiTi rotary instruments. J Endod. 2005; 31(2): 114-116.
6) Roland DD, et al. The effect of preflaring on the rates of separation for 0.04 taper nickel titanium rotary instruments. J Endod. 2002; 28(7): 543-545.
7) Berutti E, et al. Influence of manual preflaring and torque on the failure rate of ProTaper rotary instruments. J Endod. 2004; 30(4): 228-230.
8) Martín B, et al. Factors influencing the fracture of nickel-titanium rotary instruments. Int Endod J. 2003; 36(4): 262-266.
9) Ajuz NC, et al. Glide path preparation in S-shaped canals with rotary pathfinding nickel-titanium instruments. J Endod. 2013; 39(4): 534-537.
10) Alves Vde O, et al. Comparison among manual instruments and PathFile and Mtwo rotary instruments to create a glide path in the root canal preparation of curved canals. J Endod. 2012; 38(1): 117-120.
11) Dhingra A, Manchanda N. Modifications in canal anatomy of curved canals of mandibular first molars by two glide path instruments using CBCT. J Clin Diagn Res. 2014; 8(11): ZC13-17.
12) D'Amario M, et al. Evaluation of a new nickel-titanium system to create the glide path in root canal preparation of curved canals. J Endod. 2013; 39(12): 1581-1584.
13) Uroz-Torres D, et al. Effectiveness of a manual glide path on the preparation of curved root canals by using Mtwo rotary instruments. J Endod. 2009; 35(5): 699-702.
14) Elnaghy AM, Elsaka SE. Evaluation of root canal transportation, centering ratio, and remaining dentin thickness associated with ProTaper Next instruments with and without glide path. J Endod. 2014; 40(12): 2053-2056.
15) 澤田則宏，的場一成．ネゴシエーションの新たな試み．日歯内療誌．2017；38(2)：107-113.
16) De-Deus G, et al. The ability of the Reciproc R25 instrument to reach the full root canal working length without a glide path. Int Endod J. 2013; 46(10): 993-998.
17) Paleker F, van der Vyver PJ. Glide path enlargement of mandibular molar canals by using k-files, the proglider file, and g-files: a comparative study of the preparation times. J Endod. 2017; 43 (4) : 609-612.
18) van der Vyver PJ. Creating a glide path for rotary NiTi instruments: part one. International Dentistry SA. 2010; 13(2): 6-10.
19) Ha J-H, et al. Debris extrusion by glide-path establishing endodontic instruments with different geometries. J Dent Sci. 2016; 11(2): 136-140.
20) Gunes B, Yesildal Yeter K. Effects of different glide path files on apical debris extrusion in curved root canals. J Endod. 2018; 44(7): 1191-1194.
21) Pasqualini D, et al. Postoperative pain after manual and mechanical glide path: a randomized clinical trial. J Endod. 2012; 38(1): 32-36.

NiTi ファイル
—何に有用なのか？ いかに選択するか？—

八幡祥生

はじめに

昨今，NiTi ファイルは，次々と新商品が世に送り出されており，それとともに選択肢も広がっている．しかし，新しいものであればよいのか？ またはどれがよいのか？

製品のパンフレット等だけでは正確な情報を得ることは難しい．さらに，基本に立ち返れば，われわれはなぜ NiTi ファイルを使用しているのか，根本的な意義が曖昧なことが多い．

そこで本稿では，NiTi ファイルは臨床の何に有用なのか，そしてそれをもとに今どのような選択基準で，NiTi ファイルを選ぶべきかについて解説していく．

NiTi ファイルの臨床導入に伴う行動変容（スウェーデンにおける研究から）

臨床医が NiTi ファイルを臨床に導入すると，その後具体的にどのような変化が見られるのだろうか．スウェーデンにおいて，NiTi ファイルの導入を図ったセミナーを行い，その後の受講生の行動変容，特にその使用率，根管充填の質，根管治療の成功率，そしてファイル破折のリスクの変化を追った一連の報告がある[1～6]．

1）使用率（図 1）

セミナー受講前，4％だった使用率は，受講後 6 カ月時点で 73％まで増え，4 年後においても 88％の臨床医が使用していた[1]．つまり，セミナーの受講によって使用率はてきめんに向上し，それは長期間維持される．一度使用を始めれば，なかなか手放し難い器具である，といえよう．

2）根管充填の質

では，NiTi ファイルを使用すると，根管充填の質は向上するのか．これも，セミナー受講前，セミナー受講 6 カ月後ならびに 4 年後の根管充填後デンタル X 線写真を評価した報告がある[2,3]．そのなかで，質の高い根管充填は，その割合を増し，その質は 4 年後も維持されることが報告されている．

一方で，質の低い根管充填については，NiTi ファイル使用前後ともに一定割合で認

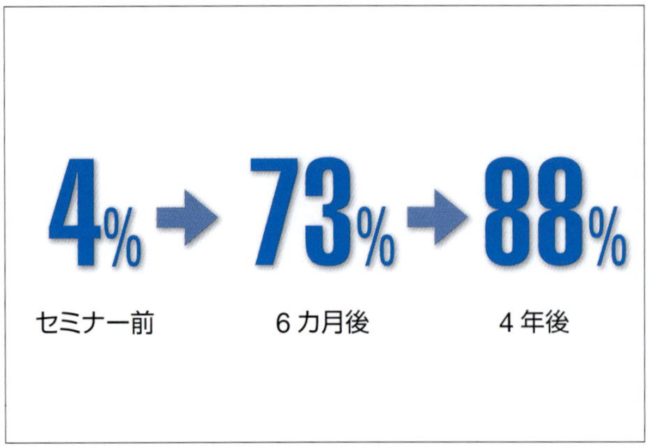

4% → 73% → 88%
セミナー前
6カ月後
4年後

図1 セミナー受講前後のファイル使用率の推移

68%
67%
NiTi導入前
NiTi導入後

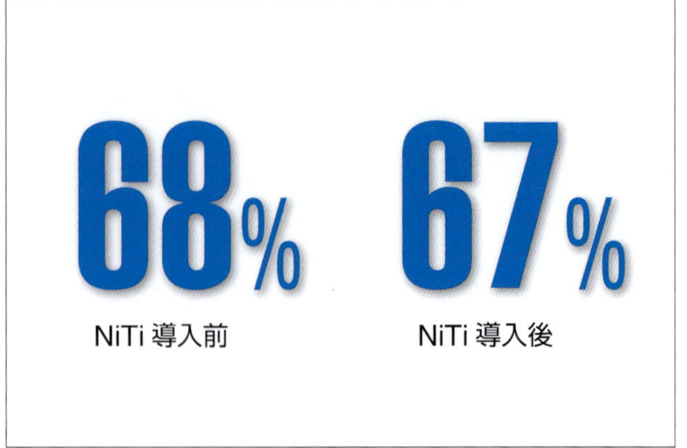

図2 NiTiファイル導入前後の根管治療の成功率

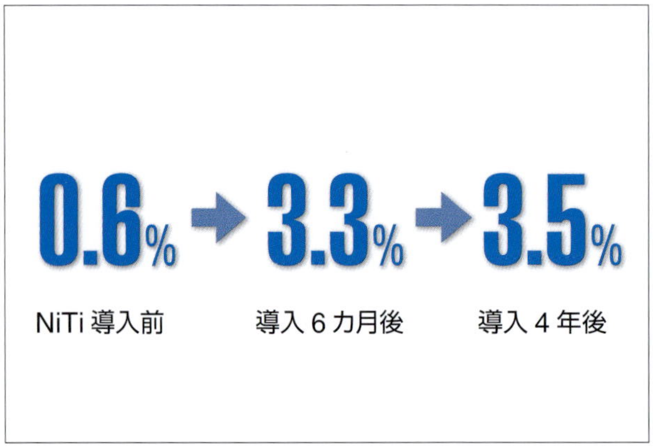

0.6% → 3.3% → 3.5%
NiTi導入前
導入6カ月後
導入4年後

図3 NiTiファイル導入前後のファイル破折のリスクの推移

められ，NiTiファイル使用による影響はあまりなかった．質の高い根管充填は増えたものの，質の低い根管充填は減らないということは，NiTiファイルが根管充填の質に与える影響は限定的であることを示唆し，使用すればどんな症例においても根管充填の質が向上するわけではないということである．

3）根管治療の成功率（図2）

根管治療において最も本質的と考えられるその成功率は，NiTiファイルの使用の有無にほとんど影響を受けない．

デンタルX線写真を用いて評価した報告では，成功率はセミナー受講前で68%，受講後で67%と同程度であった[4]．たとえ根管充填の質が上がろうとも，その後の根管治療の成功率は変わらないのである．

4）ファイル破折のリスク（図3）

NiTiファイルを臨床導入する際の大きな懸案事項である，ファイル破折についてはどうか．

手用ステンレススチールファイルを使用していたときのファイル破折率は0.6%だったのが，NiTiファイルセミナー受講後には3.3%に上昇し，しかも4年後においても3.5%とそのリスクは維持されたままである[2,3]．

表 1　NiTi ファイル導入による影響

- 高い使用率をキープ
- 質の高い根管充填は増えるが，質の低い根管充填は減らない
- 根管治療の成功率は変わらない
- 使用経験が増えてもファイル破損のリスクは維持される

やはり NiTi ファイルを臨床導入することによってファイル破折のリスクは向上し，そのリスクは使用経験年数が増えていっても，減ることなく維持される．

以上がスウェーデンで行われた一連の報告の要約であり，それらによれば NiTi ファイルの導入により表 1 のような影響が見込まれる．これらはスウェーデンに限らず，現在の NiTi ファイルの臨床使用の実態をよく反映していると感じる．

NiTi ファイルは何に有用なのか？

NiTi ファイルを使用する理由の第一義として，湾曲根管に対し，追従性の高い根管形成を行うことが可能であることがあげられる（図 4）．ステンレススチールファイルは，その材料学的観点から，NiTi ファイルと比較し柔軟性に乏しいため，レッジやトランスポーテーションなどのエラーが生じやすく，湾曲根管の根管形成は，技術的な困難を伴っていた．しかし，NiTi ファイルは低い弾性率，超弾性や形状記憶などの特徴を有し，湾曲根管に対して優れた追従性を有し，本来の根管形態を維持したまま根管形成が可能となる．

しかし一方で，先に示したように，臨床医における根管治療の成功率は，NiTi ファイル使用前後において変わらない．その傾向は，歯内療法専門医や病院歯科においても変わらないようである[7,8]．つまり，湾曲根管に対し追従性の高い形成ができるとしても，それがすなわち根管治療全体の成功率を向上させるわけではないということである．

ここからは少し視点を変え，NiTi ファイルによる根管形成で達成可能なことは何なのかについて考える．Peters ら[9,10]は，根管形成によって，ファイルが実際に根管壁に触れる範囲は非常に限定的であり，もともとの根管形態にもよるが，おおむね 30％以上の根管壁が未接触のまま残ることを報告している．つまり，全周まんべんなく機械的根管形成を行うということは，理論上非常に困難だということがわかる．

また，根管形成による根管内細菌の減少はどうか．Dalton ら[11]は，実際に根管治療を行った歯の根管形成前，根管形成後の根管内容物をペーパーポイントにて採取し，培

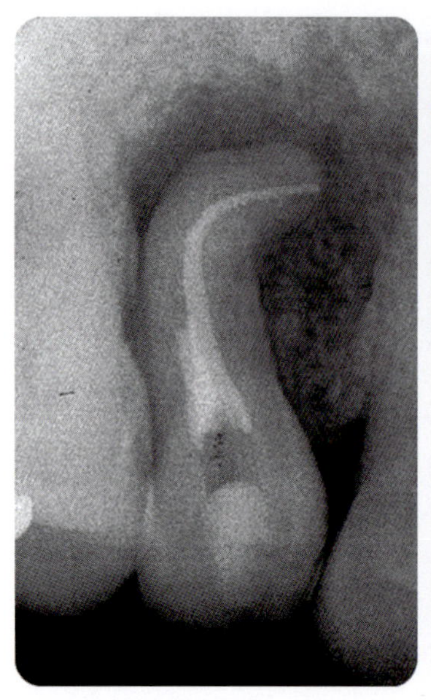
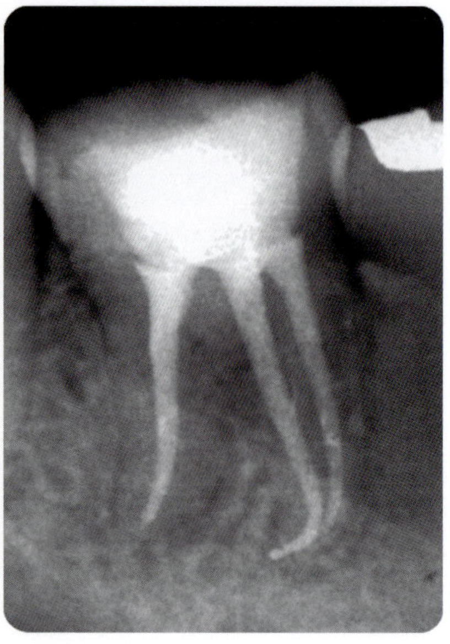

図4　NiTi ファイルによる湾曲根管の根管形成

養，細菌数を計測したところ，根管形成による細菌減少は，NiTi ファイルとステンレススチールファイルに差はなかったことを報告している．根管形成自体，象牙質を切削できる範囲に制限があり，細菌の減少も従来のステンレススチールファイルと変わらないのであれば，NiTi ファイルを使用すればより良好な予後に直結する，というのは少々無理があろう．

NiTi ファイルを使用することによる明らかな臨床上の有用性は，効率である．Buchanan ら[12]は，理想的な根管形成に到達するために，従来の手用ステンレススチールファイルとゲーツグリッデンドリルを使用した場合には 15 ～ 18 種類の器具を使用し，47 ～ 63 工程を踏む必要があったことを記している．しかし，NiTi ファイルを使用すれば，同じような根管形成がわずか数本のファイルによって達成できるのである．

以上から，NiTi ファイルを臨床で使用する有用性は，湾曲根管における追従性の高い根管形成と効率化のためにあり，NiTi ファイルの使用が治療成績に直接関与しているかは疑わしいといわざるをえない．

NiTi ファイルの選択基準

NiTi ファイル，特にエンジンに接続し機械拡大ができるロータリーファイルは，1991 年に発売された NT Engine ファイル（NT Company）を皮切りに，これまで数多くの製品が市場に出てきた．特に昨今では，外見がいわゆる金属色である銀色のファイルのみならず種々の色が付いたファイルも散見される．これだけ多くの NiTi ファイルが入手可能な現状において，何を選択すべきか，またいかに選択すべきかについて筆者の考えを解説していく．

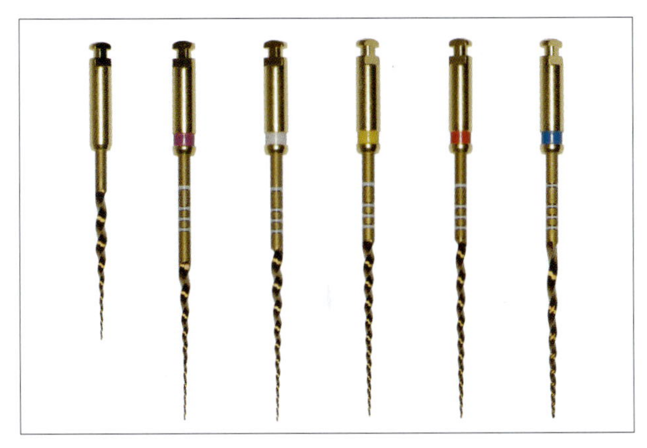

図 5　プロテーパーゴールド

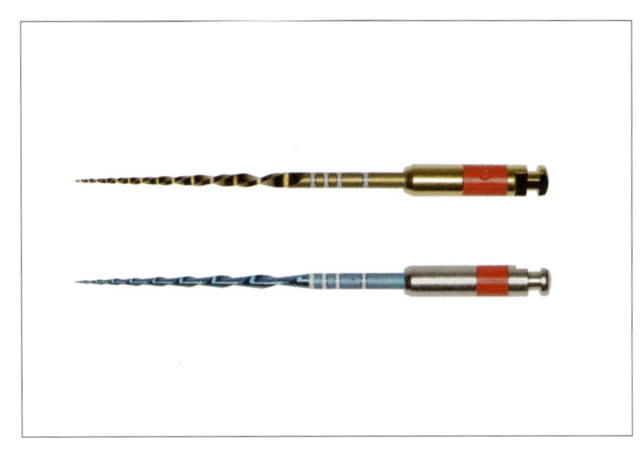

図 6　ウェーブワンゴールド(上)とソフトレシプロック(下)

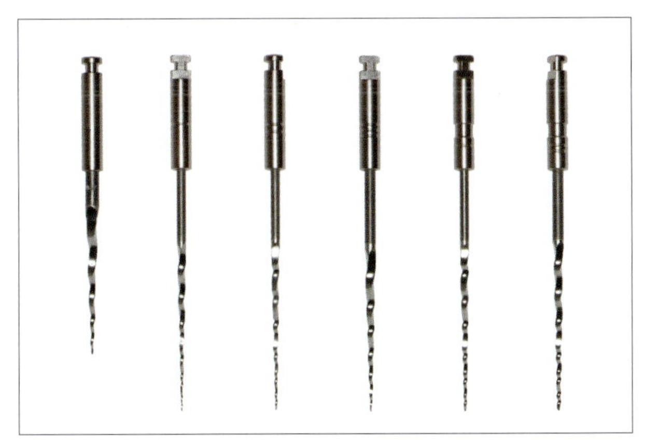

図 7　バイオレイス

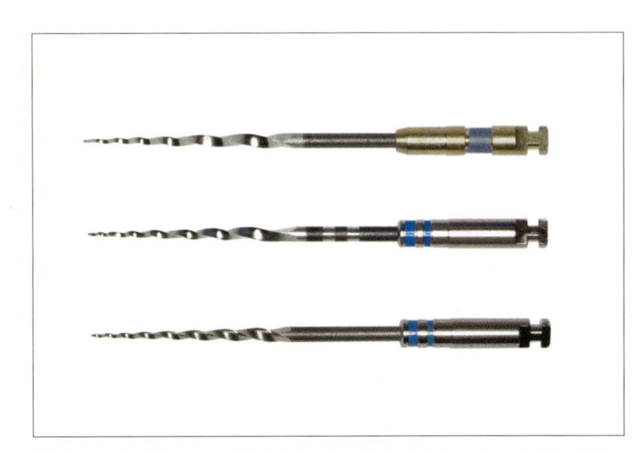

図 8　エンドウェーブ（上），レイス（中），ネックス（下）

1）システムベースと根管形成ベースという考え方

現在市場に出ている NiTi ファイルは，大まかに 2 種類に分類することができる．

一つは根管形成を 1 つのシステムとしてパッケージしており，そのシステムで売っているもので，本稿ではシステムベースの NiTi ファイルと分類する．具体的には，ProTaper Gold（プロテーパーゴールド，デンツプライシロナ，図 5）や WaveOne Gold（ウェーブワンゴールド，デンツプライシロナ，図 6），Soft-reciproc（ソフトレシプロック，茂久田商会，図 6）または BioRace（バイオレイス，白水貿易，図 7）があげられる．

もう一方は，種々のサイズやテーパーがラインナップされ，術者がその使用順や使用方法を選択するものである．この種の NiTi ファイルのパンフレットには，一般的に推奨されている根管形成が記載されていることも多いが，その推奨方法に含まれていないサイズのNiTiファイルも多くラインナップされており，術者主導でファイルの使用順を調整することができる．本稿ではこのような種類の NiTi ファイルを根管形成ベースの NiTiファイルと分類する．これらの NiTiファイルの代表例（図 8）には，EndoWave（エンドウェーブ，モリタ），Race（レイス，白水貿易）や Nex（ネックス，ジーシー）があげられる．

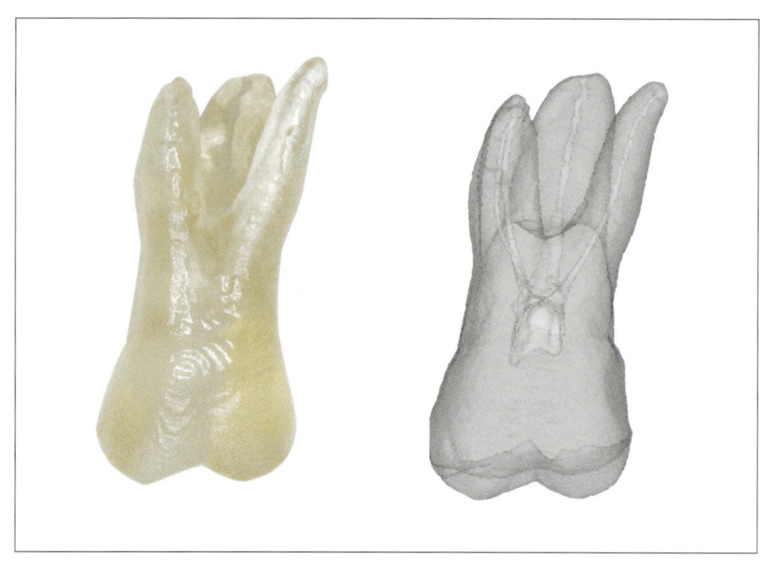

図９　このような根管形態を有する歯の，各根管に対しどのような根管形成をしていくか（たとえば最終拡大号数や根尖部のテーパーなど）について，術前にある程度イメージできるか否かが，選択基準の一つの目安となる

システムベースのNiTiファイルは，根管形成のゴールがすでにそのシステムに組み込まれており，歯ごとまたは根管ごとに厳密な根管形成の最終形態を考慮する必要がない．もう一方の根管形成ベースの考え方では，今までのステンレススチールファイルを使用した根管形成と同様に，根管ごとに最終拡大号数やテーパーの付与などを検討する必要がある．

この二つのどちらを選択すべきかについて，筆者の考えはそれぞれの術者が今現在の臨床において，根管ごとに自らの理想とする形態をある程度想定しながら，根管形成を行っているのか否かが大きな基準となると考えている（図９）．つまり，ステンレススチールファイルであれNiTiファイルであれ，自らのゴールとすべき根管形成の具体的なイメージがあれば，根管形成ベースでNiTiファイルを選択すべきである．そうではなく，ある程度理想とされる，または許容される根管形成をシステマティックに行うのであれば，システムベースのNiTiファイルを選択するのがよいと思う．

2）根管形成のゴールドスタンダードは存在するのか？

そもそも普遍的な根管形成のゴール，いい換えれば理想の根管形成形態，ゴールドスタンダードと呼べるものは，明確に存在するのだろうか？

もし，根管形成についてゴールドスタンダードがあるなら，どんなNiTiファイルを使用しようとも，またステンレススチールファイルを使用しようとも，目指すべき最終的な根管形成は同じ形態となるはずである．しかし，現状に鑑みれば，テーパーを付けて根尖孔はなるべく大きく形成しない形成法が推奨されたり，またはアピカルストップを形成し根尖孔をある程度の大きさまで形成する方法が推奨されたりと，多種多様な主

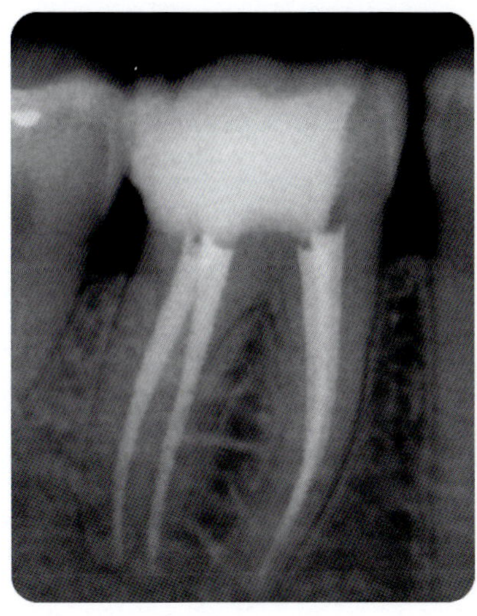
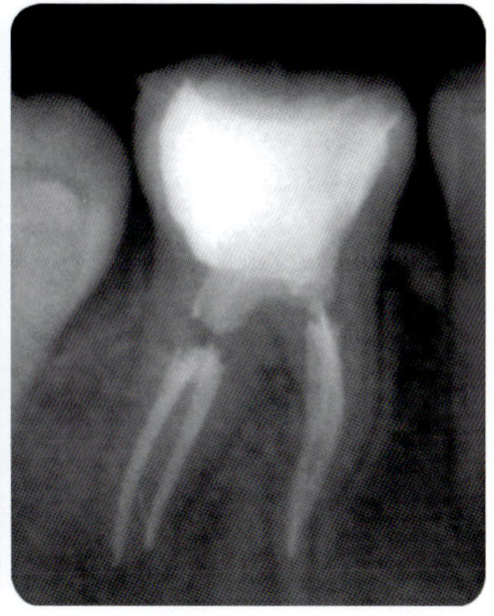

図 10　概念の異なるさまざまな根管形成
しかしながら，ゴールドスタンダードと呼べるほど確固たる根管形成のゴールは，現在のところ確立されていない

義主張が存在する（図 10）．一方で，前述の通り機械的根管形成そのものの限界が明らかにされている[9～11]なかで，近年では根管洗浄の重要性がクローズアップされ，根管形成は根管洗浄を効果的に行う“器作り”であるとする考え方もある．

つまり，今現在根管形成にゴールドスタンダードは存在せず，根管形成には限界があることを認識し，そのうえで現実的に臨床で行う根管形成をどうするかを検討しなければならない．以上の観点からすると，個々の根管形態は千差万別であり，一定の形態を付与するのみのシステムベースの根管形成では対応できないはずだとする批判に対しても，ある程度到達すべき根管形成を行い，効率的な根管洗浄のために器作りを行う方法だと考えると，大多数の症例に対しては合目的的であると考えることができる．

NiTi ファイルの器具破折

NiTi ファイルを使用する際，避けては通れない問題がある．それは，根管形成中の根管内での器具破折である．

先に示したスウェーデンでの一般臨床医の研究[2,3]から，NiTi ファイルを使用すれば，器具破折のリスクは高まり，そのリスクは時間が経っても減るものではないことが示唆されている．では，実際の臨床でどれくらい折れるのか？　器具破折率については，その調査方法を含めた実験デザインで大きく 2 通りに分類することができる．一つは，デンタル X 線写真を使用し，画像所見上で破折器具を同定するものである[2,3,13～15]．もう一方は，一定期間中に使用後，廃棄されたすべての NiTi ファイルを収集し，破折の有無を調べるというものである[16～24]．前者は，歯種別または根管別に器具破折を調べることができる利点を有するが，デンタル X 線写真上ですべての破折器具が同定できるわけではない[25]．その点，後者はすべての使用 NiTi ファイルを調査することから，器具破折率の算出については信頼性が高いと考える．

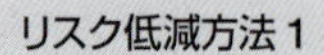

破損の実態調査
廃棄ファイルの研究から

5%
歯内療法専門医（オーストラリア，英国，米国）

5.1%
歯内療法大学院生（米国）6〜8 回使用

4.7%
歯内療法専門外来（中国）
16〜325 回使用

4.0%
歯内療法専門外来（日本）8 回使用

2.4%
歯内療法専門医（米国）5 回使用

図 11　複数回使用後のファイル破折率
多くの報告が 2 〜 5%の範囲としており，通常使用していればこれくらいの確率でファイル破折は生じるものと考えられる

リスク低減方法 1
0.9%
Single use
使用回数を制限する
できれば 1〜3 回で廃棄
4 回目以降は破損のリスクが上がる

リスク低減方法 2
0.84%
Reciprocating motion
レシプロケーションモーションハンドピースを使用する

リスク低減方法 3
0.2%
Heat treatment
熱処理ファイル（色付き）を使用する

図 12　ファイル破折のリスク低減方法とそれぞれに報告されている破折率
複数回使用で報告されている 2 〜 5%に比較し，それぞれの方法の破折率は明らかに低い

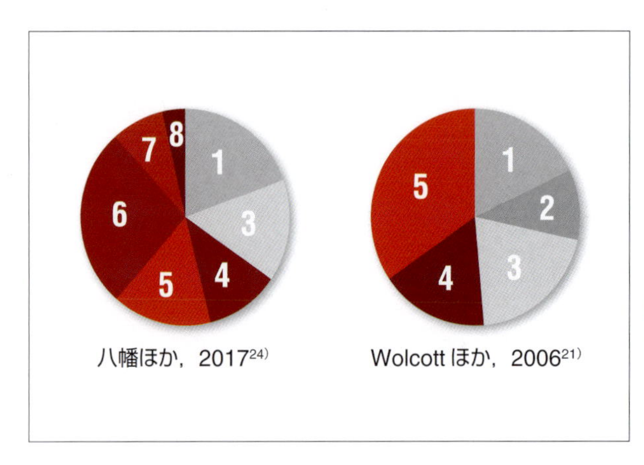

図 13　ファイル破折が生じた時点での臨床使用回数
円グラフ内の数字が臨床使用回数を示している．2 論文とも赤色で示した 4 回以上使用が半数以上を占めている

そこで，廃棄 NiTi ファイルを調査した研究に目を通していくこととする．まず，使用回数に制限を設けず，何か生じるまで使用しつづければ，その破折率は 6.0%[18]，あるいは 20.9%[17] と非常に高いリスクがあることが報告されている．では，回数を制限した場合はどうか，2 〜 5%の範囲に多くの報告の結果が含まれる（**図 11**）．前提として，今日において NiTi ファイルの器具破折のリスクはおよそこのくらいであるといえよう．

では，そのリスクをいかに低減させていくかだが，現状で考えられる方法は三通りある（**図 12**）．一つは，使用回数を厳しく制限する，一つはレシプロケーティングシステムの使用，そして熱処理 NiTi ファイルの使用である．

1）使用回数の制限

単回使用であればリスクはかなり低く抑えられ，破折率は 0.9%と報告されている[16]（**図 12**）．また，八幡ら[24] および Wolcott ら[21] ともに，4 回以上使用した際の破折が，多くを占めていたことを報告しており（**図 13**），複数回使用であっても，3 回以内にとどめておくと，器具破折率のリスクは低く抑えられると推察できる．

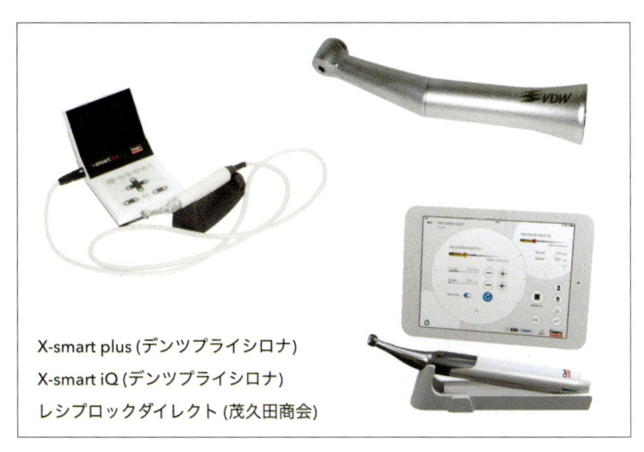

図 14　レシプロケーティングモーション専用 NiTi ファイルに使用できるコントラアングルハンドピース

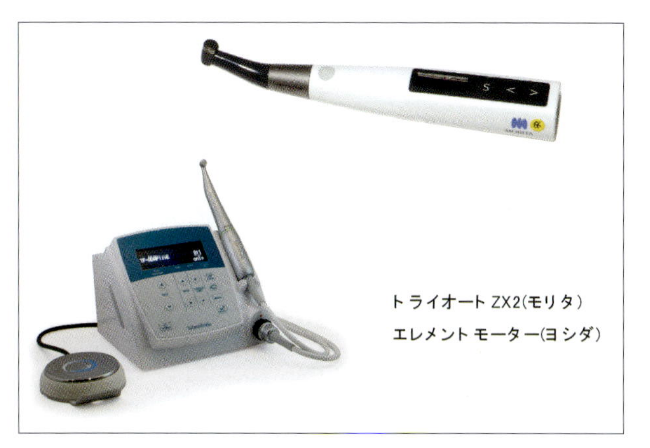

図 15　通常の NiTi ファイルを使用し，レシプロケーションモーションを併用できるコントラアングルハンドピース

2）レシプロケーティングシステムの使用

もう一つは，連続回転するコントラアングルハンドピースを使用せず，反復運動（レシプロケーティングモーション）を繰り返すようなコントラアングルハンドピースを使用することである（図 14，15）．

レシプロケーティングモーションは，つねに 360° 回転する機構と異なりファイルに負荷がかかりにくく[26]，結果として器具破折のリスクが低くなる．臨床で廃棄ファイルを調査した論文[23]からも，3 回使用における破折率が 0.84％だったことが報告され（図 12），前述の単回使用で廃棄する場合の破折率と同等の結果が報告されている．

3）熱処理ファイルの使用

昨今の市場では，銀色一色ではなく，青色や金色といった色の付いた NiTi ファイルが散見されるようになった（図 16）．これらの色の付いた NiTi ファイルは製造過程において熱処理が加えられており，合金自体の性質が変化することにより，ファイルの柔軟性が向上すること[27]，器具破折のリスクが低減すること[28]が明らかにされている．

廃棄ファイルを対象に破折率を調べた研究では，熱処理ファイルの破折率は 3 回使用してから廃棄するプロトコールにもかかわらず，1,136 本中 2 本（0.2％）が破折[22]（図 12）と，非常に低い値を報告している．

まとめ ―NiTi ファイルは何を選べばよいのか？―

本稿では NiTi ファイルの臨床使用について，現在までに明らかになっていることを中心にまとめてきた．まずは，効率化が NiTi ファイルを使用する利点であることを示した．ということは，NiTi ファイルを選択する基準として，その利点をより活かせるものを選ぶべきであろう．すると，なるべく本数の少ないシングルファイルシステムの活用は，利点を最大限に活かせるのではないだろうか．

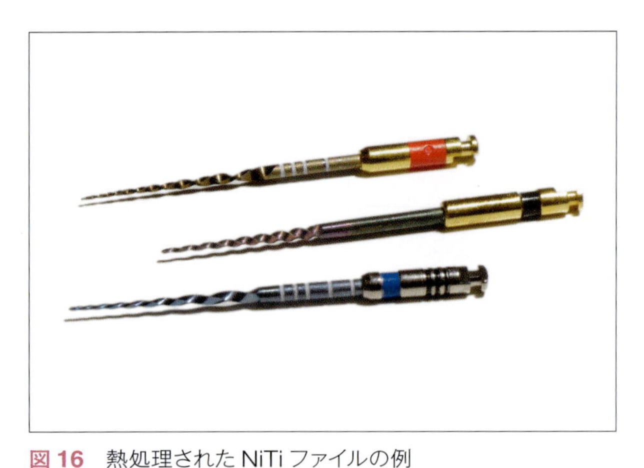

図 16　熱処理された NiTi ファイルの例
熱処理により，従来の銀色ではなくさまざまな色が付いている．この色は意図的に着色しているものではなく，熱処理の工程によってファイル表面の酸化被膜の厚みが変化し，屈折により色が付いたように見える

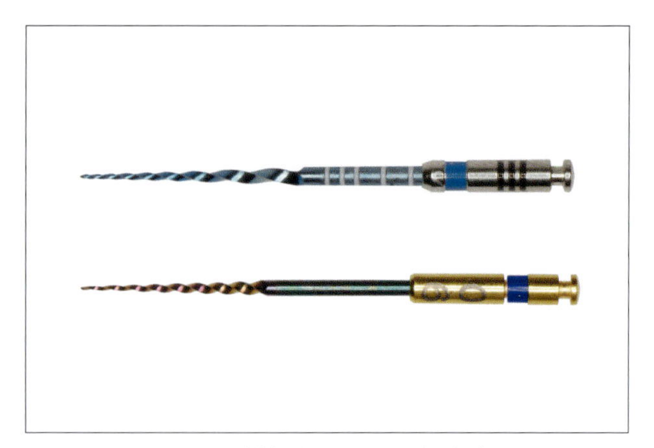

図 17　Vortex Blue（上）と Hyflex CM（下）

さらにそれらのファイルのなかには，WaveOne Gold（図 6）や Soft-reciproc（図 6）のように熱処理され，レシプロケーションモーションで使用するものがある．システムベースであり，利点を最大限に活かしつつ，リスクの低減も図ることができるこれらのファイルは，選択肢の一つとして大いにありうる．

しかし一方で，すべての根管を 1 本のファイルで，今考えられている理想的な根管形成を行うことは不可能であることもまた事実である．たとえば，非常に強い湾曲を有した歯や，根尖孔が破壊され開大している歯がそれに該当する．それらの歯に対して，考えるべきは根管形成ベースの選択であり，自らが意図した形態に根管形成を付与しようというものである．

その際の選択で重要なのは，なるべく多くのテーパーや先端型のバリエーションがあるファイルを選ぶことである．テーパーは少なくとも 0.04 テーパーと 0.06 テーパーがあること，先端は #15 〜 45 ぐらいまで揃っているのが好ましい．根管形成ベースの選択では，なるべく普遍的に，ファイルの特徴に左右されずに根管形成を行うことが重要であり，形態はシンプルなもののほうが使いやすいと思われる．上記に合致するものとしては，EndoWave，Race あるいは Nex など（図 8）がある．これらのファイルは，熱処理など特別な加工はされていない．もしさらにリスクの低減を考慮するならば，熱処理されている Vortex Blue（図 17，デンツプライシロナ）や Hyfle CM（図 17，東京歯科産業）を選択したり，これらのファイルをレシプロケーティングシステムで使用したりすることができるトライオート ZX2（図 15）やエレメントモーター（図 15）を使用することも考慮するとよいだろう．

文献

1) Reit C, et al. The effect of educational intervention on the adoption of nickel-titanium rotary instrumentation in a Public Dental Service. Int Endod J. 2007; 40(4): 268-274.
2) Molander A, et al. Improved quality of root fillings provided by general dental practitioners

educated in nickel-titanium rotary instrumentation. Int Endod J. 2007; 40(4): 254-260.

3) Dahlström L, et al. Introducing nickel-titanium rotary instrumentation in a public dental service: the long-term effect on root filling quality. Oral Surg Oral Med Oral Pathol Oral Radiol Endod. 2011; 112(6): 814-819.
4) Koch M, et al. Effect of education intervention on the quality and long-term outcomes of root canal treatment in general practice. Int Endod J. 2015; 48(7): 680-689.
5) Koch M, et al. Effect of educational intervention on adoption of new endodontic technology by general dental practitioners: a questionnaire survey. Int Endod J. 2009; 42(4): 313-321.
6) Dahlström L, et al. The impact of a continuing education programme on the adoption of nickel-titanium rotary instrumentation and root-filling quality amongst a group of Swedish general dental practitioners. Eur J Dent Educ. 2015; 19(1): 23-30.
7) Fleming CH, et al. Comparison of classic endodontic techniques versus contemporary techniques on endodontic treatment success. J Endod. 2010; 36(3): 414-418.
8) Marending M, et al. Factors affecting the outcome of orthograde root canal therapy in a general dentistry hospital practice. Oral Surg Oral Med Oral Pathol Oral Radiol Endod. 2005; 99 (1) : 119-124.
9) Peters OA, et al. Effects of four Ni-Ti preparation techniques on root canal geometry assessed by micro computed tomography. Int Endod J. 2001; 34(3): 221-230.
10) Peters OA, et al. ProTaper rotary root canal preparation: effects of canal anatomy on final shape analysed by micro CT. Int Endod J. 2003; 36(2): 86-92.
11) Dalton BC, et al. Bacterial reduction with nickel-titanium rotary instrumentation. J Endod. 1998; 24(11): 763-767.
12) Buchanan LS. The standardized-taper root canal preparation–Part 1. Concepts for variably tapered shaping instruments. Int Endod J. 2000; 33(6): 516-529.
13) Spili P, et al. The impact of instrument fracture on outcome of endodontic treatment. J Endod. 2005; 31(12): 845-850.
14) Iqbal MK, et al. A retrospective clinical study of incidence of root canal instrument separation in an endodontics graduate program: a PennEndo database study. J Endod. 2006; 32(11): 1048-1052.
15) Tzanetakis GN, et al. Prevalence and management of instrument fracture in the postgraduate endodontic program at the Dental School of Athens: a five-year retrospective clinical study. J Endod. 2008; 34(6): 675-678.
16) Arens FC, et al. Evaluation of single-use rotary nickel-titanium instruments. J Endod. 2003; 29(10): 664-666.
17) Sattapan B, et al. Defects in rotary nickel-titanium files after clinical use. J Endod. 2000; 26 (3) : 161-165.
18) Shen Y, et al. Defects in nickel-titanium instruments after clinical use. Part 4: an electropolished instrument. J Endod. 2009; 35(2): 197-201.
19) Parashos P, et al. Factors influencing defects of rotary nickel-titanium endodontic instruments after clinical use. J Endod. 2004; 30(10): 722-725.
20) Alapati SB, et al. SEM observations of nickel-titanium rotary endodontic instruments that fractured during clinical Use. J Endod. 2005; 31(1): 40-43.
21) Wolcott S, et al. Separation incidence of protaper rotary instruments: a large cohort clinical evaluation. J Endod. 2006; 32(12): 1139-1141.
22) Shen Y, et al. ProFile vortex and vortex blue nickel-titanium rotary instruments after clinical use. J Endod. 2015; 41(6): 937-942.
23) Bueno CSP, et al. Fracture incidence of waveone and reciproc files during root canal preparation of up to 3 posterior teeth: a prospective clinical study. J Endod. 2017; 43(5): 705-708.
24) 八幡祥生ほか. 臨床使用におけるニッケルチタンファイルの器具破折率. 日歯保存誌. 2017;60(6): 299-305.
25) Rosen E, et al. Radiographic identification of separated instruments retained in the apical third of root canal-filled teeth. J Endod. 2014; 40(10): 1549-1552.
26) Tokita D, et al. Dynamic torsional and cyclic fracture behavior of profile rotary instruments at continuous or reciprocating rotation as visualized with high-speed digital video imaging. J Endod. 2017; 43(8): 1337-1342.
27) Yahata Y, et al. Effect of heat treatment on transformation temperatures and bending properties of nickel-titanium endodontic instruments. Int Endod J. 2009; 42(7): 621-626.
28) Miyara K, et al. The influence of heat treatment on the mechanical properties of Ni-Ti file materials. Dent Mater J. 2014; 33(1): 27-31.

マイクロスコープ

辺見浩一

はじめに

マイクロスコープは眼科や脳神経外科医の領域で応用されており，歯科領域では1990年代ごろより応用が始まった．マイクロスコープはその強力な光源と，高精細なレンズにより，われわれが今まで裸眼で見ていた口腔内の至るところを，非常にクリアで鮮明な拡大画像として観察することが可能となった．

なかでも，歯内療法にマイクロスコープを利用することで，今まで術者の勘や想像を頼りに行っていた根管治療が，実際に根管内を拡大視野下で見て直接感染源にアプローチすることが可能になり，難症例といわれていたような歯の保存を行うことができるようになってきた．マイクロスコープはただ拡大して見るだけで精密な治療ができるわけではない．どのように臨床に応用するか，その構造の理解とある程度のトレーニングを積む必要もある．

本稿では，歯科用マイクロスコープの基本的な構造と使用方法，さらに歯内療法での利用について，症例を交えながら紹介したい．

マイクロスコープとルーペはどう違うか？

現在歯科治療における拡大装置としては，マイクロスコープのほかにルーペがあげられる．ルーペは比較的安価なこともあり，多くの先生が臨床に取り入れている．では，同じ拡大装置であるルーペとマイクロスコープはどんなところが違うのだろうか？　ルーペとの違いは，1）同軸光源，2）変動倍率，3）画像記録機能の3点があげられる（**表1**）．

表1　ルーペとマイクロスコープの違い

1）同軸光源
2）変動倍率
3）画像記録機能

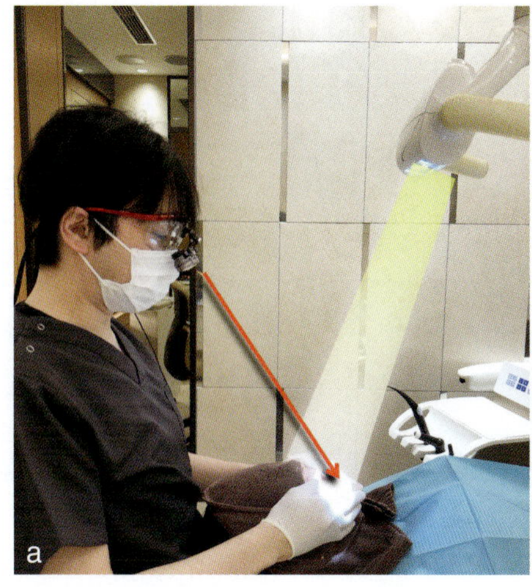
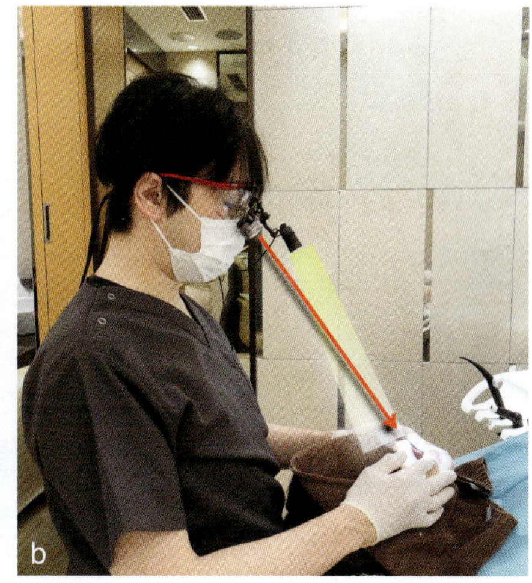

図 1　ルーペと光源
a：ルーペは視線と光軸に差が生じると影ができてしまう
b：ルーペのフレームに光源をつけても，視線の軸と光軸とを一致させることは難しい

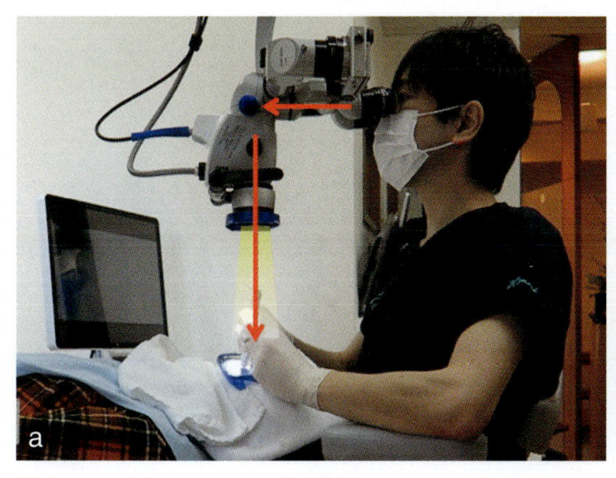
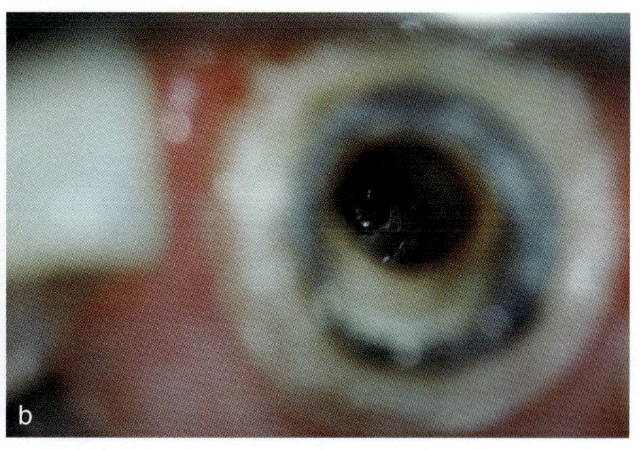

図 2　マイクロスコープと光源
a：マイクロスコープは接眼レンズ，観察鏡筒，対物レンズを介し，視線と光軸がほぼ一致する
b：マイクロスコープの約 20 倍での根尖孔の観察，非常に明るく鮮明に観察できる

1）同軸光源

暗い口腔内を鮮明に見て治療を行うためには，光源が必要である．ルーペを使用する際の光源は，歯科用ユニットのライト，もしくはルーペに設置するタイプのライトの 2 種類である．歯科用ユニットのライトを使用した場合，自分で見ている視線と光源からの光軸は全く一致せず，さまざまな部位に影が生じて見えにくくなる（**図 1a**）．そこで，光源をルーペのフレームに付けて視線との軸を一致させようと思っても，完全に一致させることは困難である（**図 1b**）．

一方で，マイクロスコープの光源は，観察鏡筒に設置された対物レンズからほぼ垂直に光が出るため（**図 2a**），術者の視線の軸とほぼ一致し，鮮明な画像を得ることができる．視線軸と同軸の光源「同軸光源」である．また，ルーペは倍率が上がると視野が狭く，暗くなりがちだが，マイクロスコープは明るいレンズに強力な同軸光源が加わることで 20 倍以上に拡大しても，明るい画像が得られ，根尖孔まで観察することが可能である（**図 2b**）．

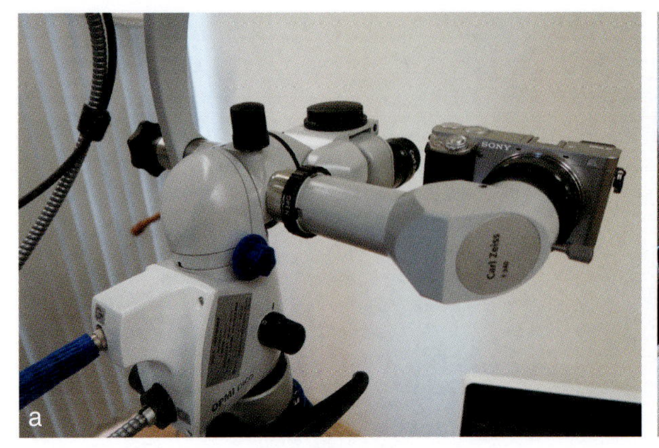

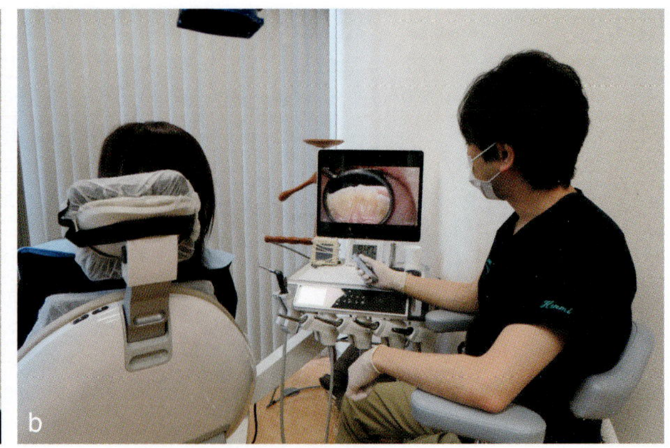

図 3　マイクロスコープによる画像記録
a：ビームスプリッター（画像分配装置）を介し，マイクロスコープにカメラを設置
b：記録した画像をすぐに患者に見せて説明することができる

2）可変倍率

ほとんどのルーペの倍率は，購入したときの倍率に固定されており，変更することはできない．一方でマイクロスコープは対物レンズの倍率を自動もしくは手動で変更することができ，3 倍から 20 倍程度までさまざまな場面で即座に変更することが可能である．そのため，大きな視野が得られる弱拡大から，精密な治療が必要な際は 20 倍以上に変更し，治療をスムースに進めることができる．

マイクロスコープの倍率については，次項で詳しく解説する．

3）画像記録機能

マイクロスコープのもう一つの特徴は，自分が見ている画像をさまざまな方法で記録し，それをその場ですぐに患者に見せる「画像記録装置」を設置できる点である（**図 3a**）．現在の口腔内の様子や，行った治療を鮮明な画像で説明することができる（**図 3b**）．

患者は自分の口腔内の状態について理解が深まり，どのような治療が行われたかを知ることができる．術者は，記録画像により，後ほど内容を検証したり，トレーニングに使用したりすることが可能となった．この画像記録機能は，マイクロスコープを単に治療のツールにとどめない，コミュニケーションツールとして非常に重要な機能であると筆者は感じている．

マイクロスコープの基礎的知識

1）設置方法

マイクロスコープの設置方法は，移動式と固定式の 2 種類がある．

移動式は，スタンドタイプと呼ばれるローラーのついたものが一般的である．複数の治療室やユニットで共有することができ，また固定しないため，治療の場面ごとに最適な位置に動かし，さまざまなポジションで使用することが可能である（**図 4a**）．一方で，

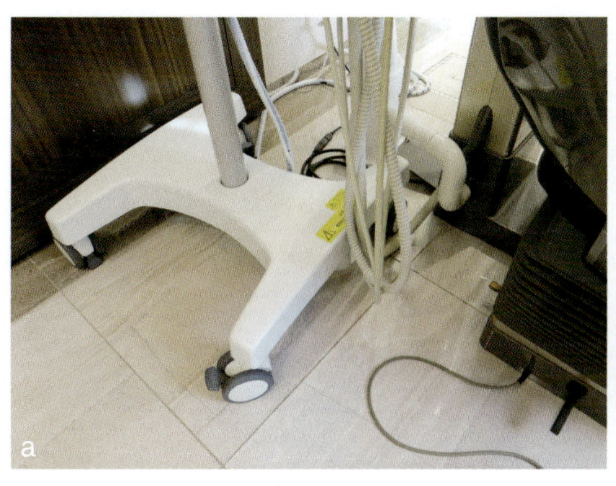
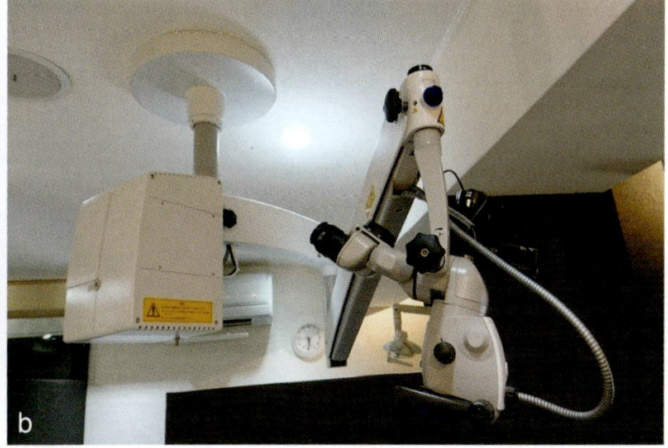

図 4 マイクロスコープの設置方法
a：移動式スタンドタイプ．ユニット周囲にスペースが必要
b：固定式天吊タイプ．省スペースだが，一度設置すると移動はできない

表 2 光源による分類．現在わが国で販売されているマイクロスコープで採用されている主な光源は，3 種類である

ハロゲン	色温度 3200K やや黄色みがかった見え方をする 電球のため切れれば交換が必要になる 寿命が短い・50 時間 / 交換約 5000 円
キセノン	色温度 6000K（太陽光に最も近い） LED に次ぐ長寿命（500 時間） 非常に明るく高精細な画像が得られる 搭載は各社フラッグシップモデル（交換約 10 万円）
LED	色温度 5000K 近年のマイクロスコープで最も多く使われている 長寿命（60000 時間切れることなく使える） やや白味がかった見え方をする

スタンド部は重いマイクロスコープ本体を支えるため非常に大きく，ユニット周囲に大きなスペースがないとアシストのスペースなどに干渉する．設置することが難しい場合もある．

固定式は，天井に固定するタイプや，壁に固定するタイプ，ユニットのポールに固定するタイプなどがある（**図 4b**）．省スペースで，ユニット周囲にスペースを必要としないメリットがあるが，一度固定すると動かせないので設置場所には注意が必要である．

2）光学系

光学系は，いわゆるレンズ，反射鏡など光を利用して像をつくるものの総称である．マイクロスコープのいわば核をなす部分である．

（1）光源

マイクロスコープの光源は，暗い口腔内を明るく照らし，精細な画像を得るために非常に重要である．現在，わが国で販売されているマイクロスコープで採用されている光源は，3 種類である（**表 2**）．

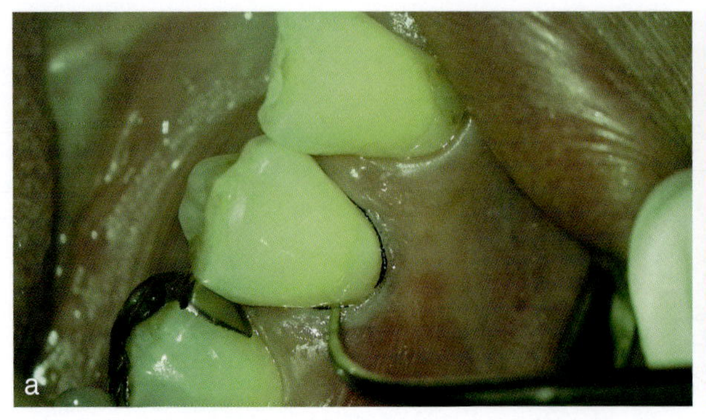
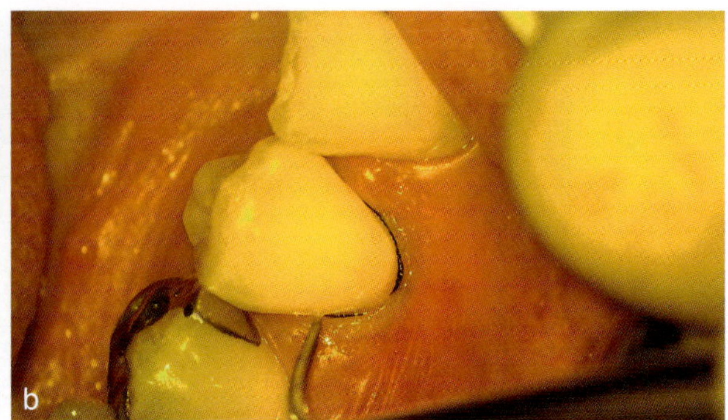

図5 レンズフィルター
a：グリーンフィルター．b：オレンジフィルター

ハロゲンライトは色温度3200Kで，やや暖色系の温かい色味である．LEDに比べると自然な色味であると筆者は感じている．電球のため，切れてしまうと交換が必要になる．通常通り使っていても電球の寿命は50時間程度のため，頻繁に交換が必要になる．1回の交換のコストは約5,000円になる．

キセノンライトは色温度6000Kで，太陽光に最も近い．非常に明るく，自然な色味が再現できるが，高価なため，各社のフラグシップモデルに搭載されている．寿命は約500時間で，1回の交換に約100,000円かかる．

LEDは，現在も最も多くのマイクロスコープに採用されている．色温度は5000Kで，やや白味がかって見える印象である．非常に明るくかつ長寿命であり，コストパフォーマンスに優れている．寿命は約60,000時間で，ほぼ交換の必要はない．

(2) レンズフィルター

現在販売されている各社のマイクロスコープには，レンズに色のついたフィルターが付属しているものが多い．主なフィルターはグリーン，オレンジの2種類である．

グリーンフィルターは赤の補色である緑のレンズを入れることで，血液の赤色の残像である緑を消す効果があり，血液の視認性を高めている（**図5a**）．オレンジフィルターは，青を打ち消す効果があり，光重合レジンの硬化を延長して充填のための操作時間を長くする効果がある（**図5b**）．このように，レンズにフィルターを付けることで，さまざまな効果をもたせることができる．

近年ではフィルターに色を付けるだけでなく，齲蝕部位を蛍光で光らせて見ることのできるフィルターや，光の反射を抑えて目の疲れを軽減させるフィルターなど，さまざまな機能を備えた新しいフィルターが続々と登場している．マイクロスコープの進化の一つの方向性として，このレンズフィルターの進化も今後期待される．

(3) マイクロスコープの倍率と変倍機構

マイクロスコープの倍率を変える変倍機構は，ダイヤル式，ズーム式の2つのタイプに分かれる．ダイヤル式のものは，観察鏡筒に取り付けられた倍率変更つまみを回し，ドラム式の対物レンズを回転させて倍率を変更する（**図6**）．そのため，変倍するたびに視野が一瞬暗転する．倍率変更つまみにはファクターと呼ばれる数字が記載され，対物レンズのファクターと接眼レンズ，そして焦点間距離によって「総合倍率」が決定さ

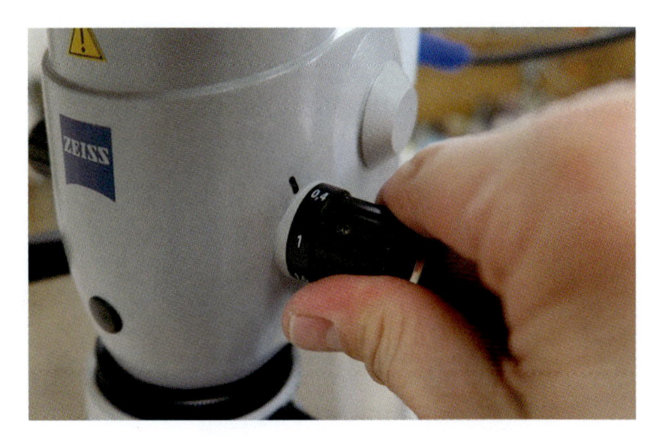

図 6　ダイヤル式の倍率調整つまみ

表 3　マイクロスコープの総合倍率（Zeiss Pico Mora）

ファクター（ZEISS 社）	0.4	0.6	1.0	1.6	2.5
総合倍率	**3.4X**	**5.1X**	**8.5X**	**13.6X**	**21.3X**

対物レンズ f=250mm，接眼レンズ 12.5X 使用時

れる．ファクターの数字は各社で異なるが，一般的な倍率は**表 3** のようになり，約 3 倍から 20 倍以上の幅となっている．

一方で，各社のフラグシップモデルには，ボタン一つでズームでき，またフォーカスも自動で合わせることのできる機種がある．倍率は無段階で変動し，スムースな治療を行うことができる．

（4）各倍率での見える範囲

手動式の変倍機構における倍率は，**表 3** で示されるものが一般的である．それぞれの倍率における見え方を，**図 7** にまとめた．約 3 倍では，片顎すべてが見えるような非常に広い視野である（**図 7a**）．約 5 倍では 3 ～ 4 歯（**図 7b**），約 8 倍では 1 ～ 2 歯（**図 7c**）と，その範囲が狭まってくる．強拡大にあたる約 13 倍では 1 歯が画面全体に広がり（**図 7d**），約 21 倍では歯の表面構造を詳細に見ることが可能となる（**図 7e**）．

倍率は上げれば上げるほど，精密な治療ができるようになる一方で，視野は暗く，狭くなりインスツルメントの動きも非常に難易度が上がる．そのため，マイクロスコープ初心者はできるだけ低倍率を心がけ，最初は視野の広い 3 倍から 5 倍で，ハンドリングしやすい上顎前歯部などの治療から行うと導入しやすい．

（5）マイクロスコープのレンズの調整

マイクロスコープで治療を行う際に，各個人の目に合わせてレンズの調整を行う．まずは「瞳孔間距離」の調整を行う（**図 8**）．瞳孔間距離は，接眼レンズを覗いて見える画像が 2 つに分かれたり，左右のズレがある際に，接眼レンズの瞳孔間距離調整つまみを回して，2 つに分かれている円が 1 つになるように調整する．

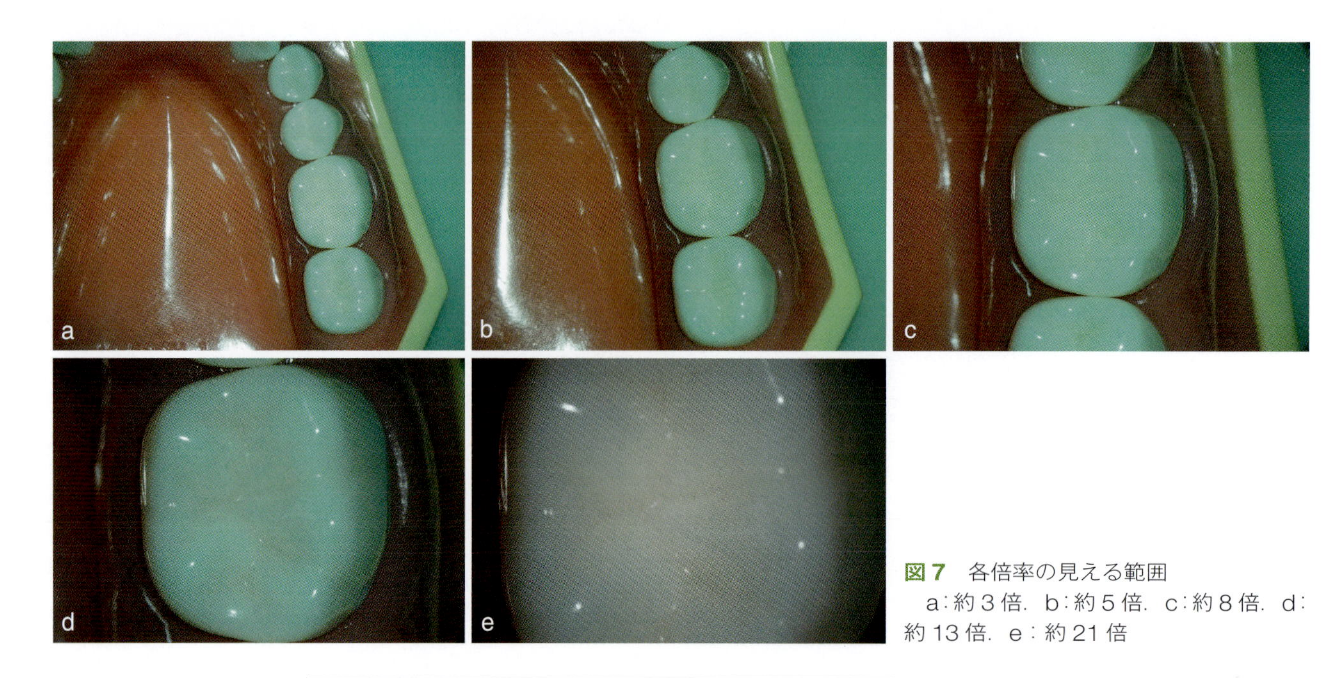

図 7　各倍率の見える範囲
a：約 3 倍．b：約 5 倍．c：約 8 倍．d：約 13 倍．e：約 21 倍

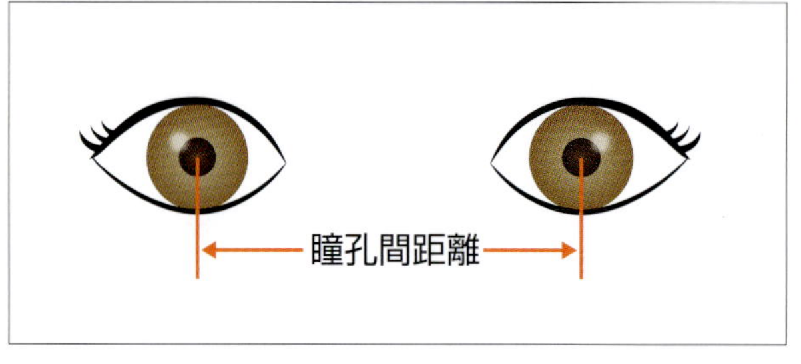

図 8　瞳孔間距離
男性は 64mm，女性は 62mm が平均といわれている

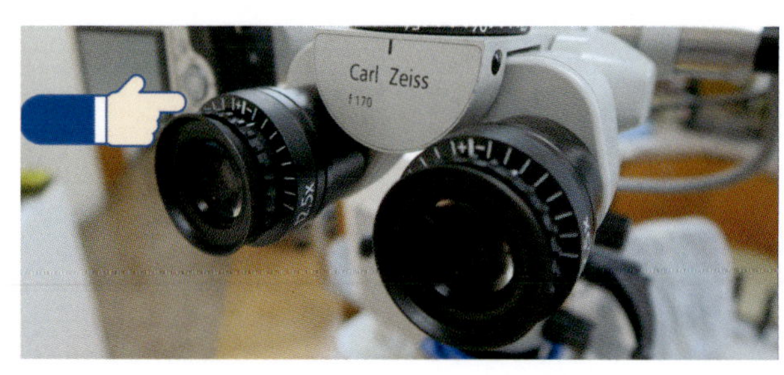

図 9　視度調整つまみ（Carl Zeiss Pico Mora 各社異なる）

次に，左右の目の見え方を各レンズの度に合わせる「視度調整」を行う（**図 9**）．視度調整は，マイクロスコープの接眼レンズの拡大率が一定であるのに対し，左右の目の視力の差を補うために行い，マイクロスコープなどの拡大装置を使用する際に重要な調整である．視度調整ができていないままマイクロスコープを使用すると，左右の度数が合っていないメガネをかけているような状態になる．慣れてしまうと普通に使えてしまうが，どちらかの目に非常に負担がかかり，自分では気付かないうちに顕微鏡酔いが起きたり，非常に疲れやすく感じることがある．また，本来の焦点と合っていない状態で見ているため，モニターの画像がぼやけてしまい，画像の記録に支障が出てしまう．左右の視力は毎日少しずつ変動するため，こまめに視度調整を行うと誤差が出にくい．

また，マイクロスコープに取り付けた記録装置にレンズがある場合，調整が必要となる．カメラのモニターでピントを合わせ，そのピントに合うように接眼レンズを合わせる．

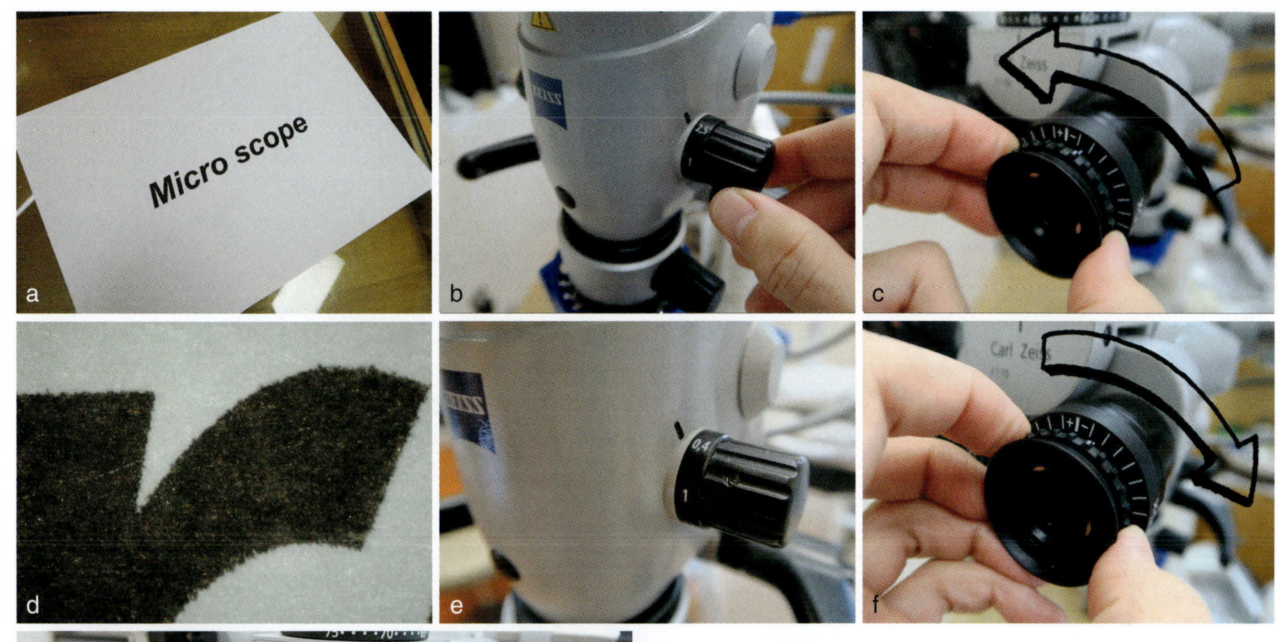

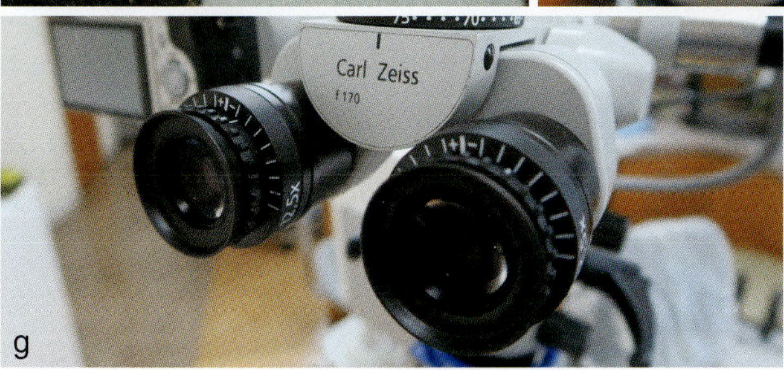

図 10　視度調整法
a：対象物に対して対物レンズも平行に設置する
b,c：倍率を最大にし，視度調整ツマミをプラス方向に最大に回しておく
d：印刷物であればインクの滲みが見えるところまで，正確にピントを合わせる
e：ピントを最小に戻す
f：片目で覗き，ゆっくりと戻す
g：3 回の平均値が自分の視度調整値となる

【視度調整法】

① フラットな面でコントラストがはっきりしたものを対象物に設定する（**図 10a**）
② 倍率を最大にし，視度調整リングをプラス方向に最大に回す（**図 10b,c**）
③ 調整するほうの片目で覗き，マイクロスコープの鏡筒を上下に動かし対象にピントを合わせる．ここで，正確にピントを合わせることが重要（**図 10d**）
④ ピントが合ったところでマイクロスコープを動かさないように，最小倍率にする（**図 10e**）
⑤ 視度調整リングを少しずつマイナス方向に動かし，ピントが合ったところの数値を記録する（**図 10f**）
⑥ 3 回同じ操作をして，数値の平均をとったものが自分の視度調整値になる．3 〜 5 目盛り以上のズレは，操作ミスしている可能性が高い（**図 10g**）

マイクロスコープを歯内療法で活用するために

マイクロスコープは 1990 年代から歯科治療に利用されてきたが，とりわけ歯内療法とは相性がよく，その強力な光源と同軸照明，そして精細な拡大画像の恩恵を受け，根管治療は大きく進化した．われわれが今まで実際に見ることができず，勘や経験だけを

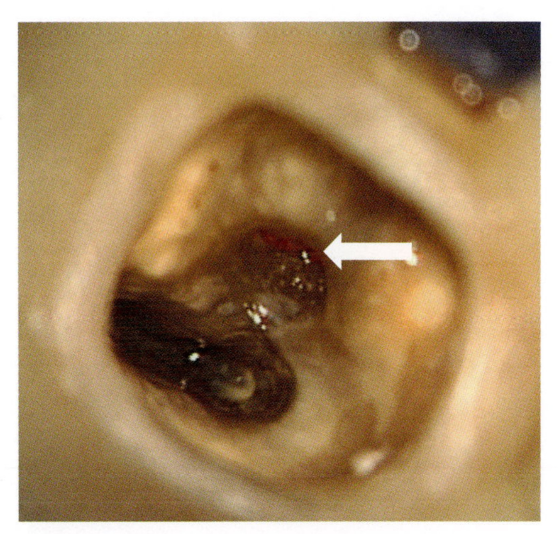

図 11　下顎第一大臼歯髄床底のパーフォレーション

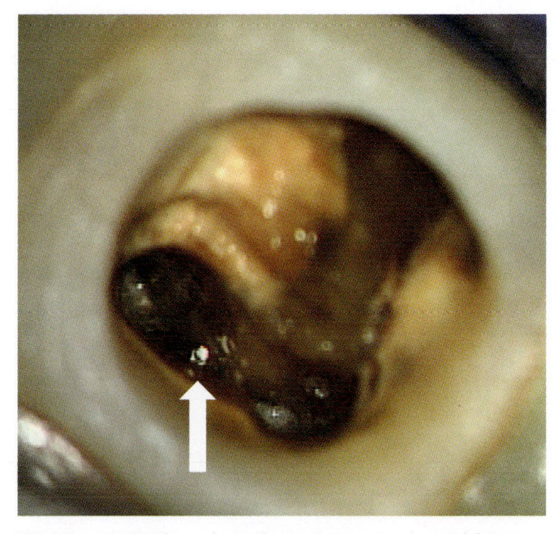

図 12　下顎第一大臼歯のイスマス内の破折ファイル

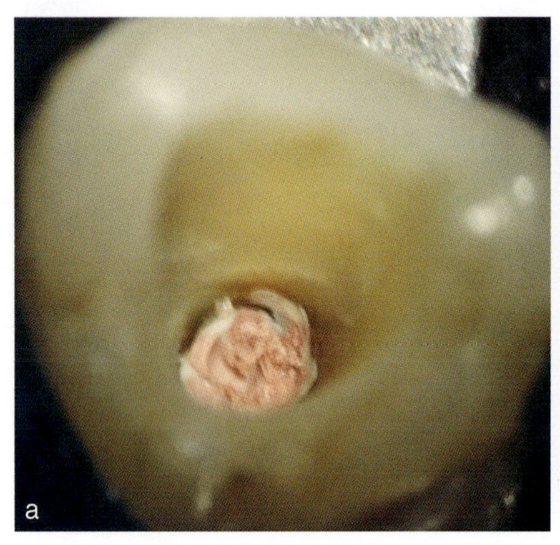

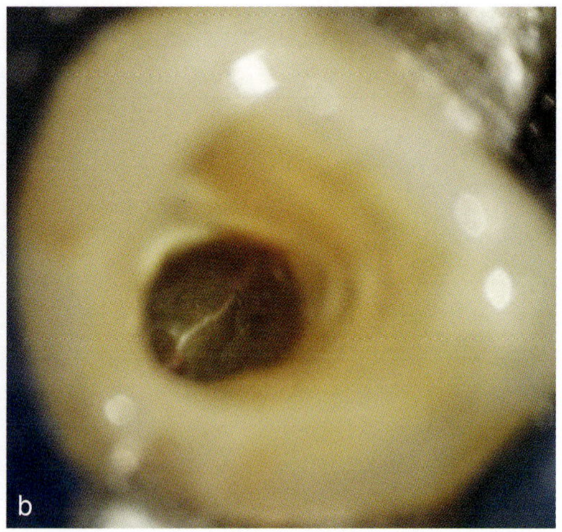

図 13　上顎中切歯の根管壁に見られた破折線
a：上顎中切歯感染根管治療時にガッタパーチャ除去を行う
b：除去後の頬側根管壁に破折線をマイクロスコープ下で確認した

頼りに盲目的に治療を行っていた根管内の根尖孔までを，鮮明な画像で実際に見ながら治療することができるようになった．

Yoshioka らは，2 名の歯学部学生が 260 本の上下顎歯に対して行った根管口探索について，裸眼，サージカルルーペ（倍率 3.3 倍），およびマイクロスコープ（倍率 4.6 〜 12.2 倍）を比較した．その結果，マイクロスコープは裸眼，サージカルルーペに比べ有意に根管口の検出率が高かったと報告している[1)]．

Schwarze らは，上顎大臼歯近心頬側根舌側根管（MB2）の探索を，2 倍のサージカルルーペで行った後に，8 倍のマイクロスコープで行い，その後近心頬側根を切断して SEM にて組織学的に MB2 の存在を調べた．その結果，サージカルルーペでは，41.3% の検出率であったのに対し，マイクロスコープでは 93.0% の検出率で有意に MB2 を発見できることを報告した[2)]．

このように，マイクロスコープを使用することで，根管の検出率が上がることはもと

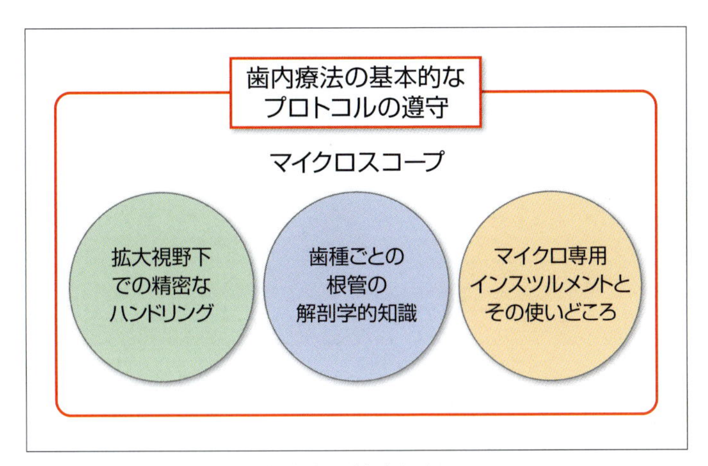

図 14 マイクロエンドを成功に導くために

より，今まで見ることのできなかったフィン，イスマスといった複雑な解剖学的形態のなかに潜む感染源や，パーフォレーションの正確な大きさ，位置，外部吸収で大きく開いた根尖孔など，根管内のさまざまな問題を鮮明に見て確認することが可能となった（**図 11〜13**）．

一方で，マイクロスコープはいわば単純な拡大ツールであり，前述したさまざまな根管内の感染源を大きく拡大して根管内を「見るだけ」で，治癒に導けるわけではない．マイクロエンドを成功に導くためには，まずラバーダムなどの感染の制御された環境下で歯内療法の基本的なプロトコールを実行したうえで，「拡大視野下で正確に治療を行えるハンドリング」「歯種ごとの根管の解剖学的知識」「マイクロ診療に特化したインスツルメントとその使いどころ」の知識が必要となる（**図 14**）．

上顎大臼歯近心頬側根舌側根管（MB2）の探索を例にあげてみよう（**図 15a，b**）．MB2 の存在は，Clegborn らの報告では，臨床的にも実験室での調査でも 50％以上とかなり高く，臨床的には「あるもの」として常に探索を心がける必要がある[3]．また，髄床底のどこを探索すると MB2 が出てくるのか，知らなければ探索はできない．MB2 は，近心頬側根根管口と口蓋根根管口を結ぶ線を引き，平均で近心頬側根根管口から口蓋方向に約 1.5mm，そこから近心方向に約 0.5mm 進んだところにあることを Görduysus らが報告している[4]．探索のためには，その部分に張り出した象牙質の切削が必須である（**図 15c，d**）．

では，どのような器具を使用すればマイクロスコープで精密かつ安全に切削ができるのだろうか．マイクロスコープで通常のシャンクの短いタービンバーを使用すると，**図 15e** のようにミラー内の画像にタービンヘッドがかぶってしまい，切削している状況を見ることができず，盲目下の作業になり危険である．そこで，エンドアクセスバー 2（ヨシダ）のようなシャンクの長いバーを使用すると，タービンヘッドがミラーにかぶらず，正確な操作がしやすい（**図 15f，g**）．エンドアクセスバー 2 は，タービンではなく可能であれば 5 倍速コントラで使用すると，回転数のコントロールがしやすく，過剰切削が避けられる．

象牙質の張り出しを除去した後，手用ファイルでの根管口の探索は，同様に手指によ

図 15 6|

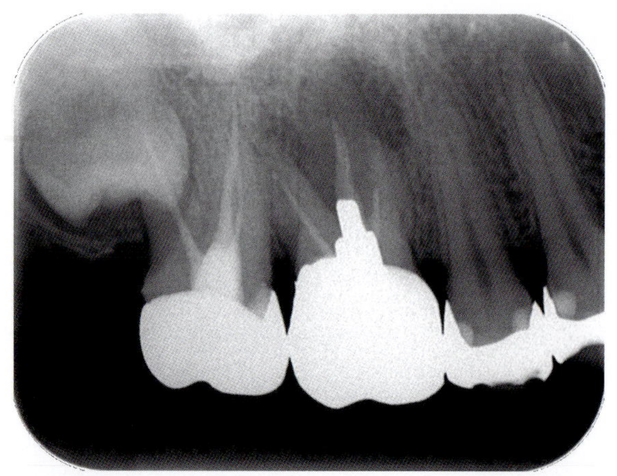

a：術前デンタルX線写真

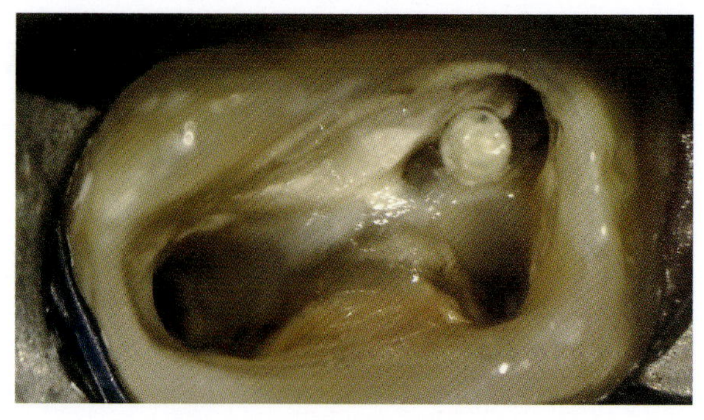

b：MB2 の探索．メインの 3 根は根管形成を終了，近心頬側根管の口蓋側は MTA でパーフォレーションリペアしている

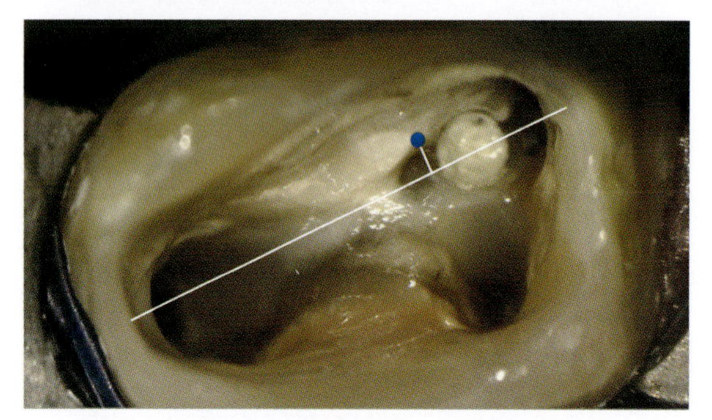

c：MB2 の大まかな位置は青い点の位置になる

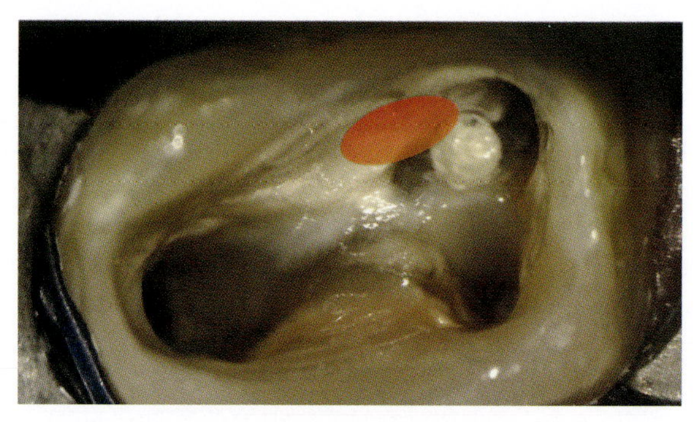

d：MB2 探索のために赤の部分の象牙質の張り出しを削除する

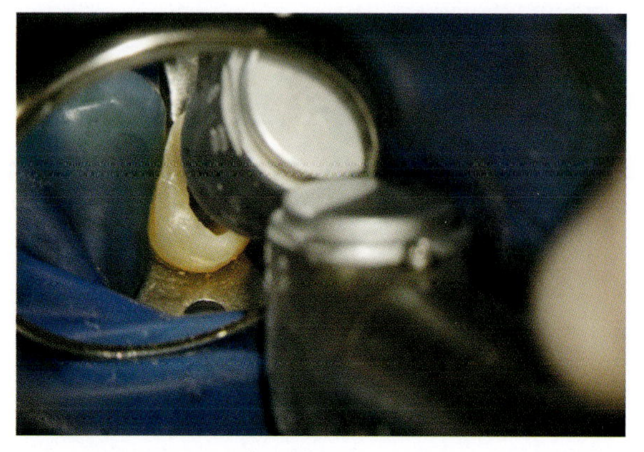

e：マイクロスコープ下で短いシャンクのバーを使用すると，ミラーはタービンヘッドで視野が遮られてしまう（写真は上顎小臼歯根管治療時）

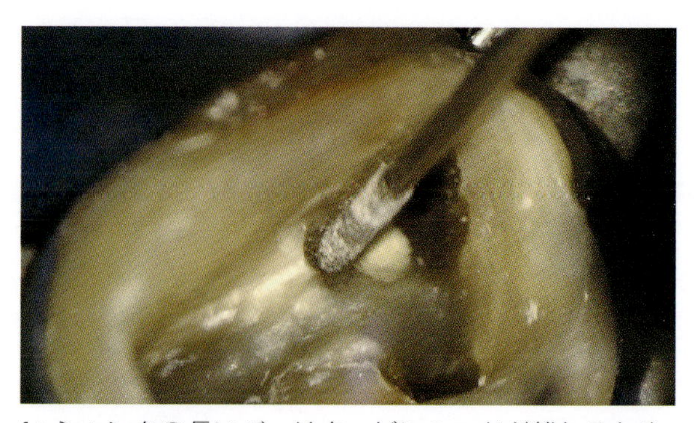

f：シャンクの長いバーはタービンヘッドが離れるため，視野が確保しやすい

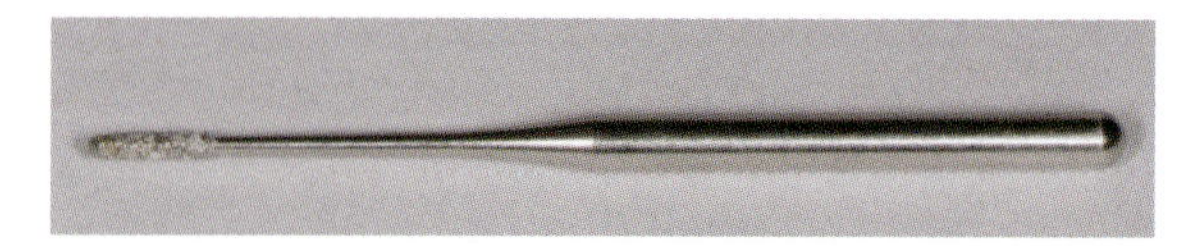

g：エンドアクセスバー 2（ヨシダ）

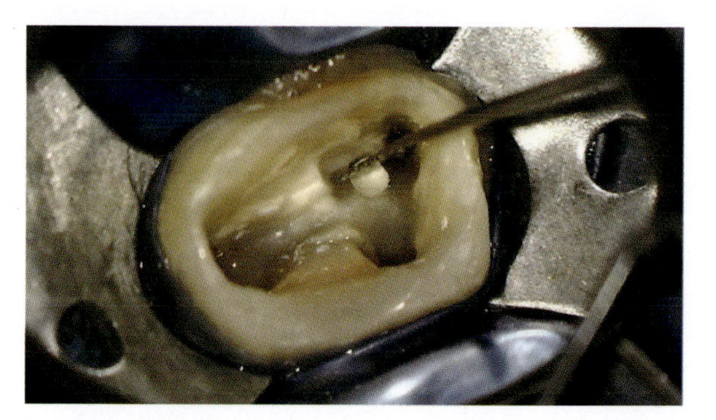

h：細い探針状のインスツルメントで咬み込む部分を探っていく（マイクロオープナー，デンツプライシロナ）

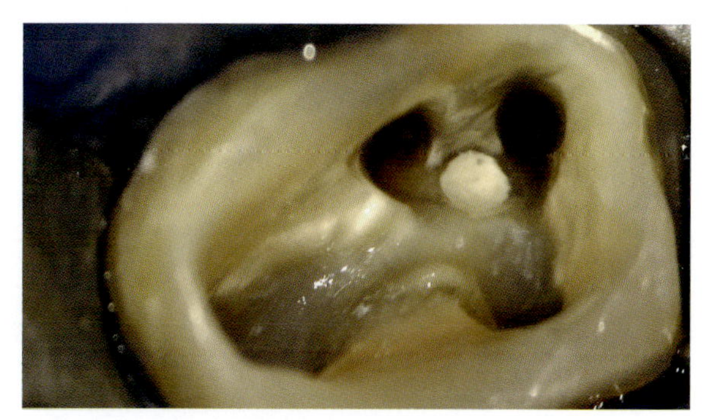

i：MB2 の根管形成が終了

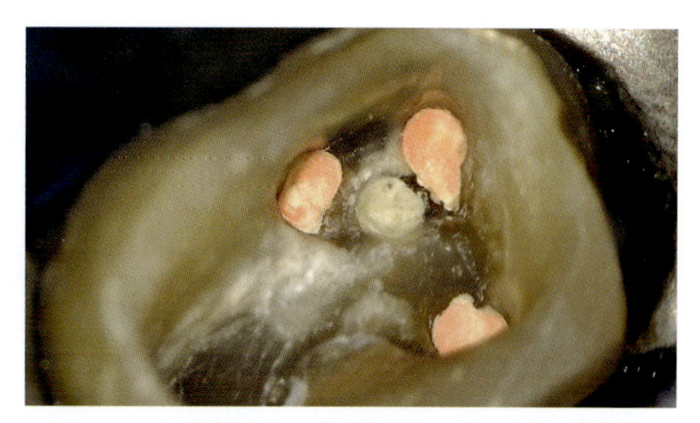

j：症状の消退を確認して根管充填を行った

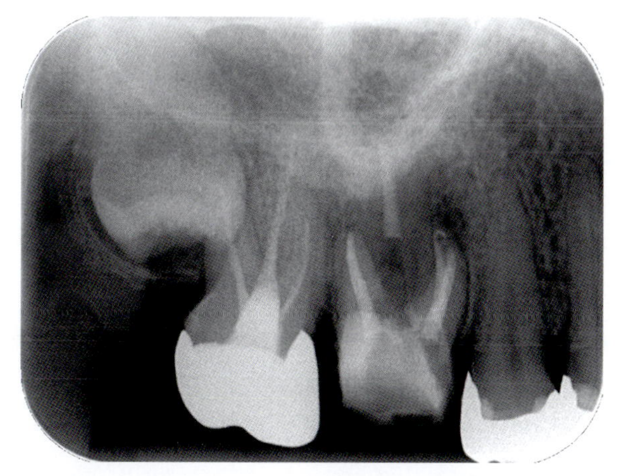

k：根管充填時のデンタルＸ線写真（正放線）

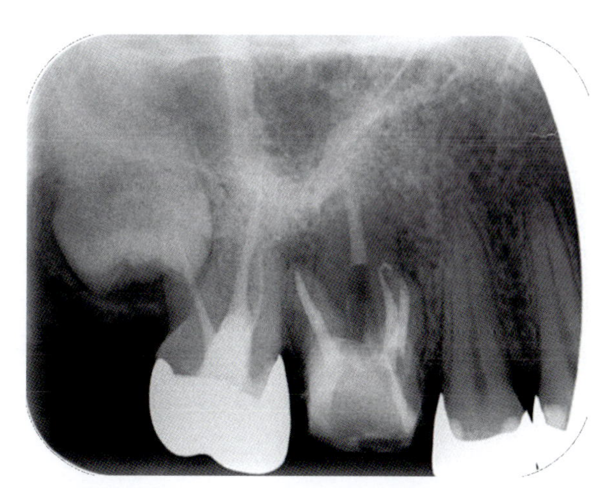

l：根管充填時のデンタルＸ線写真（偏近心）

り視野を妨げやすい．マイクロオープナー（デンツプライシロナ）やエンド探針など，柄の先にファイルや探針がついたものが視野を妨げず，拡大視野下で操作しやすい（**図15h**）．このように，マイクロ専用のインスツルメントはほかにもさまざまなものがあり，使用することでマイクロエンドがスムースに進む．本症例は，MB2 探索，拡大形成後臨床症状の消退を確認した後に根管充填を行った（**図 15i ～ l**）．

このようなインスツルメントを使用するにあたり，もう一つ重要なことは，拡大した視野の中での精密なハンドリングができることである．拡大した視野の中での狭い根管内の切削は，少しのブレでもパーフォレーションなどの偶発症につながることもある．正確に操作するためには，ある程度のトレーニングも必要である．前述したように最初から強拡大で行わず，まずは弱拡大で始めたほうがよい．

マイクロスコープのもう一つの有用性
―コミュニケーションツールとしてのマイクロスコープ―

前項では，マイクロスコープが歯内療法の臨床において非常に有用なツールであることを症例を交えて紹介した．米国歯内療法専門医協会（AAE）でも，マイクロスコープ

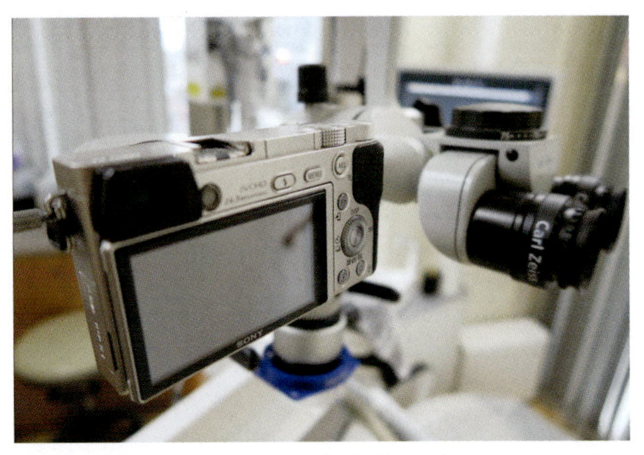

図 16　マイクロスコープの観察鏡筒にビームスプリッターと呼ばれる画像分配器を装着し，デジカメでその画像を記録する

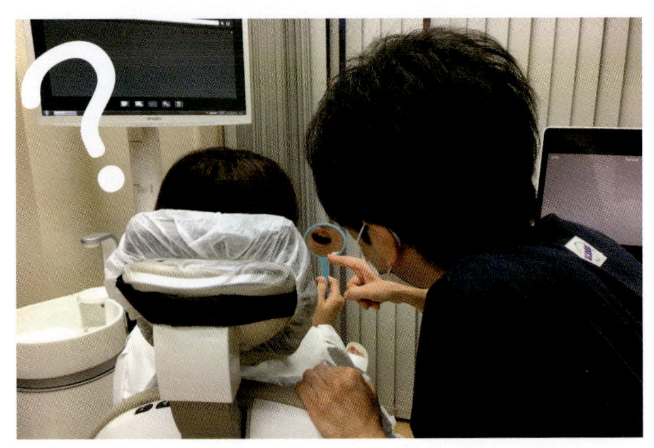

図 17　鏡越しに口腔内の説明をしても，患者に理解してもらうことは難しい

は歯内療法専門医において必要不可欠なツールであることを声明している[5]．現代の歯の精密な保存治療において，マイクロスコープはすでになくてはならないツールになりつつあると，筆者は感じている．

一方で，マイクロスコープにはもう一つ大きな特徴がある．それは，前述したように，術者の見ている画像や治療動画などを精細な画像で撮影し，録画することのできる，いわゆる「ドキュメンテーション」の機能である（図 16）．従来の患者説明は，口腔内を鏡越しに説明する，一枚のデンタル X 線写真を見せるなど，患者側には非常にわかりづらい．ドクターは誠心誠意説明しているつもりでも，説明不足と捉えられてしまうことも少なくない（図 17）．しかし，マイクロスコープのドキュメンテーション機能を使用し，モニター越しに，患者の歯の状況を鮮明な画像で「見せる」ことで，患者の理解度は飛躍的に高まる．

たとえば，垂直性歯根破折は症状がなければ，患者の理解が非常に得にくく，また理解が得られなければトラブルを起こしやすい，説明の難しい病態である．そこで，拡大した画像で歯根破折線や，限局性の歯周ポケットを患者に実際に見てもらう．今自分の歯に起こっている状況を適切に理解することで，治療に対するモチベーションは高くなる（図 18，19）．

また，根管治療や歯髄保存治療終了時に，その日に行った処置を手順ごとに静止画や動画で患者に説明する．図 20 の症例は，外から見ると一見問題なさそうな|7 の直接覆髄ケースである．近心の辺縁隆線で切削すると，直下に歯髄に達する広範囲の齲蝕を認める．デンタル X 線の透過像だけではわかりにくい齲蝕の広がりを処置後に実際見ることで，患者の理解度は非常に高くなる．さらに齲蝕を除去し，露髄が起きたこと，露髄部に MTA を留置し，直接覆髄を行ったことを手順に従って患者に画像を見せ，説明した．このような説明を行うことで，自分が今日どんな治療を受け，その歯がどのような状態になっているのかよく理解し，安心して治療を終えることができるようになる．

「百聞は一見にしかず」の通り，ドキュメンテーションの画像を患者と共有することは，信頼関係を非常にスムースに構築してくれる．マイクロスコープは強力な治療ツールであるとともに，強力な「コミュニケーションツール」である．ドキュメンテーションを行うには，モニターや記録機器の設置にある程度の費用が必要になる．しかし，マイクロスコープを治療ツールだけに使用するのではなく，臨床に最大限活かしていくために，記録装置はぜひ取り入れたい機能である．

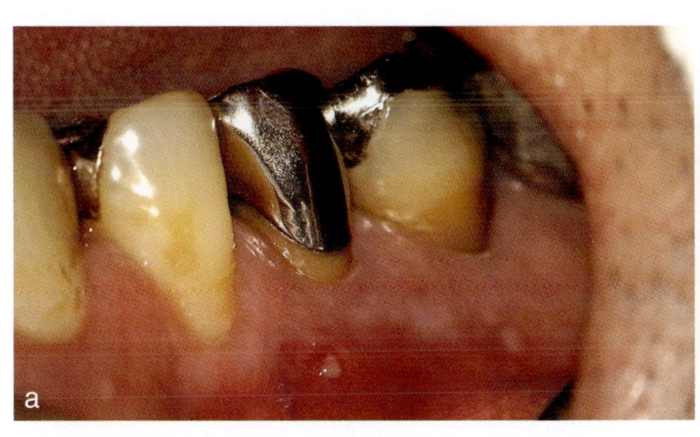

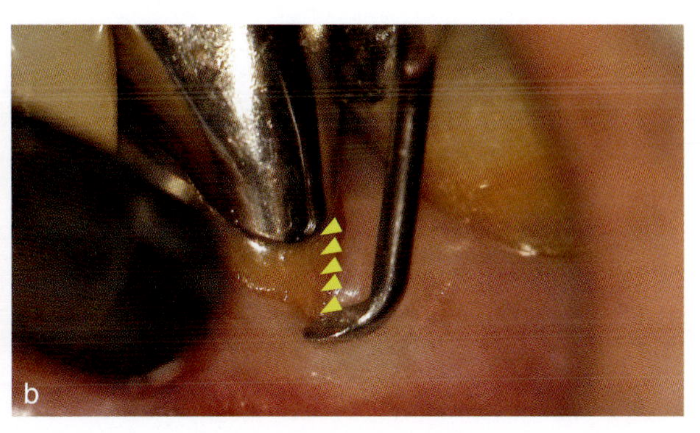

図 18　5| 部
a：歯肉の腫れ，排膿を主訴に来院
b：歯肉を押し下げると破折線を確認（矢印），画像を撮影し患者に説明する

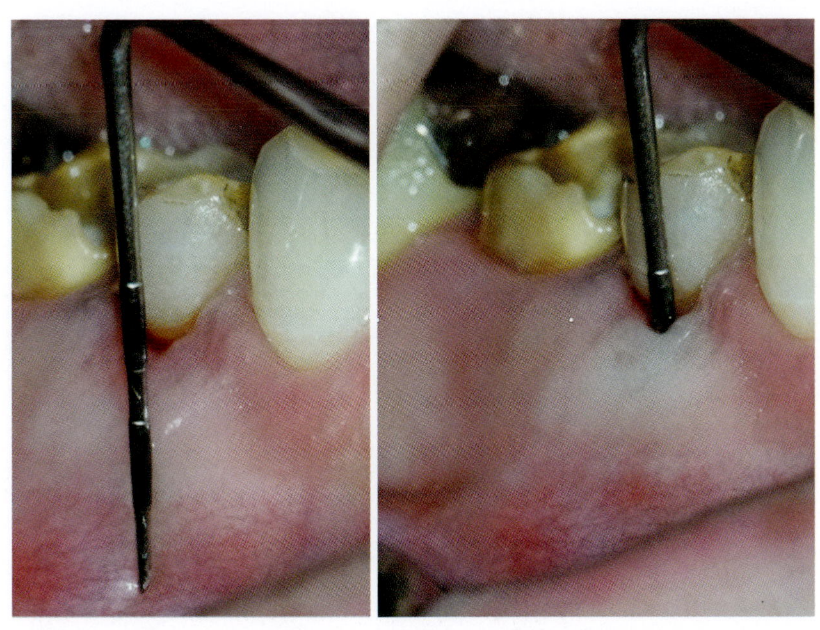

図 19　説明のしにくい歯根破折による限局性の歯周ポケットも，このように比較をするとわかりやすい

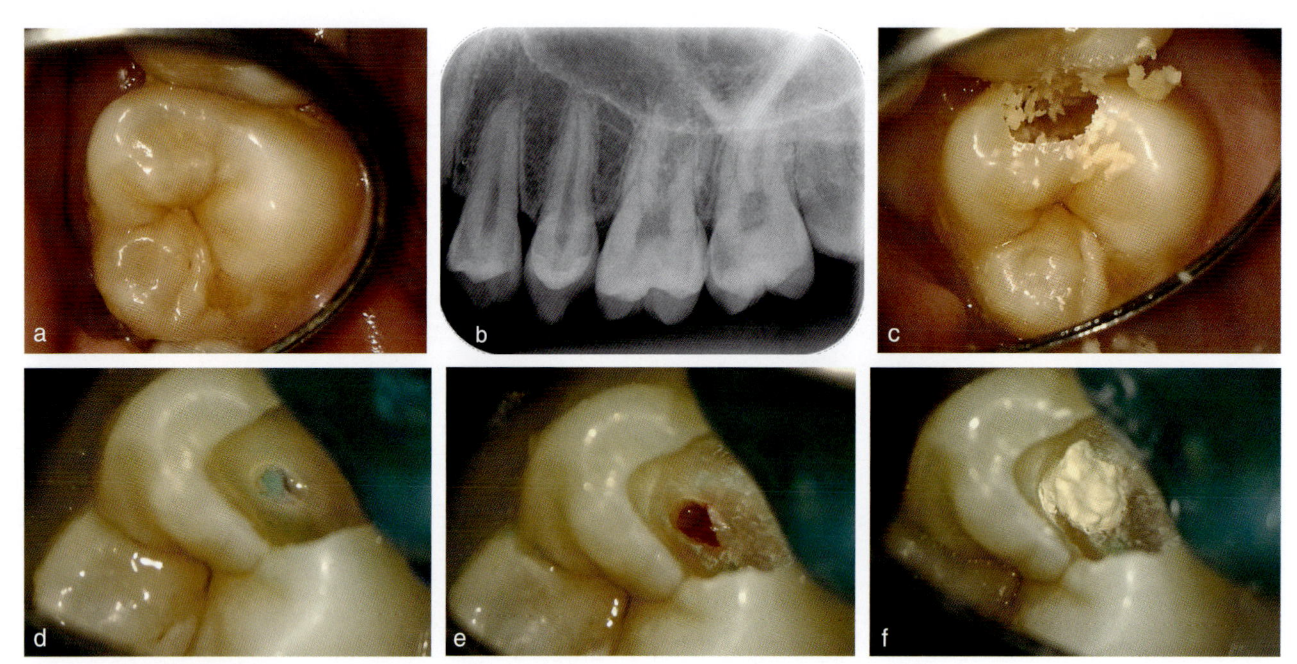

図 20 7⏌の直接覆髄処置を，手順に従って撮影し，治療後に患者に画像を見せ，説明を行う
a：冷水痛を主訴に来院．b：デンタル X 線写真で近心に深い齲蝕を認める．c：齲蝕を除去．d：近心の側壁に露髄を認める．e：露髄部を洗浄，止血を確認．f：MTA で直接覆髄を行った

おわりに

マイクロスコープは，いわば単純な実体顕微鏡であるが，歯科に応用することにより暗い口腔内の小さな歯，そしてさらに微小な齲蝕，根管といったものを，鮮明な拡大画像で実際に見て，精密に治療することが可能となった．強力な治療ツールとしてのマイクロスコープは，ただ大きく見えるための道具から，それをどのように活かし治療を精密に行っていくかを考えることが，これからの課題になるだろう．また一方で，患者との情報共有において非常に強力なコミュニケーションツールでもある．マイクロスコープは今後の歯内療法の臨床において，なくてはならないツールになることは間違いないだろう．本稿がマイクロスコープ導入の一助になれば幸いである．

文献

1）Yoshioka T, et al. Detection rate of root canal orifices with a microscope. J Endod. 2002; 28（6）: 452-453.
2）Schwarze T, et al. Identification of second canals in the mesiobuccal root of maxillary first and second molars using magnifying loupes or an operating microscope. Aust Endod J. 2002; 28（2）: 57-60.
3）Cleghorn BM, et al. Root and root canal morphology of the human permanent maxillary first molar: a literature review. J Endod. 2006; 32(9): 813-821.
4）Görduysus MO, et al. Operating microscope improves negotiation of second mesiobuccal canals in maxillary molars. J Endod. 2001; 27(11): 683-686.
5）AAE Position Statement. Use of Microscope and Other Magnification Technique. 2012.

逆根管治療の適応基準

高林正行

はじめに

近年の歯内治療領域は，CBCT，マイクロスコープ，MTAセメント，またはNiTiロータリーファイルなど，ツール，材料の発展がめざましい．保険診療においても，歯根端切除手術（歯科用3次元エックス線断層撮影装置及び手術用顕微鏡を用いた場合）や，手術用顕微鏡加算（4根管又は樋状根に対して歯科用3次元エックス線断層撮影装置及び手術用顕微鏡を用いて根管治療を行った場合）が保険収載されたことにより，一般開業医院にもCBCTやマイクロスコープが多く導入され始めている．

しかしながら，歯内療法専門医による興味深い研究がある．従来法（手用ステンレススチールファイル，NaOClとH_2O_2での根管洗浄，および側方加圧根管充填），あるいはエンド近代ツールを使用した方法（NiTiロータリーファイル，クロルヘキシジンやEDTAを加えた根管洗浄，垂直加圧根管充填，手術用顕微鏡，超音波インスツルメント，および電気的根管長測定器を使用）での根管治療後の生存率を比較した報告で[1]，結果は従来法が98%，エンド近代ツールを使用した方法が96%であった．エンド近代ツールおよび材料を導入したからといって，根管治療の結果が有意に向上するという報告はされていない．また，エンド近代ツールが使用され始める以前の1990年の報告では，病変をもつ歯の通法の根管治療における再治療は，62%の成功率とされている[2]．エンド近代ツールが使用され始めてからも，病変をもつ歯では根管形態が維持されているもので83.8%，根管形態が破壊されているもので40%の成功率と報告があり[3]，再根管治療の難しさに多くが頭を悩ませている．

ただ，そのなかで圧倒的な成功率向上を報告されているのが，逆（外科的）根管治療である．2010年に行われたメタアナリシスでは，従来型のテクニックが59%の成功率とされているのに対し，拡大視野下で行われる超音波レトロチップを使用するモダンテクニックでは94%の成功率と，非常に高い値が報告されている[4]．再逆根管治療のケースで，マイクロスコープの使用はないが歯根切断面から超音波レトロチップで根管の処置を行い，逆根管充填したケースでは76%の成功率との報告があり[5]，従来型のテクニックに比べると高い値となっている．

さらに，超音波レトロチップに加えマイクロスコープを使用した再逆根管治療時における過去の治療の失敗理由の調査があり，不適切な逆根管形成，未処置根管，漏洩のあ

	上顎	下顎
中切歯	0%	33.3%
側切歯	2.0%	47.6%
犬歯	5.0%	24.0%
第一小臼歯	18.8%	18.8%
第二小臼歯	50.5%	3.0%
第一大臼歯	60.8%	87.9%

図 1　イスマスの発現頻度
赤字で示しているところは，イメージより多いのではないだろうか

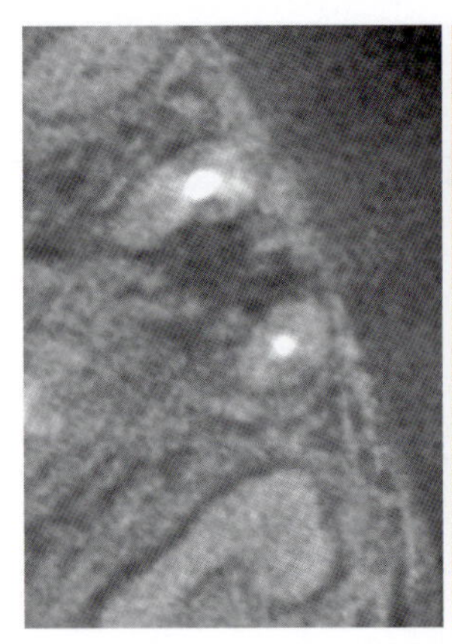
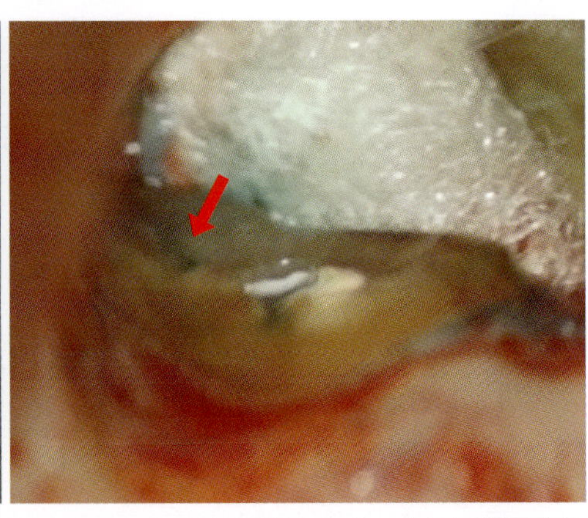

図 2　CBCT で MB2 が確認できなくても，逆根管治療時に歯根切断面を染色し精査を行うと MB2（矢印）を発見した．すでに処置されている MB1 へ向かうイスマス様構造も確認できる

る根管，未処置のイスマス，逆根管充填なしなどがその理由としてあげられている．この調査での成功率は 92.9％と報告しており[6]，超音波レトロチップによる根尖側からの処置と併せた，マイクロスコープによる根尖側からの観察の重要性が認識できる．逆根管治療こそがエンド近代ツールの恩恵を最も受けた治療法といっても過言ではないだろう．

逆根管治療の必要性

エンド近代ツールの導入や，根管治療に関するイスマス，フィン，また MB2 などの解剖学的構造への理解が深まり，今までは抜歯と判断されてきた歯の保存を試みることが多くなった．それでも，前述の通りに通法の再根管治療の成功率は依然低いままである．それはひとえに根管の解剖学的な複雑性によるものであり，根管内の感染を完全に除去するのは不可能だからである．また，幾度にわたり再根管治療を受けた歯は，医原性のエラーの蓄積もあり，初回治療に比べどんどん成功率が低くなっていく[3]．

具体的に，上顎第一大臼歯の再根管治療時の問題を例にあげる．歯根切断面観察の研究では，MB2 の出現率は 79.8％と報告されている[7]．これだけ多くの存在が認められる MB2 だが，マイクロスコープを使用したとしても，発見して治療できたのは 33.1％だったとの報告がある[8]．

実際の臨床では，治療開始前に非破壊的に根管形態を精査するとなると CBCT を撮像することになるが，術前の CBCT 上で MB2 を確認できなくとも，いざ根管治療を始めてみると幾度となく MB2 に遭遇する．しかし，遭遇したとして通法の根管治療で適切に治療ができるかは，別の話である．MB2 にかぎらず，処置が困難な代表的な構造として，CBCT によるイスマス発現頻度の調査結果を示す（**図 1**）[9]．これだけの割合でイスマスが発現していることを考えると，CBCT では確認できない根管内の未処置部の割合はもっと多いであろう（**図 2**）．

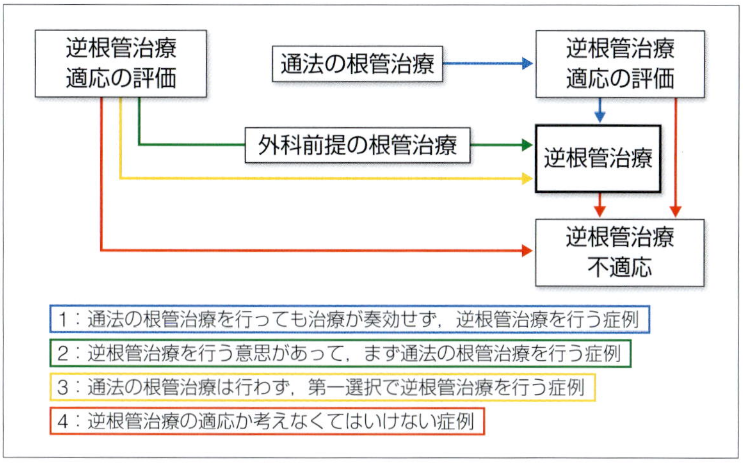

逆根管治療適応の評価
通法の根管治療
逆根管治療適応の評価
外科前提の根管治療
逆根管治療
逆根管治療不適応

1：通法の根管治療を行っても治療が奏効せず，逆根管治療を行う症例
2：逆根管治療を行う意思があって，まず通法の根管治療を行う症例
3：通法の根管治療は行わず，第一選択で逆根管治療を行う症例
4：逆根管治療の適応か考えなくてはいけない症例

図 3　逆根管治療に至る過程

根管内の未処置部は，思っている以上にいくらでもあるということを考えなくてはいけないとともに，歯冠側からアプローチしたとして，はたしてその未処置部を適切に治療ができるのかを考えると，苦労して歯冠修復物を除去して再根管治療を行い，結局低い成功率にうんざりするのではなく，逆根管治療の高い成功率に期待するのは，歯の保存を考えるうえでは当然ではないだろうか．

逆根管治療に至る過程

逆根管治療の適応基準とは何だろうと考えたとき，明確な基準がないことがこの治療の選択を躊躇する結果になっているのではないかと考える．そこで，一般的にいわれていることや，自験例をもとに，逆根管治療に至る過程での適応基準を分類した（図 3）．

1）通法の根管治療を行っても治療が奏効せず，逆根管治療を行う症例（図 3 の 1）

根管治療を開始したが，瘻孔や臨床症状の改善が認められず，逆根管治療に至る場合がある．通常は根管治療後に逆根管治療に踏み切るかどうかの再評価を行う．筆者は瘻孔の消失を認めても臨床症状が残る場合，一つの目安として 3 カ月の経過観察期間を設けることが多い．

図 4 の症例では，瘻孔の消失は認めたが機能時痛の改善が認められなかった．根管充填した後，経過観察の提案を行ったが，早期の改善を患者が希望したため，経過観察をせずに逆根管治療を行った．

2）逆根管治療を行う意思があって，まず通法の根管治療を行う症例（図 3 の 2）

摘出の必要な病変を有する歯であったり，根尖孔外異物の存在が明らかな場合，逆根

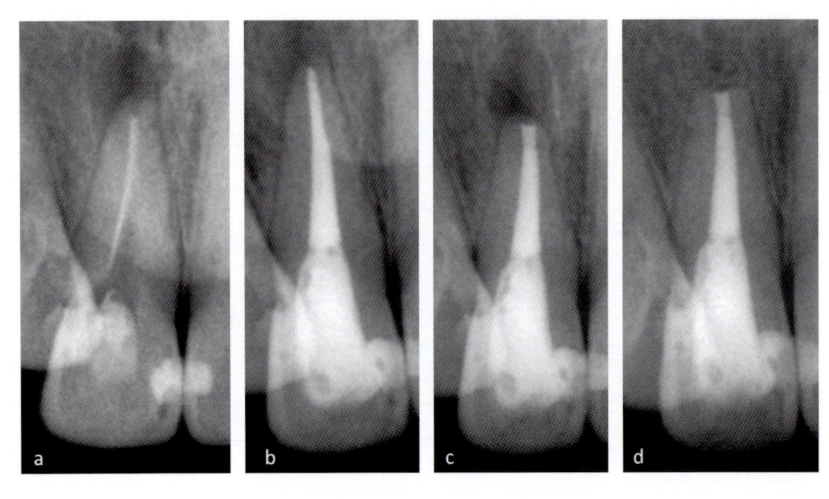

図4　1|
a：術前X線画像
b：根管充填時
c：逆根管治療直後
d：術後半年ほどで根尖部の治癒が見られた

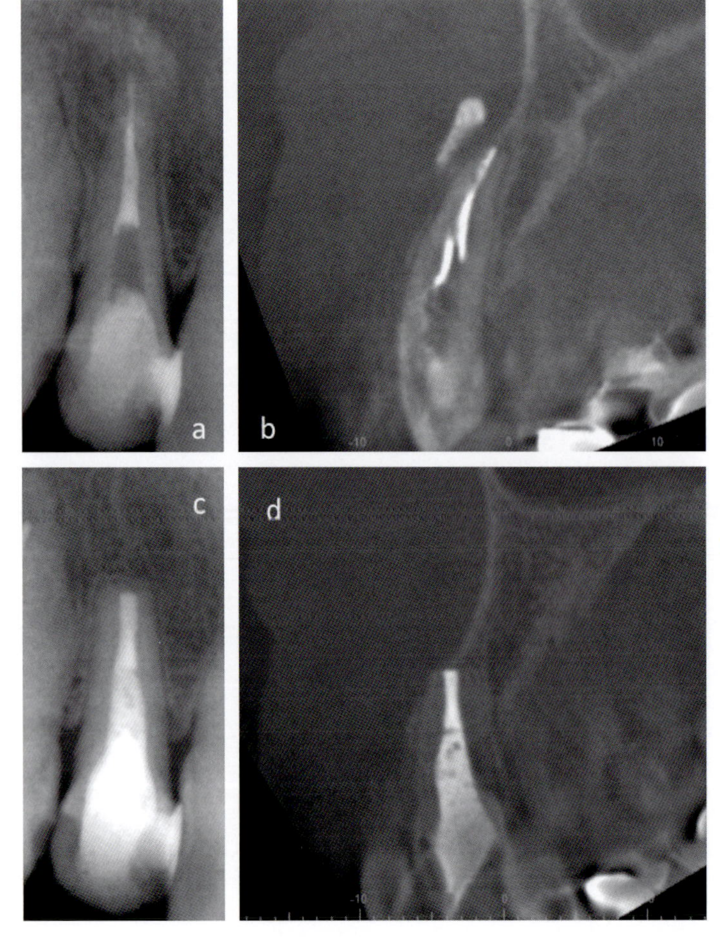

図5　2|
a：術前X線画像
b：術前CBCT矢状断画像．X線検査では確認できなかった根尖相当部，唇側に溢出した不透過性材料の存在が確認できる．根管治療開始歯だったので，逆根管治療の前提でまずは根管治療を行った
c：逆根管治療1年後のX線画像
d：不透過性材料の除去および根尖部の治癒が見られた

管治療が必要になるのは明白である．だが，以前の根管治療の質が悪い，すでに再根管治療が開始されてしまっている，未処置根管が明らか，隣接する生活歯の根尖が病変内に含まれているなどの理由で，前処置としての根管治療が必要となることがある（**図5**）．

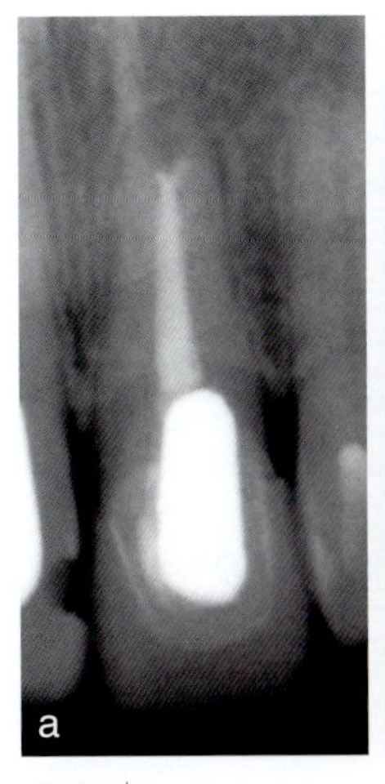
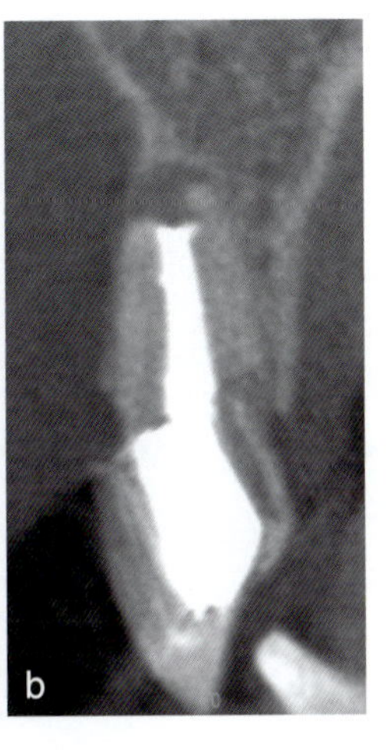

図 6 ⌊1
a：過去に逆根管治療を受けたが，治癒していない症例
b：口蓋側まで根尖が切除されていない

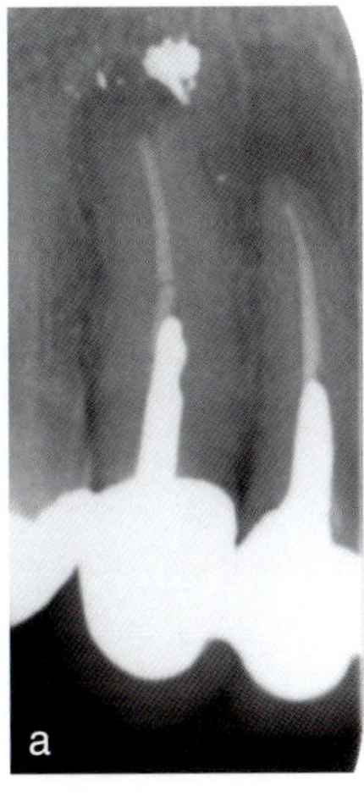
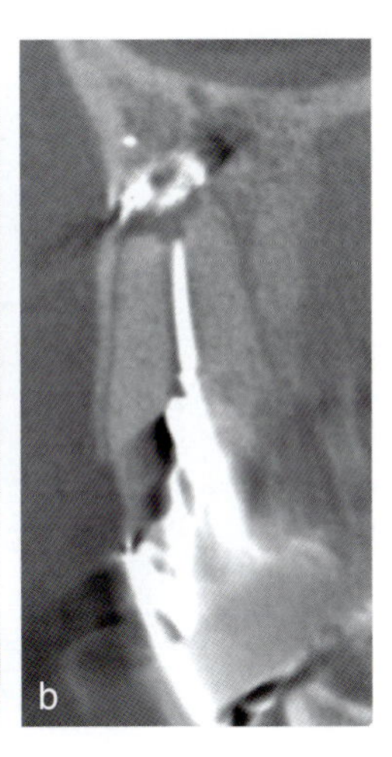

図 7 3⌋
a：術前 X 線画像．根尖にアマルガムと思われる不透過性材料の存在が認められる
b：術前 CBCT 矢状断画像．過去に逆根管治療を受けているようだが，このようなラウンドバーで処置したような皿状の根尖の処置では逆根管充填材料の保持はままならない．治癒のためには再度の逆根管治療が必要となる

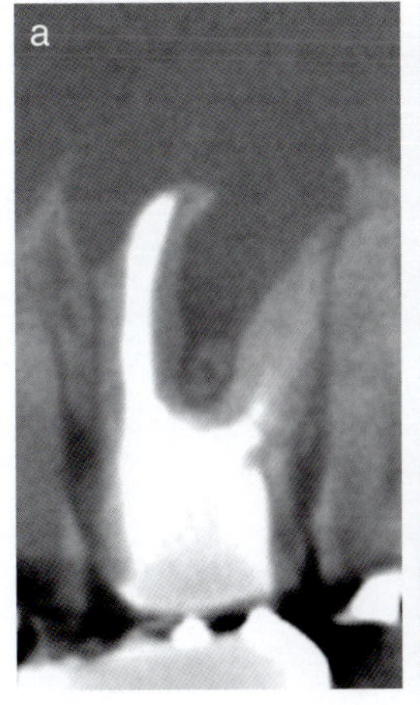
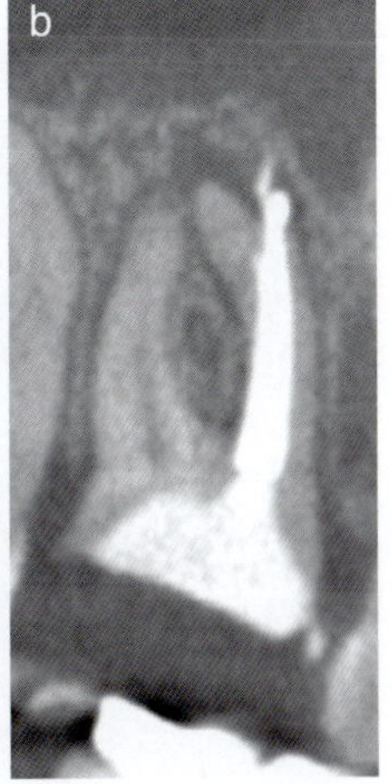

図 8 ⌊6，6⌋
a：根の外湾側に根管形成が偏位している
b：穿孔が明らかである．はたして通法の根管治療で，根尖の未処置部は治療できるのだろうか

3) 通法の根管治療は行わず，第一選択で逆根管治療を行う症例（図 3 の 3）

過去に逆根管治療を受けたが症状が再燃している症例や，オーバー根充や根尖孔外異物がある症例，根管形成時のトランスポーテーションにより，根管内にレッジの形成や穿孔が疑える症例などは，よい適応症である（**図 6～9**）．また術前の検査で特殊な根形態や，側枝が原因と考えられる症例については，通法の根管治療による改善が可能か，よく考えなくてはならない（**図 10，11**）．

一見過去の根管治療の質に問題ないと思われても，臨床症状を有する歯は再治療の成功率が 50％との報告[10]もあり，むやみな歯冠修復物の除去は再考を要する（**図 12**）．歯冠修復物除去の希望がなく，逆根管治療を選択することももちろんある（**図 13**）．

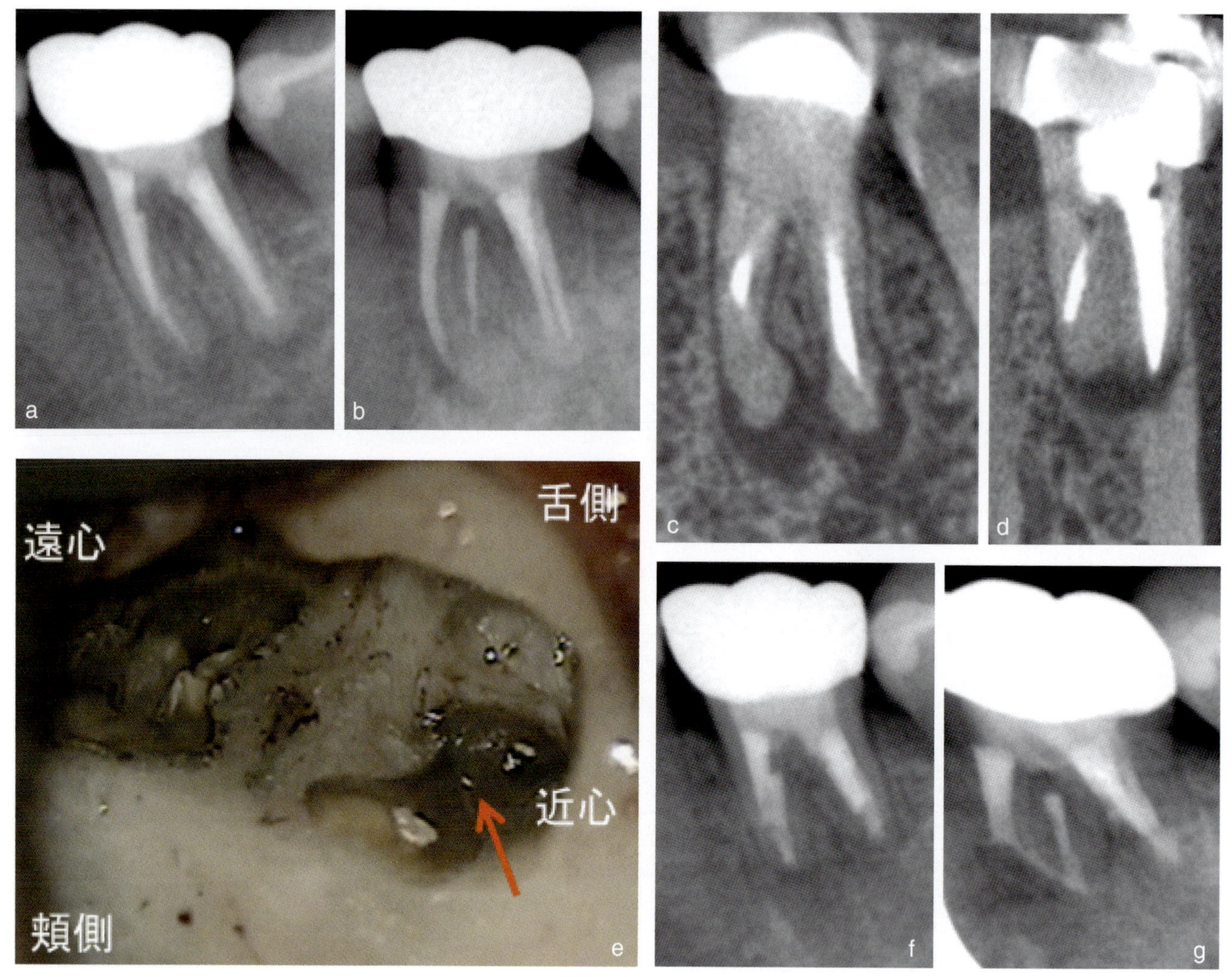

図 9 ⌈6

a：術前の正方線投影した X 線画像

b：偏遠心投影した X 線画像

c：術前 CBCT 画像．根尖部には骨欠損とともに肥厚によるものか，根の形態不正が認められる

d：術前前頭断 CBCT 画像．過去の根管治療における根管形成の偏位が見られ，根の形態的にイスマス様構造の存在を強く疑う．通法の根管治療で改善困難と考え，逆根管治療を行った

e：術中の歯根切断面の直視画像．イスマスをつなげるよう逆根管形成を行っている（遠心根）．近心根は，頬舌側根管の間に MM 根管が認められる（赤矢印）．この後，近心根についてもイスマスをつなげるよう逆根管形成，逆根管充填を行った

f：逆根管治療後 9 カ月時の X 線画像（正方線投影）

g：偏遠心投影にて X 線検査を行うと，イスマスが処置できていることが確認できる

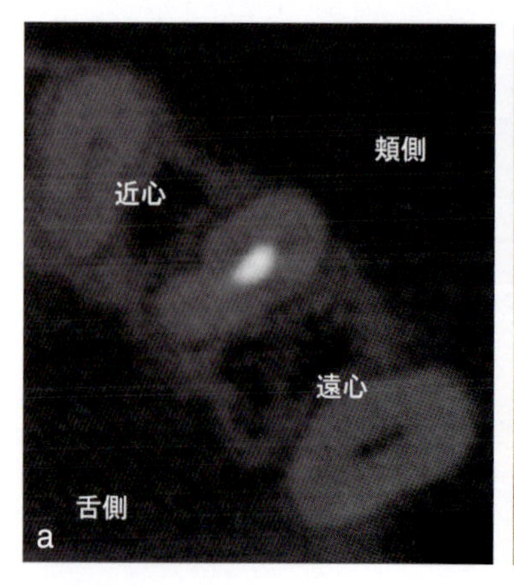

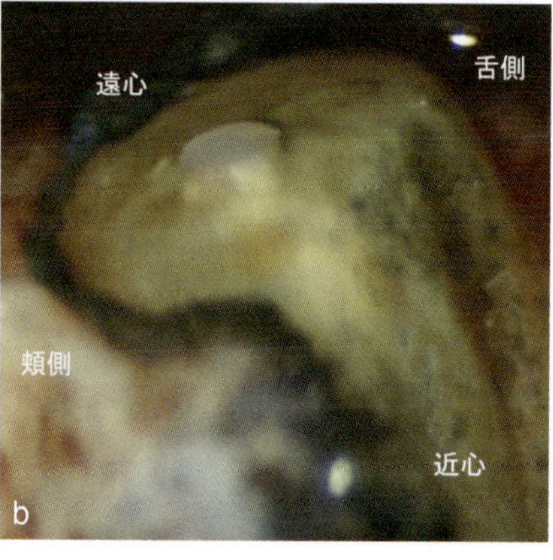

図 10 ⌈4

a：水平断の CBCT 画像．歯根の近心面に陥凹が認められ，舌側根管の存在や，樋状根様の癒合が疑われ，通法の根管治療では改善困難と考え逆根管治療を行った

b：歯根切断面の直視画像．主根管から舌側に向かうフィンが観察できる

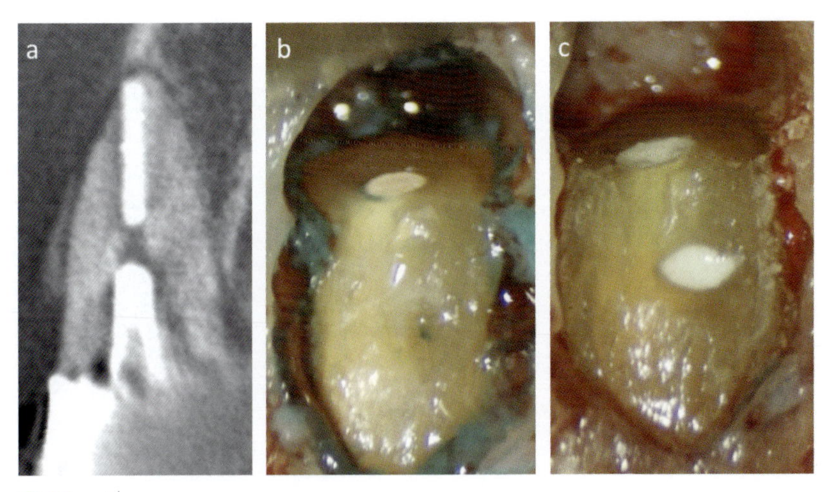

図 11　1⏌
a：術前 CBCT 画像．根尖の唇側に皮質骨の断裂が見られ，この時点で側枝の存在を疑い，逆根管治療を提案した
b：逆根管治療中．側枝が確認できる
c：主根管とあわせて逆根管充填を行った

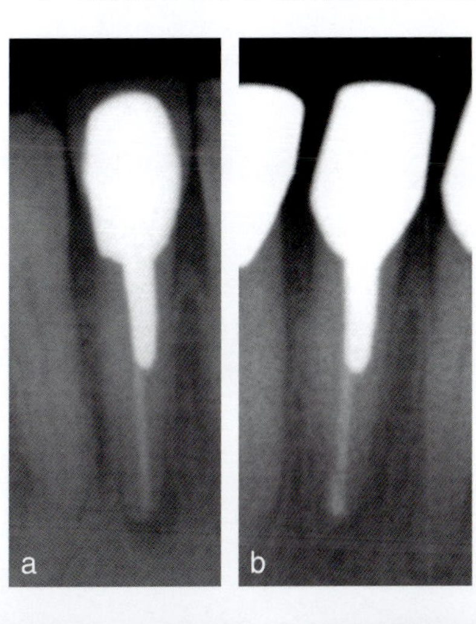

図 12　1⏋
a：以前の根管治療は決して悪くないと思われ，メタルポストの適合も良好である．歯冠修復物除去により喪失する歯質量なども考慮し逆根管治療で対応した
b　治癒を確認後，審美的要求によりメタルポストは除去せず，隣接歯も含め再歯冠修復が行われた

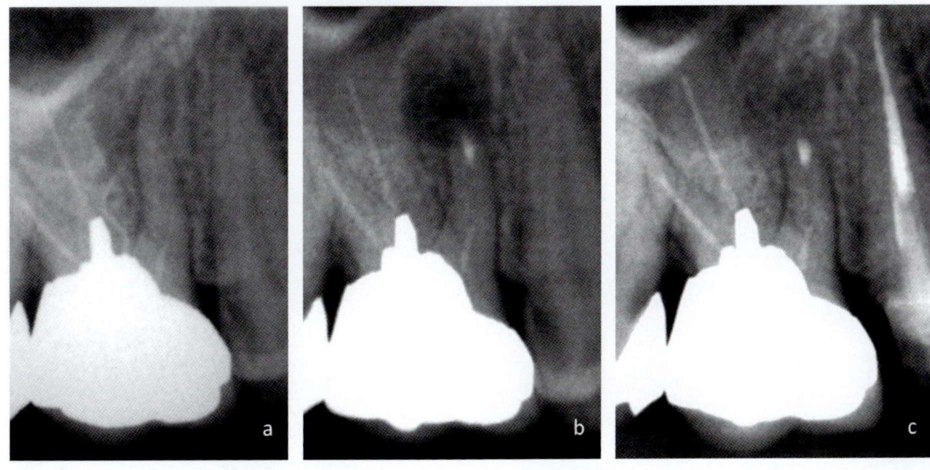

図 13　歯冠修復物の除去を希望しなかったため，瘻孔の原因である近心頬側根のみ逆根管治療で対応した症例
a：術前 X 線画像
b：逆根管治療後 X 線画像
c：治療後半年でこれだけ根尖部の治癒が見られた

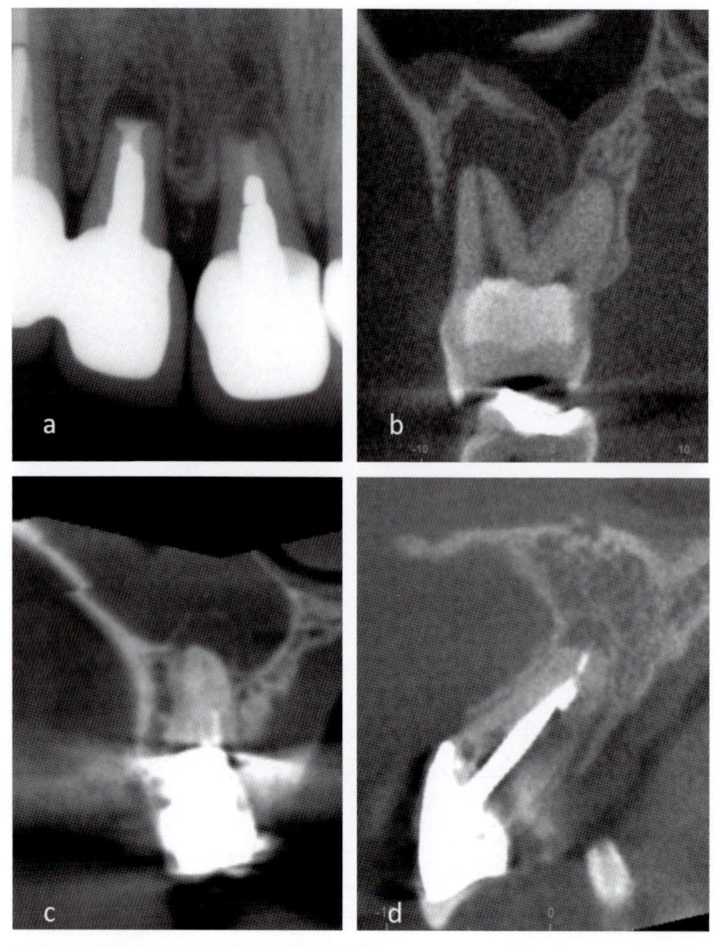

図 14　逆根管治療に制約のある症例
　a：過去数度にわたり逆根管治療を受けており，あらためて逆根管治療をすると根尖が処置できるか疑問な症例
　b：歯周組織的な問題で，逆根管治療の成功が疑問な症例．頬側根面にほぼ骨が乗っておらず，術後の歯肉退縮やそれに関連するトラブルが予測される
　c：病変が上顎洞内に入り込んでおり，頬側からのアプローチが不可能な症例
　d：歯根の角度や，長い前鼻棘の存在により根尖の処置が困難であることが予測される症例

4）逆根管治療の適応か考えなくてはいけない症例（図 3 の 4）

逆根管治療実施の是非については，一般的にいわれている全身的な問題をクリアしたならば，患歯周囲の解剖学的な問題に制約されることが多い．

唇頬側からアプローチする手技の都合上，頬粘膜の伸展性，支持歯槽骨の厚みなどの問題で上下顎第二大臼歯は実施自体が難しい．上顎第一大臼歯の口蓋根の処置についても，口蓋側からのアプローチ法については手技が確立しておらず，専用の器具もないことから，実施を前提に考えていない．また，上顎第一大臼歯の近心頬側根，下顎第一大臼歯の近心根は問題なく実施できることが多いが，上顎第一大臼歯の遠心頬側根，下顎第一大臼歯の遠心根については，CBCT や口腔内環境により実施できるかを事前によく検討しなくてはならない．また上記の問題をクリアしたとしても，さまざまな制約がある（図 14）．

まとめ

今までの逆根管治療のイメージとして，通法の根管治療でも治らず，失敗した根管治療の結果をカバーするテクニックとしてであったり，通法の根管治療を行いたいけれども行えないからという，消去法で選択される代替法としての治療のイメージがあったと思われる．本稿を読んで，筆者らがどのような症例に対して逆根管治療の適応を考え，実施しているのかを知ってもらえることで，従来抱いていた逆根管治療に対する意識のパラダイムシフトになってくれれば幸いである．

決して逆根管治療は歯内疾患に対する最後の手段ではなく，治療方針選択の段階で通法の根管治療と同列で考えられるべき治療手技である．

文献

1） Fleming CH, et al. Comparison of classic endodontic techniques versus contemporary techniques on endodontic treatment success. J Endod. 2010; 36(3): 414-418.
2） Sjogren U, et al. Factors affecting the long-term results of endodontic treatment. J Endod. 1990; 16 (10): 498-504.
3） Gorni FG, Gagliani MM. The outcome of endodontic retreatment: a 2-yr follow-up. J Endod. 2004; 30(1): 1-4.
4） Setzer FC, et al. Outcome of endodontic surgery: a meta-analysis of the literature--part 1: Comparison of traditional root-end surgery and endodontic microsurgery. J Endod. 2010; 36 (11) : 1757-1765.
5） Gagliani MM, et al. Periapical resurgery versus periapical surgery: a 5-year longitudinal comparison. Int Endod J. 2005; 38(5): 320-327.
6） Song M, et al. Outcomes of endodontic micro-resurgery: a prospective clinical study. J Endod. 2011; 37(3): 316-320.
7） Degerness RA, Bowles WR. Dimension, anatomy and morphology of the mesiobuccal root canal system in maxillary molars. J Endod. 2010; 36(6): 985-989.
8） Sempira HN, Hartwell GR. Frequency of second mesiobuccal canals in maxillary molars as determined by use of an operating microscope: a clinical study. J Endod. 2000; 26(11): 673-674.
9） Estrela C, et al. Frequency of root canal isthmi in human permanent teeth determined by cone-beam computed tomography. J Endod. 2015; 41(9): 1535-1539.
10） de Chevigny C, et al. Treatment outcome in endodontics: the Toronto study--phases 3 and 4: orthograde retreatment. J Endod. 2008; 34(2): 131-137.

患者紹介について

吉岡俊彦

はじめに

難症例を専門医に紹介するというのは，口腔外科や矯正歯科では以前から当たり前に行われてきたことである．埋伏の難抜歯や腫瘍が疑われる症例を口腔外科に紹介するのは，どこの歯科医院でも日常的に行われている．専門的な知識や手技が必要であると歯科医師も患者も理解しているからである．

エンドドンティスト（歯内療法専門医）に歯内療法を紹介するのもそれらと同じである．普通の抜歯は自院で行うが，埋伏の難抜歯は口腔外科を紹介するのと同じで，普通の根管治療は自院で行い，難症例をエンドドンティストへ紹介するということである．

エンドドンティストとは？

「エンドドンティスト（歯内療法の専門医）」の定義は，現在の日本では確定していない．日常臨床で歯内療法のみを行っている歯科医師を指すことが多く，日本歯内療法学会の専門医とは異なる概念である．本稿では後者と区別するために，前者のことを「エンドドンティスト」と表記する．日本歯内療法学会専門医は全国に 200 人弱いるが，いわゆるエンドドンティストと呼べるのは 50 人程度ではないだろうか．開業医だけでなく，大学病院や大規模な歯科医院内で歯内療法のみを行っている歯科医師や数カ所の歯科医院で歯内療法のみを担当している歯科医師も増えており，正確な人数を把握するのは難しい．

アメリカでは 2006 年時点でエンドドンティストは 4,736 人で，人口 10 万人あたり 2.2 人のエンドドンティストが診療している [1]．一方，オーストラリアでは人口 10 万人あたり 0.56 人と報告されている [2]．当院へ来院されたオーストラリア在住の方の話では，かかりつけの歯科医院で「前歯の根管治療は行うが，臼歯部の根管治療は 400km 離れたエンドドンティストを紹介する」といわれたそうである．そうなってしまうと患者の負担が著しく重くなってしまうのは，大きな問題ではある．

エンドドンティストは専門医として，依頼された部位以外の診断および処置は控えなければいけない．たとえば，1 本の埋伏智歯抜歯で口腔外科に紹介したにもかかわらず，他の智歯抜歯や抜歯後に隣接の第二大臼歯の修復処置まで受けて自院に戻ってきたら，その口腔外科に苦情の電話を入れてもう二度と紹介しないだろう．

また，エンドドンティストにかぎったことではないが，前医や紹介元歯科医の処置や診断を悪くいわないことも重要となる．

インターディシプリナリーアプローチ

近年，インターディシプリナリーアプローチという用語をよく耳にするようになった．Interdisciplinaryとは「学際的」という意味で，複数の領域の専門家がそれぞれの知識や技術を用いて取り組むことを指している．

歯科診療においては，予防歯科・修復・歯周病・補綴・矯正・インプラント・口腔外科・エンドなどの専門領域が存在する（患者の年齢や全身疾患などによって，小児歯科・高齢者歯科・障害者歯科・有病者歯科も含まれることになる）．それぞれの専門医がすべて別々にというのは現実的ではないので，基本的な治療方針を決め，それぞれの専門医との連携や取りまとめを行うかかりつけ医が必要となる．かかりつけ医の専門性によっても異なるが，多くの場合，予防歯科・修復・歯周病・補綴はかかりつけ医で行う．そして矯正・インプラント・口腔外科・エンドがそこに関わっていくことになる．もちろん難易度が高い修復・歯周病・補綴を専門医に任せる場合もある．

1）それぞれの立場から考えるメリット・デメリット

（1）患者の立場から

【メリット】

・かかりつけ医では困難な処置を受けることができ，歯周組織の炎症の改善・歯の長期的な保存が期待できる

・保存の可否などに関して複数の歯科医院で診断・相談を受けることができる

【デメリット】

・エンドドンティストの治療は保険外診療であることが多いので，経済的負担が重くなる

・多くの場合，かかりつけ医よりも遠方のエンドドンティストへ通院しなくてはならない

（2）紹介元の立場から

【メリット】

・難しい根管治療に割いている時間やストレスがなくなる

・適切な根管治療がなされているので，安心して補綴処置を行うことができる

【デメリット】

・自院では難易度が高いことを患者に説明を行い，エンドドンティストへの通院を勧めなくてはならない

（3）エンドドンティストの立場から

【メリット】

・歯内療法を中心に研鑽することができる

【デメリット】

・根管治療後に長期的な経過観察を自院で行うことが難しい

2）どのような症例を紹介すべきか？

日本では，歯内療法の難易度をどのように評価するかという教育があまりなされていないように思う．もちろん，根管内に破折ファイルが存在したり，穿孔が疑われたり，大きな病変が存在する症例は難易度が高いというのは，多くの歯科医師が理解しているとは思う．これまでは，そのような難症例への対応として「自分には難しいエンドなので抜歯」という診断・処置が行われてきたように思う．

米国歯内療法専門医協会（AAE）では，難易度を**表 1** のように示している．それぞれの症例で診断時に難易度を評価し，自分にとって難易度が高い場合にはエンドドンティストを紹介するべきであるとしている[3]．

■ 一般開業医から当院へ紹介いただいた症例

1）イニシャルトリートメント（未処置根管治療）症例（図 1）

7|の疼痛を主訴に，かかりつけ医受診．かかりつけ医で歯髄壊死，症候性根尖性歯周炎と診断．樋状根が疑われたため CBCT 撮影を行った．CBCT 画像で根尖 1/3 付近で近遠心根管が合流し扁平な形態をしている難しい根管形態であると判断され，エンドドンティストである当院へ根管治療を依頼．

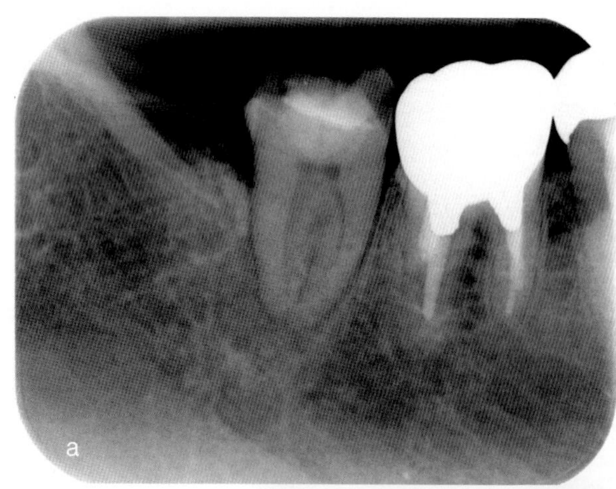

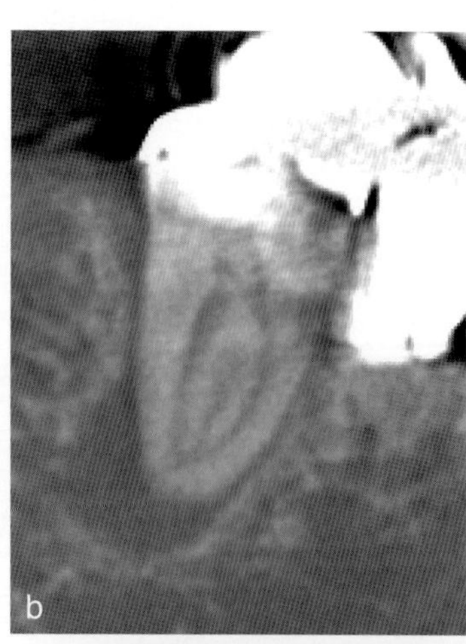

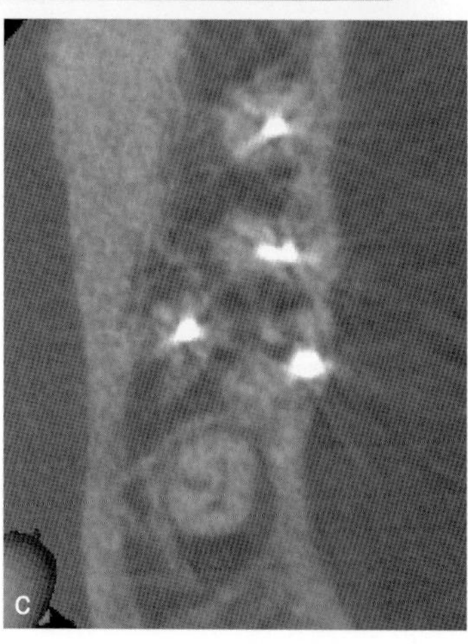

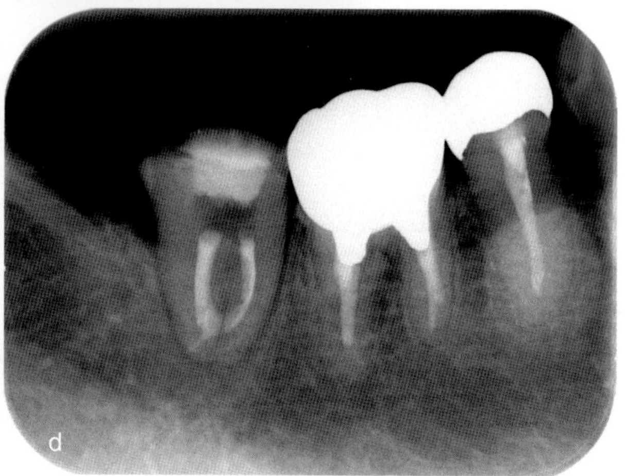

図 1 イニシャルトリートメント症例
a：初診時のデンタルX線写真
b,c：CBCT 画像．近遠心根管が根尖部付近で合流しており，水平断面では扁平な根管系であることがわかる
d：根管充填時のデンタルX線写真

表1　AAEによる難易度[3)]

難易度	易	中等度	難
患者的要因			
既往歴	なし	軽度の全身疾患を有するが機能的制限がない	活動を制限する程度の重度の全身性疾患
麻酔	問題なし	血管収縮薬が使用できない	麻酔の奏功が困難
患者気質	協力的で素直	心配性だが協力的	非協力的
開口量	十分	軽度の開口制限	明らかな開口制限
嘔吐反射	なし	デンタル撮影時・処置時にときどき	歯科治療時の極度な嘔吐反射
緊急度	軽度な痛み・腫れ	中等度な痛み・腫れ	重度な痛み・腫れ
診断・治療的要因			
診断	症状や徴候が歯髄や周囲組織の状態と一致	広い範囲での鑑別診断が必要	診断が困難：複雑でわかりにくい症状や徴候 慢性的な口腔顔面痛の既往
X線撮影	撮影・読影が容易	撮影・読影がやや困難（口腔底が浅い，口蓋が狭い・低い，骨隆起など）	撮影・読影が非常に困難（解剖学的構造物の重なりなど）
歯種・傾斜・捻転	前歯・小臼歯 10°未満の傾斜 10°未満の捻転	第一大臼歯 10～30°の傾斜 10～30°の捻転	第二大臼歯 30°より大きい 30°より大きい
ラバーダム	通常通りにラバーダムが可能	簡単な前処理が必要となる	広範囲にわたる前処置が必要となる
歯冠部の状態	普通の歯冠形態	全部被覆冠 ポーセレンによる修復・補綴 ブリッジの支台歯 歯冠・根形態に軽度な異常がある（タウロドント，矮小歯） 歯冠崩壊	元の形態と異なる修復・補綴 歯冠･根形態に著しい異常がある（癒合歯など）
歯根・根管の形態	直線的もしくは10°未満の湾曲 1mm未満の根尖孔	10°以上30°未満の湾曲 歯冠軸と歯根軸がやや異なる 1mm～1.5mmの根尖孔	30°以上の湾曲もしくはS字根管 2根管の下顎前歯・小臼歯 3根管の上顎小臼歯 歯根中央～根尖側での根管分岐 25mm以上の長い歯 1.5mm以上の根尖孔
X線写真での根管の狭窄度	根管が見えていて，狭窄していない	根管・髄室は見えるが，狭窄している 歯髄結石	不明瞭な根管 見えないほど狭窄している
歯根吸収	吸収なし	わずかに根尖が吸収している	根尖吸収が進行している 内部吸収 外部吸収
その他の要因			
外傷の既往	歯冠不完全破折	歯根完成歯の歯冠完全破折 亜脱臼	根未完成歯の歯冠完全破折 水平性歯根破折 歯槽骨骨折 嵌入，挺出，側方脱臼 脱落
根管治療歴	初回治療	すでに髄腔開拡がなされているが，問題は発生していない	穿孔・未処置根管・レッジ・破折器具などの問題がある 既根管治療歯 既根尖切除歯
歯周病との関連性	なし，軽度の歯周病	中等度の歯周病	重度の歯周病 歯槽骨に吸収がある歯根破折歯 歯内歯周病変 根管治療前に歯根切除が行われている

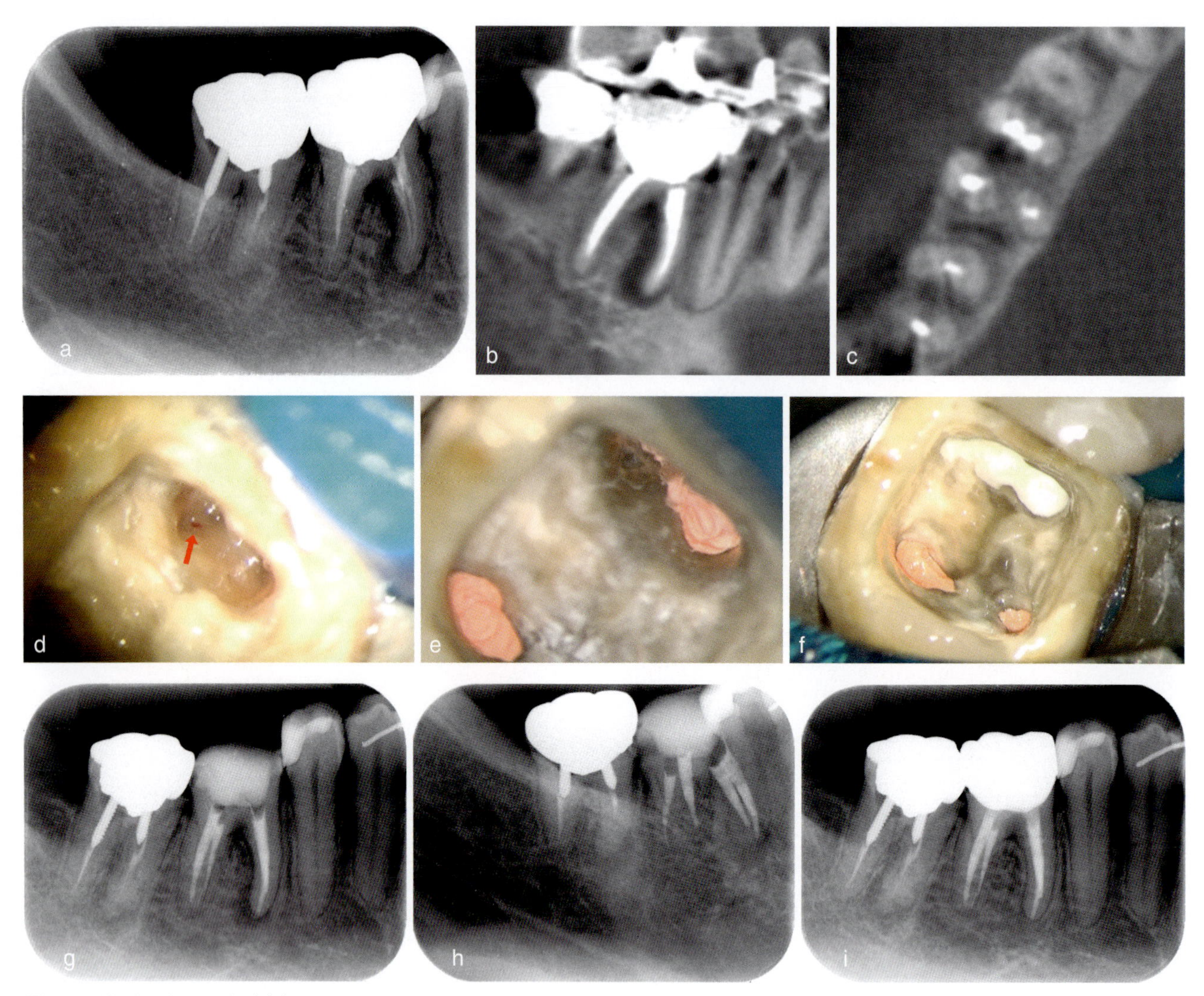

図2　リトリートメント症例

a：初診時のデンタルＸ線写真

b,c：CBCT 画像．近心根根尖〜分岐部に骨欠損像が確認できる．水平断面ではアーチファクトもあり穿孔の有無は判断できない

d：ガッタパーチャ除去時にはわからなかったが，根管洗浄時にストリッピングを認めた（矢印）

e：穿孔部直下までガッタパーチャにて根管充填

f：穿孔部を水硬性ケイ酸カルシウムセメントにて封鎖（写真は硬化確認時）

g：根管充填時（正放線）

h：根管充填時（偏遠心）

i：10 カ月予後

当院では再度診査診断を行い，感染根管治療を開始．CBCT画像を確認しながら根管形成洗浄を行い，臨床症状の改善を確認後に根管充填・築造を行った．その後，報告書をもって紹介元に戻っていただき，補綴処置を受けることになる．

2）リトリートメント（再根管治療）症例（図2）

6|の腫脹を主訴にかかりつけ医受診．病変の拡がりから歯根破折を疑うとのことでCBCT撮影後にエンドドンティストである当院へ精査・加療を依頼．

CBCT画像では近心根の根尖から分岐部側に広がる骨欠損を認めた．根尖性歯周炎・穿孔・垂直性歯根破折を疑い，再根管治療を開始した．補綴物・築造体・ガッタパーチャを除去し根管内を精査した際にははっきりしなかったが，根管洗浄の際に分岐部側の根管壁に出血点（ストリッピング）を認めた．通法通り根管形成・洗浄を行った後，穿孔部直下まで根管充填を行い，穿孔部は水硬性ケイ酸カルシウムセメント（BC RRM, Buasselcr USA）を用いて封鎖を行った．築造後3カ月は暫間補綴物で経過を確認し，最終補綴物の作製を紹介元歯科医院に依頼．現在10カ月経過し，根尖部～分岐部の透過像は改善している．

まとめ

エンドドンティストの数は日本では著しく少なく，歯内療法で専門医を紹介するという文化が育っていないのも事実である．今後エンドドンティストが十分に増えて，全国各地に適正に配置されることを期待する．

文献

1）Waldman HB, Bruder GA 3rd. Update on imbalanced distribution of endodontists: 1995-2006. J Endod. 2009; 35(5): 646-650.
2）Motearefi P, Abbott PV. A study of the endodontic workforce in Australia in 2010. Int Endod J. 2014; 47(5): 477-486.
3）AAE Endodontic Case Difficulty Assessment Form and Guidelines（https://www.aae.org/specialty/wp-content/uploads/sites/2/2017/10/2006casedifficultyassessmentformb_edited2010.pdf）.

索引

【さ】

【た】

【な】

【は】

【ま】

【や】

【ら】

【わ】

【A】

【α】

編著者・執筆者一覧

【編著者】

吉岡　隆知　吉岡デンタルオフィス

【執筆者】（五十音順）

浦羽真太郎　昭和大学歯学部 歯科保存学講座 歯内治療学部門

坂上　　斉　坂上デンタルオフィス

鈴木　規元　昭和大学歯学部 歯科保存学講座 歯内治療学部門

須藤　　享　南光台歯科医院

高林　正行　昭和大学歯学部 歯科保存学講座 歯内治療学部門

馬場　　聖　昭和大学歯学部 歯科保存学講座 歯内治療学部門

古畑　和人　古畑歯科医院

辺見　浩一　恵比寿プライム歯科，東京国際クリニック歯科

八幡　祥生　東北大学大学院歯学研究科 口腔修復学講座 歯科保存学分野

山内　隆守　山内歯科医院

山本　　寛　やまもと歯科医院

山本弥生子　千代田グリーン歯科

吉岡　俊彦　吉岡デンタルキュア

和達　礼子　マンダリンデンタルオフィス